SEUCHEN & PANDEMIEN

die die Welt
verändert haben

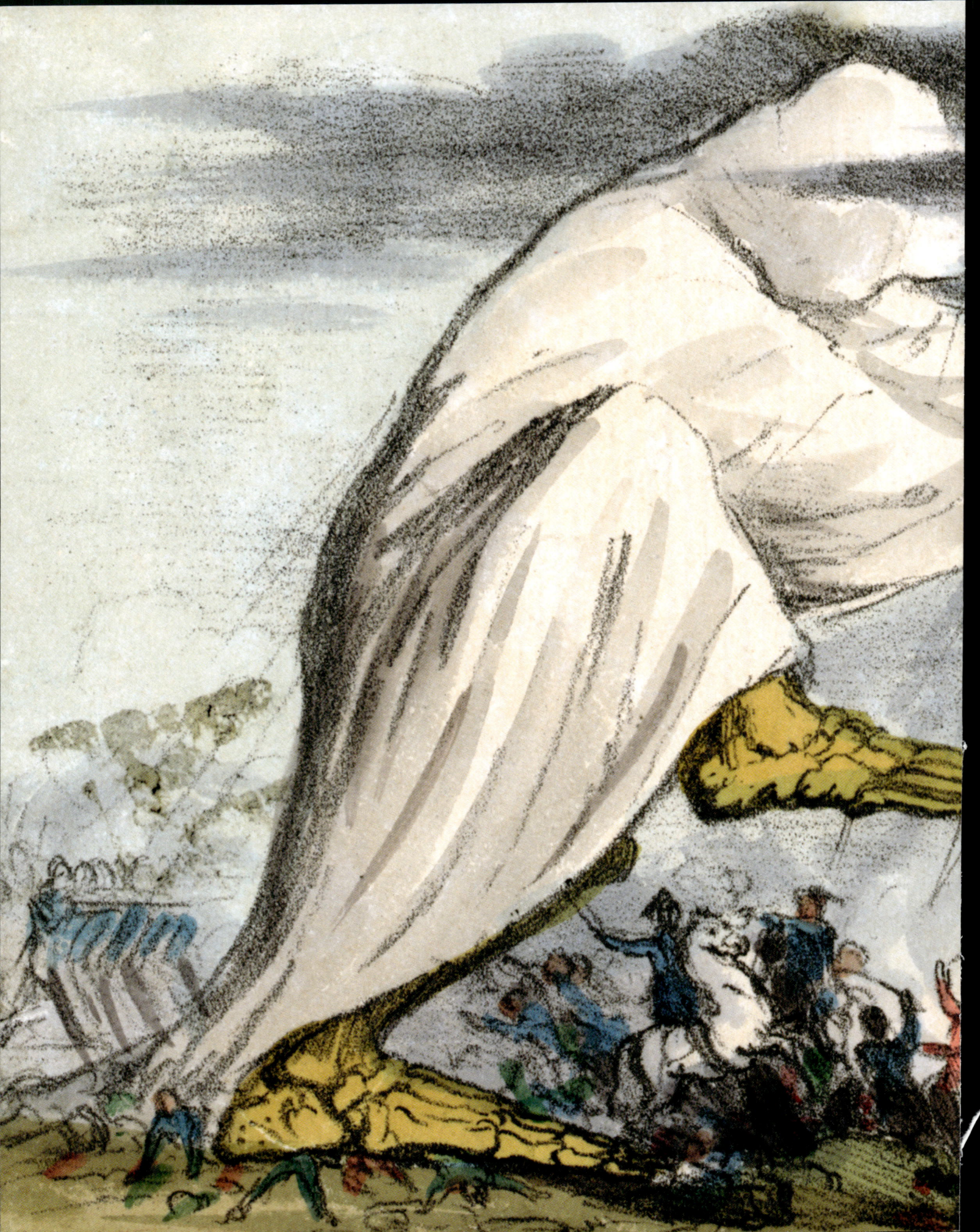

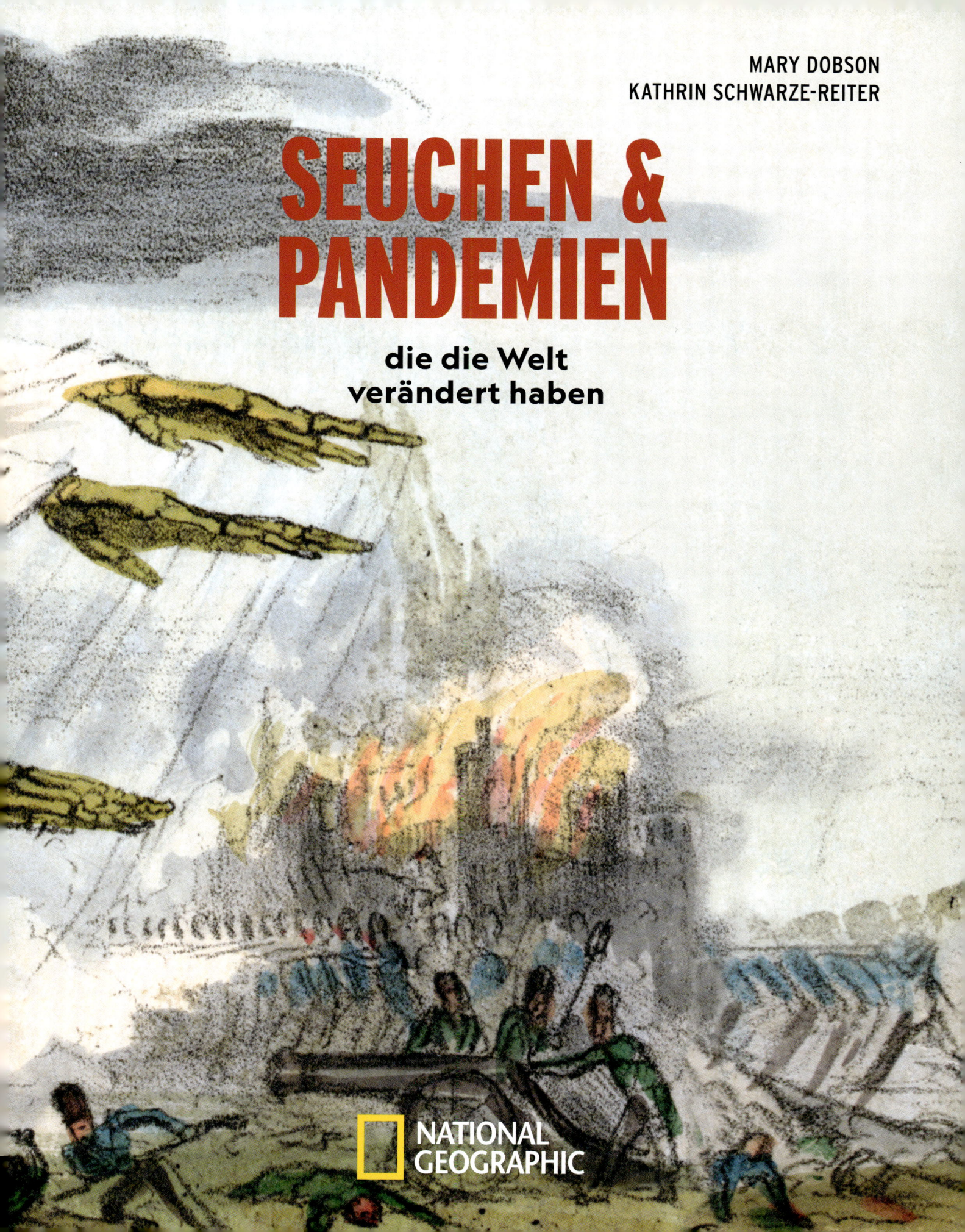

SEUCHEN & PANDEMIEN

die die Welt
verändert haben

MARY DOBSON
KATHRIN SCHWARZE-REITER

NATIONAL
GEOGRAPHIC

INHALT

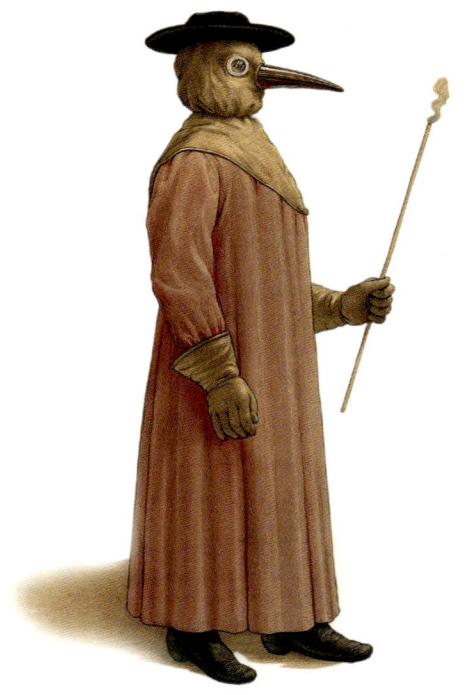

Ein Arzt aus dem 17. Jh. in traditioneller Schutzkleidung gegen die Pest.

Parasitäre Krankheiten

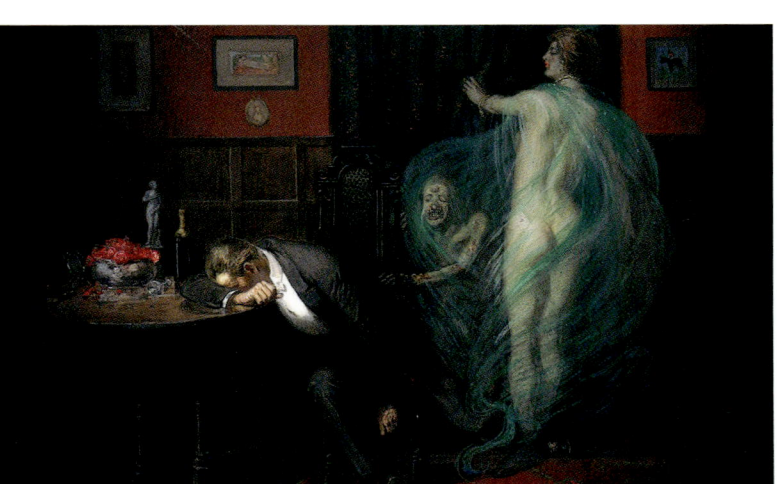

„Syphilis" von Richard Cooper (1910).

Viruskrankheiten

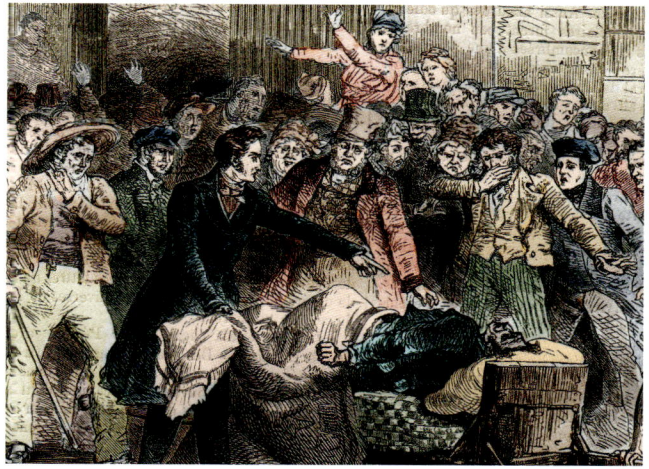

Darstellung der Choleraepidemie 1832 in Paris.

Zivilisationskrankheiten

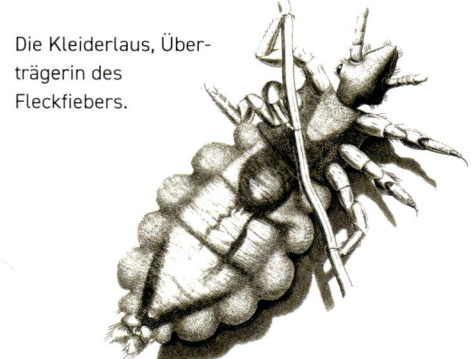

Die Kleiderlaus, Überträgerin des Fleckfiebers.

VORWORT

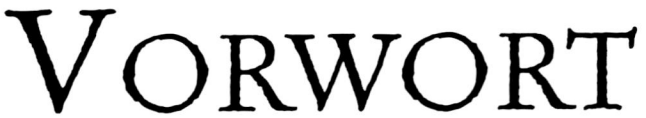

«Ich hoffe, Ihnen und Lord Grey geht es gut; gar nicht so leicht, angesichts der rund 1500 Krankheiten, die den Menschen bedrohen.»

SYDNEY SMITH AN LADY GREY, FEBRUAR 1836

Die Corona-Pandemie zeigt uns, welche Auswirkungen Krankheiten auf unseren Alltag haben können. Seit Januar 2020 breitete sich die Infektion mit dem neuartigen Corona-Virus Sars-CoV-2 von China über die gesamte Welt aus. Viele Millionen Menschen steckten sich an, über eine Million starben. Das öffentliche Leben wurde lahmgelegt, die gesamte Welt kapitulierte vor einem Virus gegen den die moderne Medizin vorerst – bis zur Entwicklung von mehreren Impfungen – machtlos war.

Dies zeigt, wie verletzlich unsere Welt ist. Schon seit Menschengedenken gibt es Bakterien, Viren oder Zivilisationskrankheiten, die das Leben bedrohen. Die Krankheiten, um die es in diesem Buch geht, haben die Geschichte der Menschheit in den letzten Jahrtausenden auf vielfache Weise berührt. Die Pest raffte im 6. Jahrhundert viele Millionen Menschen dahin, im 14. Jahrhundert fielen ihr gar 50 Prozent aller Europäer zum Opfer. Ebola versetzte nicht nur Teile Afrikas, sondern auch alle anderen Kontinente in Schrecken, da befürchtet wurde, dass die tödliche Virusinfektion auch zu uns kommen könnte. Seit 1952 breitet sich der Zika-Virus über die ganze Welt aus und schädigte vor allem ab 2015 in Lateinamerika Föten im Mutterleib. Viele unbekannte Viren und Bakterien schlummern noch im auftauenden Permafrost oder gelangen in die Zivilisation, weil die Menschen immer mehr ländliche Gebiete bewirtschaften und mit Krankheitsüberträgern aus dem Tierreich in Kontakt kommen.

Aus den unzähligen Krankheiten, die die Welt heimsuchten und neu entdeckt werden, einige wenige auszusuchen, war eine große Herausforderung. Im Großen und Ganzen ist dieses Buch aus historischer Sicht geschrieben. Aber ich habe auch eine Reihe von Krankheiten aufgenommen, unter denen einige der ärmsten Länder der Welt noch heute schwer zu leiden haben. Und es sind auch einige der besonders ungewöhnlichen und rätselhaften Krankheiten der Menschheitsgeschichte dabei.

Einige Krankheiten wie Malaria und Bilharziose sind „alte" Krankheiten. Gut möglich, dass sie schon vor rund 7000 Jahren zum ersten Mal auftraten, als Menschen und Haustiere begannen, auf engem Raum zusammenzuleben. Infektionskrankheiten wie Pocken und Masern, die leicht von einem Menschen zum anderen übertragen werden, kamen möglicherweise während der Entstehung früher städtischer Siedlungsformen seit etwa 3000 v. Chr. auf. Später beschleunigte die Erschließung von Land- und Seehandelswegen, besonders seit der Umrundung der Erde ab dem ausgehenden 15. Jahrhundert, die Verbreitung vieler Krankheiten. Andere Krankheiten, insbesondere Aids und Corona, sind „neu" für die menschliche Gesellschaft. Einige Krankheiten sind gekommen und wieder gegangen. Sars – die erste ernsthafte und leicht übertragbare neue Krankheit des 21. Jahrhunderts – grassierte 2003 für kurze Zeit auf der ganzen Welt, verschwand dann und ist bis jetzt nicht wieder aufgetreten.

Ob uns der Corona-Virus noch mehrere Jahre in Atem hält oder ob weitere neuartige Viren unser Leben verändern werden, wird sich erst zeigen. Manche der Krankheiten in diesem Buch, etwa die Kuru-Epidemie in Papua-Neuguinea, hatten ernste, aber örtlich begrenzte Auswirkungen. Andere wie Malaria und die afrikanische Trypanosomiasis (Schlafkrankheit), die von Insekten übertragen werden, haben in tropischen und subtro-pischen Regionen noch heute verheerende Wirkungen. Wieder andere wie die Pest in der Mitte des 14. Jahrhunderts, Pocken und Masern seit Beginn des 16. Jahrhunderts, Cholera im 19. Jahrhundert, die Spanische Grippe 1918/19 und heute Aids und Sars-CoV-2 sind Katastrophen von globalem Ausmaß mit weitreichenden Folgen für Gesellschaften und Individuen. Eine wichtige Krankheit in diesem Buch wurde durch menschliches Eingreifen praktisch ausgerottet: 1979 erklärte die Weltgesundheitsorganisation WHO, dass die

Pocken, eine der schlimmsten Geißeln der Menschheit, von der Erde verschwunden seien – durch einen Impfstoff, der fast 200 Jahre zuvor entwickelt worden war. Verheerend ist, dass die Masern immer wieder aufflammen, da es in Europa eine zunehmende Impfskepsis unter Eltern gibt. So werden Menschen, die sich nicht gegen das Virus impfen lassen können, unnötig gefährdet.

Die 31 Krankheiten in diesem Buch sind in vier Kategorien unterteilt, die wiederum grob chronologisch – nach ihrem ersten belegten Auftreten – geordnet sind. Die ersten drei Gruppen umfassen Infektionskrankheiten: bakterielle, parasitäre und Virus-Krankheiten. Die vierte Gruppe wird einfach „Zivilisationskrankheiten" genannt, weil Faktoren wie Ernährung, Rauchen, körperliche Bewegung, die Erbanlagen und berufliche Tätigkeit eine (wenn auch nicht die einzige) Rolle bei ihrer Entstehung spielen. Bei allen ausgewählten Krankheiten – ob infektiös oder nicht – ist jeweils ein komplexes Zusammenspiel aus genetischen, umweltbedingten und sozialen Faktoren dafür verantwortlich, ob ein Mensch daran stirbt, überlebt oder gar nicht von dem Erreger oder der potenziell tödlichen Funktionsstörung betroffen wird.

Alle Kapitel bieten einen groben Überblick über die jeweilige Krankheit, ihr Auftreten in der Geschichte und ihre Auswirkungen auf die menschliche Gesellschaft sowie eine Schätzung, wie viele Menschen in Vergangenheit und Gegenwart betroffen waren bzw. sind. Außerdem habe ich mich bemüht, einige der grundlegenden wissenschaftlichen und medizinischen Entdeckungen und Erkenntnisse im Zusammenhang mit der jeweiligen Krankheit darzustellen. Beleuchtet werden auch die oft bemerkenswerten und gelegentlich außergewöhnlichen Leistungen bei der Identifizierung, Vorbeugung und Behandlung einer Krankheit. Die begleitenden Zitate und Bilder sollen etwas vom Leid, dem Schmerz, dem Elend und der Verunsicherung vermitteln, die die Menschen in Zeiten der Krankheit im Lauf der Jahrhunderte erlebt haben – aber auch vom Engagement und der Zielstrebigkeit von Männern wie Frauen bei der Suche nach einer Lösung. In manchen Kapiteln bin ich auf einige der vielen Rätsel eingegangen, denen Wissenschaftler und Forscher, Ärzte und Patienten gegenüberstanden, als sie versuchten, Herkunft, Wesen und Ursache der jeweiligen Krankheit und ihre Auswirkungen auf die menschliche Gesellschaft und den Einzelnen rund um den Globus zu verstehen.

Die Geschichte der Medizin ist ein weites Feld. Jede neue wissenschaftliche Studie bringt neue Erkenntnisse, Fakten, Ergebnisse und Zahlen. Techniken, etwa die Entnahme von DNA-Proben, könnten es in Zukunft leichter machen, einige der mysteriösen Krankheitserreger der Vergangenheit zu identifizieren. Durch die Entschlüsselung des menschlichen und des mikrobiellen Genoms sowie die Fortschritte in Bereichen wie der Molekularmedizin sind wir im 21. Jahrhundert in einer besseren Position als je zuvor, um die menschliche Anfälligkeit für Krankheiten zu verstehen, die rätselhaften Wege der Mikroben, Tiere und Insekten, die Krankheiten übertragen, nachzuvollziehen und künftigen Generationen die Hoffnung auf neue Diagnoseverfahren, Impfstoffe und Therapien zu bringen. Die neuentwickelten mRNA-Impfstoffe - wie die gegen Sars-CoV-2 - aktivieren Antigene im Körper, damit das Immunsystem eine schützende Immunantwort auf den Virus auslöst. Ziel muss es sein, Armut und Hunger zu verringern und gesunde Lebensverhältnisse, Hygiene und Bildung zu fördern. Dies sind mit die wichtigsten Faktoren, um künftig Gesundheit und Wohlergehen der Menschen in vielen Teilen der Welt zu sichern.

Mein aufrichtiger Dank gilt allen, die dieses Buch möglich gemacht haben. Meine Danksagungen und eine Literaturliste befinden sich auf den Seiten 253 bis 254.

Mary Dobson
St. John's College
Cambridge

Februar 2021

DIE PEST

Schon die Erwähnung der Pest lässt Menschen erschaudern. Die Virus-infektion war für einige der schlimmsten Katastrophen in der Geschichte der Menschheit verantwortlich und veränderte mehr als einmal den Lauf der Geschichte. Sie wird durch das hoch ansteckende Stäbchenbakterium Yersinia pestis ausgelöst. Es kann auf vielen Wegen auf den Menschen übertragen werden – meist jedoch über Tiere (Ratten oder andere Nagetiere) und deren Parasiten (Flöhe). Durch den Kontakt mit Körperflüssigkeiten können sich Menschen untereinander anstecken, bei der Lungenpest vor allem durch Tröpfcheninfektionen.

Die Geschichte der Pest ist ein ebenso grausiges wie faszinierendes medizinisches Rätsel. In jüngster Zeit wurde immer wieder in Frage gestellt, ob die Pestepidemien der Vergangenheit wirklich durch Beulen- oder Lungenpest verursacht wurden - manche Wissenschaftler vermuten andere Krankheiten dahinter. Doch bis heute gibt es Pestausbrüche auf verschiedenen Kontinenten. In Europa gilt die Seuche jedoch als ausgerottet.

> «*Als Doktor Bernard Rieux am Morgen des 16. April seine Praxis verließ, fühlte er etwas Weiches unter seinen Füßen. Es war eine tote Ratte.*»

Dieser beunruhigende Moment steht ziemlich am Anfang von „La Peste" („Die Pest"), einem Roman des französischen Philosophen Albert Camus (1913–1960) aus dem Jahr 1947.

> «*Er stieß das Tier beiseite, beachtete es nicht weiter und ging die Treppe hinunter. Erst als er auf die Straße hinausging, kam ihm der Gedanke, dass diese Ratte nichts auf dem Treppenabsatz zu suchen hatte. Er machte kehrt, um den Concierge zu bitten, sie zu beseitigen.*»

So werden eine tote Ratte, ein Arzt und ein Concierge zu Figuren einer fesselnden Erzählung über die Pest. Sie spielt in den späten 1940er Jahren in der algerischen Hafenstadt Oran. Camus' Geschichte ist eine Allegorie der Besetzung Frankreichs durch die Nazis sowie eine Metapher für den Sinn des Lebens und des Leidens. Aber sie beinhaltet auch alle klassischen Pestszenarien. Wenige Tage nachdem Doktor Rieux

Zeitleiste

540-Mitte des 8. Jahrhunderts Die erste Pestepidemie kommt vermutlich aus Asien und breitet sich nach Nordafrika, bis zum Mittelmeerraum und im Nahen Osten aus.

541–544 Justinianische Pest

1330er Jahre-18. Jahrhundert Zweite Pestperiode mit vielen schweren Ausbrüchen in Europa

1347–1353 Der Schwarze Tod – eine der tödlichsten Pandemien der Menschheitsgeschichte

1665-1666 Die Große Pest von London

1708-1709 Pestepidemie in Deutschland und Skandinavien, dann auch in Österreich und Russland

1720-1722 Die Pest in Marseille – der letzte größere Ausbruch in Westeuropa

Ab 1855 Die dritte Periode der Pest beginnt in Asien und fordert zwischen 1898 und 1948 12,6 Millionen Todesopfer in Indien. In den 1900er Jahren erreicht die Pest die Pazifikküste Nordamerikas, Australien und Großbritannien

(mit einigen Toten in Glasgow, Cardiff und Liverpool).

1894 Schwere Ausbrüche der Epidemie in Kanton (Guangzhou) und Hongkong. Alexandre Yersin identifiziert die Pestbakterie.

1895 Yersin und andere Forscher entwickeln in Paris aus Pferdeblut ein Serum gegen die Pest, welches das menschliche Immunsystem stärkt.

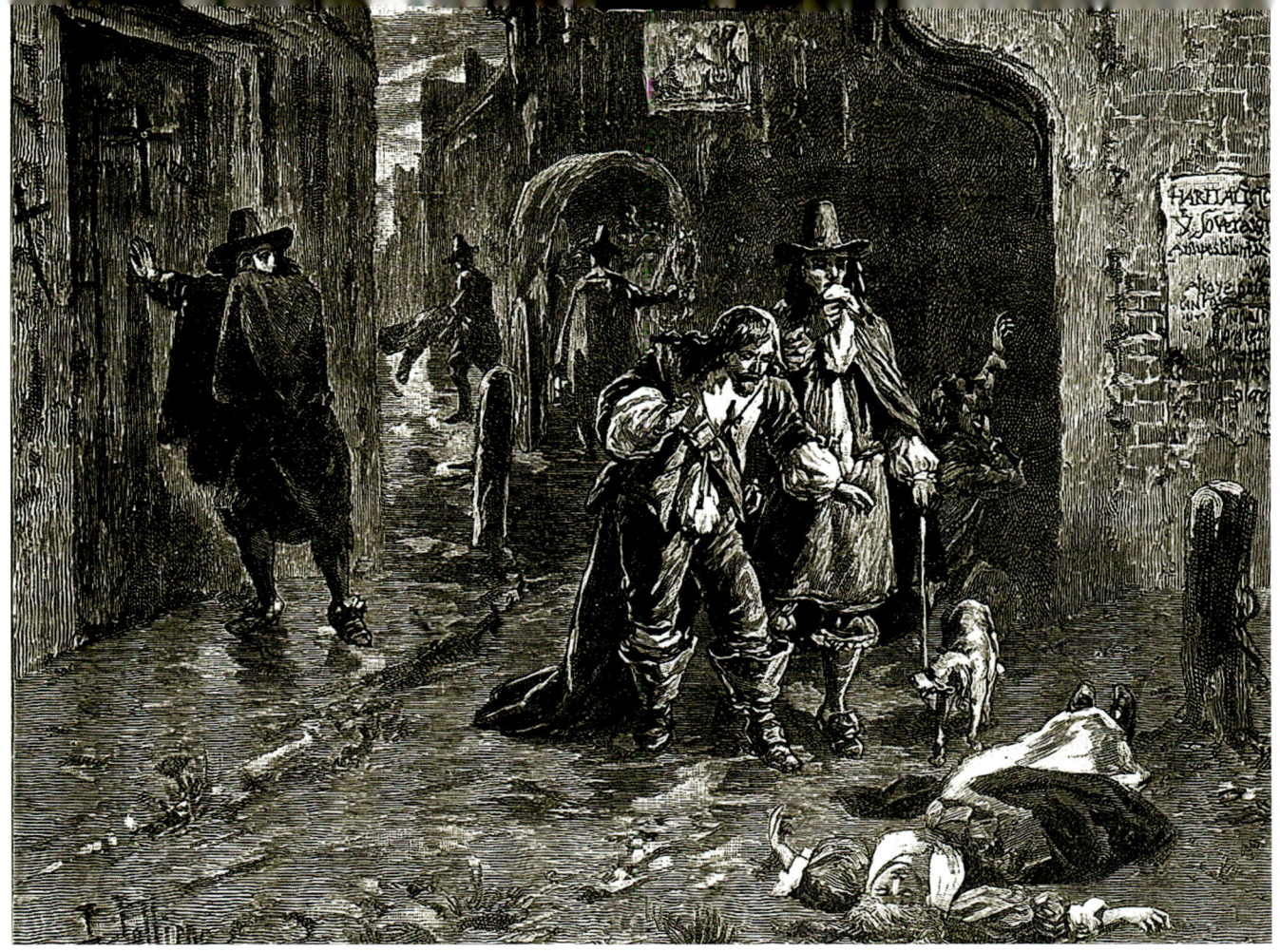

auf die erste tote Ratte gestoßen ist, wird die Stadt von den Kreaturen überschwemmt. *«Aus den Verschlägen, den Kellern und Abwässerkanälen kamen die Ratten in langen Reihen ans Tageslicht, schwankten hilflos, drehten eine Art Pirouette und starben zu Füßen der entsetzten Zuschauer.»* Manche krepieren mit einem Blutflor um die Schnauze, andere liegen aufgedunsen da und beginnen zu verwesen. Überall spüren Menschen unter ihren Füßen die nachgiebige Masse einer toten – oder noch quiekenden, aber verendenden – Ratte. Am 30. April stirbt der Concierge an der Beulenpest. Seine letzten Worte sind:

> *«Diese Ratten! Diese verfluchten Ratten!»*

Zwei Männer entdecken während der Großen Pest von London 1665 auf der Straße ein Pestopfer. Hinter ihnen wird ein weiterer Leichnam zu einem Karren getragen, um abtransportiert zu werden.

1896 Der in Russland gebürtige Bakteriologe Waldemar Haffkine (1860–1930) richtet ein Labor in Bombay ein und entwickelt einen Impfstoff.

1898 Der französische Bakteriologe Paul-Louis Simond (1858–1947), der in Bombay und Karachi arbeitet, erkennt, dass der Rattenfloh der entscheidende Überträger von der Ratte auf den Menschen ist.

1904–1907 Die Pestforschungskommission bestätigt die Rolle der Ratte und des Flohs bei der Übertragung.

1907–1909 Nach dem Erdbeben von 1906 bricht in San Francisco die Pest aus. 100 000 Ratten werden eingefangen.

1910–1911 Eine Lungenpestepidemie bricht in der nordostasiatischen Mandschurei aus, nachdem Jäger infizierte russische Murmeltiere gefangen und deren Fleisch gegessen haben, hoffend, mit den Fellen Geld zu verdienen. Die Epidemie fordert 60 000 Leben.

1950er Jahre Die Antibiotika Streptomycin und Gentamycin werden zur Pestbehandlung eingesetzt.

1994 Ein Ausbruch – möglicherweise der Pest – in Indien lässt weltweit die Alarmglocken läuten.

2001 Wissenschaftler enträtseln die genetische Struktur des Bakteriums, das für die Pest verantwortlich ist.

21. Jahrhundert Immer wieder gibt es kleinere begrenzte Ausbrüche der Pest in Afrika, Asien und Lateinamerika. Europa gilt seit dem 20. Jahrhundert als pestfrei.

«Wir sehen den Tod in unserer Mitte auftauchen wie schwarzen Rauch, eine Seuche, die die Jungen dahinrafft, ein rastloses Phantom ohne Gnade für ein hübsches Gesicht.»

JEUAN GETHIN (gestorben 1349), WALISISCHER DICHTER

Während die Epidemie sich über die Stadt ausbreitet, beschreibt der Arzt die Panik, den Schrecken, den Schmerz des Todes und der gebrochenen Herzen, die Versuche, alles zu säubern und die Stadt abzuriegeln. Menschen, die sich lieben, werden getrennt; es herrschen Verzweiflung, Enttäuschung, Mitgefühl und Leid. Als die Pest abebbt und die Stadttore geöffnet werden, sind alle erleichtert. Aber Dr. Rieux weiß, *«dass der Pestbazillus nie stirbt oder endgültig verschwindet … und dass vielleicht der Tag kommen wird, an dem er … seine Ratten wieder aufwecken und zum Sterben in eine glückliche Stadt schickt.»*

TOTE RATTEN UND MODERNE ANSICHTEN

Ratten und Rattenflöhe waren unserer Vorstellung nach die Vorboten der Pestepidemien der Vergangenheit. Am Anfang einer typischen Epidemie werden plötzlich große Mengen von Nagetieren befallen. Wenn die Ratten – wie in der Geschichte von Camus – anfangen zu sterben, suchen die infizierten Rattenflöhe *(Xenopsylla cheopis)*, wild vor Hunger, nach einer neuen Blutquelle und stürzen sich auf die Menschen. Randvoll mit Pestbazillen funktioniert der Floh wie eine Injektionsnadel und spritzt die Bazillen ins Lymphsystem der Menschen.

Die ersten Anzeichen der Krankheit sind harte, geschwollene Beulen in der Leiste, der Achsel oder im Nacken in der Nähe der Flohstiche („Beulenpest"). Wenn die Bakterien auch die Lunge befallen, spricht man von Lungenpest. Sie kann direkt von einem Menschen zum anderen übertragen werden. Die Septische Pest ist die tödlichste Form von allen. Sie tritt auf, wenn die Bazillen direkt in die Blutbahn gelangen, und führt zu einer hämorrhagischen Reaktion des Körpers. Dieser überzieht sich dann mit schwarzen Flecken. Wenn die Beulenpest nicht behandelt wird, sterben bis 40 bis 60 Prozent der Infizierten, an der Lungenpest rund 90 Prozent und an der Septischen Pest praktisch 100 Prozent. Möglicherweise spielt bei der Übertragung der Pest von Mensch zu Mensch auch der Menschenfloh *(Pulex irritans)* eine Rolle. Dies ist eine plausible, aber umstrittene Theorie.

SCHRIFTSTELLER UND AUGENZEUGEN

Massenhaftes Sterben von Ratten ist das wichtigste Merkmal, das einem Ausbruch der Pest unter den Menschen vorausgeht. In Indien und China sagt der Volksmund, wenn die Ratten sterben, muss man fliehen. Aber in frühen europäischen Beschreibungen der Pest kommen tote Ratten eigenartigerweise überhaupt nicht vor. In „Die Pest zu London" (1722) schildert Daniel Defoe (1660–1731) faszinierend – wenn auch zur Hälfte erfunden – die Große Pest in London 1665/1666. Obwohl er von einem ähnlichen Verlauf der Ereignisse berichtet wie Camus in „La Peste", erwähnt er sterbende Ratten mit keinem Wort. Der englische Tagebuchautor Samuel Pepys (1633–1703), der die Große Pest überlebte, sagt ebenfalls nichts über Ratten.

Flöhe übertragen die Pest von infizierten Ratten auf den Menschen. Die winzigen, flachen Insekten geben die Krankheit weiter, wenn sie ihre Opfer beißen, um ihr Blut zu trinken.

Flea.

Während der Pandemie Mitte des 14. Jahrhunderts, die als „Schwarzer Tod" in die Geschichte einging, erwähnen Augenzeugen wie Giovanni Boccaccio (1313–1375) zahllose menschliche Leichen in Straßen und Massengräbern, aber auch keine Massen sterbender Ratten. Und noch früher, nämlich im Jahr 542, berichtet Prokopios von Caesarea (ca. 500–ca. 565) von der Justinianischen Pest, der vermutlich ersten großen Epidemie der Beulenpest in Europa. Auch bei ihm finden sich keine Hinweise auf Ratten oder Flöhe.

Camus schrieb seinen Roman rund 50 Jahre nachdem man eindeutig nachgewiesen hatten, dass der Pestbazillus von Nagetieren und ihren Flöhen übertragen wird. Prokopios, Boccaccio, Defoe und andere beschrieben die Pest dagegen Hunderte von Jahren bevor diese Verbindung hergestellt wurde. Ihre Berichte über Anzeichen und Symptome, die Wirkung, den Schrecken und die sozialen, ökonomischen und psychischen Folgen der Pest sind durchaus ähnlich. Aber handelt es sich wirklich um dieselbe Krankheit? Die meisten Historiker würden sagen: Ja. Manche vertreten allerdings eine andere Ansicht (siehe Kasten rechts).

WAS WAR DER SCHWARZE TOD?

Viele Historiker vertreten bis heute die Ansicht, dass der Schwarze Tod und andere spätere Pestepidemien eine Kombination aus Beulen-, Lungen- und Septischer Pest waren und dass die Hausratten und ihre Flöhe auf jeden Fall irgendwie damit zu tun hatten.

Doch es gibt Wissenschaftler, die die Ansicht vertreten, dass es sich bei der ersten und zweiten Pestepidemie gar nicht um die Beulenpest handelte. Anthrax (eine bakterielle Erkrankung) oder ein hochansteckendes hämorrhagisches Fieber, ähnlich dem Ebola-Virus, wären mögliche Alternativen.

Angespornt von solchen Debatten graben Wissenschaftler heute alte Pestgruben auf in der Hoffnung, den verantwortlichen Erreger identifizieren zu können und so einige der Rätsel zu lösen. Andere suchen nach Überresten von Hausratten, um mehr zu erfahren.

DIE ERSTE GROSSE PESTEPIDEMIE

Das englische Wort für eine Pestepidemie, *plague* (verwandt mit dem deutschen „Plage"), leitet sich vom griechischen Wort *plege* und dem lateinischen *plaga* ab, was so viel bedeutet wie „Schicksalsschlag". Ebenso wie die Begriffe „Pest", „Pestilenz" oder „Pocken" wurde es verwendet, um verschiedene epidemische Krankheiten zu beschreiben. Die biblischen „Plagen" und manche der antiken „Pestepidemien" wie die Attische Seuche (auch „Pest des Thukydides", 430–427 v. Chr.), die Pest des Orosius (125 n. Chr.), die Antoninische Pest (164–189) und die Cyprianische Pest (250–266) waren zweifellos tödliche Epidemien. Die Beulenpest war es aber wohl nicht.

Die erste große Seuche mit geschwollenen Leistenbeulen war die Justinianische Pest von 541 bis 544. Sie breitete sich von Ägypten nach Europa aus und trug möglicherweise zum Zusammenbruch des Römischen Reiches bei.

Im 4. Jahrhundert war das Römische Reich geteilt und hatte zwei Hauptstädte: Rom im Westen und Konstantinopel im Osten. Im 6. Jahrhundert war das Weströmische Reich nach dem Einfall der Goten und Vandalen bereits zerfallen. Justinian (Regierungszeit 527–565), der Kaiser des Ostreichs (Byzanz), wollte das westliche und das östliche Reich zurückerobern und wiedervereinigen. Aber sein Vorhaben wurde durch die Epidemie, die seinen Namen trägt, gestoppt. Die Justinianische Pest tötete auf ihrem Höhepunkt 10 000 Menschen pro Tag in Konstantinopel (dem heutigen Istanbul) und verbreitete sich in Windeseile in den Häfen und den Städten im Inland. Es wird geschätzt, dass in den folgenden Jahren etwa ein Viertel der Bevölkerung im mediterranen Europa ums Leben kam.

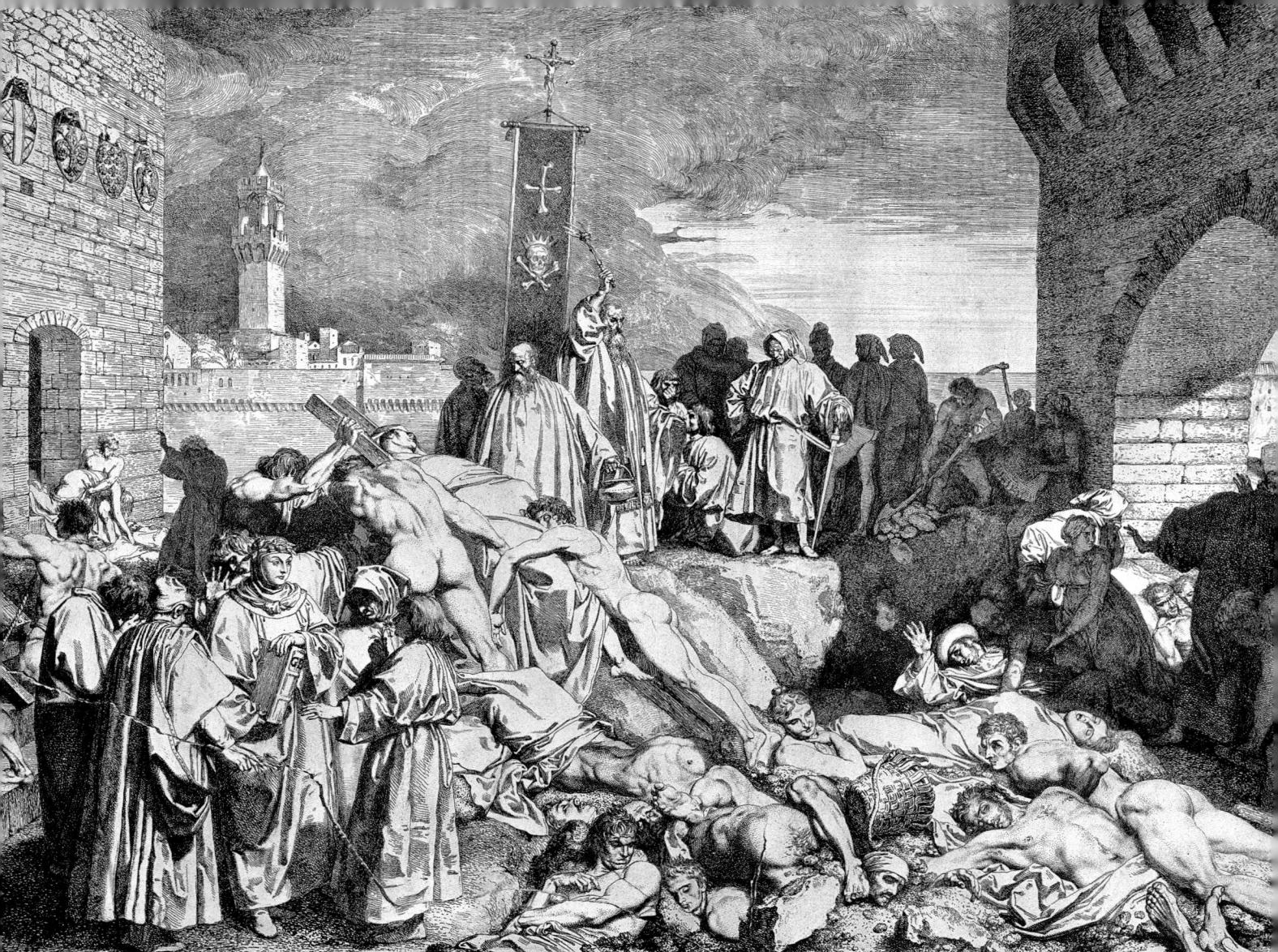

Die Pest, die 1348 in Florenz wütete, wurde vom italienischen Schriftsteller Giovanni Boccaccio im „Decamerone" (1350–1353) anschaulich beschrieben, aus dem diese Illustration stammmt. Ein Beobachter aus der Zeit des Schwarzen Todes verglich die Erde, die in den Pestgruben die Schichten von Leichen voneinander trennte, mit *«Käse zwischen Schichten von Lasagne».*

Der byzantinische Chronist Prokopios von Caesarea beschreibt anschaulich die Schrecken der Epidemie, *«bei der fast die gesamte menschliche Rasse ausgelöscht wurde».* Die Opfer, so berichtet er, krümmten sich im Fieber und litten Todesqualen durch die angeschwollenen Beulen. Manche fielen ins Delirium und hatten Halluzinationen, andere starben, weil sie Blut erbrachen und daran erstickten (was nahelegt, dass Beulen- *und* Lungenpest herrschten). Die Leichen konn-ten nicht alle bestattet werden. Es waren zu viele. Die Dächer der Türme von Konstantinopel wurden abgenommen, um die Toten möglichst hoch zu stapeln. Einige Leichen wurden auf Flöße geworfen, die man aufs Meer hinaustreiben ließ. Chaos und Wahnsinn regierten. So begann die erste Beulenpest der Geschichte.

DER URSPRUNG DES SCHWARZEN TODES

Mitte des 14. Jahrhunderts kam es zum Ausbruch der zweiten Pestepidemie. Der Schwarze Tod, der sich von Asien bis in den Nahen Osten, nach Nordafrika und Europa ausbreitete, ist bis heute vielen ein Begriff. Beschreibungen von Beulen – groß wie Eier oder sogar Äpfel –, dazu Flecken, Furunkel, Hämatome, schwarze Pusteln und das Husten von Blut, Erbrochenem und Schleim legen nahe, dass der Schwarze Tod eine Kombination aus Beulen-, Lungen- und septischer Pest war. Historiker sind sich einig, dass in Europa von 1347 bis 1353 mindestens 25 Millionen Menschen starben. Dies war möglicherweise mehr als ein Drittel der Bevölkerung. Der Schwarze Tod war die größte demografische Krise des Mittelalters und – hinsichtlich der prozentualen Menge an Todesfällen – der schlimmste Fall einer Epidemie in der menschlichen Geschichte.

Wie, wo und warum der Schwarze Tod seinen Anfang nahm, ist nicht gesichert. Eine These ist, dass er in den 1330er Jahren in den Steppen Zentralasiens ausbrach und sich dann entlang der Karawanenrouten ausbreitete. Die faszinierendste (aber nicht plausibelste) Erklärung, wie die Pest nach Europa kam, beginnt am Schwarzen Meer auf der Krim im Handelsposten Kaffa (heute Theodosia), wo eine Gruppe genuesischer Händler von Tataren belagert wurde. Doch die Angreifer erkrankten an der Pest und mussten sich zurückziehen. Sie ließen Hunderte unbestattete Leichen zurück. Dem italienischen Chronisten Gabriele de' Mussis (gestorben 1356) zufolge überlegte sich der Tatarenführer Khan Jani Beg (gestorben 1357), *«betäubt und benommen»* von der Pest, noch einen ganz besonderen Abschiedsgruß: *«Er befahl, die Leichen in die Katapulte zu laden und in die Stadt zu schießen, damit der unerträgliche Gestank alle innerhalb der Mauern töten würde ...»* Doch der *«unerträgliche Gestank»* tötete ganz offensichtlich nicht alle Genueser. Manche entkamen und nahmen die Pest unwissentlich mit zurück an die Küsten des Mittelmeeres. Als sie im Herbst 1347 in Messina auf Sizilien eintrafen, stolperten sie von den Schiffen, *«krank bis ins Mark»*. Der Schwarze Tod hatte Europa erreicht.

LEID UND MITLEID

Der Begriff „Schwarzer Tod" kam erst viel später auf. Das „Schwarz" bezog sich vermutlich sowohl auf den Schrecken der Seuche als auch auf die schwarzen Körper der Opfer. Die Zeitgenossen jedoch nannten die Epidemie „das große Sterben" oder „die große Krankheit". Ihre ergreifenden Darstellungen sind erfüllt von dem Leid, das die Pest mit sich brachte. Der italienische Dichter Petrarca (1304–1374) beschrieb eindrücklich die Ratlosigkeit und Einsamkeit der Überlebenden:

> *«Wo sind unsere treuen Freunde jetzt? Wo sind ihre geliebten Gesichter? Wo sind die guten Worte, die entspannten und heiteren Gespräche? Welcher Blitzschlag hat sie vernichtet? Welcher Abgrund hat sie verschluckt? Einst gab es eine Menge von uns, jetzt sind wir fast allein.»*

«Wie viele rüstige Männer, schöne Frauen und blühende Jünglinge aßen noch am Morgen mit ihren Verwandten, um am Abend desselben Tages in einer anderen Welt mit ihren Vorfahren das Nachtmahl zu halten!»

GIOVANNI BOCCACCIO (1313–75)

Die als „Schwarzer Tod" bekannte Pestepidemie Mitte des 14. Jahrhunderts verbreitete sich im Nu in ganz Europa. Möglicherweise kam sie entlang der Karawanenrouten auf dem Landweg aus Zentralasien und gelangte später mit Handelsschiffen in die großen Häfen an den Küsten Westeuropas.

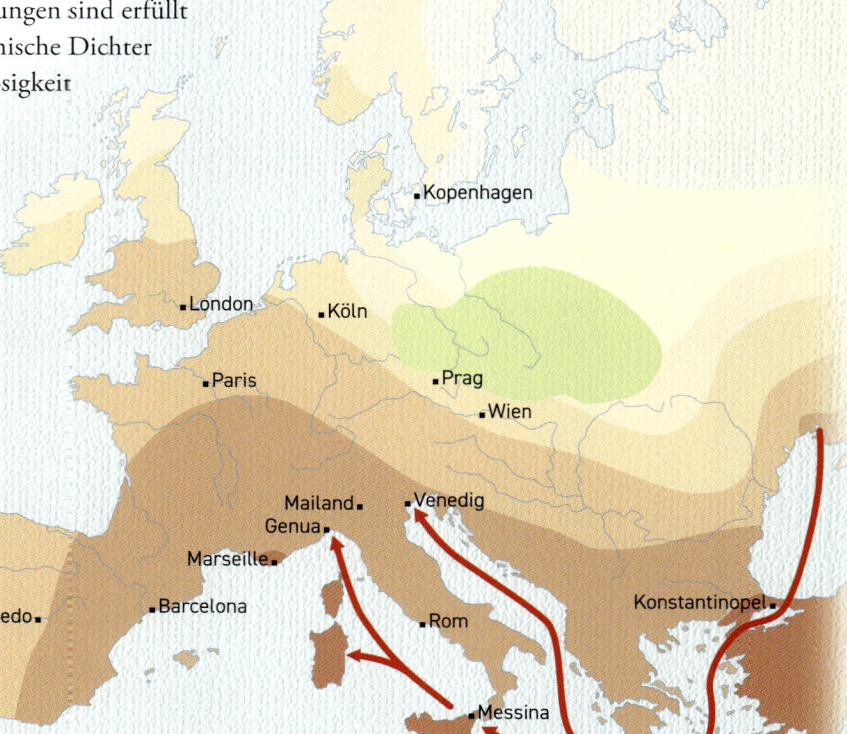

Ausbreitung der Pest in Europa

- 1347
- Mitte 1348
- Ende 1349
- Anfang 1349
- 1350
- 1351
- kleiner Ausbruch
- → Verbreitungsweg

Kopenhagen
London
Köln
Paris
Prag
Wien
Mailand
Venedig
Genua
Marseille
Toledo
Barcelona
Rom
Konstantinopel
Messina

Ein Steuereinnehmer und Schuster im italienischen Siena namens Agnolo di Tura glaubte wie viele andere, *«das Ende der Welt»* sei gekommen. Seine gesamte Familie war gestorben. *«Und ich, Agnolo die Tura, genannt der Dicke, habe meine fünf Kinder mit meinen eigenen Händen begraben.»*

Überall – vom Chinesischen Meer bis zum Mittelmeer, in weiten Teilen Europas bis in die nördlichsten Gegenden Skandinaviens und Russlands – wurden Leichen von Familienangehörigen und Freunden beerdigt, auf Karren geworfen, in Pestgruben begraben, in der Sonne der Verwesung überlassen oder von Wölfen, Schweinen und Hunden gefressen. In Venedig ruderte man die Toten in Gondeln aufs Meer hinaus – begleitet vom Ruf: *«Corpi morti, corpi morti.»*

VERWESUNG UND STUMME GLOCKEN

Der Geruch des Todes war allgegenwärtig – im stinkenden Atem und in den Beulen der Kranken, in den Gassen der Städte und Dörfer, auf den mit sterbenden Seeleuten bemannten Geisterschiffen, in den Massengräbern voller Leichen. Giovanni Boccaccio (1313–1375) beschrieb die Situation in Florenz im „Decamerone" (1350–1353) so:

«Es gab viele, die bei Tag oder Nacht auf offener Straße verschieden, viele, die ihren Geist in den Häusern aufgaben und ihren Nachbarn erst durch den Gestank, der aus ihren faulenden Leichen aufstieg, Kunde von ihrem Tode brachten. So war von den einen wie von den andern alles voll; denn überall starben Menschen.»

Mit dem Leid und dem Gestank ging eine fürchterliche Stille einher. An manchen Orten verstummten sogar die Totenglocken und das Weinen – denn alle *«erwarteten sie den Tod»*. Petrarca, der seine geliebte Laura 1348 in Avignon an die Pest verloren hatte, bemerkte die gewaltige Stille in der Welt. *«Ist es möglich»*, fragte er sich, *«dass die Nachwelt diese Dinge glauben wird? Wir, die wir sie erlebt haben, vermögen sie doch kaum zu glauben.»*

Als das „große Sterben" allmählich nachließ, überschwemmte eine makabre Kunst und Literatur Europa. Der Totentanz, der Schnitter Tod, furchterregende Visionen der Hölle, der Teufel und die vier Reiter der Apokalypse sowie das Symbol aus Totenschädel und gekreuzten Knochen – all das sind schreckliche Erinnerungen an die Narben, die der Schwarze Tod im späten Mittelalter in die Seelen von Männern und Frauen brannte.

WARUM ICH? WARUM HIER? WARUM JETZT?

Berichte über Pestepidemien aus Mittelalter und Früher Neuzeit zeigen, wie die Menschen versuchten, Auftreten, Ursachen und Ausbreitung der Pest zu verstehen.

Da gab es die göttlichen und astrologischen Erklärungen: die Pest als Gottes Reaktion auf die Sünden der Menschen oder als Folge einer unheilvollen Stellung der Sterne und Planeten.

Aber es gab auch „erdverbundenere" Erklärungen: Erdbeben, ungewöhnliches Wetter und vor allem der verfaulende Abfall in den Straßen und auf den Misthaufen, von dem ein fauliger Gifthauch ausging.

Und dann waren da noch die Menschen selbst: Ob sie nun gesündigt hatten, rochen oder kränkelten - irgendwie, meinte man, hatten sie mit der Seuche zu tun und konnten sie weiterverbreiten: durch Ausdünstungen des Atems, der Beulen oder der Kleidung.

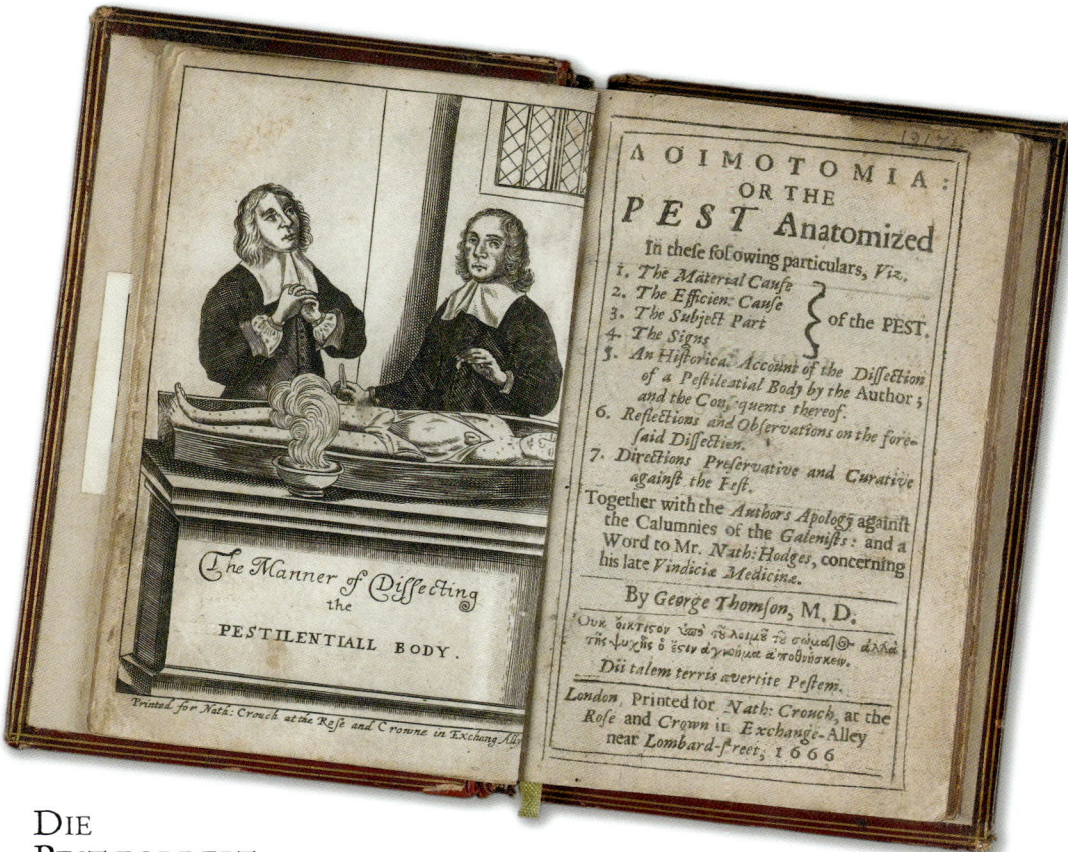

Die Sezierung eines Pestopfers in einer historischen Darstellung des Arztes George Thomson. In der Schüssel brennt Weihrauch, um den Geruch des Leichnams zu überdecken.

DIE PEST FORDERT WEITER IHREN TRIBUT

Nach den Verwüstungen durch den Schwarzen Tod verschwand die Pest jedoch nicht. Sie fuhr unerbittlich fort, ihre Ernte einzufahren. Vom 14. bis zum 18. Jahrhundert, so wird vermutet, starben rund 50 Millionen Europäer an der Pest, die immer wieder von Osten nach Westen über den Kontinent zog.

Die Große Pest von London 1665/1666 – anschaulich beschrieben von Samuel Pepys und Daniel Defoe – tötete 70 000 bis 100 000 Menschen, ein Fünftel bis ein Viertel der Bevölkerung Londons. Sie verbreitete Panik und Schrecken. „Sucher" – oft alte Frauen – machten die Kranken ausfindig, die daraufhin in ihre Häuser gesperrt wurden. Auf die Türen malte man ein rotes Kreuz und die Worte «Herr, erbarme dich unser.» Karren sammelten nachts die Toten ein, und Leichen füllten die Massengräber. Die Kirchen waren voll mit Trauernden, reuigen Sündern und Geschwächten. Wer es sich leisten konnte, floh. Das galt nicht nur für den Hof, sondern auch für Priester und Ärzte.

Nichtraucher ausgepeitscht
Es wird berichtet, dass während der Großen Pest von London 1665/1666 ein Schuljunge am Eton College «noch nie in seinem Leben so sehr geschlagen wurde wie an jenem Morgen dafür, dass er nicht rauchte». Tabak galt als eine Möglichkeit der Vorbeugung.

«... aber mein Gott», schrieb Pepys am 16. Oktober 1665, «wie leer sind die Straßen und wie trist. Viele arme, kranke Leute sind unterwegs, übersät mit Wunden, und so viele traurige Geschichten höre ich. Alle sprechen von diesem Toten und jenem Kranken, so viele sind es an diesem Ort, so viele an einem anderen.»
Pepys selbst überlebte und nahm sogar an Lustbarkeiten teil. Seine Frau, die er nach Woolwich geschickt hatte, machte sich Sorgen wegen ihres Hundes, weil die Behörden

«Jetzt herrscht eine traurige Leere … die Läden sind geschlossen … und fast überall herrscht tiefe Stille. Hört man eine Stimme, ist es das Stöhnen der Sterbenden, und die Totenglocke läutet für diejenigen, die bereit sind, in ihre Gräber getragen zu werden.»

THOMAS VINCENT ÜBER DIE GROSSE PEST VON LONDON (1665/1666)

streunende Hunde und Katzen töteten. Sie wusch auch ihr Haar mit Essig, während Pepys, der *«einen schlimmen Eindruck von sich und seinem Geruch hatte»*, sich gezwungen sah, *«Rollentabak zu kaufen, um daran zu riechen und ihn zu kauen – was den Eindruck verbesserte.»*

Auch in vielen anderen englischen Städten und Dörfern breitete sich die Pest aus. Als sie die Gemeinde Eyam im Peak District in Derbyshire erreichte, riegelte Pfarrer William Mompesson (1639–1709) das Dorf ab, damit sich die Pest nicht in der Umgebung ausbreitete. Die Dorfbewohner deponierten Münzen in mit Essig gefüllten Löchern in Torpfosten am Dorfrand, um für die Nahrungsmittel zu bezahlen, die ihre Nachbarn dort für sie hinterließen. Im Herbst 1666 waren mehr als 250 Angehörige von Mompessons Gemeinde tot, etwa ein Drittel der Bevölkerung von Eyam. Ein Chronist schrieb: *«Eingeschlossen in ihrem engen Tal starben die Dorfbewohner hilflos wie eine Herde kranker Schafe.»* Auch die Frau des Pfarrers war unter den Opfern. Mompesson überlebte und schrieb über die Tragödie: *«Die Zustände an diesem Ort waren so schrecklich, dass ich der festen Überzeugung bin, sie übertrafen alles je Dagewesene. Ich kann wahrlich sagen, aus unserem Ort ist ein Golgatha geworden, eine Schädelstätte … Nie haben meine Ohren so trübsinnige Klage vernommen. Nie hat meine Nase so widerlichen Gestank gerochen und nie haben meine Augen so schreckliche Dinge gesehen.»*

DAS RATTENRENNEN

Den letzten verheerenden Ausbruch der Pest in Westeuropa erlebte die französische Stadt Marseille 1720 bis 1722. Rund 50 000 Menschen starben. Damals gab es Berichten zufolge auch tote Ratten: Angeblich wurden 10 000 Tiere von Fischern ins Meer geworfen. Aber eine Verbindung zwischen den Ratten und der Beulenpest wurde noch nicht hergestellt. Danach „verschwand" die Pest aus Westeuropa. Zumindest trat sie – abgesehen von dem ein oder anderen ganz kurzen Aufflackern – nie wieder auf.

Historiker diskutieren seit Langem über das Verschwinden der Pest aus Westeuropa. Nach neuesten Erkenntnissen sind mehrere Faktoren dafür verantwortlich: Europäische Städte wurden immer sauberer, es gab eine Versorgung mit sauberem Wasser, Kanalisationen und in die Wohnungen wurden eigene Badezimmer

Ein Arzt des 17. Jahrhunderts in der damals üblichen Schutzkleidung gegen die Pest. Der lange Schnabel über der Nase war mit aromatischen Substanzen gegen den Gestank der Pest gefüllt. Obwohl man damals den Zusammenhang zwischen Flöhen und der Übertragung der Pest nicht kannte, trugen die langen Gewänder, die Handschuhe und die Maske auch dazu bei, den Träger vor Flohstichen zu schützen.

«FLIEH FRÜH, FLIEH WEIT, KOMM SPÄT WIEDER!»

Der Rat an diejenigen, die eine Ansteckung vermeiden wollten, lautete: Flieht! Für Ärzte und Priester war das ein Dilemma, weil sie damit die Kranken in ihrer Not allein ließen.

Während der Zeit des Schwarzen Todes und späterer Pestepidemien taten viele Menschen Buße und beteten um Vergebung ihrer Sünden in der Hoffnung, einer Infektion zu entgehen. Manche büßten auf extreme Weise, schlugen sich oder andere mit Lederstreifen oder eisernen Stacheln. Noch schrecklicher war die massenhafte Folter und Ermordung Tausender Juden und anderer, denen vorgeworfen wurde, Brunnen zu vergiften und auf diese Weise die Krankheit zu verbreiten.

Bei späteren Pestepidemien ordneten die Behörden an, Misthaufen zu beseitigen und Infizierte unter Quarantäne zu stellen. Menschen wollten sich retten, indem sie rauchten, sich unter eine Latrine setzten oder den Duft von Rosen einatmeten. Vipernfett, Spinnweben, Krötengift, Asseln und Krebsaugen waren Gegenmittel, die es zu kaufen gab. Als die Pest London bedrohte, wollte man ein Schiff mit Zwiebeln die Themse hinabtreiben lassen in der Hoffnung, deren absorbierende Wirkung würde die Stadt schützen.

Wer wie die Reichen dazu in der Lage war, floh, wie dieser Holzschnitt aus London von 1630 zeigt.

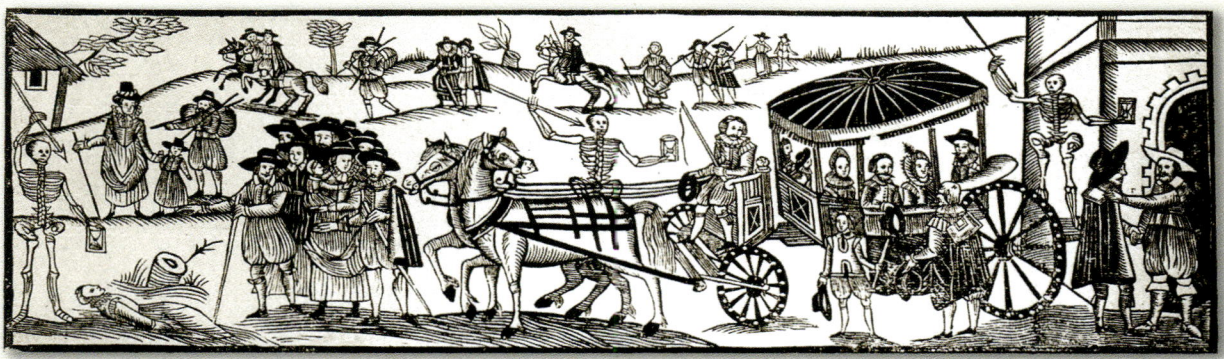

eingebaut. Durch die verbesserten Lebensbedinungen konnten auch Hygienemaßnahmen befolgt werden, moderne Medizin wurden immer besser. Hauptgrund ist aber wohl, dass die Ratten aus den Städten weitgehend verschwanden. Eine Reihe von Historikern betonte außerdem – das kommt uns durch unsere Erfahrungen mit der Corona-Pandemie sehr bekannt vor – die Effektivität der Quarantänemaßnahmen (siehe Quarantäne S. 18). Und auch wenn die Pest sich aus Westeuropa zurückzog, flammte sie in Osteuropa, Asien und Afrika immer wieder auf und erreichte schließlich Nordamerika und Australien. Die dritte große Pestpandemie ging Mitte des 19. Jahrhunderts von China aus und forderte in den 1890er Jahren zahlreiche Tote in großen Teilen Südostasiens. Als 1894 die Pest in Hongkong wütete, wurden zwei renommierte Wissenschaftler losgeschickt, um endlich deren Ursache zu erforschen.

Alexandre Yersin (1863–1943), ein französischer Bakteriologe aus der Schweiz, und Shibasaburo Kitasato (1852–1931), ein japanischer Bakteriologe, der mit Robert Koch (1843–1910) in Berlin gearbeitet hatte, wetteiferten darum, als Erster die Antwort zu finden. Kitasato besaß die Unterstützung der britischen Behörden in Hongkong und hatte die Möglichkeit, im Kennedy Town Hospital viele Autopsien durchzuführen. Yersin musste dagegen mit einer Strohhütte und ein paar einfachen Instrumenten auskommen und Totengräber bestechen, damit sie ihm erlaubten, aus den Toten einige Beulen herauszuschneiden. Beide Wissenschaftler glaubten im Sommer 1894, den Pestbazillus gefunden zu haben. Jedoch nur Yersins Bazillus – ein gramnegatives Bakterium – wurde als der richtige identifiziert. Er nannte ihn *Pasteurella pestis* zu Ehren seines französischen Förderers Louis Pasteur (1822–1895). 1954 wurde er in *Yersinia pestis* umbenannt.

Yersin entwickelte auch ein Antiserum: das erste „Heilmittel" gegen die Pest. Aber weder Yersin noch Kitasato gelang es, das entscheidende Puzzleteil zu finden: Wie breitete sich die Pest aus? Yersin waren zwar die vielen Ratten aufgefallen, die in den betroffenen Gegenden Hongkongs auf der Straße lagen, und er hatte auch darüber spekuliert, dass sie die Überträger sind. Doch es waren Masanori Ogata (1833–1919), der in Formosa (heute Taiwan) forschte, und Paul-Louis Simond (1858–1947), ein französischer Wissenschaftler in Bombay, die 1898 herausfanden, dass die Pest durch Flöhe von Ratten auf Menschen übertragen wird. Es dauerte fast ein weiteres Jahrzehnt, ehe die Wissenschaft diese Idee schließlich akzeptierte.

SEUCHENNESTER

Während der dritten großen Pestpandemie erreichte die Krankheit Nordamerika und Australien. 1900 traf die SS Nippon Maru aus China in San Francisco ein, und obwohl das Schiff unter Quarantäne gestellt wurde, gelangte die Pest ins chinesische Viertel. Ein Einwanderer, Chick Gin, war das erste Opfer. Er wurde in einer überfüllten Absteige namens Globe Hotel tot aufgefunden, mit schaumigem, blutigem Speichel vor dem Mund, fahler Haut und Schwellungen in Leisten und Achselhöhlen. Es folgten sofort drakonische Maßnahmen: Man stellte ganz Chinatown unter Quarantäne, säuberte es und impfte sämtliche Bewohner.

Als die Pest in San Francisco nach dem Erdbeben von 1906 erneut ausbrach, wusste man über die Ratten und ihre Flöhe Bescheid. Und die Behörden «erklärten den Ratten den Krieg»: Auf Plakaten wurden die Menschen aufgefordert, sie zu vergiften, aber davor gewarnt, tote Ratten aufzuheben oder Flöhe mit Fingern oder Zähnen zu zerdrücken. Beim ersten Aufflackern gab es 121 Infizierte und 113 Tote (fast alles chinesische Einwanderer), beim zweiten 160 Infizierte und 78 Tote (größtenteils weiße Amerikaner).

Los Angeles war 1924/1925 betroffen und auch in neuerer Zeit, in den 1970er und 1980er Jahren, gab es Einzelfälle der Pest in den USA. Manche von ihnen wurden nicht auf Ratten, sondern auf Präriehunde zurückgeführt. Auch andere kleine Säugetiere, so weiß

QUARANTÄNE

Die Anwendung von Quarantäne, um zu verhindern, dass Krankheiten sich über die Häfen ausbreiteten, entwickelte sich im Gefolge des Schwarzen Todes. 1377 wurden in der venezianischen Kolonie Ragusa Reisende aus von der Pest heimgesuchten Gegenden auf einer nahe gelegenen Insel 30 Tage lang festgehalten. Später wurde der Zeitraum auf 40 Tage – quaranti giorni – verlängert. Davon leitet sich das Wort „Quarantäne" ab. Die italienischen Staaten des 14. und 15. Jahrhunderts verhängten in Pestzeiten strenge Quarantänemaßnahmen, und andere Länder schlossen sich bald an.

Ein besonders beeindruckendes Beispiel war der Habsburger cordon sanitaire, der ab dem frühen 18. Jahrhundert von der Donau bis zum Balkan verlief. Er war mit 100 000 Bauern besetzt, die aufpassen sollten, dass keine Infizierten aus dem angrenzenden Osmanischen Reich nach Europa gelangten.

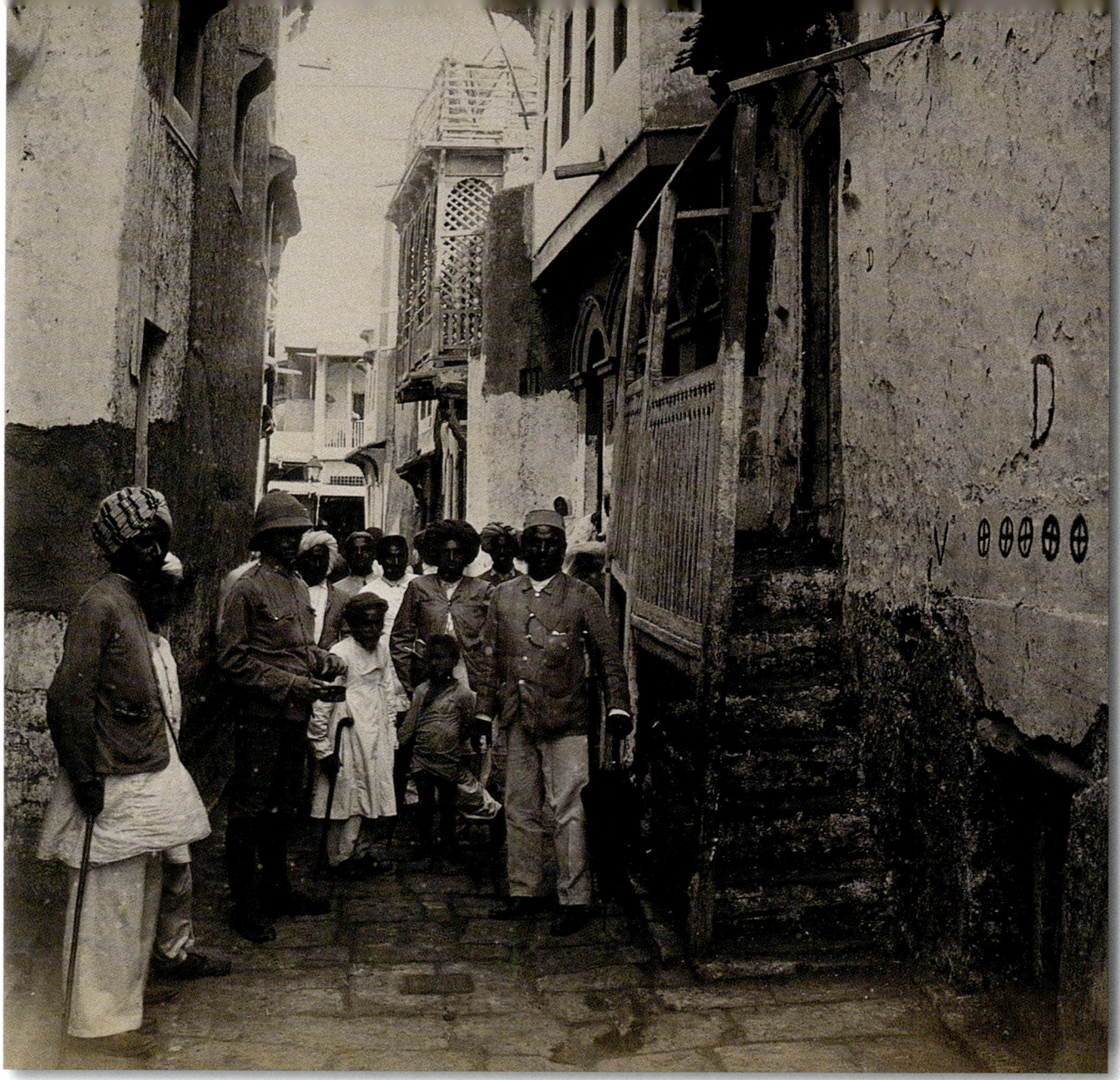

man heute, können den Bazillus in sich tragen: etwa Erdhörnchen, Murmeltiere und Kaninchen. In allen Teilen der Welt gibt es noch Seuchennester. Camus' Dr. Rieux hatte recht: Der Pestbazillus stirbt und verschwindet nie.

DIE PEST BLEIBT

Heute gibt es Antibiotika und einen Impfstoff, der einen gewissen Schutz bietet, aber die Pest kommt weiterhin in vielen Ländern Afrikas, Osteuropas, auf dem amerikanischen Kontinent und in Asien vor – mit ungefähr 2000 Fällen im Jahr (darunter 10 bis 20 in den USA). Als 1994 in Surat, einer Stadt im indischen Bundesstaat Gujarat, die Lungenpest ausbrach, spielten sich Szenen ab, die an den Schwarzen Tod erinnerten: Panik brach aus, Menschen flohen, Wissenschaftler legten Schutzkleidung an, und vor allen Dingen herrschte Verwirrung. Zwar wurde man mit diesem Ausbruch fertig – es gab Massenimpfungen und Antibiotika wurden verteilt –, aber es erinnerte die Welt daran, dass die Pest uns immer noch kopflos machen und in Angst und Schrecken versetzen kann.

Eine Szene vor einem von der Pest heimgesuchten Haus in Karatschi (damals Britisch-Indien, heute Pakistan), fotografiert 1897. Im Lauf der Jahrhunderte starben in Asien Millionen Menschen an der Pest. Allein in Indien gab es zwischen 1898 und 1948 geschätzte 12,6 Millionen Tote.

19

LEPRA

LEPRA ist eine chronische bakterielle Infektion, die durch den Bazillus *Mycobacterium leprae* ausgelöst wird. In schweren Fällen kann sie – nach langer Inkubationszeit – Nerven, Haut und Knochen schädigen. Von allen wichtigen Infektionskrankheiten ist Lepra die am wenigsten ansteckende. Übertragen wird der Erreger durch einen intensiven direkten Kontakt mit Erkrankten – über verletzte Haut, Schleimhaut, blutigen Schnupfen oder die Muttermilch. Im Mittelalter wurden Leprakranke in sogenannten Leprosenhäusern körperlich und seelisch betreut. Im 19. und 20. Jahrhundert richtete man in vielen Teilen der Welt Leprakolonien ein, um die Infizierten von der übrigen Bevölkerung fernzuhalten. Heute gibt es weitaus bessere Möglichkeiten, die entstellende Krankheit zu bekämpfen, zum Beispiel mit Antibiotika. In den letzten beiden Jahrzehnten konnte die Lepra weltweit zurückgedrängt werden; sie tritt in Afrika, Lateinamerika und Asien aber immer noch auf. Um die Lepra endgültig zu besiegen, bedarf es weiterer Fortschritte in der Früherkennung und der Behandlung.

Im Mittelalter trugen Leprakranke Klappern oder Glocken, um Almosen zu erbitten, aber auch um die Menschen zu warnen, dass sich ein Kranker nähere.

Der norwegische Arzt Gerhard Henrik Armauer Hansen (1841–1912), der 1873 den Lepra-Erreger entdeckte, erinnerte sich später an seine Erfahrungen im Leprakrankenhaus Nr. 1 in Bergen im Jahr 1868:

«Ich litt fürchterlich. Noch nie hatte ich so viel Elend an einem Ort gesehen. Doch als ich begann, die Patienten zu behandeln, gewöhnte ich mich bald daran und wollte mehr über diese Krankheit wissen … Nach ein paar Monaten freute ich mich geradezu auf meine entstellten Patienten.»

Mit Unterstützung der norwegischen Regierung führte Hansen eine umfassende Studie zur Lepra durch. Er reiste durch das Land und untersuchte betroffene Familien, bis er schließlich überzeugt war, dass Lepra ansteckend ist. Nach weiteren Untersuchungen konnten Hansen und andere Wissenschaftler nachweisen, dass Lepra durch Bakterien ausgelöst wird.

Zeitleiste

Ca. 1550 v. Chr. Ein ägyptischer Papyrus enthält einen der frühesten Berichte über Lepra.

600 v. Chr. Hinweise auf Lepra in historischen Dokumenten aus Indien.

Ab ca. 475 v. Chr. Die Lepra wird in chinesischen Schriften beschrieben.

758 Kaiserin Komyo errichtet in Nara das erste Leprakrankenhaus Japans.

9. Jahrhundert Gründung des ersten Leprakrankenhauses auf deutschem Boden in Bremen

12. Jahrhundert In Europa gibt es rund 19 000 Leprosenhäuser.

Ca. 1350–1500 In Europa geht die Lepra zurück.

1847 Die norwegischen Ärzte Daniel Danielssen (1815–1894) und Carl Boeck (1805–1875) veröffentlichen „Om Spedalskhed" („Über Lepra").

Sie unterscheiden zwischen den beiden Hauptformen der Lepra und zeigen die Unterschiede zwischen der Lepra und anderen Krankheiten mit ähnlichen Symptomen wie Syphilis, Skorbut, Schuppenflechte und Krätze auf.

1867 Die Londoner Ärztevereinigung berichtet – auf der Basis einer Untersuchung in allen Teilen des britischen Empires –, die Lepra sei nicht ansteckend und werde am effektivsten durch Verbesserungen der Gesund-

heitsfürsorge, der Ernährung und der Lebensbedingungen behandelt.

1873 Der norwegische Arzt Gerhard Henrik Armauer Hansen (1841–1912) identifiziert den Lepra-Erreger

Die Symptome der verschiedenen Formen von Lepra unterscheiden sich deutlich. Bei der lepromatösen oder multibakteriellen Lepra treten Knötchen auf, die das Gesicht zerstören sowie Haut, Nerven, Gliedmaßen und Augen dauerhaft schädigen können. Die vergleichsweise leichtere Form der tuberkuloiden oder paucibakteriellen Lepra ruft hingegen ungleichmäßige, gefühllose Flecken auf der Haut hervor.

Ende der 1940er Jahre wurde die Lepra offiziell in Hansen-Krankheit umbenannt. Damit sollte zum einen der Norweger geehrt werden. Zum anderen wollte man der Stigmatisierung entgegenwirken, die mit den Begriffen „leprös" oder „aussätzig" oft verbunden war. Allerdings ist der Name „Lepra" in historischen und medizinischen Darstellungen immer noch verbreitet und wird aus Gründen der historischen Wahrheit auch hier verwendet.

LEPRA IM MITTELALTER

Die Geschichte der Lepra vor Hansens Entdeckung ist geprägt von Mythen, Missverständnissen und Geheimnissen. Lepra gilt als eine alte Krankheit, die es möglicherweise bereits zur Zeit der frühen Hochkulturen Chinas, Indiens und Ägyptens gab. In Europa wurde sie allem Anschein nach im Mittelalter zu einem Problem. Auch wenn wohl nicht alle „Lepra"-Kranken tatsächlich Lepra hatten, sondern viele an einer anderen entstellenden Hautkrankheit litten, lassen sich an Skeletten aus Großbritannien, die aus dem 4. Jahrhundert stammen, doch Spuren der Krankheit nachweisen.

Zwischen 1100 und der Auflösung der Klöster in den Jahren nach 1530 wurden in England mindestens 320 Krankenhäuser für „Aussätzige" eingerichtet, meist von der Kirche

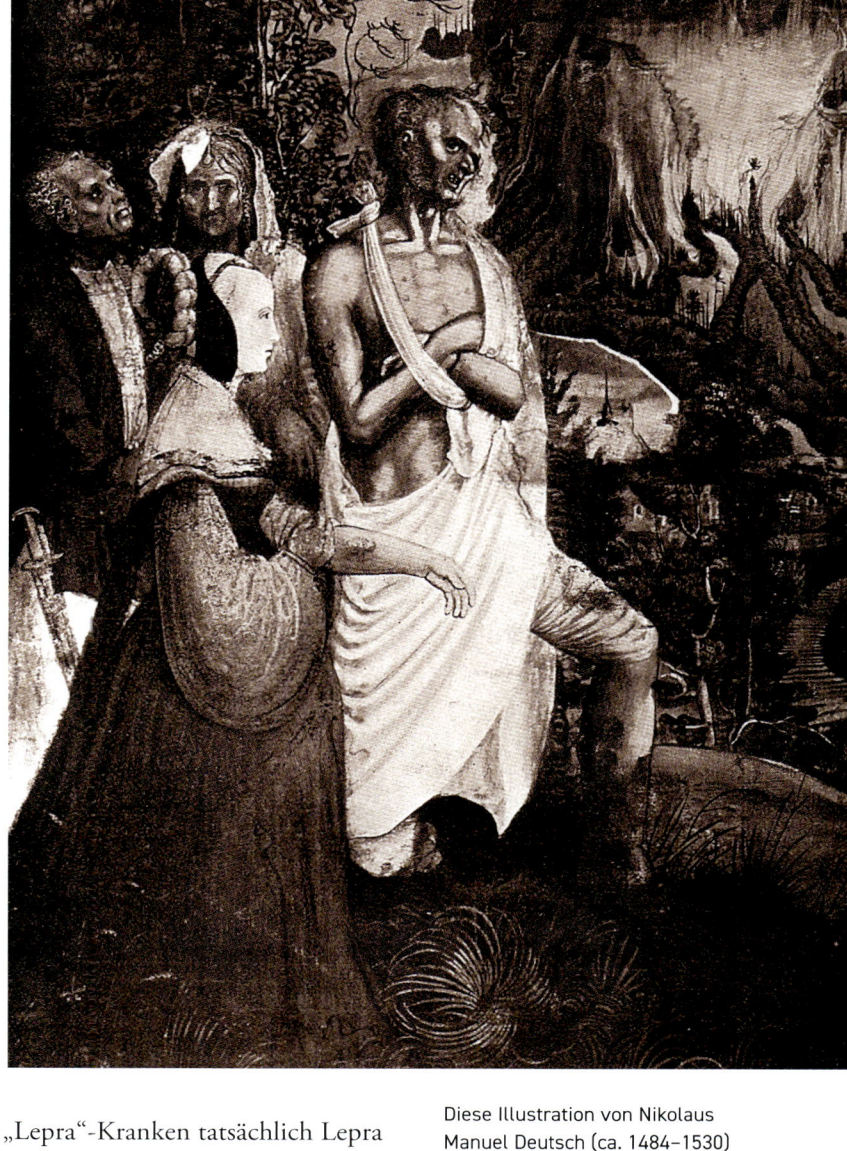

Diese Illustration von Nikolaus Manuel Deutsch (ca. 1484–1530) zeigt Lepra im frühen (links) und späten Stadium (rechts). Im späten Stadium kann es zur Schädigung von Haut und Nerven sowie zu entstellenden Veränderungen der Gesichtszüge kommen.

unter dem Mikroskop – eine der ersten Bakterien, die als Krankheitserreger erkannt werden.

1873 Der belgische Priester und Missionar Pater Damian (1840–1889) bricht nach Hawaii auf, um eine Leprakolonie zu unterstützen.

1885 In Norwegen wird ein Gesetz zur Isolierung von Leprakranken verabschiedet. Sie müssen entweder zu Hause in einem eigenen Zimmer leben oder in ein Leprakrankenhaus eingewiesen werden.

1892 In Südafrika wird eine Anordnung erlassen, dass «alle Personen mit Lepra auf Robben Island isoliert werden sollen».

1894 Einrichtung des Leprakrankenhauses in Carville in den USA.

1897 Der erste internationale Leprakongress in Berlin empfiehlt die Isolation als geeignete Maßnahme.

1921 Die US-amerikanische Gesundheitsbehörde übernimmt die Leitung des Leprakrankenhauses in Carville.

1924 Gründung der British Empire Leprosy Relief Association (BELRA), um «das britische Reich von Lepra zu befreien». Daraus wird später die British Leprosy Relief Association.

1927 In den USA wird das Leonard Wood Memorial, ein Institut zur Ausrottung der Lepra, gegründet. Zwei Millionen Dollar werden dafür zur Verfügung gestellt.

[Fortsetzung auf Seite 22]

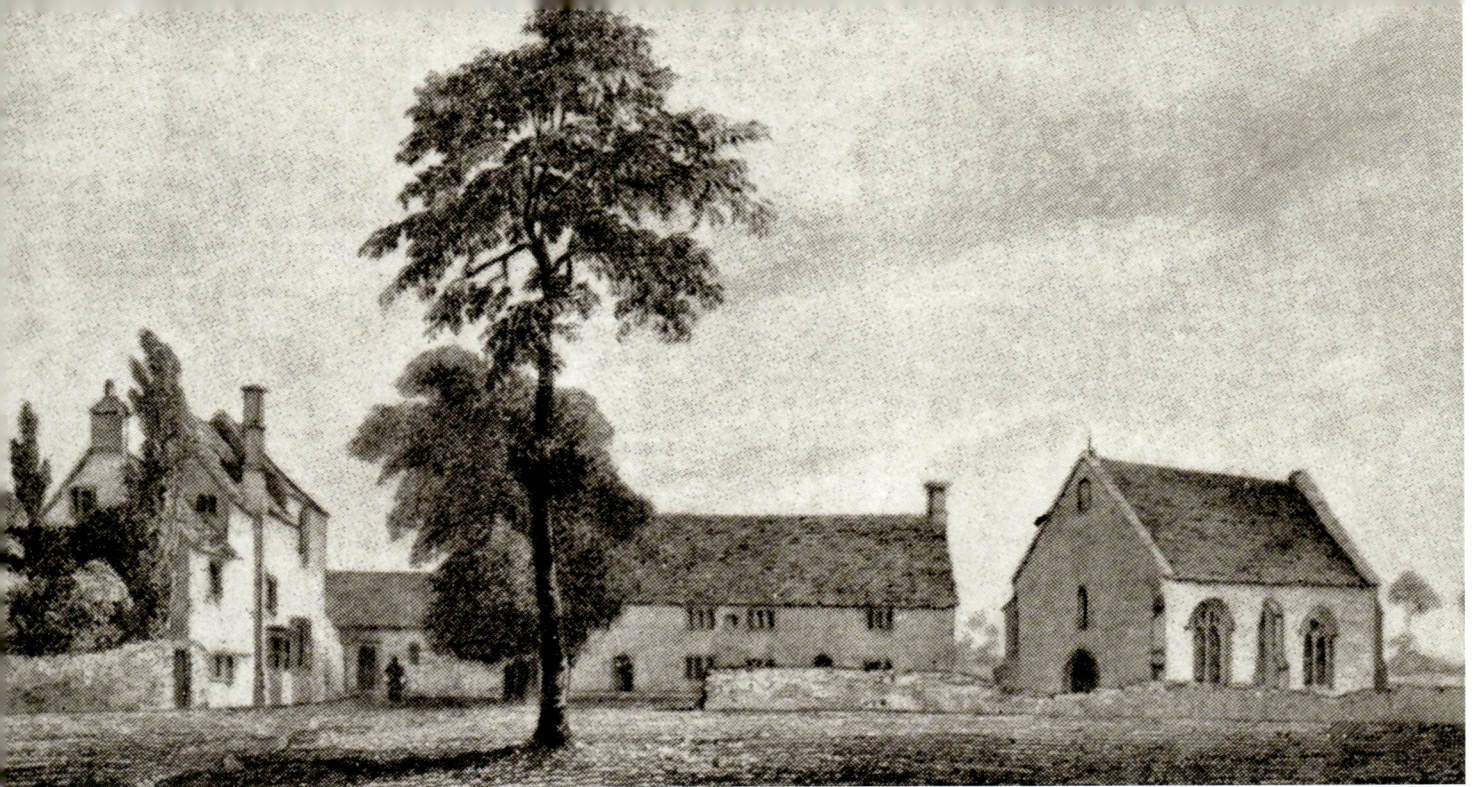

Das alte Leprakrankenhaus St. Bartholomew in der englischen Stadt Oxford.

oder von den Städten und Gemeinden. Historiker gehen davon aus, dass im 12. Jahrhundert in Europa insgesamt 19 000 solche Leprosenhäuser existierten.

Ohne Zweifel gab es in den verschiedenen Teilen der mittelalterlichen Welt große Unterschiede in der Behandlung von Leprakranken. Sehr verbreitet ist das Bild des von der Gesellschaft ausgestoßenen „Aussätzigen", der gewaltsam von der Umwelt abgeschottet wurde und seine Mitmenschen mit einer Klapper oder Glocke vor sich selbst warnen musste. Heute deutet jedoch vieles darauf hin, dass dieses Bild erst im 19. Jahrhundert bewusst in Darstellungen der Geschichte des Mittelalters eingefügt wurde, und zwar von Menschen, die sich damals für die Zwangsisolierung von Leprakranken einsetzten. Archäologische Untersuchungen an Skeletten belegen zudem, dass die meisten Leprakranken nicht auf den Friedhöfen von Leprosenhäusern bestattet wurden, sondern auf von der Allgemeinheit genutzten Friedhöfen. Die Gesellschaft akzeptierte die Krankheit also wohl in stärkerem Maße als meist angenommen.

Zeitleiste

1931 Ein Patient aus Carville , Stanley Stein, setzt sich für die Interessen der Leprakranken ein. Er gibt zum ersten Mal eine Zeitschrift heraus, die spätere The Star. Am Anfang ist sie nur für Carville selbst gedacht, später erregt sie auch andernorts Aufmerksamkeit.

1941 Promin, ein sulfonhaltiges Medikament, wird zur Behandlung der Lepra eingeführt.

1945 Ein zweites Medikament, Dapson, wird getestet und findet in den 50er Jahren weite Verbreitung. In den 60er Jahren beginnt der Erreger gegen Dapson resistent zu werden.

1948 Die amerikanische Gesundheitsbehörde erkennt den Namen „Hansen-Krankheit" offiziell als neue Bezeichnung für Lepra an.

1960 Die WHO empfiehlt, Leprakranke nicht länger zu isolieren.

1971 Wissenschaftlern gelingt es, große Mengen des Mycobacterium leprae im Neunbinden-Gürteltier zu züchten. Es ist die erste Möglichkeit, den Mikroorganismus zu studieren, seit er 1873 von Hansen entdeckt wurde. Bis heute wurde er noch nicht im Reagenzglas gezüchtet.

1981 Die WHO empfiehlt eine Therapie, bei der verschiedene Medikamente gleichzeitig verabreicht werden: Dapson, Rifampicin und Clofazimin. Bei tuberkuloider Lepra sind es zumeist die Wirkstoffe Dapson und Rifampicin, bei der lepromatösen Lepra zusätzlich Clofazimin.

Auch die Pflege der Kranken war wahrscheinlich mitfühlender, als man oft denkt. Häufig reagierten die Menschen auf die Lepra eher religiös als medizinisch. So gab es etwa die Vorstellung des *Christus quasi leprous,* dass nämlich Christus „wie ein Lepröser" gelitten habe. Zu den vorbeugenden und heilenden Maßnahmen für Körper und Seele gehörten Gebete und Beichte ebenso wie eine gesunde Ernährung, Kräuterbäder, Aderlass und Hautsalben.

Zwischen dem 11. und 14. Jahrhundert erreichte die Lepra in Europa anscheinend ihren Höhepunkt. In den folgenden Jahrhunderten ging sie aus Gründen, die wir nicht kennen, allmählich zurück. Nach dem 14. Jahrhundert wurden kaum noch neue Leprakrankenhäuser gebaut. Bereits um 1400 standen etliche Hospitäler leer. Andere wurden als Unterkünfte für Alte genutzt oder für Menschen, die an anderen Krankheiten wie etwa Pest oder Pocken litten. Warum die Krankheit abebbte und in den Leprosenhäusern keine Leprakranken mehr untergebracht wurden, hat seinen Grund wohl in verschiedenen medizinischen, religiösen und wirtschaftlichen Veränderungen. Wie andere Rätsel in der Geschichte der Krankheiten wird auch das Abklingen der Lepra weiterhin Anlass für Diskussionen geben.

DIE LEPRA SCHWELT WEITER IN EUROPA: ERBLICH ODER ANSTECKEND?

In Skandinavien, insbesondere in Norwegen, kam die Lepra in der Mitte des 19. Jahrhunderts immer noch vor. Man wusste in Norwegen von rund 3000 Leprakranken, als Hansen den Erreger entdeckte. Die erste wissenschaftliche Untersuchung führte der norwegische Hautarzt Daniel Danielssen (1815–1894) durch, der auch der „Vater der Leprologie" genannt wird. Er arbeitete mit seinem Freund Carl Boeck (1805–1875) im St.-Jørgens-Krankenhaus in Bergen. 1847 veröffentlichten sie ein Buch unter dem Titel „Om Spedalskhed" („Über Lepra").

> «Lepra ist vielleicht die schrecklichste Krankheit, die die Menschheit heimsucht. Sie führt zu grässlichen Verunstaltungen, zerstört Gewebe und Organe in hohem Maße und ist hoffnungslos unheilbar. Das Schicksal der Betroffenen ist wirklich das Schlimmste, was eine lebhafte Phantasie sich ausmalen kann ...»

BRITISH MEDICAL JOURNAL (1887)

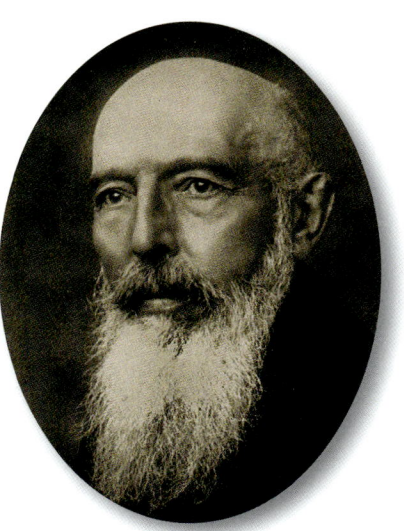

Gerhard Henrik Armauer Hansen entdeckte den Lepra-Erreger.

1996 *Japan verabschiedet ein Gesetz zur Abschaffung der Vorbeugemaßnahmen gegen Lepra. Damit endet die Zwangsisolierung in Leprakrankenhäusern in Japan.*

1999 *Zusammen mit anderen Organisationen ruft die WHO eine weltweite Allianz zur Ausrottung der Lepra ins Leben.*

2006 *Nachdem die Zahl der Leprafälle in den letzten beiden Jahrzehnten deutlich zurückgegangen ist, gründet die WHO eine Initiative, um das Vorkommen der Lepra weiter zu reduzieren und die Krankheit auf Dauer in den Griff* zu bekommen. Im Einzelnen geht es darum, Lepra möglichst früh zu erkennen, zu behandeln, das mit der Krankheit verbundene Stigma zu überwinden und die sozialen und psychischen Folgen der Lepra abzumildern.

2016 bis 2020 *Die WHO verabschiedet die Globale Leprastrategie „Beschleunigung zu einer Leprafreien Welt". Diese beinhaltet drei zentrale Ziele, die u. a. Grad-2-Behinderungen, Fälle bei Kindern oder Diskriminierungen* von Erkrankten betreffen.

„Lepra, nicht was Du denkst" ist das Motto des Welt-Lepra-Tages am **27. Januar 2020.** *Zwar gab es beachtliche Erfolge in der Zurückdrängung der Lepra,* doch auch heute wird alle zwei Minuten bei einem Patienten Lepra diagnostiziert. Das Ziel der Globalen Leprastrategie wurde nicht erreicht.

Danielssen war überzeugt, dass die Krankheit erblich sei. Um das zu beweisen, spritzte er sich und einigen Assistenten wiederholt leprôses Material aus den Knötchen von Patienten. Keine der Versuchspersonen erkrankte an Lepra. Und so blieb Danielssen bei seiner Theorie. 1873 nahm Hansen, Danielssens Schwiegersohn, zwei Gewebeproben aus der Nasenhaut eines Patienten und untersuchte sie unter dem Mikroskop. Dort sah er eine große Zahl stäbchenförmiger Gebilde. Hansen war überzeugt, den Erreger der Lepra gefunden zu haben. Er führte Experimente an Tieren durch, um zu beweisen, dass Lepra ansteckend ist. Zudem wollte er feststellen, ob die stäbchenförmigen Bazillen, die später *Mycobacterium leprae* genannt wurden, tatsächlich Lepra hervorriefen, aber ohne Erfolg.

Ein weiteres Experiment kostete Hansen seine Anstellung. Enttäuscht, weil es ihm nicht gelang, im Tierversuch nachzuweisen, dass Lepra ansteckend ist, spritzte er 1879 leprôses Material von einem Patienten mit lepromatöser Lepra, der aggressivsten chronischen

PATER DAMIAN

1873 ging der belgische Priester und Missionar Pater Damian (1840–1889) nach Hawaii, auf die Insel Molokai, um in der Leprakolonie in Katawao zu helfen. Die ersten Patienten waren 1866 dorthin gebracht worden, nachdem König Kamehameha V. ein Gesetz gegen die Verbreitung der Lepra erlassen hatte. Alle Leprakranken mussten sich auf die abgeschiedene Insel begeben. Was Pater Damian bei seiner Ankunft sah, zerriss ihm das Herz. Rund 800 Leprakranke lebten dort unter entwürdigenden Bedingungen:

«Fast alle lagen niedergeworfen auf ihren Betten, in feuchten Grashütten; sie waren sehr geschwächt. Der Geruch ihrer Körper, vermischt mit den Ausdünstungen ihrer Wunden, war einfach widerwärtig und für den Neuankömmling unerträglich. Wenn ich in ihren Hütten meinen priesterlichen Verpflichtungen nachging, musste ich mir oft die Nase zuhalten und nach draußen laufen, an die frische Luft ... Damals schritt die Krankheit erschreckend schnell fort, die Sterblichkeit war hoch ...»

Pater Damian tat, was er konnte, um den Kranken zu helfen. Er wirkte als Priester und Arzt, und innerhalb kurzer Zeit veränderte er ihr Leben von Grund auf.

Unglücklicherweise erkrankte er selbst an Lepra und starb 1889. Doch er wurde international bekannt und für viele zum Vorbild. Dass er selbst an Lepra starb, bestärkte die Menschen jedoch in dem Irrtum, die Krankheit sei hochgradig ansteckend.

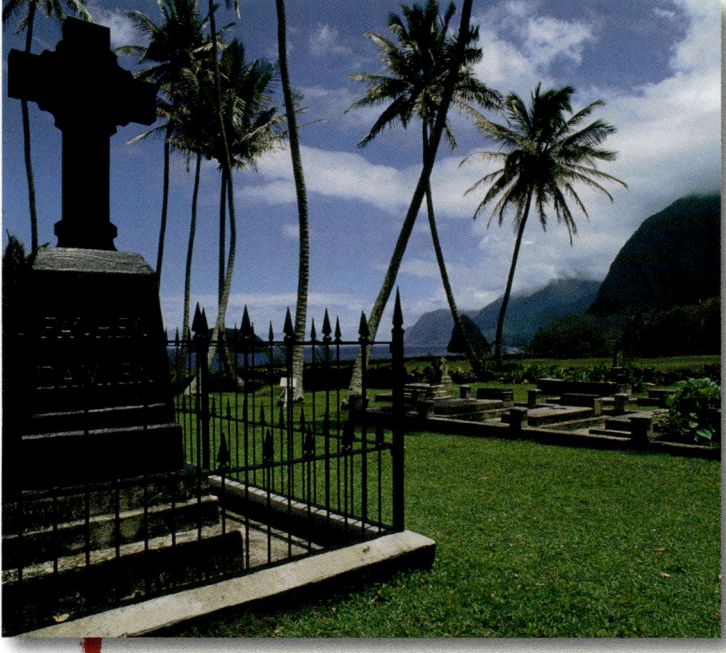

Pater Damians Grab auf der hawaiischen Insel Molokai erinnert an den unermüdlichen Streiter gegen die Lepra.

Form, in die Hornhaut einer 33-jährigen Patientin namens Kari Nielsdatter. Diese litt an der weniger schweren tuberkuloiden Lepra. Hansen fügte ihr zwar keinen körperlichen Schaden zu, hatte den Versuch aber ohne ihre Zustimmung unternommen. So kam der Fall vor Gericht und Hansen erhielt ein lebenslanges Berufsverbot. Er war weiterhin als Stabsarzt für Lepra tätig, konnte aber nicht mehr klinisch forschen. Fünf weitere Generationen von Wissenschaftlern ärgerte der Bazillus, den Hansen als Erster unter dem Mikroskop gesehen hatte. Sie versuchten ohne Erfolg, ihn im Reagenzglas zu züchten oder Versuchstiere damit anzustecken.

DIE „TRENNENDE KRANKHEIT"

Lepra kam im 19. und frühen 20. Jahrhundert nur noch in wenigen Teilen Europas vor. Dennoch wurde heftig darüber gestritten, ob man Leprakranke isolieren sollte. Immer mehr Menschen bekamen Angst, die Krankheit könnte doch hochgradig ansteckend sein und sich zu einer weltweiten Epidemie entwickeln. Und so entstanden überall auf der Welt Leprakolonien, meist auf der Küste vorgelagerten Inseln. Auf der hawaiischen Insel Molokai, wo es seit 1866 eine Leprakolonie gab, nannten die Einheimischen die Krankheit *mai ho'okawale,* die „trennende Krankheit". Missionare wie Pater Damian gingen in solche Kolonien, um den entstellten Kranken zu helfen (siehe Kasten links). 1873, in dem Jahr, als Hansen den Leprabazillus entdeckte, wurde in Indien die Lepramission gegründet. Ihr Ziel war es, die Krankheit in Britisch-Indien zu erforschen, Leprakrankenhäuser einzurichten und den Kranken, die von der Gesellschaft gemieden wurden, körperlich und seelisch zu helfen.

Von der Mitte des 19. bis zur Mitte des 20. Jahrhunderts gab es die unterschiedlichsten Versuche, die Lepra einzudämmen. Häufig traten dabei Konflikte zwischen religiösen und medizinischen Vorgehensweisen, lokalen Praktiken und „kolonialen" oder „staatlichen" Eingriffen auf. Und es gab immer wieder heftige Diskussionen um die Zwangsisolation, je nachdem, ob man die Krankheit für hochgradig ansteckend oder überhaupt nicht ansteckend hielt.

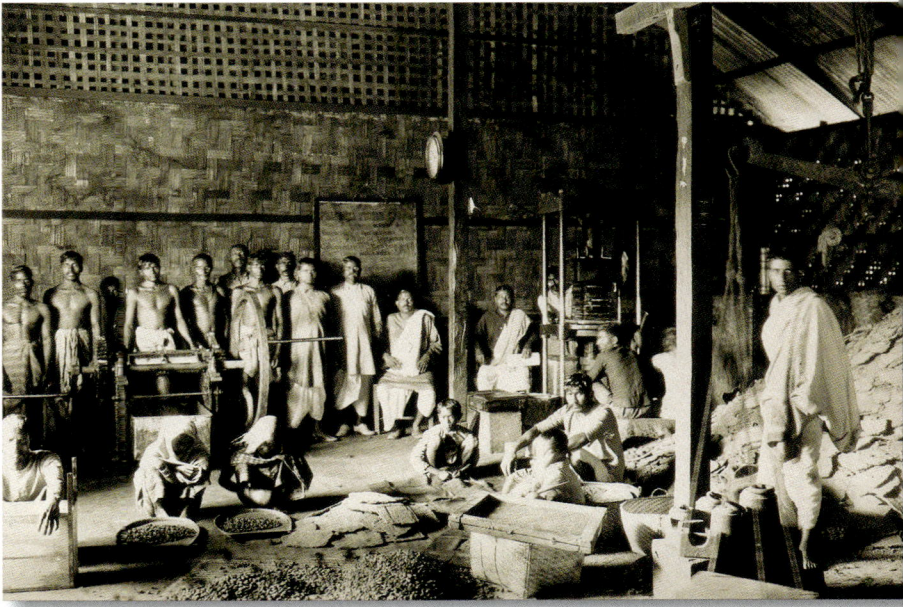

Eine Fabrik zur Herstellung von Chaulmoogra-Öl in Prasana Kumar Sen, Chittagong (heute Bangladesch) auf einem Foto von 1921. Chaulmoogra-Öl war ein frühes Mittel gegen Lepra.

NEUE BEHANDLUNGSMETHODEN

1915 entwickelte der in Indien lebende britische Arzt Sir Leonard Rogers (1868–1962) ein Medikament auf Basis von Chaulmoogra-Öl, das intravenös gespritzt wurde. Dieses Öl wurde in Asien seit Jahrhunderten als Naturheilmittel verwendet, erregte aber Übelkeit, wenn man es schluckte. Seine Wirkung beruht vermutlich darauf, dass Lipide der Lepraerreger teilweise gegen die Chaulmoograsäure ausgetauscht werden, was den Zellstoffwechsel stört.

1941 wurde an 22 Patienten im Leprakrankenhaus in Carville im amerikanischen Bundesstaat Louisiana ein neues Medikament namens Promin getestet. Das Ergebnis war

DIE GESCHICHTE VON CARVILLE

Das Leprakrankenhaus in Carville in Louisiana, USA, war das einzige auf dem Festland der USA. Die Krankheit kam vermutlich mit europäischen Siedlern und afrikanischen Sklaven nach Amerika. In Louisiana hieß die Lepra im 19. Jahrhundert *la maladie que tu nommes pas* – „die Krankheit, deren Namen man nicht nennt". 1894 wurden sieben Kranke – fünf Frauen und zwei Männer – auf eine alte Plantage am Mississippi gebracht. So entstand das Louisiana Leper Home in Carville.

Carville entwickelte sich nach und nach von einem „sumpfigen Höllenloch" zu einem gepflegten Anwesen. Die Geschichte der Patienten und ihrer Betreuerinnen, der „Sisters of Charity", ist überaus bewegend. Es gibt viele Erzählungen über Trauer und Trennung, Zurückweisung und Verzweiflung, Toleranz und Verständnis. Auch wenn es sich eigentlich um „einen Ort der Zuflucht, nicht der Ablehnung, einen Ort der Behandlung und der Forschung, nicht der Gefangenschaft" handelte, wurde eine strenge Trennungs- und Isolationspolitik eingehalten. Carville verkörpert das Traurige wie das Gute in der Geschichte der Lepra.

Hier wurde nicht nur eine Reihe neuer Therapien entwickelt, sondern auch eine neue Einstellung zur Lepra. Bis 1952 durften Leprakranke nicht heiraten, und wer schon verheiratet war, durfte nicht mit seinem gesunden Ehepartner zusammenleben. Sie durften nicht wählen, und ihre Post wurde desinfiziert. Wenn Leprakranke entlassen wurden, erhielten sie eine Bescheinigung, in der als Grund für die Entlassung angegeben war: *«Stellt für die öffentliche Gesundheit keine Gefahr mehr dar.»*

Das Leprakrankenhaus in Louisiana, Foto von 1955.

Seit den 1930er Jahren setzte sich ein Patient namens Stanley Stein für Veränderungen ein. Er wollte mit Hilfe seiner Zeitung *The Star* das öffentliche Bewusstsein für die Lage der Leprakranken schärfen. Dem Einsatz von Patienten und Mitarbeitern von Carville ist es auch zu verdanken, dass die Bezeichnung „Lepra" 1948 offiziell durch „Hansen-Krankheit" ersetzt wurde.

Nachdem 1945 einige Patienten erfolgreich mit dem neuen Medikament Dapson behandelt worden waren, begannen sie an ein Leben jenseits des Zauns zu glauben, der sie von der Gesellschaft trennte. Sie machten einen Schlager zu ihrem Motto: „Don't fence me in" („Zäun' mich nicht ein"). 1948 wurde der Stacheldrahtzaun abgebaut. Denjenigen, die geheilt waren und versuchten, sich ein Leben aufzubauen, haftete das Stigma der Lepra jedoch weiter an. „No One Must Ever Know" („Keiner darf es wissen") lautet der Titel der Autobiographie von Betty Martin, einer ehemaligen Patientin. Sie schildert die Schwierigkeiten, mit denen sie und ihre Mitleidenden zu kämpfen hatten.

Das Krankenhaus in Carville nimmt heute eine Spitzenposition in der Erforschung der Hansen-Krankheit ein.

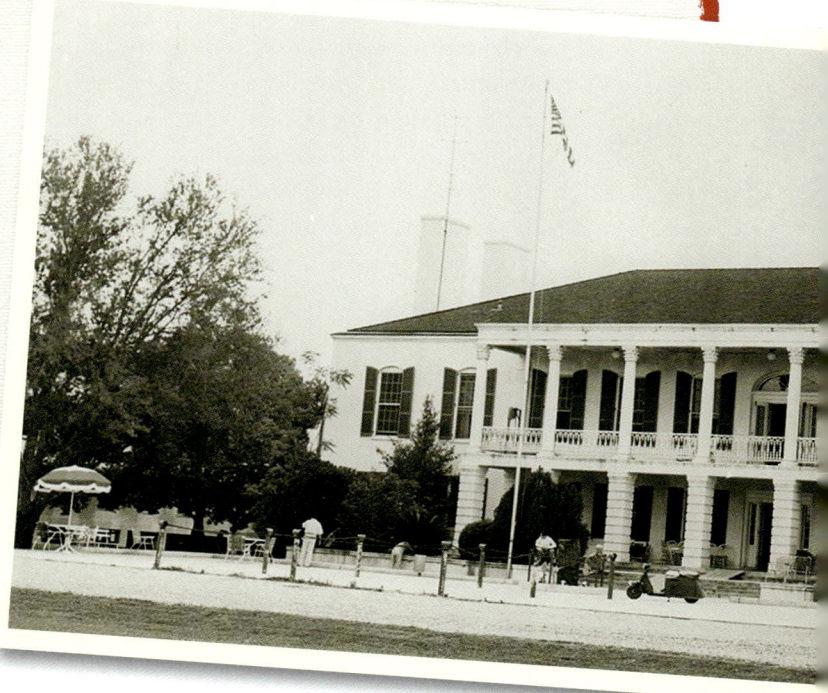

beeindruckend. Ein Patient beschrieb es gar als „Wunder" (siehe Kasten links). Darauf folgte Dapson, ein noch wirksameres Mittel, das geschluckt werden konnte und nicht gespritzt werden musste. Carville war im Übrigen auch eines der Zentren, wo neue Techniken der plastischen Chirurgie erprobt wurden. In der zweiten Hälfte des 20. Jahrhunderts wurden weitere Medikamente entwickelt und in den 1960er Jahren empfahl die WHO, Leprakranke nicht länger zu isolieren. Diese Entscheidung basierte auf der Erkenntnis, dass die Krankheit nicht hochgradig ansteckend und dass sie medikamentös behandelbar ist. Doch zum Teil, etwa in Japan, praktizierte man die Zwangsisolation noch bis Mitte der 1990er Jahre.

> «Das Stigma haftet nicht dem einzelnen Kranken an, sondern der Gesellschaft, der es nicht gelingt, ihn zu integrieren. Wir haben die Pflicht, dieses Stigma zu diagnostizieren und zu behandeln.»
>
> **JOHN MANTON, PROJEKT DER INTERNATIONAL LEPROSY ASSOCIATION ÜBER DIE GESCHICHTE DER LEPRA (2007)**

LEPRA HEUTE

Die Wissenschaft versucht weiterhin die Immunologie der Lepra und die Übertragungswege zu enträtseln. Vieles ist noch ungeklärt. Zwar weiß man inzwischen, dass der Bazillus durch engen Kontakt mit Infizierten übertragen wird: über verletzte Haut, blutigen Schnupfen oder die Muttermilch. Wie er jedoch genau in den menschlichen Organismus gelangt, ist noch nicht klar. Außerdem erkranken nur 5 bis 10 Prozent der Infizierten tatsächlich. Die Medizin hat inzwischen mehrere Gene identifiziert, die immun gegen Lepra machen.

In den letzten Jahrzehnten ist die Weltgesundheitsorganisation WHO optimistisch, dass es genügend Medikamente gibt, um die Lepra auszurotten. Als nach 1960 Fälle von Resistenz gegen Dapson auftraten, setzte sich die WHO für eine Therapie ein, bei der Dapson mit Clofazimin und Rifampicin kombiniert wird. Auch wenn es immer noch keinen Impfstoff gibt – mehrerer standen bereits vor der Zulassung, hat die breite Anwendung der medikamentösen Therapie Lepra stark eingedämmt. Seit 1981 wurden nach Angaben der Lepra-Mission etwa 15 Millionen Menschen von Lepra geheilt.

Seit 1995 stellt die Weltgesundheitsorganisation die Medikamente kostenlos zur Verfügung. In etlichen Ländern, in denen die Lepra Mitte der 80er Jahre noch ein echtes Problem war, ist sie inzwischen verschwunden. Lepra konzentriert sich heute vor allem auf einige Länder in Afrika, Asien und Lateinamerika. Aber auch wenn die weltweite Verbreitung zurückgeht, werden immer noch jedes Jahr mehr als 200.000 Fälle festgestellt – und noch mehr Kranke, die von der Krankheit so sehr gezeichnet sind, dass für sie jede Behandlung zu spät kommt. Viele Menschen halten Lepra immer noch für ein Stigma und lassen sich nicht rechtzeitig behandeln. In 22 Ländern existieren immer noch stigmatisierende Gesetze gegenüber Lepra-Kranken. Viele Patienten lassen sich daher nicht rechtzeitig behandeln. Die Krankheit ist zwar auf dem Rückzug, aber noch lange nicht ausgerottet und darf keineswegs vergessen werden.

SYPHILIS

Die „Franzosenkrankheit" schlug im Europa des späten 15. Jahrhunderts mit verheerender Gewalt zu. Vor allem in Italien, Frankreich, Spanien und England steckten sich viele Menschen an, in erster Linie durch Geschlechtsverkehr. Die schrecklichen Symptome riefen Entsetzen und Ekel hervor, das Ende war meist der Tod. In den folgenden Jahrhunderten verlor die Syphilis zwar etwas von ihrem Schrecken, trotzdem litten viele Menschen auf der ganzen Welt auch weiterhin schwer unter ihr. Der Erreger, das Bakterium *Treponema pallidum*, wurde Anfang des 20. Jahrhunderts entdeckt. Und seit der Mitte des 20. Jahrhunderts werden höchst effektiv Antibiotika gegen die Krankheit eingesetzt. Er wird in der Regel über direkte sexuelle Kontakte übertragen und dringt durch kleinste Läsionen der vaginalen, oralen oder analen Schleimhaut oder Haut in den Körper ein.

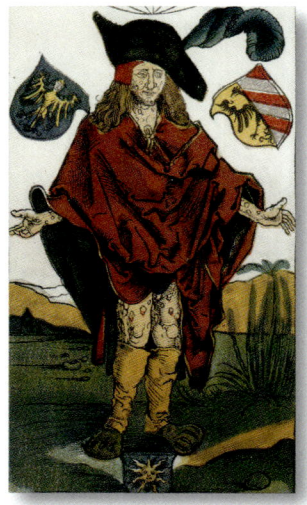

Ein Syphiliskranker im späten 15. Jahrhundert auf einem Holzschnitt von Albrecht Dürer.

Im Jahr 1530 veröffentlichte der italienische Arzt Girolamo Fracastoro (ca. 1476–1553) ein Gedicht mit dem Titel „Syphilis oder die französische Krankheit". Es erzählt von dem Hirten Syphilus, der den Sonnengott Apollon beleidigte und dafür mit einer Seuche bestraft wurde, die zu «ekelhaften Schwären» am Körper führte. Der Name des Hirten setzt sich wohl aus den griechischen Wörtern für „Schweinestall" und „Liebe" zusammen. Auf jeden Fall taucht hier der Begriff „Syphilis" zum ersten Mal auf. Seit ihrem Ausbruch in Europa einige Jahrzehnte zuvor war die Krankheit schon mit den verschiedensten Namen belegt worden.

DER KRANKHEIT EINEN NAMEN GEBEN

Die Epidemie, die Mitte der 1490er Jahre unter den kriegführenden Nationen Europas wütete, war damals neu und äußerst ekelhaft. Syphiliskranke hatten am Körper dicke Pusteln, Abszesse, die sich bis zu den Knochen durchfraßen, und ihre Gesichter waren so eingefallen, dass sie aussahen wie Totenschädel. In der Regel war Syphilis tödlich. Das erste Mal trat sie 1495 auf, als Karl VIII. von Frankreich (Regierungszeit 1483–1498) Neapel belagerte. Nachdem die Stadt gefallen war, wurde die französische Armee von einer unbekannten Krankheit heimgesucht, die Karl dazu zwang, den Feldzug abzubrechen. Die Franzosen machten die Neapolitaner für die Seuche verantwortlich. Als die infizierten Franzosen und die Frauen in ihrem Tross in die Heimat zurückkehrten, nah-

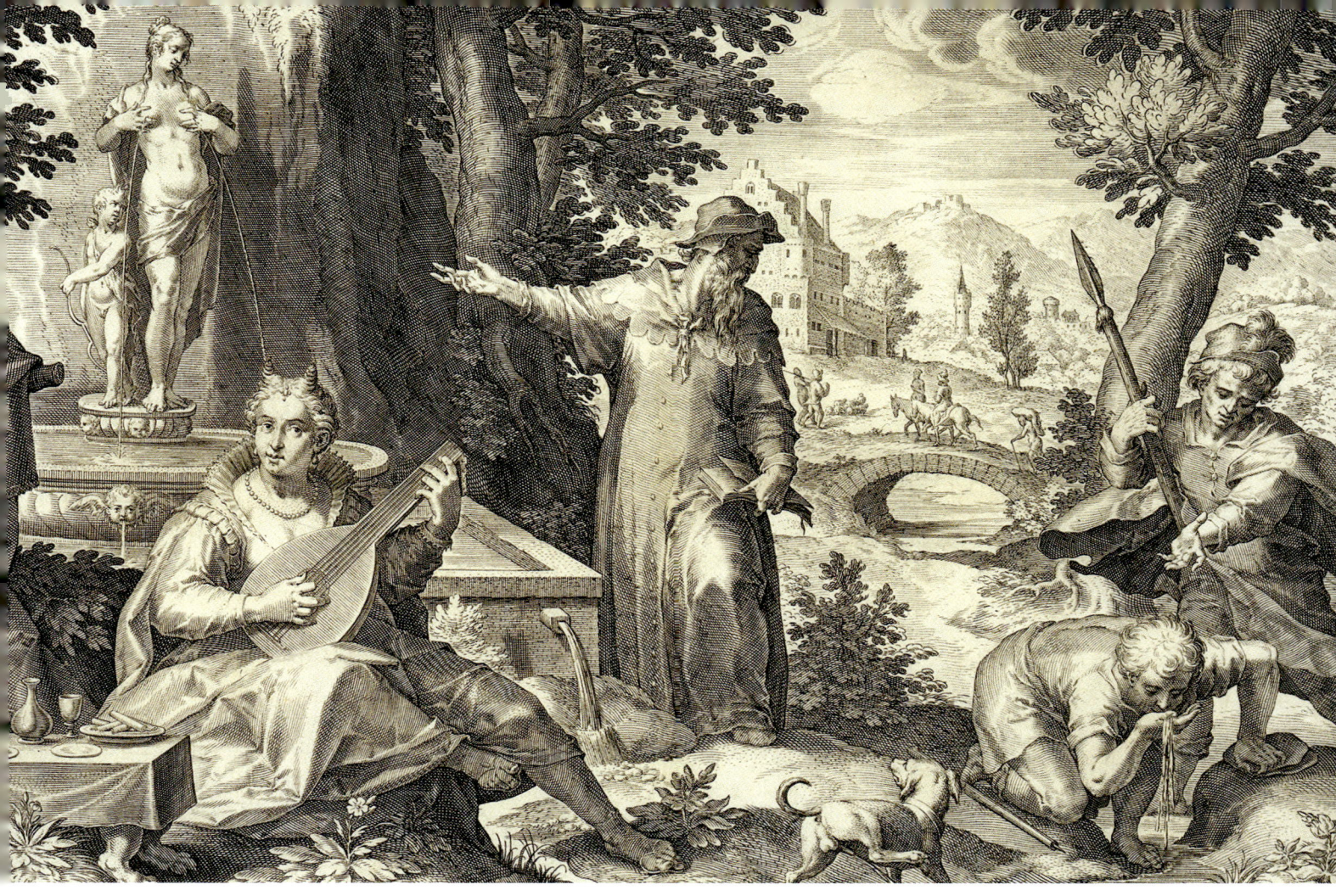

men sie die Geißel mit. Niemand wollte für diese scheußliche Krankheit verantwortlich sein. Die Engländer, Deutschen und Italiener nannten sie *morbus gallicus,* „französische Krankheit". Die Franzosen bevorzugten den Ausdruck „neapolitanische Krankheit" oder „spanische Pocken". Die Polen nannten sie „russische Krankheit", für die Türken war sie die „christliche Krankheit". Als die Syphilis Mitte des 16. Jahrhunderts bis nach Süd- und Ostasien vorgedrungen war, nannten die Japaner sie „chinesische Pocken" oder – wie die Inder – „portugiesische Krankheit". Zwei Namen blieben: Während die Syphilis bei den Franzosen *la grande vérole* (die „großen Pocken") heißt, wurde sie im Rest Europas zur „französischen Krankheit".

Dieser Stich aus dem späten 15. Jahrhundert zeigt den Hirten Syphilus und den Jäger Ilceus. Sie werden von Girolamo Fracastoro davor gewarnt, sexuellen Versuchungen zu erliegen, da die Gefahr der Ansteckung droht.

und sein japanischer Kollege Sahachiro Hata (1873–1938) geben die Entdeckung von Salvarsan bekannt, der ersten „Wunderwaffe" gegen Syphilis.

1927 *Der österreichische Neurologe* Julius von Wagner-Jauregg (1857–1940) *erhält den Nobelpreis für seine Behandlung der Syphilis mit der Malariatherapie.*

1928 *Alexander Fleming (1881–1955) entdeckt das Penicillin.*

Allerdings wird es erst in den 40er Jahren in größerem Umfang zur Behandlung der Syphilis eingesetzt, als man seinen therapeutischen Wert erkennt.

1943 *Penicillin wird allmählich in größeren Mengen produziert. Es wirkt* gegen Syphilis, Gonorrhoe und zahlreiche andere bakterielle Infektionen.

1945 *Alexander Fleming, Howard Florey (1898–1968) und Ernst Chain (1906–1979) teilen sich den Nobelpreis* für „die Entdeckung des Penicillins und seiner heilenden Wirkung bei verschiedenen Infektionskrankheiten".

50er Jahre *Syphilis-Fälle sind so selten wie nie.*

80er Jahre *HIV/ Aids wird zur gefährlichsten sexuell übertragenen „neuen" Krankheit seit dem 15. Jahrhundert.*

21. Jahrhundert *Da weltweit immer mehr Fälle von sexuell übertrag-* baren Krankheiten auftreten, gibt auch die Syphilis wieder Anlass zur Sorge. Auch in Deutschland steigt die Zahl der Neuinfektionen von Jahr zu Jahr an: Im Jahr 2017 war es mit 7.476 Syphilis-Fällen ein Anstieg zum Vorjahr um 4,2 Prozent.

DER RÄTSELHAFTE URSPRUNG DER „GROSSEN POCKEN"

Der Name Syphilis setzte sich erst im frühen 19. Jahrhundert durch, obwohl das Gedicht Fracastoros viel gelesen und in mehrere Sprachen übersetzt wurde. Während jede Nation eine andere für die Krankheit verantwortlich machte, bemühten sich Ärzte in ganz Europa, herauszufinden, warum und wo die „großen Pocken" tatsächlich entstanden waren. Hatten sie die französische Armee vor Neapel aus heiterem Himmel getroffen – ein Blitz des Allmächtigen vielleicht, weil die Menschen gesündigt hatten? Viele glaubten, dass die Krankheit über das Meer gekommen war. Vielleicht hatten Seeleute sie aus der Neuen Welt mitgebracht?

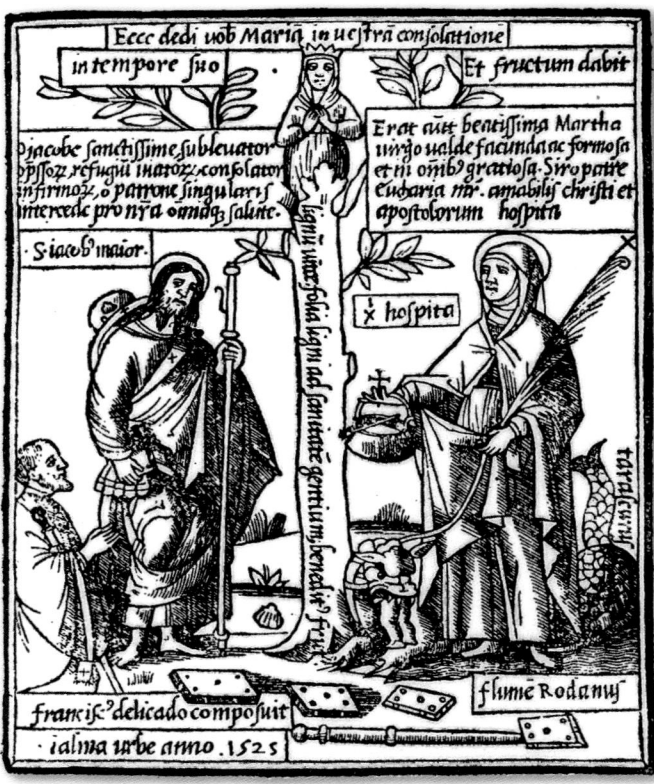

Auf dieser Darstellung wird aus Guaiacum oder „heiligem Holz" ein Heilmittel gegen Syphilis hergestellt. Für dieses sprach sich der deutsche Gelehrte Ulrich von Hutten aus, der selbst an der „französischen Krankheit" litt.

Diese Frage beschäftigte in den vergangenen fünf Jahrhunderten so manch klugen Kopf – und beschäftigt Historiker und Paläopathologen heute noch. Die verbreitete Vorstellung, die Krankheit sei von Kolumbus und seiner Mannschaft mitgebracht worden, fügt sich perfekt in die Chronologie dieser „neuen" Seuche ein. Auch die Tatsache, dass einige von Kolumbus' spanischen Seeleuten mithalfen, Neapel gegen die Franzosen zu verteidigen, passt dazu. Dabei hätten sie die Krankheit an die Einheimischen weitergeben können. Außerdem besitzt diese „Kolumbus-These" eine gewisse Gerechtigkeit, weil viele andere tödliche Krankheiten wie Masern, Pocken, Malaria und Grippe aus der Alten in die Neue Welt gebracht wurden. Dort wüteten sie dann unter den Einheimischen, die keinerlei Abwehrkräfte gegen diese Krankheiten hatten.

Es gibt aber auch zahlreiche andere Erklärungsversuche: Manche Wissenschaftler glauben aufgrund möglicher Hinweise auf Syphilis an europäischen Skeletten aus vorkolumbischer Zeit, dass die Krankheit schon vorher in Europa existierte und möglicherweise mit anderen entstellenden Krankheiten wie zum Beispiel Lepra verwechselt wurde. Andere vermuten, die Syphilis habe sich aus einer Reihe verwandter Krankheiten entwickelt, etwa Frambösie, Pinta und Bejel – Kinderkrankheiten, die über die Haut übertragen werden –, und sei schließlich zu einer sexuell übertragbaren Erwachsenen-Krankheit geworden. Wieder andere vertreten die Auffassung, dass einer oder mehrere Syphilis-Erreger sowohl in der Alten als auch in der Neuen Welt vorkamen. Diese Erreger seien mutiert oder verschmolzen und so hochgradig ansteckend geworden.

Viele Medizinhistoriker glauben, dass es unmöglich ist, eine Krankheit im Rückblick richtig zu analysieren, besonders eine, die unter so vielen Namen und in so vielen verwirrenden und zum Teil einander widersprechenden Varianten auftritt. Solche Krankheiten solle man daher besser gar nicht versuchen zu „diagnostizieren" und sie nur aus zeitgenössischer, nicht aus historischer Sicht beschreiben. Aber mit der Entwicklung neuer Techniken der Skelettanalyse ist es immer noch möglich, dass die Toten ihr Geheimnis eines Tages preisgeben und uns helfen, die Diskussion ein für alle Mal zu entscheiden.

«EINE NACHT MIT VENUS UND EIN LEBEN MIT MERKUR»

Den Zusammenhang zwischen der „französischen Krankheit" und Unmoral, Prostitution sowie „allgemeiner Gottlosigkeit" erkannte man schon früh. Damit kam ein weiterer Name auf: *lues venerea* oder „venerische Krankheit (von Venus, der römischen Göttin der Liebe). Eine andere „venerische Krankheit", die Gonorrhoe, auch als Tripper bekannt, gab es schon seit der Antike. Und als sich die Syphilis in Europa ausbreitete, glaubten manche, es handelte sich um dieselbe Krankheit. Die schwereren Symptome der Syphilis hielt man für eine Steigerung. Sie würden vom gleichen „venerischen" Gift hervorgerufen, das sich weiter im Körper ausbreite.

In manchen Ländern war die Obrigkeit über die Zunahme der Geschlechtskrankheiten so entsetzt, dass sie versuchte, die Prostitution und flüchtige sexuelle Begegnungen einzuschränken. Heinrich VIII. von England (Regierungszeit 1509–1547) etwa versuchte, die Bordelle in London wie auch die öffentlichen Badehäuser zu schließen. Häufig wird spekuliert, dass er selbst an Syphilis litt, was aber vermutlich nicht stimmt. 50 bis 100 Jahre nach ihrem ersten Auftreten schien die Krankheit weniger ansteckend zu werden und nicht mehr zwangsläufig tödlich zu verlaufen. Trotzdem rief sie immer noch quälende Symptome hervor sowie peinliche Wunden, bekannt als Schanker. Syphilis verläuft in drei Phasen. Sie beginnt mit wunden Stellen im Genitalbereich, meist dort, wo der sexuelle Kontakt stattfand. In der zweiten Phase heilen diese Wunden. Mehrere Wochen später tritt ein Ausschlag auf, häufig begleitet von Fieber, Schmerzen und Müdigkeit. In die dritte Phase

«[Der Arzt] wollte es noch nicht einmal ansehen … als es zuerst auftrat, war es so schrecklich anzusehen. Sie hatten Furunkel, die hervorstanden wie Eicheln, aus denen eine so ekelhafte, stinkende Substanz austrat, dass, wer sie roch, glaubte, er habe sich angesteckt. Die Farbe war dunkelgrün und allein der Anblick ebenso schockierend wie der Schmerz selbst, der so war, als habe der Kranke im Feuer gelegen.»

ULRICH VON HUTTEN (1488–1523), DEUTSCHER GELEHRTER, DER AN DER „FRANZÖSISCHEN KRANKHEIT" LITT UND DIE SCHRECKEN DER KRANKHEIT SOWIE DIE QUALEN DER QUECKSILBER-KUR BESCHRIEB

DR. KONDOM

Oft wird behauptet, das Wort „Kondom" leite sich von einem Dr. Kondom ab, der das Hilfsmittel für Charles II. von England (1660–1685) hergestellt habe. Wahrscheinlicher ist, dass der Begriff vom lateinischen *condere* abstammt, was unterdrücken, verstecken bedeutet. Kondome wurden schon früh verwendet, möglicherweise zu rituellen Zwecken. Sie wurden im Lauf der Jahrhundert aus Schafsdarm, Schildpatt, Leder oder Seide gefertigt. Im 17. Jahrhundert empfahl man Kondome zur Vorbeugung gegen die „französische Krankheit", weniger als Verhütungsmittel. Der englische Hochadel, der ungeduldig darauf wartete, dass sie mit der Post aus Frankreich eintrafen, nannte sie *French letters*, „französische Briefe". Der französische Adel bezeichnete sie als *capotes anglaises*, „englische Mäntel". Die ersten Kondome aus Gummi gab es 1855. Mit den Antibiotika verloren die Geschlechtskrankheiten an Schrecken, und als Verhütungsmittel verloren Kondome wegen der Antibabypille an Bedeutung. Zum Schutz vor HIV feierten sie jedoch ihr Comeback.

tritt die Krankheit manchmal nach einer langen Periode ein, in der der Patient kaum Symptome spürt. Diese letzte Phase ist jedoch die schlimmste: Überall am Körper bilden sich Abszesse, die Krankheit kann das Gesicht schädigen, die Knochen und die inneren Organe. Manchmal dringt sie bis ins Herz-Kreislauf-System oder ins Nervensystem vor und führt zu Lähmung, Blindheit, Wahnsinn und zum Tod. Kinder von erkrankten Müttern können sich schon im Mutterleib anstecken. Sie leiden dann unter Blindheit, Taubheit und den charakteristischen „Stift-Zähnen".

Alles Mögliche wurde ausprobiert, um diese Krankheit zu heilen. Sehr üblich war der Aderlass, der aber erfolglos blieb. Auch „Rose's Balsamic Elixir" versprach Heilung. Es würde *«nach drei oder vier verabreichten Dosen alle Schmerzen beseitigen und jeden Mann, und sei er so verfault wie eine Birne, so quicklebendig wie ein junges Lamm machen»*. Besonders verbreitet war die Behandlung mit Quecksilber, Lateinisch *mercurius*. Daher kommt auch das Sprichwort: «Eine Nacht mit Venus und ein Leben mit Merkur». Die Patienten wurden in Decken gewickelt, in ein Fass mit heißem Wasser gesteckt oder ans Feuer gesetzt, um zu schwitzen. Dazu wurde ihnen Quecksilber verabreicht, das sie tranken oder als Salbe benutzten. Man glaubte, die Patienten müssten mindestens eineinhalb Liter Schweiß absondern, um das Gift aus ihrem Körper zu vertreiben. Dabei war die hochgiftige Quecksilber-„Kur" schädlich wie die Krankheit selbst. Der deutsche Gelehrte Ulrich von Hutten (1488–1523) setzte sich für eine sanftere Behandlung mit einem Sud aus Guaiacum, einem Baum aus Westindien, ein. Da man glaubte, die Krankheit stamme aus der Neuen Welt, schien eine Pflanze aus der Region das geeignete Gegenmittel zu sein. Ob Guaiacum tatsächlich wirkte, ist eine andere Frage. Mit Sicherheit war es weniger gefährlich als Quecksilber.

DER WAHNSINN UND DIE MALARIATHERAPIE

«Ist es auch Wahnsinn, so hat es doch Methode.»
Polonius in William Shakespeares „Hamlet",
2. Akt, 2. Szene

Als es noch keine Antibiotika zur Behandlung der Syphilis gab, hatte der österreichische Neurologe Julius von Wagner-Jauregg (1857–1940) eine Idee. Viele Leute mit Syphilis im Spätstadium landeten in Irrenanstalten, weil sie an „Neurolues" litten, so der Name der psychischen oder neurologischen Symptome, die im Spätstadium der Syphilis auftreten können. In einer psychiatrischen Klinik in Wien fiel Wagner-Jauregg auf, dass sich bei Patienten, die auch an Malaria erkrankten, die Gesundheit deutlich verbesserte. Gleichzeitig wurde beobachtet, dass *Treponema pallidum*, wenn man es im Reagenzglas vermehrte, unter Hitzeeinwirkung einging. Was wäre, fragte sich Wagner-Jauregg, wenn er seine Syphilis-Patienten mit Malaria infizierte? Konnte das hohe Fieber die Syphiliserreger töten?

Es schien zu funktionieren, zumindest bremste es die Entwicklung der Symptome. Wenn die Behandlung abgeschlossen war, wurden die Malariaparasiten mit Chinin abgetötet. Wagner-Jauregg erhielt 1927 den Nobelpreis für seine „Entdeckung", eine Krankheit zur Bekämpfung einer anderen einzusetzen. Tausende Neurolues-Patienten weltweit wurden mit der Malariatherapie behandelt, bis dann die Behandlung mit Penicillin möglich war.

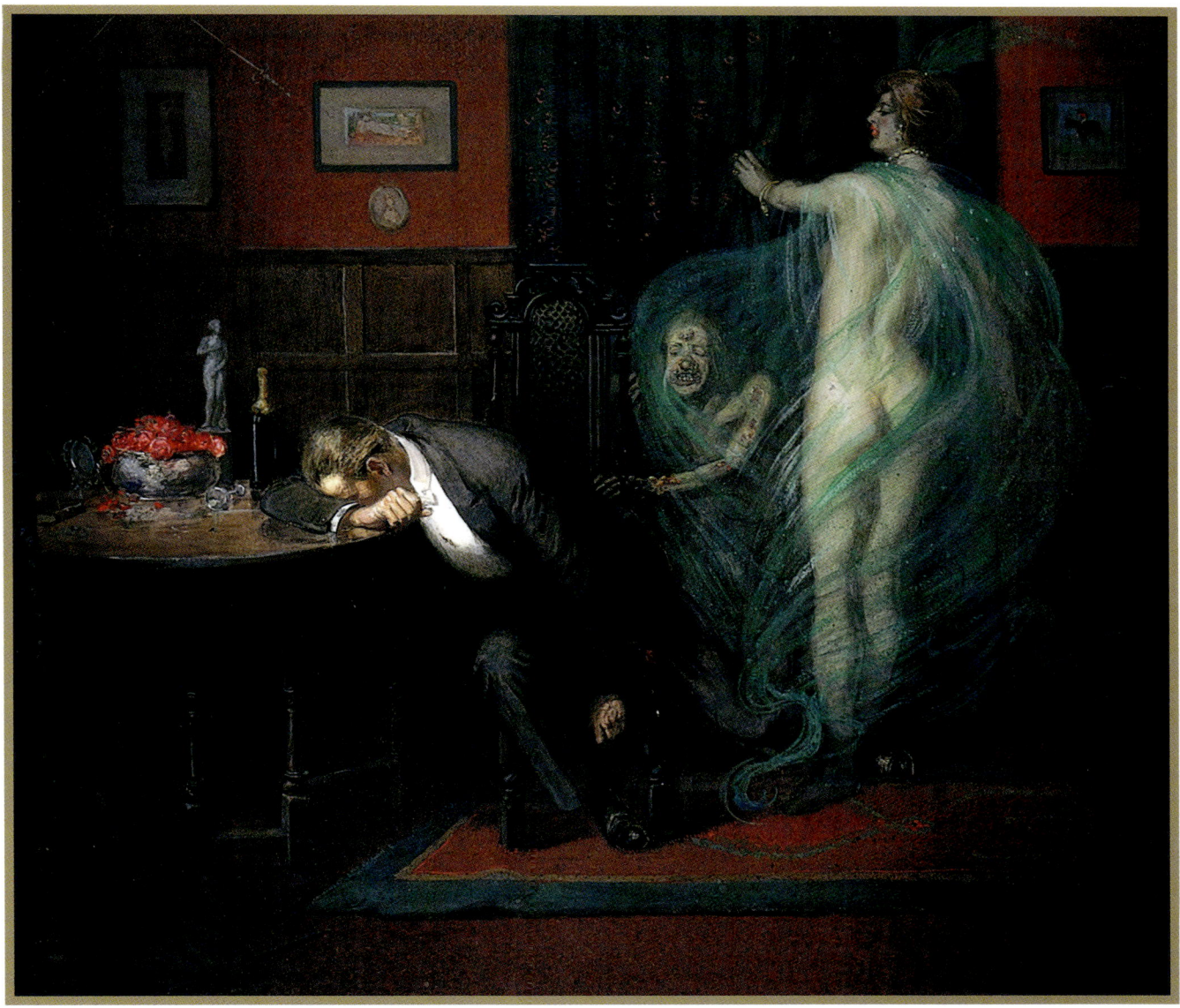

Die „Wunderwaffe"

Die Unterschiede und Ähnlichkeiten zwischen Syphilis und Gonorrhoe verwirrten die Ärzte lange. Mitte des 18. Jahrhunderts behauptete der schottische Chirurg John Hunter (1728–1793) nach einem grausigen Experiment, es handele sich um ein und dieselbe Krankheit. Er impfte ein „unbekanntes Individuum" – möglicherweise sich selbst – mit „venerischem Material" von einem Patienten, der unter Gonorrhoe litt. Dann beobachtete er die Symptome. In den nächsten Monaten traten alle Anzeichen sowohl von Gonorrhoe als auch von Syphilis auf. Wahrscheinlich hatte der „Spender" sowohl die Franzosenkrankheit als auch einen Tripper, was Hunter annehmen ließ, beide gingen auf den gleichen Erreger zurück. Auch andere Geschlechtskrankheiten sind weltweit verbreitet und sogar wieder auf dem Vormarsch: Hepatitis B, Gonorrheo, Chlamydien- und HPV-Infektionen. Viele Kampagnen zur Nutzung von Kondomen beim Geschlechtsverkehr zeigen jedoch Wirkung. Seit einigen Jahren empfiehlt die STIKO (Ständige Impfkommission) eine HPV-Impfung gegen Gebärmutterhalskrebs für Mädchen und Jungen zwischen 9 und 14 Jahren.

Das Gemälde „Syphilis" (1910) von Richard Cooper in Gouache-Technik war eine drastische, aber nützliche Erinnerung daran, dass beim Geschlechtsverkehr verborgene Gefahren drohten.

Im Lauf des 19. und frühen 20. Jahrhunderts konnte die Verwirrung über die beiden Krankheiten größtenteils beseitigt werden. 1879 wurden Gonokokken als Auslöser von Gonorrhoe identifiziert. 1905 fanden die deutschen Forscher Fritz Schaudinn (1871–1906) und Erich Hoffmann (1868–1959) in syphilitischen Schankern spiral- und fadenförmige Bakterien. Der Syphilis-Erreger wurde entsprechend *Treponema pallidum* genannt, „blasser, gewundener Faden". 1906 wurde ein Bluttest entwickelt, bekannt als Wassermann-Reaktion. Damit konnte Syphilis bei Patienten leicht erkannt werden. Ein erster Hoffnungsschimmer, Syphilis behandeln zu können, zeigte sich 1910. Paul Ehrlich (1854–1915), ein deutscher Mediziner, suchte unter mehr als 600 Arsenverbindungen nach der „Wunderwaffe", einer Verbindung, die einen bestimmten Mikroorganismus angreifen und töten sollte. Nummer 606, ein Präparat, das er Salvarsan nannte, tat genau das – zumindest fast. Anfangs wurde es als Heilmittel begrüßt. Doch es war immer noch zu giftig. Ein leicht verändertes Mittel, Neosalvarsan, folgte. Aber erst mit der Einführung des Penicillins 1940 gab es eine echte „Wunderkur" sowohl gegen Syphilis als auch gegen Gonorrhoe.

Die Tuskegee-Syphilis-Studie

Die Syphilis-Studie von Tuskegee in Alabama, USA, war eines der furchtbarsten medizinischen Experimente aller Zeiten. Man wählte etwa 400 schwarze, an Syphilis erkrankte Kleinbauern aus, die keine Symptome zeigten, und sagte ihnen, sie hätten „schlechtes Blut". Zwischen 1932 und 1972 beobachtete die Gesundheitsbehörde die Entwicklung der Syphilis, verzichtete aber darauf, die Kranken zu behandeln. 1997 entschuldigte sich Präsident Bill Clinton für diesen «Frevel an unserer Pflicht zu Integrität und Gleichbehandlung gegenüber unseren Bürgern». Da waren viele der Betroffenen, ihre Frauen und Kinder bereits tot.

VORSICHTSMASSNAHMEN GEGEN GESCHLECHTSKRANKHEITEN

Im Ersten und Zweiten Weltkrieg nahm die Ansteckung mit Geschlechtskrankheiten deutlich zu. Es bestand die berechtigte Sorge, dass heimkehrende Soldaten sie überall verbreiten würden. Der Umgang mit dieser Bedrohung war sehr unterschiedlich in beiden Kriegen und von Land zu Land. Im Ersten Weltkrieg bekamen Soldaten, die an Syphilis oder Tripper erkrankten, keinen Sold mehr. Die alliierte Propaganda warnte: «*Eine deutsche Kugel ist sauberer als eine Hure.*» Auch die Schließung von Bordellen war aus Sicht der Amerikaner sinnvoll: «*Einen Rotlichtbezirk trockenzulegen und damit die Brutstätte von Syphilis und Gonorrhoe zu zerstören ist genauso vernünftig wie einen Sumpf trockenzulegen und so die Brutstätte von Malaria und Gelbfieber zu zerstören.*» Kondome gab es zwar, aber es wurde stark davon abgeraten, sie zu verwenden, weil man glaubte, dadurch zügelloses Verhalten zu fördern. Im Zweiten Weltkrieg ging es weniger um die Schande, die mit den Krankheiten verbunden war, als um die öffentliche Gesundheit, die Familien und die Sozialfürsorge. Kampagnen warben darum, eine Ansteckung zu vermeiden oder sich behandeln zu lassen. Kondome wurden befürwortet. Plakate erinnerten die Soldaten: «*Schützt euch gegen Geschlechtskrankheiten. Bleibt aufrecht – bleibt nüchtern. Ihr schuldet es euch, den Kameraden und eurer Leistungskraft.*»

VON GESCHLECHTSKRANKHEITEN ZU AIDS

In der zweiten Hälfte des 20. Jahrhunderts wurde der Umgang mit Syphilis in vielen Ländern offener. Es gab kostenlose Versorgung, Plakate, die für Vorbeugung warben, und Penicillin für alle, die es brauchten. Syphilis trat nicht mehr so häufig auf. Sie wurde zwar gefürchtet, doch es bestand Hoffnung, sie komplett auszurotten. Die HIV/Aids-Epidemie (siehe Seiten 192–201) überlagert heute die Furcht vor Syphilis. Aber die Krankheit hält

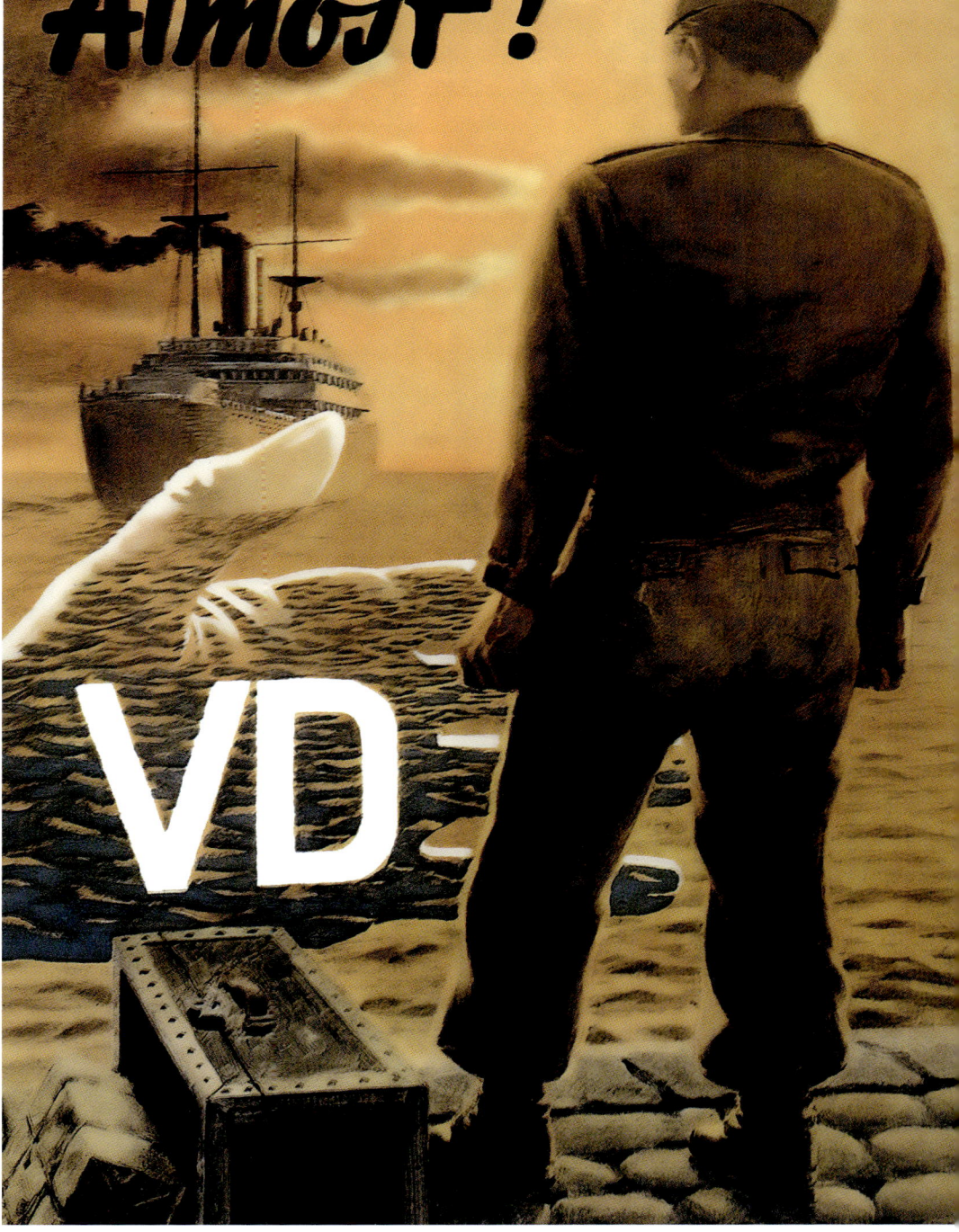

Almost!

VD

sich in vielen Teilen der Welt immer noch hartnäckig, auch wenn man sie behandeln kann. Die Zahl der Infektionen steigt jedes Jahr an – aktuell sind es weltweit mehr als zehn Millionen Neuerkrankungen pro Jahr. In Deutschland stecken sich pro Jahr 3 bis 6 Menschen je 100.000 Einwohner an. Eine unbehandelte Syphilis kann eine Demenz, Psychose, Schlaganfall oder eine fortschreitende Lähmung zur Folge haben.

Es gibt Parallelen zwischen der Verbreitung von Aids im späten 20. und frühen 21. Jahrhundert und der „französischen Krankheit" in den 1490er Jahren. Beide Krankheiten, aus pathologischer und immunologischer Sicht völlig unterschiedlich haben einen ähnlichen Verbreitungsweg. Bei beiden gibt es lange Perioden, in denen die Patienten selbst kaum Symptome spüren, aber andere anstecken können. Und beide haben heftige Debatten über ihren Ursprung und den Umgang mit ihnen ausgelöst, angesichts der mit ihnen verbundenen moralischen Fragen.

Die Gefahren von Geschlechtskrankheiten wurden der amerikanischen Öffentlichkeit durch Plakate wie dieses von 1946 bewusst gemacht.

FLECKFIEBER ist eine schwere Infektionskrankheit,

die von der Kleiderlaus (*Pediculus humanus corporis*) übertragen wird. Fleckfieber forderte zahllose Menschenleben und trat immer dort auf, wo die Menschen geballt und unter schlechten hygienischen Bedingungen lebten. Aus Kriegs- und Hungerzeiten sind viele Beschreibungen von Fleckfieberepidemien überliefert. Und mehrmals beeinflusste die Krankheit den Lauf der Geschichte. Erst nach Ende des Zweiten Weltkriegs ging die Verbreitung des Fleckfiebers mit Hilfe von Impfungen, Insektenbekämpfungsmitteln und Antibiotika zurück. Heute ist es selten, kommt aber in Teilen Asiens, Afrikas sowie Mittel- und Südamerikas immer noch vor.

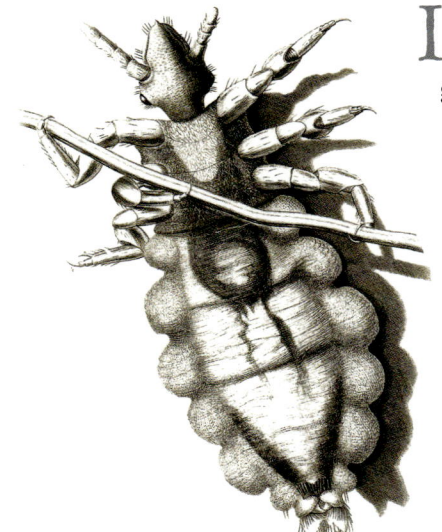

Die Kleiderlaus, Übertragerin des Fleckfiebers. Der Erreger Rickettsia prowazekii wird aber auch durch die Körperlaus, Flöhe, Milben und Zecken übertragen.

Im Jahr 1577 stand der katholische Buchbinder Rowland Jenks in Oxford vor Gericht, weil er „papistische" Bücher unter die Leute gebracht hatte. Das Verfahren erregte großes Aufsehen, sowohl bei den Bürgern der Stadt als auch bei den Professoren der Universität. Der Gerichtssaal war überfüllt, stickig, ja es stank geradezu. Für Jenks ging es recht günstig aus: Er wurde für schuldig befunden, man schnitt ihm die Ohren ab, aber er lebte noch 30 Jahre. Viele der Zuschauer dagegen wurden krank und starben an einem schrecklichen „fleckigen Fieber". Schätzungsweise starben rund 500 Menschen nach jenem Verfahren, einem der vielen sogenannten *black assizes*.

Solche *black assizes* gab es im 16. Jahrhundert in England häufig, obwohl die Gerichtssäle mit aromatischen Kräutern ausstaffiert waren. Man glaubte nämlich, dass der schlechte Geruch der Gefangenen die Ansteckung verursache. Süße Düfte und die „erfrischenden" Ausdünstungen von Knoblauch und Essig galten als bestes Mittel, um zu verhindern, dass sich das „Gefängnisfieber" von den Verbrechern auf der Anklagebank auf die Richter, Geschworenen und Zuschauer übertrug.

INFEKTION DURCH BLUTSAUGER

Historiker nehmen an, dass es sich in Oxford wie bei vielen Fällen von „Gefängnisfieber"-Epidemien um Fleckfieber handelte. Heute wissen wir, dass das Fleckfieber durch eine Infektion mit Bakterien der Gattung Rickettsia ausgelöst wird. Sie werden durch Flöhe, Milben, Läuse oder Zecken übertragen. Die Bakterien gelangen über befallene Tiere in den menschlichen Körper – zum Beispiel wenn man sich blutig kratzt und Rickettsien

Zeitleiste

1489–1490 Während die Spanier Granada belagern, das letzte Bollwerk der Mauren in Spanien, tötet das Fleckfieber 17 000 spanische Soldaten. Es ist das erste sichere Auftreten von Fleckfieber während eines Krieges in Europa.

1494 30 000 französische Soldaten sterben in Italien am Fleckfieber.

1618–1648 Während des Dreißigjährigen Krieges ist Fleckfieber ein großes Problem.

1643 Im Englischen Bürgerkrieg verbreitet sich das Fleckfieber in ganz England. Das Land verwandelt sich in ein riesiges Krankenhaus.

1812 Große Teile von Napoleons Grande Armée fallen während des Russlandfeldzugs dem Fleckfieber und anderen Krankheiten zum Opfer.

1845–1849 Fleckfieber oder „Hungertyphus" tötet während der „Großen Hungersnot" in Irland viele Menschen.

1845–1865 Im Krimkrieg sterben fast doppelt so viele Soldaten an Fleckfieber und anderen Krankheiten wie an ihren Verletzungen.

1909 Die Kleiderlaus wird als Fleckfieberüberträger erkannt.

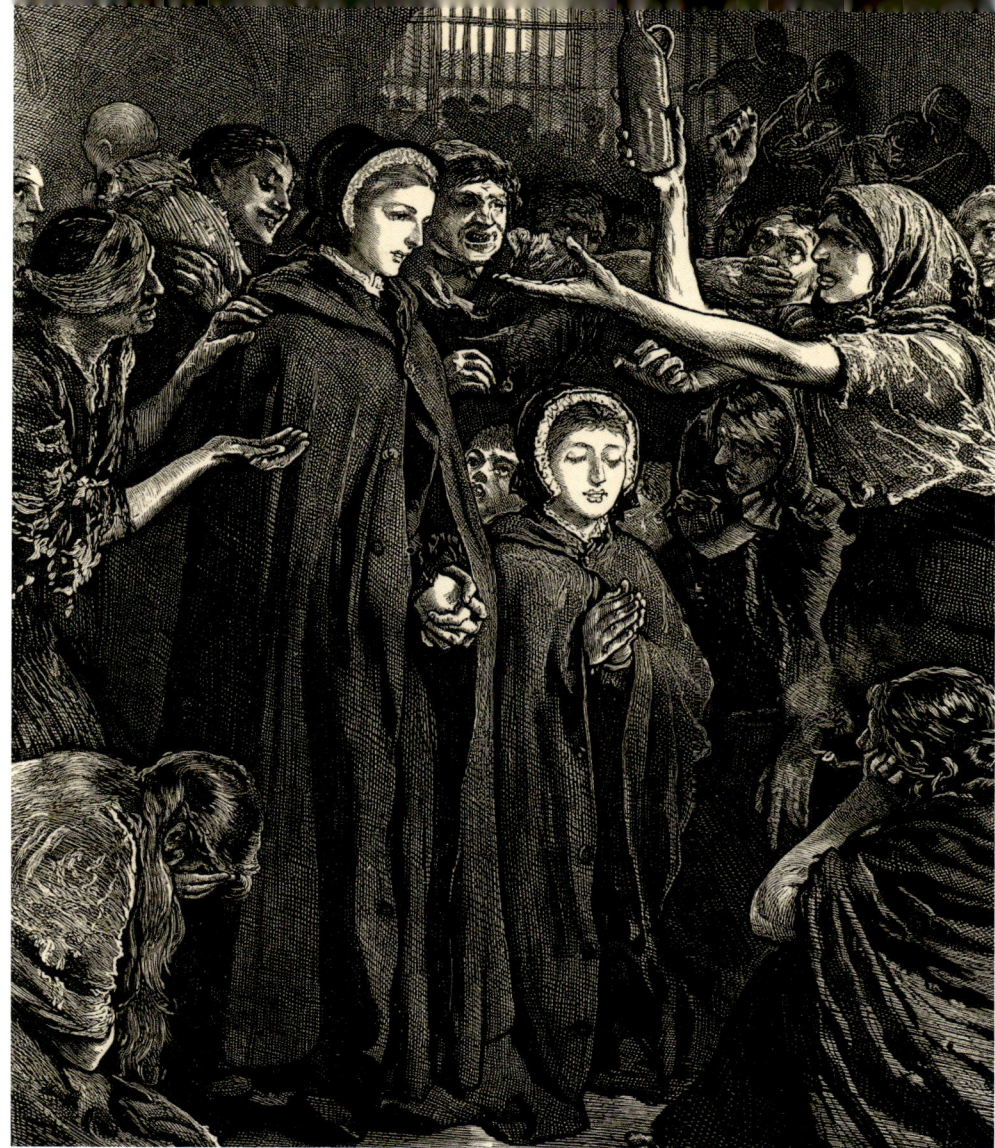

Gefängnisreformerinnen besuchen weibliche Häftlinge im Gefängnis von Newgate (1813). Fleckfieber brach wegen des Schmutzes häufig in Gefängnissen aus. Anfang des 18. Jahrhunderts starben im Gefängnis von Newgate für jeden Gefangenen, der gehängt wurde, vier an „Gefängnistyphus".

aus dem Kot in die Blutbahn gelangen. Eine Übertragung von Mensch zu Mensch ist fast ausgeschlossen. Die Erkrankung kann sich allerdings schnell ausbreiten, wenn Menschen eng beieinander leben und unter unhygienischen Bedingungen hausen, wie früher in den Gefängnissen oder heute noch in Slums großer Städte. Die Fleckfieberorganismen gelangen dann durch die Schleimhäute in Nase oder Mund in den Körper. Der Erkrankte bekommt Fieber und Kopf-, Muskel- und Gelenkschmerzen sowie einen Ausschlag oder leuchtend rote Punkte, die an Flohstiche erinnern. Schließlich kann es zu Verwirrtheit, Koma und einer Niereninsuffizienz kommen, die zum Tod führen kann. Zudem begüns-

1914–1922 Im Ersten Weltkrieg tötet das Fleckfieber mehrere Millionen Menschen an der Ostfront und später in der Sowjetunion und Osteuropa.

1937 Der erste Impfstoff gegen Fleckfieber wird hergestellt.

1942–1944 SS-Ärzte testen Fleckfieberimpfstoffe an Häftlingen des KZ Buchenwald. Ein Großteil der künstlich Infizierten stirbt.

1943–1944 Gegen Ende des Zweiten Weltkriegs wird erstmals DDT eingesetzt, um Soldaten zu entlausen.

1940er Jahre Antibiotika erweisen sich als wirksam gegen Fleckfieber.

1997 In einem Flüchtlingslager in Burundi kam es zu einem Ausbruch, bei dem über 100.000 Menschen betroffen waren.

21. Jahrhundert In Deutschland sind Fleckfieber-Fälle extrem selten – laut Robert Koch-Institut (RKI) wurde im Jahr 2003 die letzte Fleckfieber-Erkrankung gemeldet.

Die Erkrankung ist heute vor allem in den Höhenlagen der Tropen und Subtropen verbreitet. Sporadische Fälle treten z.B. in Algerien, Peru und Ruanda auf.

tigt das Fleckfieber weitere Infektionen durch andere Bakterien, sogenannte Sekundärinfektionen. Dazu zählen unter anderem: Hirnhautentzündung (Meningitis), Lungenentzündung (Pneumonie) oder eine Herzmuskelentzündung (Myokarditis).

EINE BENEBELNDE KRANKHEIT

Auf Englisch heißt das Fleckfieber „typhus". Auch im Deutschen wird es gelegentlich „Flecktyphus" genannt. Das Wort „Typhus" taucht im 18. Jahrhundert zum ersten Mal auf. Es leitet sich vom griechischen *typhos* für „rauchig" oder „dunstig" ab. Ein Symptom des Fleckfiebers oder Flecktyphus ist eine geistige Verwirrtheit. Erst in der Mitte des 19. Jahrhunderts wurde das Fleckfieber eindeutig vom Typhus und einer Reihe anderer fieberhafter Erkrankungen unterschieden (siehe Seiten 54–61). Aus früheren Zeiten gibt es viele Berichte über übelriechende, tödliche Epidemien, die auf Englisch als *spotted fever*, auf Deutsch nach dem Ausschlag als „Fleckfieber" und auf Spanisch als *tabardillo* („Roter Umhang") bezeichnet wurden. Der Veroneser Arzt Girolamo Fracastoro (ca. 1476/8–1553) beschrieb die Flecken auf Armen und Rumpf der Infizierten als *lenticulae* („kleine Linsen"), *puncticulae* („kleine Einstiche") oder *petechiae* („Flohstiche"). Oft wurde die Krankheit auch nach den Umständen ihres Auftretens benannt. Daher ist sie auch als Gefängnis- oder Schiffsfieber sowie als Hunger- oder Kriegstyphus bekannt.

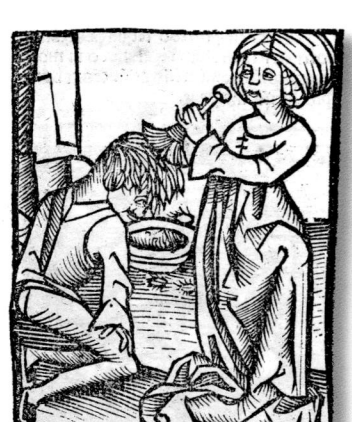

Eine Frau wischt Läuse vom Kopf eines Kranken in eine Schüssel, Illustration einer Entlausungsaktion von 1499.

Da das Fleckfieber mit schlechter Hygiene, beengten Wohnverhältnissen, Kälte, Hunger und vor allem mit ungewaschenen Körpern und Kleidern zusammenhängt, wurde es zur klassischen Krankheit all jener, die in Schmutz und Not lebten. Fleckfieber hatten Gefangene, Seeleute, Bettler, Slumbewohner und Soldaten. In Europa, wo die Krankheit erstmals im späten 15. Jahrhundert auftrat, befiel sie regelmäßig ganze Armeen. Zusammen mit anderen Seuchen wie Ruhr, Rückfallfieber, Skorbut und Typhus war das Fleckfieber ein ständiger Begleiter von Kriegen. Diese Krankheiten forderten oft mehr Tote als die eigentlichen Kämpfe.

EIN TRAURIGER HAUFEN

Eine der schlimmsten „Kriegstyphus"-Epidemien brach 1812 aus. Im Sommer dieses Jahres marschierte der französische Kaiser Napoleon (1769–1821) mit seiner Grande Armée von mehr als einer halben Million Männern in Russland ein – ein Feldzug, der unter keinem guten Stern stand. Schon während des Vormarsches erkrankten viele Soldaten an Fleckfieber und Ruhr. Eilig wurden für die Verwundeten und Kranken provisorische Krankenhäuser zusammengezimmert. Mitte September, nach der Schlacht von Borodino, erreichte Napoleon mit einer stark reduzierten Armee von nur noch 90.000 Männern Moskau. Aufgebrochen war er mit 600.000 Mann. Die Russen aber waren geflohen, hatten ihre Essensvorräte mitgenommen und die Stadt angezündet. Als Napoleon das brennende Moskau erreichte, war es wie ausgestorben. Verzweifelt trat die Grande Armée den langen Rückzug nach Westen an – mitten im grausamen russischen Winter.

«Das Fleckfieber breitete sich unter den Zivilisten aus, die nicht nur unsere Armeen erdulden mussten, sondern auch Opfer einer mörderischen Ansteckung wurden ... Wo immer wir hinkamen, waren die Einwohner voller Angst.»

FRANZÖSISCHER SOLDAT ÜBER DEN RÜCKZUG AUS MOSKAU (1812)

Es war ein schmutziger Haufen, der sich auf den langen, kalten Heimweg gemacht hatte. Die auf dem

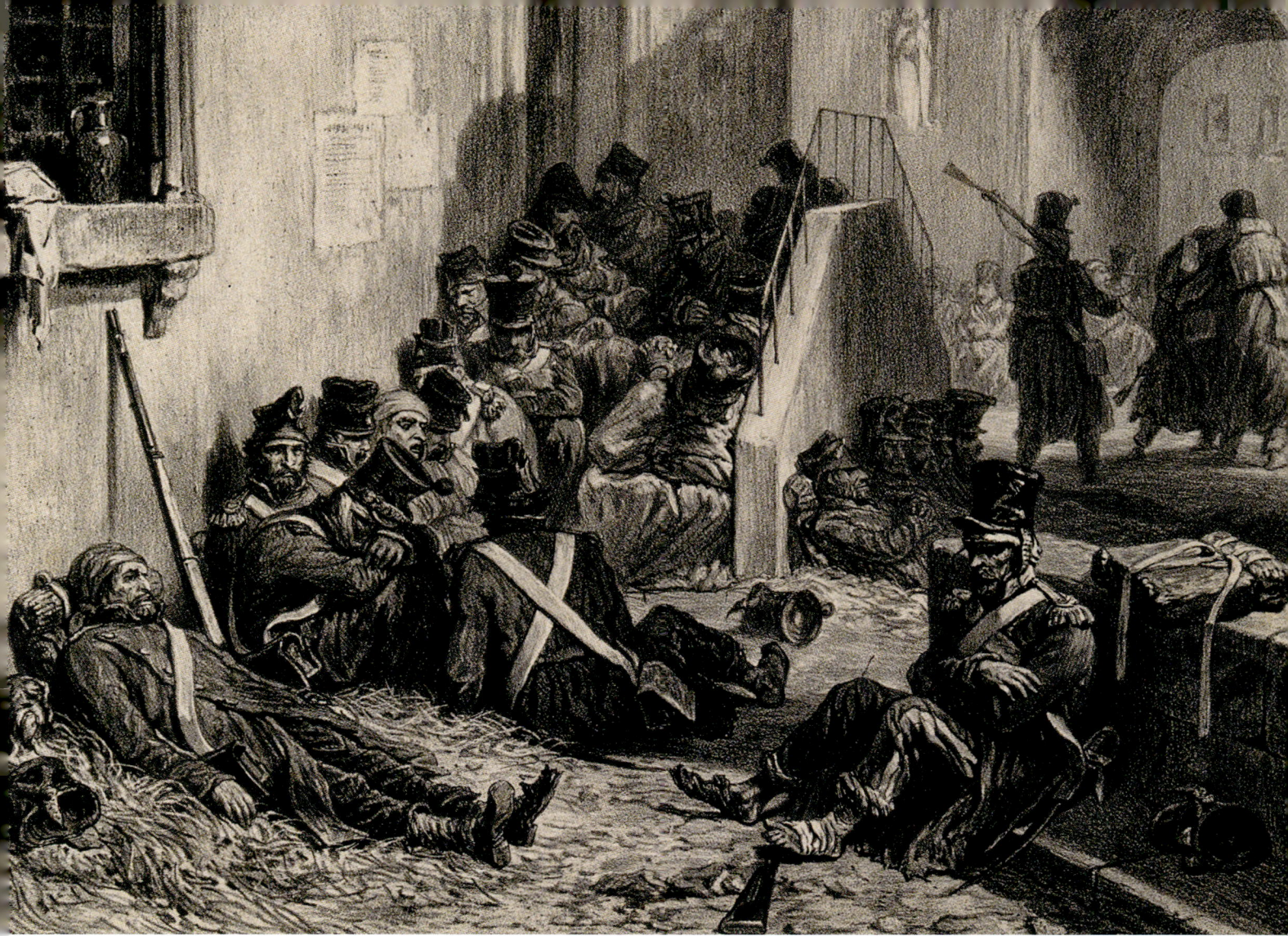

Hinweg eingerichteten Krankenhäuser waren mittlerweile in einem schlechten Zustand – überfüllt, verdreckt und voll hungernder, kranker, vom Frost gezeichneter und ausgezehrter Männer. Mehr Kranke und Sterbende konnten sie nicht aufnehmen. Pferdefleisch war das Hauptnahrungsmittel der Soldaten. Sie nagten aber auch an Leder oder tranken ihren Urin. Viele erfroren. Mitte Dezember lebten von Napoleons Armee noch 30.000 – und nur 1000 davon sollten jemals wieder in der Lage sein, Dienst zu tun. Der Großteil der Soldaten erlag auf diesem katastrophalen Feldzug dem Fleckfieber oder der Kälte und dem Hunger. Napoleons Traum von einem französischen Großreich, das sich über Russland bis nach Indien erstrecken sollte, war ausgeträumt.

„HUNGERTYPHUS"

In den nächsten Jahren breitete sich das Fleckfieber, übertragen von den verlausten Überlebenden der Grande Armée und der ebenso verseuchten russischen Kavallerie, die ihnen folgte, überall in Europa aus. 1815 bis 1819, unmittelbar nach den Napoleonischen Kriegen, löste eine Kombination aus strenger Kälte und Missernten sowie umherziehenden hungernden Bauern eine weitere große Epidemie aus, der viele tausend Menschen zum Opfer fielen.

Ein Stich aus dem frühen 19. Jahrhundert zeigt Soldaten, die auf der Straße liegen und das typisch teilnahmslose Verhalten von Fleckfieberkranken an den Tag legen.

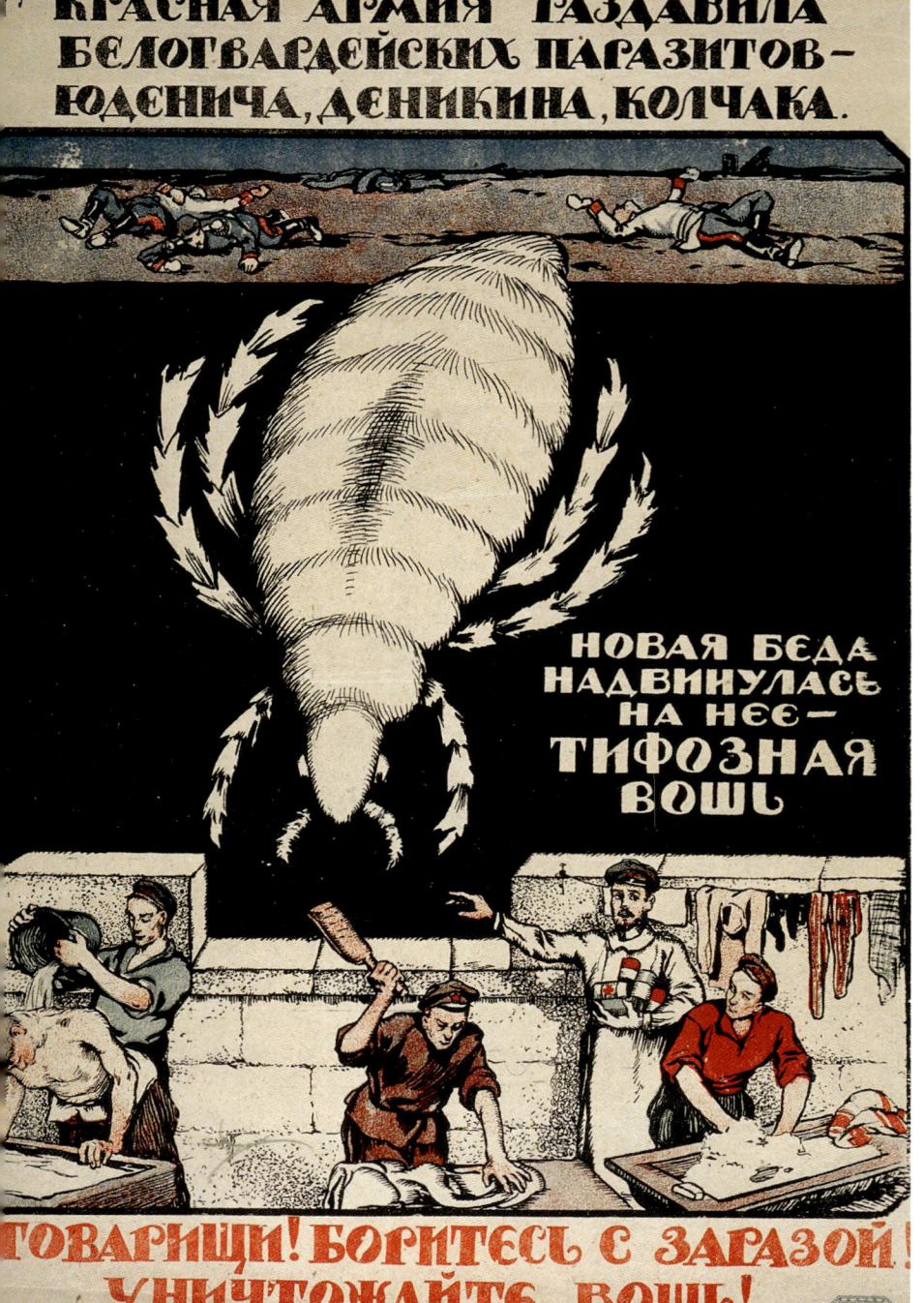

Ein kommunistisches
Propagandaplakat von ca. 1921
fordert die Soldaten der Roten
Armee auf, einen neuen Feind
zu bekämpfen: die Kleiderlaus.
Man sieht Soldaten, die sich und
ihre Kleider gründlich waschen.

Ein paar Jahrzehnte später wurde Irland
von einer Hungersnot heimgesucht, als eine
Pilzfäule die Kartoffelernte vernichtete, das
Grundnahrungsmittel der irischen Bauern.
Während der „Großen Hungersnot" von
1845 bis 1849 starben rund eine Million
Menschen – viele an Hunger, die meisten
aber an Krankheiten: Fleckfieber, Rückfallfieber, Skorbut oder Ruhr. Das Fleckfieber
wurde durch Gruppen umherziehender
Bettler verbreitet. Wer irgendwie überlebt
hatte, versuchte nach England, Schottland,
Kanada oder in die Vereinigten Staaten aus-
zuwandern. Aber viele wurden auf „Sarg-
schiffen" krank. Die Bevölkerung Irlands
schrumpfte von etwa neun Millionen Menschen auf sechseinhalb Millionen. Es hieß,
in Teilen des Landes lebten nur noch
Ratten und Hunde, die sich von den
Leichen ernährten. Das „irische Fieber"
wütete in den Slums der englischen Städte
und unter den Einwanderern in Nordamerika. Aber aus einem unbekannten Grund
breitete es sich nicht weiter aus.

DIE KLEIDERLAUS WIRD ENTDECKT

Der erste Durchbruch in der Erforschung
des Fleckfiebers gelang in den Vereinigten Staaten. Allgemein hatte man angenommen, Typhus und Fleckfieber seien
Varianten der gleichen Erkrankung, bis
im Winter 1835/1836 der Arzt William
Wood Gerhard (1809–1872) einen Fleckfieberausbruch unter eingewanderten Iren
in Philadelphia untersuchte. 1829 hatte
der französische Arzt Pierre Louis (1787–1872) das Wort „typhoid" geprägt, was „wie
Typhus" bedeutet und im Englischen die Krankheit bezeichnet, die wir im Deutschen als
„Typhus" kennen. Gerhard, der in Großbritannien *und* in Frankreich gearbeitet hatte,
ahnte bereits, dass der in Frankreich verbreitete Typhus etwas anderes war als das aus England und Irland bekannte Fleckfieber. Und in den 1860er Jahren waren sich die meisten
Ärzte einig, dass es sich dabei um grundverschiedene Krankheiten handelte. Ein Unter-
scheidungsmerkmal zeigt sich bei der Obduktion: Typhusopfer haben entzündete Stellen
im Darm, Fleckfieberopfer nicht (siehe Seiten 54–61).

Es dauerte noch einmal rund 70 Jahre, bis die Ursache des Fleckfiebers endgültig geklärt war. 1909/10 wies Charles Nicolle (1866–1936), der französische Leiter des Pasteur-Instituts in Tunis nach, dass die Kleiderlaus die Hauptüberträgerin der Krankheit war. Ihm fiel auf, dass Patienten, die entkleidet, rasiert und gewaschen wurden, ehe sie ins Krankenhaus kamen, andere nicht ansteckten. Als er 1928 den Nobelpreis erhielt, erinnerte er sich und fasste zusammen: *«Es konnte nur die Kleiderlaus sein – es war die Kleiderlaus.»*

Nicolles Untersuchungsergebnisse wurden von zwei anderen Wissenschaftlern bestätigt – dem amerikanischen Pathologen Howard Taylor Ricketts (1871–1910) und dem polnischen Zoologen Stanislas J. M. von Prowazek (1876–1915). Beide starben, während sie an der Ursache des Fleckfiebers forschten. 1916 nannte der brasilianische Wissenschaftler Henrique da Rocha Lima (1879–1956) den Erreger ihnen zu Ehren *Rickettsia prowazekii*. Seither wurden eine Reihe weiterer sogenannter Rickettsiosen identifiziert. Als Erreger gelten heute Bakterien, die unter anderem von Läusen, Zecken, Milben und Flöhen übertragen werden. Als man die Rolle der Kleiderlaus bei der Übertragung des Fleckfiebers erkannt hatte, verstand man auch die Ursachen vergangener Epidemien: unhygienische, gedrängte Verhältnisse, kalte Winter, dicke Lagen ungewaschener Kleidung, Menschen, dicht an dicht auf engstem Raum – das waren ideale Bedingungen für die Verbreitung des Fleckfiebers. Die Entdeckung der Bedeutung der Kleiderlaus lieferte auch den entscheidenden Schlüssel zur Vorbeugung der Krankheit, nämlich Soldaten während des Krieges zu entlausen.

ZWEI „LAUSIGE" WELTKRIEGE

Trotzdem wütete das Fleckfieber während des Ersten und Zweiten Weltkriegs in Europa. In beiden Kriegen hatte es anscheinend eine Vorliebe für die Ostfront. 1914 brach das Fleckfieber – genau wie der Krieg – in Serbien aus und innerhalb von sechs Monaten starben mehr als 150 000 Menschen an der Krankheit. Auch Russland traf es hart, obwohl man sich dort alle Mühe gab, die Krankheit in den Griff zu bekommen. Zwischen 1917 und 1922 gab es geschätzte 25 bis 30 Millionen Fälle von Fleckfieber und drei Millionen Tote in Osteuropa. Diese Erfahrung ließ den sowjetischen Führer Lenin (1870–1924) erklären: *«Entweder besiegt der Sozialismus die Laus, oder aber die Laus besiegt den Sozialismus.»*

An der Westfront ergriff man im Ersten Weltkrieg drastische Maßnahmen, um eine Fleckfieberkatastrophe zu verhindern. Hier zahlte sich aus, dass man den Übertragungs-

AMERIKANISCHE LÄUSE – WEIT VERBREITET, ABER HARMLOS?

Eigenartigerweise trat Fleckfieber in Nordamerika praktisch nie auf, obwohl es in Mittel- und Südamerika weit verbreitet war. Kleiderläuse gab es auch in den USA, jedoch keine Fleckfieberausbrüche.

Während des Amerikanischen Bürgerkriegs 1861–1865 beschrieb ein Beobachter Soldaten aus den Südstaaten in einem Gefangenenlager:

> «Die Gefangenen dürfen in ihrem Schmutz leben und haben keine andere Pflicht, als sich mit der Ermordung des Ungeziefers, das über ihre dreckigen Körper kriecht, die Zeit zu vertreiben.»

Die Bedingungen für einen Fleckfieberausbruch waren ideal – aber es kam nicht dazu. Ein Historiker vermutete, dass amerikanische Kleiderläuse das Fleckfieber nicht so leicht übertragen würden wie europäische.

Deutsche Soldaten an der Westfront entfernen im Ersten Weltkrieg Läuse aus ihren Kleidern. Diese grundlegende Hygienemaßnahme wurde zu einem täglichen Ritual, als man die Rolle der Läuse bei der Übertragung der Krankheit erkannt hatte.

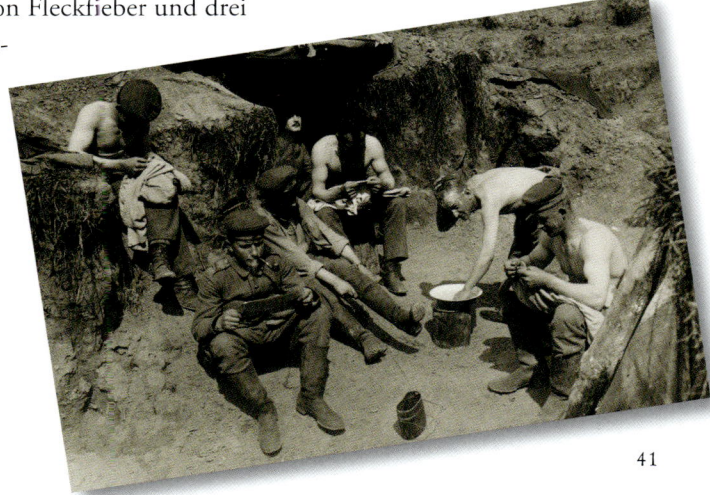

«Schwerter und Lanzen, Pfeile, Maschinengewehre und sogar Sprengstoff hatten weit weniger Macht über das Schicksal der Nationen als die Kleiderlaus, der Pestfloh und die Gelbfiebermücke.»

**HANS ZINSSER, „RATTEN, LÄUSE UND DIE WELTGESCHICHTE"
(1934, DT. 1949)**

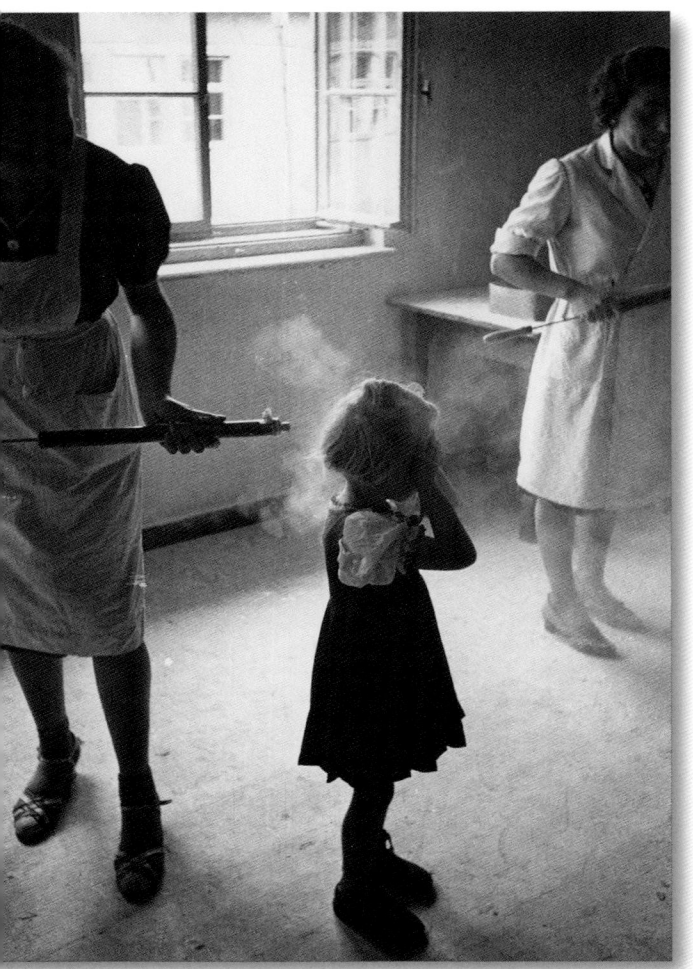

Die Desinfektion mit dem Insektenbekämpfungsmittel DDT war eine verbreitete Maßnahme gegen Läuse. Hier wird ein deutsches Flüchtlingskind 1948 in einem UNICEF-Lager behandelt.

weg der Krankheit erkannt hatte. Mobile Labors, Wäschereien und Entlausungsstationen wurden eingerichtet, und Soldaten und Kriegsgefangene wurden gebadet, desinfiziert und rasiert. Körper und Kleider wurden entlaust, erst mit Dampf behandelt, anschließend desinfiziert und mit Läusepuder eingerieben. Ihre Unterwäsche zu entlausen war für die Soldaten ein tägliches Ritual.

Aufgrund der Anstrengungen aller Beteiligten gab es fast keine Fleckfieberfälle an der Westfront. Dafür suchte eine andere von Läusen übertragene Krankheit, die als Grabenfieber bekannt wurde, mehr als eine Million Soldaten heim und machte sie kampfunfähig. „Grabenfieber" war eine harmlosere Infektion, die ebenfalls von der Kleiderlaus übertragen wurde. Auch wenn dieses Fieber kaum Menschenleben forderte, war die Beeinträchtigung durch die Läuse schlimm. Häufig versuchten die Soldaten sich selbst von den Läusen zu befreien, indem sie ihre Zigaretten auf ihnen ausdrückten. Durch das Grabenfieber ging während des Krieges mehr militärische Einsatzkraft verloren als durch jede andere Krankheit – von der Grippe einmal abgesehen (siehe Seiten 172–183).

In der Zwischenkriegszeit wurden zwei Entdeckungen gemacht, die entscheidend dazu beitrugen, eine weitere Ausbreitung des Fleckfiebers zu verhindern: ein Impfstoff und ein Insektengift. 1937 produzierte Herald R. Cox (1907–1986), Mitarbeiter der US-Gesundheitsbehörde, einen Impfstoff, der den Ausbruch des Fleckfiebers zwar nicht völlig verhindern konnte, ihn aber deutlich abschwächte. Vorangegangene Versuche, einen Impfstoff herzustellen, hatten darauf beruht, die Innereien oder den Kot der Läuse zu zermahlen. Für den „Cox-Impfstoff" wurden Rickettsien im Dotter von Hühnereiern gezüchtet. Er war der erste wirkungsvolle und kommerziell erfolgreiche Impfstoff gegen Fleckfieber.

Bald darauf kam das wirkungsvolle Insektenbekämpfungsmittel DDT (Dichlordiphenyltrichlorethan) auf den Markt. Eine Fleckfieberepidemie im kurz zuvor befreiten Neapel im Winter 1943/1944 konnte mit DDT gestoppt werden. Das neue Insektizid wirkte so gut, dass die Menschen in langen Schlangen anstanden, um sich entlausen zu lassen. DDT konnte mit Hilfe eines Pulverzerstäubers direkt in die Kleidung geblasen werden. Die Soldaten mussten sich nicht mehr ausziehen, um ihre Unterwäsche zu entlausen – die Zerstäuber brachten das DDT direkt zu den Läusen und töteten sie auf der Stelle.

Fleckfieber war auch in den Konzentrationslagern der Nationalsozialisten ein ernstes Problem, obwohl alle Häftlinge entlaust wurden. Anne Frank (1929–1945), die Autorin des

NISSEN PULEN

Heute denken die meisten Menschen bei Läusen an Kopfläuse *(Pediculus humanus capitis)* und ihre winzigen Eier, bekannt als Nissen. Glücklicherweise übertragen Kopfläuse kein Fleckfieber oder andere Infektionskrankheiten. Sie sind ungefähr drei Millimeter lang, klammern sich an den Kopfhaaren fest und ernähren sich vom Blut der Menschen.

Kopfläusebefall kennt man seit Jahrtausenden, wie die vielen antiken Nissenkämme belegen, die Archäologen gefunden haben. Der römische Naturforscher Plinius der Ältere (23–79 n. Chr.) schlug vor, in Vipernbrühe zu baden, um die Nissen loszuwerden, während der aztekische Kaiser Montezuma (1466–1520) Leute dafür bezahlte, die Nissen seiner Untertanen einzusammeln. Danach ließ er sie trocknen und bewahrte sie in seinem Staatsschatz auf.

Im Mittelalter gab man jungen Adligen genaue Anweisungen, wann und wie sie ihre Läuse unauffällig loswerden konnten. So war es etwa nicht gern gesehen, dass man sich kratzte oder versuchte, die Läuse zu entfernen, während man in Gesellschaft war – außer im ganz kleinen Kreis. Nicholas Culpeper (1616–1654), ein bekannter englischer Kräuterkundler, empfahl Tabaksaft, um die Läuse zu töten.

Der Gelehrte Samuel Pepys (1633–1703) hielt in seinem Tagebuch am 23. Januar 1669 fest:

> *«Alles in allem findet sie* [seine Frau], *dass ich lausig bin. Sie hat auf meinem Kopf und Körper etwa 20 kleine und große Läuse gefunden, worüber ich mich wundere. Ich glaube, so viele hatte ich in den ganzen letzten 20 Jahren nicht.»*

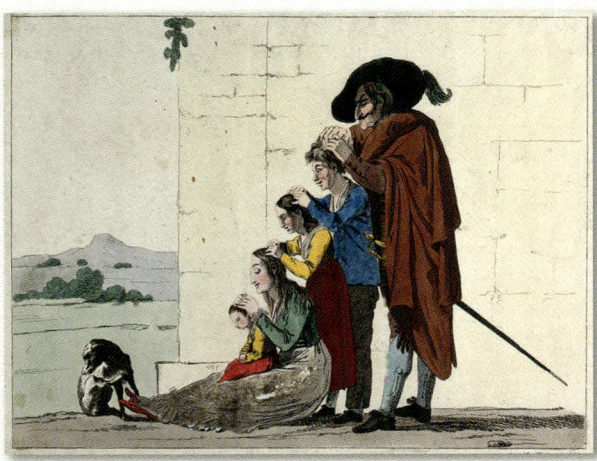

Pepys wechselte seine Kleider und schnitt sich die Haare, *«sollte also davon frei sein».* Er fand auch Läuse in seiner Perücke, was, wie er schrieb, *«mich schrecklich irritierte».*

Früher musste fast jeder Ungeziefer entfernen lassen. Auf diesem historischen Druck beteiligt sich selbst der Hund an der Entlausung.

berühmten Tagebuchs, starb im März 1945 im Konzentrationslager Bergen-Belsen möglicherweise an einer Kombination aus Fleckfieber, Hunger und Misshandlungen. Schwere Fleckfieberepidemien gab es an der Ostfront, während eine verwandte Krankheit, das von Milben übertragene Tsutsugamushi-Fieber, auf dem pazifischen Kriegsschauplatz viele Opfer forderte.

Ende der 1940er Jahre erwiesen sich Breitbandantibiotika als wirksames Mittel gegen die Fleckfiebererreger. Heute ist das Fleckfieber weltweit ziemlich selten. Von Zeit zu Zeit kommt es zu Ausbrüchen in den kälteren und armen Gegenden der Anden, im Himalaja und in Teilen Afrikas.

CHOLERA ist eine sehr unangenehme, oft tödliche Krankheit, die durch das Bakterium *Vibrio cholerae* ausgelöst wird.

Die Symptome sind schrecklich: starke Schmerzen, Erbrechen und heftigste Durchfälle. Wird die körperliche Austrocknung der Betroffenen nicht behandelt, laufen sie blau an und sterben innerhalb kürzester Zeit.

Im 19. Jahrhundert verbreitete sich die Cholera vom Gangesdelta in Indien aus und töteten Millionen Menschen auf der ganzen Welt. In der zweiten Hälfte des 19. Jahrhunderts konnten Wissenschaftler nachweisen, dass Cholera – ausbricht, wenn Nahrungsmittel oder Wasser mit Fäkalien verunreinigt sind, die Cholerabakterien enthalten. Aufgrund der verbesserten sanitären Bedingungen kommt die Cholera in der westlichen Welt praktisch nicht mehr vor. Sie bedroht aber immer noch viele Menschen in Asien, Afrika und Südamerika.

Im Oktober 1831 warnte eine Zeitung in der englischen Hafenstadt Sunderland ihre Leser vor einer neuen, gefährlichen Epidemie, der Cholera. Zu ihren ersten Anzeichen gehörten dem *Sunderland Herald* zufolge:

> «Übelkeit, Erbrechen oder das Ausscheiden einer Flüssigkeit wie Reiswasser ... das Gesicht wird scharfkantig und fällt ein, die Augen liegen tief in den Höhlen und sehen wild aus, die Lippen, das Gesicht und ... die gesamte Körperoberfläche wirken wie Blei, blau, lila oder schwarz.»

In den folgenden Monaten wurde Sunderland von der Cholera heimgesucht. Sie breitete sich auch in anderen Städten auf den Britischen Inseln aus und tötete allein 1832 in London mehr als 5000 Menschen. Die Cholera grassierte in Europa und Asien und erreichte schließlich New York, von wo aus sie ganz Amerika erfasste. Dies war die erste Cholerapandemie auf der westlichen Erdhalbkugel.

DIE GROSSEN CHOLERAPANDEMIEN DER GESCHICHTE

Das Wort „Cholera" leitet sich von den griechischen Wörtern *chol* („Galle") und *rhein* („fließen") ab. Schon seit der Antike bezeichnete man damit Durchfallerkrankungen. Doch der entsetzliche Durchfall, der für die asiatische Cholera typisch war, stellte alles

Zeitleiste

1. Jahrtausend v. Chr. *Alte Texte auf Sanskrit, Chinesisch und Griechisch beschreiben eine Durchfallerkrankung, die der Cholera ähnelt.*

1543 n. Chr. *Portugiesische Entdecker berichten von Cholera in Indien.*

Ca. 1817–1823 *Erste Cholerapandemie: Die Krankheit verbreitet sich vom Ganges-Brahmaputra-Delta aus in ganz Asien, erreicht aber weder Europa noch den amerikanischen Kontinent.*

Ca. 1826–1837 *Zweite Cholerapandemie: Die Krankheit verwüstet Asien, Nordafrika und Europa. 1831 erreicht sie England 1832 Amerika.*

1842 *In seinem „Bericht über eine Untersuchung der sanitären Bedingungen unter der Arbeiterklasse in Großbritannien" empfiehlt Edwin Chadwick (1800–1890) Verbesserungen bei der Abwasserentsorgung, der Wasserversorgung und der Kanalisation.*

Ca. 1846–1863 *Dritte Cholerapandemie: Wieder breitet sich die Krankheit von Indien über die ganze Welt aus. 1854 ist eines der schlimmsten Cholera-Jahre überhaupt.*

1849 *John Snow (1813–1858) veröffentlicht einen Aufsatz unter dem Titel „Über die Verbreitungsweise der Cholera", nachdem in England 50 000 Menschen an der Krankheit gestorben sind.*

1851–1852 *In Paris findet die erste internationale Gesundheitskonferenz statt. Dabei geht es vor allem um die Cholera. Weitere Konferenzen folgen.*

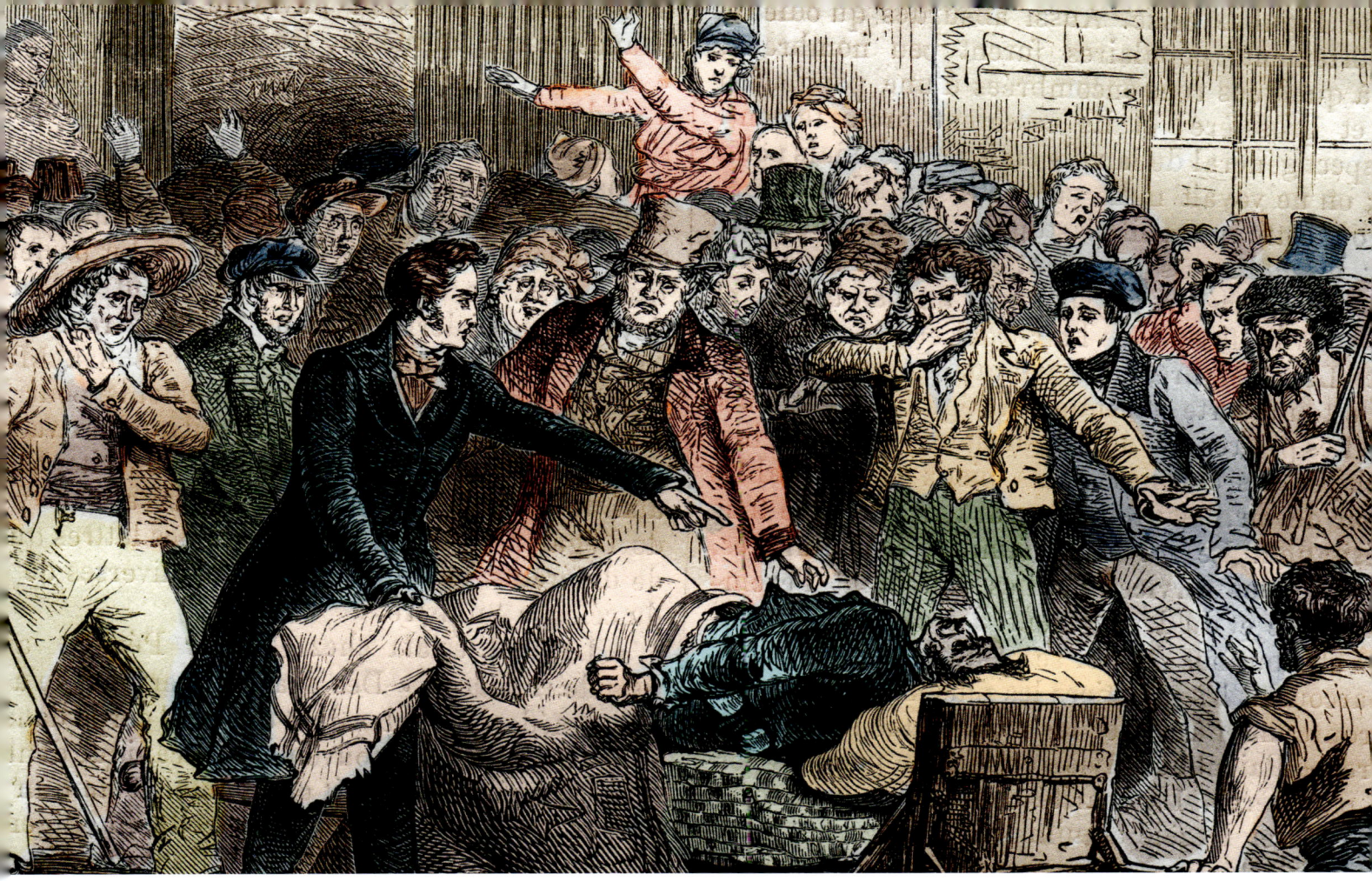

bisher Dagewesene in den Schatten. Durch die schnelle Austrocknung verfärbten sich die Gesichter der Betroffenen blau und ihre Gesichtszüge fielen ein. Schließlich kam es zu Nierenversagen, Bewusstseinsstörungen und Kreislaufversagen, die tödlich endeten.

Es ist schwer zu sagen, inwieweit die großen, weltweiten Choleraepidemien des 19. Jahrhunderts sich von früheren gelegentlichen Ausbrüchen der Cholera unterschieden. Zeitgenossen und Historiker sind sich zumindest einig, dass die großen Choleraepidemien ihren Ursprung im dicht bevölkerten Ganges-Brahmaputra-Delta in Indien hatten. Daher kommt auch der Begriff „asiatische Cholera". Die erste Pandemie – seither gab es mindestens sechs weitere – breitete sich 1817 in ganz Asien aus, drang jedoch nicht weiter nach

Eine Darstellung der Choleraepidemie in Paris, – die die französische Hauptstadt im Frühjahr 1832 erreichte: 18 000 Menschen starben allein in Paris, mehr als 100 000 in ganz Frankreich.

1854 Der italienische Wissenschaftler Filippo Pacini (1812–1883) beobachtet als Erster den Cholera-Bazillus. 1879 schlägt er vor, Salzlösung zu injizieren. Seine Ideen werden nicht beachtet.

Ca. 1865–1875 Vierte Cholerapandemie: Sie erreicht von Indien aus weite Teile der Welt – Europa, einen Großteil Afrikas und den amerikanischen Kontinent.

1881–1896 Fünfte Cholerapandemie: die erste, bei der die Cholera mit Sicherheit erkannt wird.

1883–1884 Der deutsche Bakteriologe Robert Koch (1843–1910) identifiziert in Ägypten und Indien den Erreger der Cholera und züchtet es nach: ein kommaförmiges Bakterium, das Bakterium Vibrio cholerae.

1885 Der spanische Arzt Jaime Ferrán (1851–1929) erprobt einen Impfstoff gegen die Cholera, zunächst an sich selbst. Danach impft er 30 000 Menschen.

1899–1923 Die sechste Cholerapandemie wütet in Indien, Asien, Ost- und Südeuropa. In Indien verläuft sie besonders schwer: Im Jahr 1900 stirbt eine Million Menschen. Auch Russland trifft die Pandemie während des Ersten Weltkriegs und der Oktoberrevolution schwer.

1905 Der Choleraerreger Vibrio El Tor wird aus den Gedärmen von sechs muslimischen Pilgern aus

[Fortsetzung auf Seite 46]

«Wir haben keine Aborte, keine Müll-
eimer, keine Kanalisation, auch keine
Wasserversorgung – an diesem ganzen
Ort gibt es keinen Abfluss, keinen einzigen Kanal. Die Abwassergesellschaft
kümmert sich kein bisschen um unsere
Klagen. Der Gestank eines Senklochs
ist widerlich. Wir alle müssen leiden,
und viele sind krank. Wenn die Cholera
kommt – hilf uns, Gott!»

EIN APPELL IN DER LONDONER *TIMES* VON 1849,
WÄHREND DIE CHOLERA IN ENGLAND UM SICH GRIFF

Westen vor. 1823 schwächte sie sich langsam ab
und erlosch schließlich. Anfang und Ende dieser
Epidemien sind bis heute mit vielen Rätseln be-
haftet.

Mit der nächsten Pandemie in den 1830er Jahren
hatte die Cholera die gesamte Welt – erfasst. Ihr
erlagen unzählige Menschen in Moskau, Hamburg, London und Paris ebenso wie in Québec
und New York. Bei allen Cholerapandemien lag
die Sterblichkeitsrate bei mindestens 50 Prozent.
Verbreitet wurde die Krankheit von Händlern,
Soldaten, Seeleuten, Pilgern, Flüchtlingen und
Auswanderern. Doch jede Erkrankungswelle
suchte sich ihren eigenen Weg. Sie dauerten zwischen fünf und 30 Jahren und verbreiteten Angst
und Schrecken.

GESTANK UND SCHMUTZ IN DEN ELENDSVIERTELN

Die Cholera verschonte niemanden. Sie befiel
Junge und Alte, Reiche und Arme. Charakteristisch waren im 19. Jahrhundert jedoch die ver-
heerenden Auswirkungen in den Pilgerzentren am Ganges und in Mekka sowie in den
stinkenden Slums der rasend schnell wachsenden Industriestädte Europas und Nordamerikas. Zum Schock, der durch das plötzliche Auftreten der Cholera und den schnellen Tod ausgelöst wurde, kamen die ekelerregenden Symptome. Das Erbrechen und der
starke Durchfall gingen mit einem nicht auszuhaltenden widerwärtigen Gestank einher.
Als die Cholera in den großen Städten Europas und Nordamerikas zuschlug, kam zu den
Übelkeit erregenden Schwaden aus den mit Unrat übersäten Straßen, den schimmligen
Wohnungen, von ungewaschenen Körpern, aus stinkenden Fabriken und Schlachthäu-
sern, modrigen Flüssen, überquellenden Jauchegruben und offenen Abwasserkanälen
noch ein widerwärtiger Geruch hinzu.

Die Ärzte versuchten, die Cholera zu verstehen, hatten aber zunächst keine – Ahnung,
wie sie entstand und übertragen wurde. Es kam zu wütenden Debatten. Die sogenannten

Zeitleiste

Mekka isoliert. Sie befinden sich in der Quarantäne-station El Tor auf der Sinai-Halbinsel.

1961 bis heute
Siebte Cholerapan-demie: Die längste Cholerapandemie nimmt ihren Ur-sprung in Indo-nesien und geht

überwiegend auf den El-Tor-Erreger zurück. Sie über-schwemmt den Großteil Asiens, den Nahen Osten, Russland und Teile Südeuropas. Sie breitet sich auch nach Westafrika und Südamerika aus.

1970er Jahre Wissenschaftler setzen die Orale Rehydrations-therapie (ORT) ein, um die Todesrate in den Flüchtlings-camps während und nach dem indisch-pakistani-schen Krieg von 1971 zu verringern.

1978 Die WHO ruft ein Kontrollpro-gramm für Durch-fallerkrankungen ins Leben, um die Orale Rehydra-tionstherapie be-kannt zu machen.

1993 Ein neuer Choleraerreger entsteht in Asien: Vibrio cholerae O139 Bengal.

2010 Nach einem schweren Erdbe-ben in Haiti brach die hygienische Versorgung zu-sammen, daher kam es zu einem

großen Cholera-Ausbruch mit mehr als 500.000 Erkrankungen und mehreren Tausend Toten. In Kriegs- und Krisengebieten ist die Cholera nach wie vor eine ernstzunehmende Erkrankung.

2020 Weltweit gab es bis heute circa 1,3 bis 4 Millionen Infektionen mit zwischen 21.000 und 143.000 Toten. In Europa erkran-ken heute nur noch Reisende nach einem Aufenthalt in einem Verbrei-tungsgebiet.

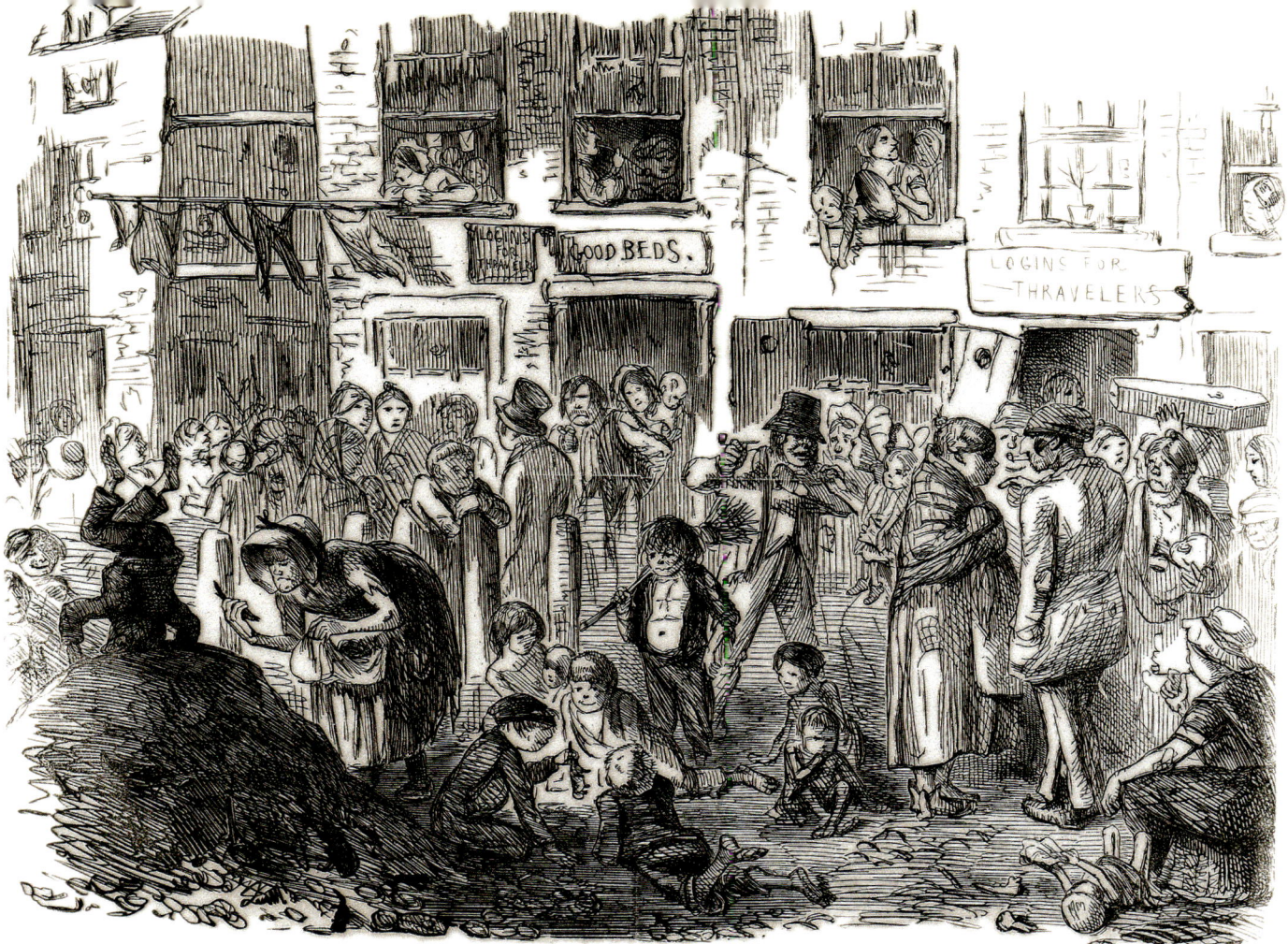

Miasmatiker oder Anti-Kontagionisten waren überzeugt davon, dass die Cholera genau wie andere epidemische Krankheiten ihren Ursprung im Gestank und Schmutz der Armenviertel hätte. Der englische Sozialreformer Edwin Chadwick (1800–1890) schrieb:

> *«Jeder unangenehme Geruch bedeutet, wenn er intensiv ist, unmittelbare, akute Erkrankung. Ja, wir können sagen, weil er den Organismus schwächt und dadurch anderen Einflüssen zugänglich macht, bedeutet jeder Geruch Krankheit.»*

William Farr (1807–1883), ein englischer Medizinstatistiker, verglich die tödlichen Gerüche oder Miasmen mit einem tollwütigen Hund, der aus den Jauchegruben und Abwasserkanälen der Stadt hervorbreche. Chadwick und Farr untermauerten ihre Argumente mit „Hygiene"- oder „Miasmen"-Karten und Statistiken. Diese stellten einen direkten Zusammenhang zwischen den ärmsten, schmutzigsten und am dichtesten besiedelten Stadtteilen und der höchsten Sterblichkeitsrate her. Mitte des 19. Jahrhunderts starben die Menschen im Londoner Stadtteil Bethnal Green mit durchschnittlich 16 Jahren, in den „gesünderen" Gegenden mit 45 Jahren. Die Kindersterblichkeit in den schlimmsten Vierteln von London, Liverpool, Manchester, Paris oder New York war schockierend hoch: Eins von drei oder vier Kleinkindern starb vor seinem ersten Geburtstag. Die Lebenserwartung lag insgesamt sehr niedrig, in der Arbeiterklasse bei kaum mehr als 20 oder 30 Jahren. Armut, Schmutz und Gestank zu bekämpfen und die schlechten sanitären Verhältnisse in den Städten und Fabriken zu verbessern war das wichtigste Ziel der Miasmatiker und Sozialreformer des 19. Jahrhunderts.

„Der Hof des Königs Cholera" ist der Titel dieses Stichs aus dem 19. Jahrhundert. Die dreckigen, unhygienischen Lebensbedingungen in Teilen Londons und an anderen Orten waren eine Brutstätte der Cholera. Mit Worten lässt sich der Gestank nicht beschreiben, der die Nasen unserer Vorfahren gequält haben muss.

DER LOKUS

Ein einziger Abort – Lokus, Plumpsklo oder auch „stilles Örtchen" genannt – musste in viktorianischen Städten oft für 40 oder mehr Menschen ausreichen. Fäkaliensammler – im Mittelalter als „Kotschöpfer" bezeichnet – holten den Inhalt der Aborte oder Dunghaufen ab, meist in der Nacht. Menschliche Exkremente wurden verkauft und als Dünger verwendet. In armen Gegenden wurden die Aborte jedoch nur selten geleert. Ihr Inhalt sickerte nach und nach in unterirdische Jauchegruben und verunreinigte schließlich das Wasser.

Anfang des 19. Jahrhunderts begann man in London in den Häusern der Reichen Wasserklosetts zu installieren. Leider unterließ man es, sie mit einer funktionierenden Kanalisation zu verbinden. So gelangte ihr Inhalt häufig ebenfalls zurück ins Trinkwasser, was die Lage noch verschlimmerte.

Auf diesem Stich von 1745 ist ein Mann in schottischer Tracht zu sehen. Er sitzt auf einer Latrine, die Beine durch die Löcher gesteckt, und – erleichtert sich auf einem – Plumpsklo.

Thomas Crapper und andere entwarfen später Toiletten mit so raffinierten Namen wie „Niagara Falls", „Waterloo", „Deluge", „Rapido" oder „Tornado". Die erste öffentliche Toilette Londons stand auf der Weltausstellung von 1851 und die Benutzung kostete einen Penny. Das Toilettenpapier wurde wenige Jahre später erfunden.

Die Hundekotsammler

Einer der schlimmsten Berufe im England des 19. Jahrhunderts war der des Hundekotsammlers. Hundekot wurde verwendet, um Leder weich zu machen. Das Sammeln von Hundekot war der absolut letzte Ausweg vor dem Armenhaus. Ein Eimer Hundekot sicherte immerhin Unterkunft und Verpflegung für einen Tag.

Ihre Gegner, die Anhänger der Ansteckungstheorie („Kontagionisten"), verfolgten den Weg der asiatischen Cholera von Osten nach Westen, von den Häfen über Straßen, Flüsse, Kanäle und später über die Eisenbahn weiter ins Land hinein. Sie glaubten, die Krankheit werde durch ein Gift von Mensch zu Mensch übertragen. Die einzige Möglichkeit, ihre Ausbreitung zu verhindern, war ihrer Ansicht nach eine Quarantäne. Doch damit wäre der Handel bedroht gewesen. Internationale Gesundheitskonferenzen wurden einberufen, um die Frage zu diskutieren.

Andere sahen die Cholera als Teil des körperlichen und moralischen Niedergangs der Arbeiterklasse an. Wo Verdorbenheit, Trunksucht und Schmutz herrschten, schlugen Armut und Krankheit eben am härtesten zu – und das nicht unverdient. Menschenfreundlichere Zeitgenossen versuchten dagegen ihre Mitmenschen zu überzeugen, dass die Armen nicht wegen ihrer angeblichen Unmoral krank waren, sondern weil sie unter schlimmen Bedingungen arbeiten und leben mussten. Für sie war die Cholera mit ihren spektakulären, ekelerregenden Folgen nicht das Ergebnis moralischer Gerechtigkeit, sondern menschlicher Ungerechtigkeit.

In seinem Buch „Die Lage der arbeitenden Klasse in England" von 1845 beschrieb Friedrich Engels (1820–1895) eine typische Szenerie in der Industriestadt Manchester. Wo er auch hinkam, traf er auf *«blasse, hagere, schmalbrüstige, hohläugige Gespenster»*, zusammengepfercht in Häusern, die bloße *«Hundehütten zum Schlafen und Sterben»* waren:

> *«Man gelangt über ein holpriges Ufer, zwischen Pfählen und Waschleinen hindurch, in dies Chaos kleiner, einstöckiger und einstubiger Hütten, von denen die meisten ohne allen künstlichen Fußboden sind – Küche, Wohn- und Schlafzimmer, alles vereinigt.»*

Weiter beschreibt Engels die Abfallhaufen und den allgegenwärtigen widerlichen Gestank. Andere Autoren schilderten die elenden Bedingungen, unter denen ganze Scharen von Menschen in Kellern lebten, durch die das Abwasser der Aborte floss. Diese Lebensbedingungen riefen bei Engels und anderen wohlwollenden Augenzeugen Entsetzen und Entrüstung hervor.

In den Elendsvierteln litten die Armen unter zahlreichen Krankheiten, etwa unter Fleckfieber, Typhus, Pocken, Tuberkulose, Masern, Ruhr, Brechdurchfall, Diphtherie, Scharlach, Rachitis, Keuchhusten, Bronchitis oder Keuchhusten – um nur einige zu nennen. Viele starben auch bei Unfällen, besonders in Fabriken und Bergwerken. Andere starben durch Industriegifte oder verdorbene Nahrungsmittel oder auch an Erschöpfung und an Hunger. Doch die Cholera mit ihrem plötzlichen und dramatischen Auftreten löste die größte Sorge und Verwirrung aus. Woher kam sie und wie wurde sie übertragen? Die Diskussionen dauerten noch an, als ein Mann die Antwort fand – oder es zumindest glaubte.

DIE CHOLERA ABSTELLEN

1849 veröffentlichte das englische Satiremagazin *Punch* eine Karikatur unter dem Titel „Ursache und Wirkung verwechselt". Darin wendet sich ein kleiner Junge an seinen Freund mit den Worten: *«Hör mal, Tommy, ich fasse es nicht, aber da ist ein Mann, der die Cholera anstellt.»* 1854 versuchte der britische Arzt John Snow (1813–1858) tatsächlich, „die Cholera abzustellen", indem er den Abbau einer Wasserpumpe in einem Londoner Armenviertel forderte.

Snow war Ende 1831 Zeuge der zweiten Cholerapandemie in einem Dorf im Nordosten Englands geworden. Später praktizierte der Arzt in der heruntergekommenen Gegend um den Golden Square im Londoner Stadtteil Soho. Dort gelangte er zu der Überzeugung, die Cholera werde durch das Schlucken eines *«noch nicht näher bestimmten»* anstecken-

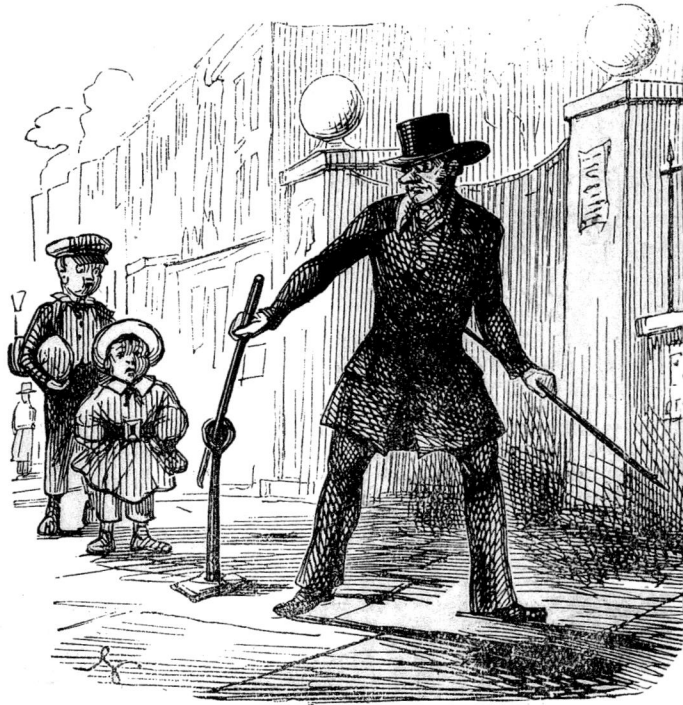

Eine Karikatur mit dem Titel „Ursache und Wirkung verwechselt" aus einer Ausgabe des Punch von 1849. Ursprünglich hieß die Bildunterschrift: *«Hör mal, Tommy, ich fasse es nicht, da ist ein Mann, der die Cholera anstellt.»* In vielen Häusern Englands gab es zu jener Zeit kein fließendes Wasser. Die Menschen stellten sich an, pumpten und bezahlten für ihr Wasser auf der Straße. Viele starben am choleraverseuchten Wasser aus diesen Pumpen.

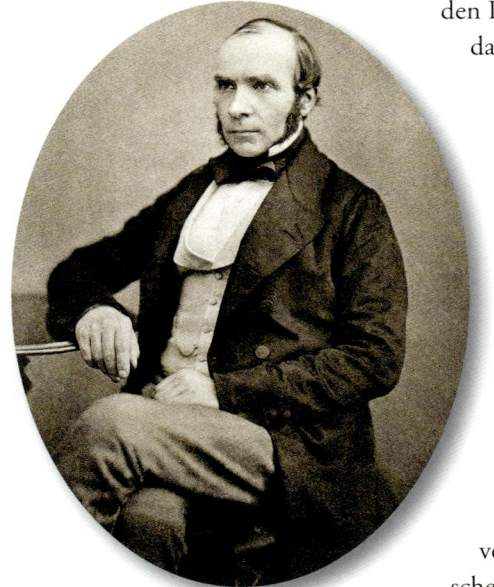

John Snow auf einer Fotografie von 1856. Dieser junge Arzt spielte eine wichtige Rolle bei der Entdeckung, dass die Cholera mit Hilfe des Wassers übertragen wird. 1854 hatte er die Todesfälle rund um die Pumpe in der Broad Street in London beobachtet.

den Partikels in mit Abwasser verseuchtem Wasser hervorgerufen. Die Themse war damals in der Tat ein Abwasserkanal, in den auch Exkremente eingeleitet wurden. 1849 tobte die Cholera erneut. Snow veröffentlichte erstmals seine Theorie, die Cholera werde durch das Wasser verbreitet. Die Krankheit wütete weiter und forderte zwischen 1848 und 1850 in Großbritannien etwa 50 000 Opfer. Wenige Jahre später war sie schon wieder da, besonders 1854 war weltweit ein schlimmes Jahr.

Im drückend heißen August 1854 wurde die Tochter von Thomas und Sarah Lewis aus der Broad Street 40 in Soho krank. Sie musste sich erbrechen und hatte grünen, wässrigen Durchfall, von dem ein „beißender Geruch" ausging. Die Mutter versuchte verzweifelt, die Windeln ihres Kleinkinds immer wieder sauber zu machen, wusch sie in einem Eimer aus und schüttete das Wasser in eine Senkgrube im Keller. Am nächsten Tag war die Nachbarin über ihnen krank und ein paar Tage später ganze Familien in der Nachbarschaft. Innerhalb von zehn Tagen traf es 500 Menschen in der Umgebung, zehn Prozent der Menschen, die hier lebten.

John Snow untersuchte die Trinkgewohnheiten der Menschen, die diesem Ausbruch zum Opfer gefallen waren, sehr genau. Er bemerkte, dass die meisten ihr Trinkwasser von der Pumpe in der Broad Street geholt hatten, direkt vor der Nr. 40. In einem nahe gelegenen Armenhaus und in einer Brauerei, die beide eine eigene Wasserversorgung hatten, gab es dagegen praktisch keine Krankheitsfälle. Am 7. September 1854, zwei Wochen später, überredete Snow die Behörden, die Pumpe in der Broad Street abzumontieren. Die Cholera ebbte ab.

Manche Wissenschaftler waren nach wie vor überzeugt davon, dass Krankheiten durch schlechte Gerüche ausgelöst wurden. Aber Snow konnte nun eindeutig nachweisen, was tatsächlich die Ursache der Cholera war: stinkendes Wasser, nicht stinkende Luft. Während die Kontagionisten gute Argumente für den ansteckenden Charakter der Krankheit vorgebracht hatten, wies Snow nach, dass die Cholera nicht direkt durch die Luft übertragen wird, sondern durch das Trinken von verunreinigtem Wasser. Der Kreislauf war klar, aber komplizierter als bisher angenommen: Exkremente wurden in Senkgruben oder Flüsse entsorgt, und über die Pumpen fanden die ansteckenden Partikel ihren Weg zurück ins Trinkwasser und in den Magen-Darm-Trakt der Bevölkerung.

Als John Snow dem Geistlichen Henry Whitehead (1826–1896) seine heute berühmte „Geister-Karte" der Choleraopfer vom Sommer 1854 und der Lage der Wasserpumpen in Soho zeigte, ließ auch er sich von Snows Theorie überzeugen. Whitehead, ein junger Vikar, der sich unermüdlich eingesetzt hatte, die schlimmsten Auswirkungen der Cholera abzumildern, betätigte sich ein wenig als Detektiv. In den Totenregistern fand er den tragischen Bericht über das Kleinkind, das – so meinte er – der erste Cholerafall und die „Ursache" der Weiterverbreitung gewesen war. Die Todesursache war angegeben wie folgt:

«In der Broad Street Nr. 40, am 2. September, eine Tochter, fünf Monate alt, Erschöpfung nach einer Durchfallattacke vier Tage vor ihrem Tod.»

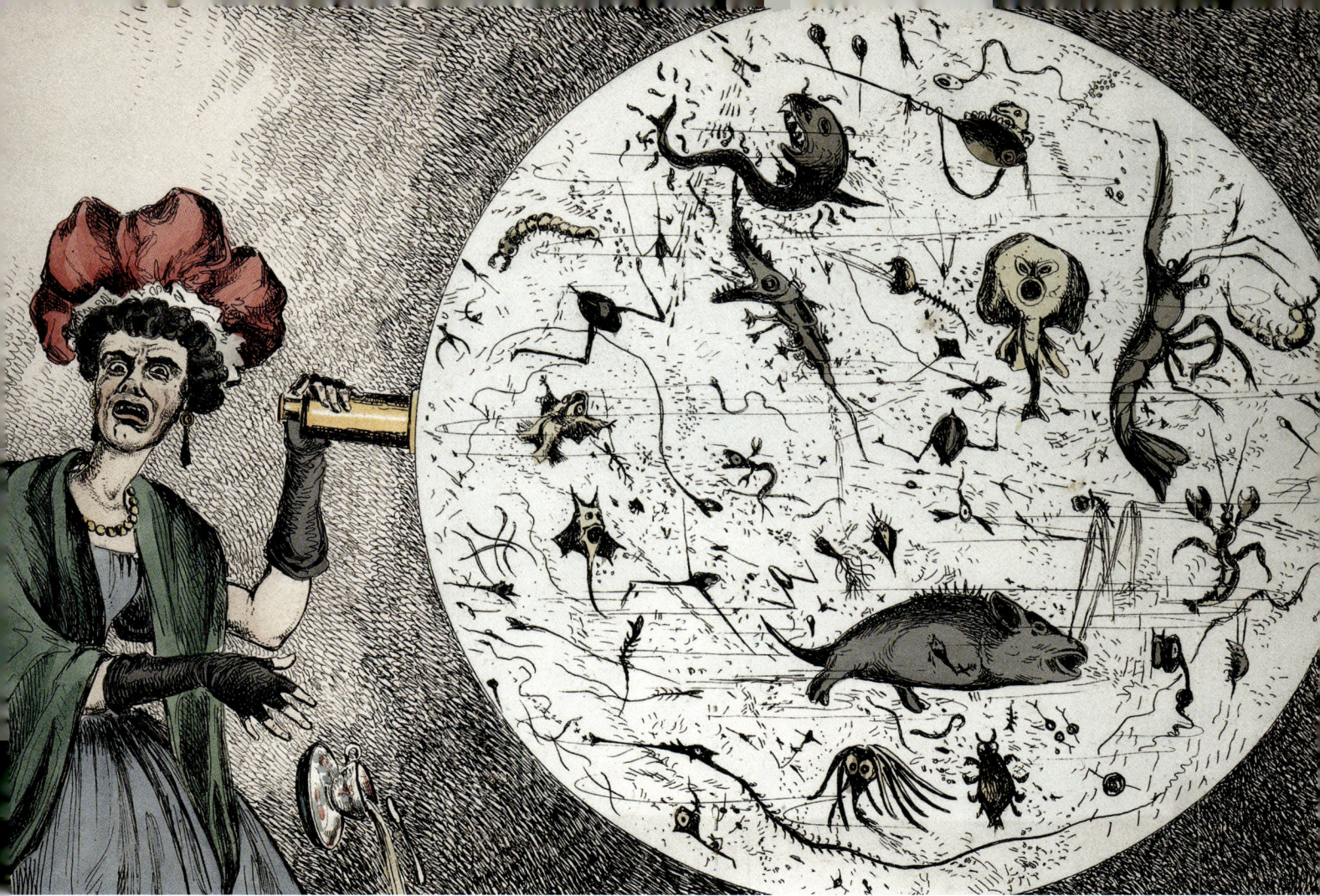

Sarah Lewis, die Mutter der Kleinen, überlebte, der Vater starb zwei Wochen später ebenfalls an der Cholera. Sarah warf auch seine Exkremente in die Senkgrube. Aber dieses Mal war – zum Glück für alle anderen – die Pumpe in der Broad Street vorübergehend abgestellt.

TODBRINGENDES WASSER

Was rückblickend ein großartiger medizinischer Durchbruch war, wurde zur damaligen Zeit nicht gewürdigt. Manche – auch Snow selbst – meinten, dass zu dem Zeitpunkt, als die Pumpe in der Broad Street abgebaut wurde, die Cholera in Soho bereits auf dem Rückzug gewesen war. Andere fragten, ob es nicht vielleicht nur ein Zufall war? Snows kluge medizinische Spurensuche verhalf der Theorie, dass die Cholera durch das Wasser übertragen wurde, also nicht sofort zum Durchbruch. Andere jedoch setzten sein Werk fort und versuchten weiterhin, die „Hygieniker" davon zu überzeugen, dass die dicht bevölkerten Städte und auch das Land eine gründliche Säuberung nötig hatten. Der „Große Gestank" in London im Sommer 1858 zeigte, dass die Zeit reif war für grundlegende hygienische Reformen. Damals musste gar das Parlament seine Sitzungen abbrechen und die Vorhänge in Kalziumchlorid einweichen, um den Gestank zu überdecken.

Erst in den 1880er Jahren wurde das entscheidende Teil des Cholerapuzzles, das Snow und anderen bisher entgangen war, gefunden. Die fünfte Cholerapandemie von 1881

Dieser schwarzhumorige, satirische Stich lässt keinen Zweifel daran, was sich nach allgemeiner Ansicht im fauligen, mit Abwasser vermischten Wasser der Themse des 19. Jahrhunderts tatsächlich befand. Der Untertitel lautete: „Mikrokosmos, zu danken den Londoner Wasserwerken. Entstanden sind lauter monströse Ungeheuerlichkeiten, Hydras, Gorgonen sowie schreckliche Schimären. – Eine Monstersuppe, allgemein ‚Wasser der Themse' genannt, ist wohl die richtige Bezeichnung für das wertvolle Zeug, das uns hier zuteil wird."

bis 1896 breitete sich genau wie die vorherigen von Indien nach Westen aus und veranlasste die europäischen Wissenschaftler dazu, nach der Ursache zu forschen. Deutsche und französische Bakteriologen hatten in den Jahren zuvor bereits die „Keimtheorie" der Ausbreitung von Krankheiten vorgetragen. Aber welcher „Keim" die Cholera hervorrief, blieb immer noch ein Rätsel. Dabei hatte der Italiener Filippo Pacini (1812–1883) 1854 in den Ausscheidungen und im Darm von Cholerakranken die Erreger beobachtet. Leider nahmen andere Wissenschaftler seine wertvolle Arbeit nicht zur Kenntnis.

Dieser frühe Stich mit dem Titel „Ein Cholerapatient" aus dem 19. Jahrhundert zeigt ein Choleraopfer, das verschiedene Arzneien ausprobiert. Die Cholera wurde in Westeuropa zur häufigsten Seuche nach der Beulenpest.

1883 wurden zwei rivalisierende Gruppen von Wissenschaftlern, die von Pacinis Beobachtungen nichts wussten, ins ägyptische Alexandria geschickt. Dorthin war die Cholera durch zurückkehrende Mekka-Pilger gelangt. Die französischen „Pasteurianer" versuchten, Tiere mit choleraverseuchten Ausscheidungen zu infizieren. Weil der Choleraerreger aber nur im Menschen überleben kann, scheiterten ihre Bemühungen, und als einer aus der Gruppe selber an Cholera erkrankte, kehrten sie nach Frankreich zurück. Das deutsche Team unter der Leitung des berühmten Bakteriologen Robert Koch (1843–1910) ging einen anderen Weg. Es untersuchte zehn Choleratote und identifizierte mit Hilfe des Mikroskops in den Eingeweiden der Toten einen kurzen, gewundenen, kommaförmigen Bazillus.

Koch bestätigte seinen Fund noch einmal in der von Menschen wimmelnden, choleraverseuchten indischen Stadt Kalkutta, wo er den gleichen Cholerabazillus *(Vibrio cholerae)* sowohl im Trinkwasser als auch in den Ausscheidungen von Cholerakranken fand. John Snow hatte recht gehabt. Allerdings heißt es, Koch habe von dessen Arbeiten ebenso wenig gewusst wie von denen Pacinis. Die Cholera wurde also tatsächlich durch das Trinken von verschmutztem Wasser übertragen. Jetzt konnten die Wissenschaftler die Unmengen von Bakterien sehen, die in die Eingeweide eindrangen, sich dort vermehrten und mit dem Durchfall wieder hervorstürzten. Ende des 19. Jahrhunderts wurde ein Impfstoff entwickelt, der aber nur teilweise wirkte. Wichtiger war, dass die Behörden endlich dringend erforderliche Maßnahmen zur Vorbeugung und Kontrolle der Cholera einleiteten.

EINE KRANKHEIT DER ARMEN

Wenn man nach den großen medizinischen Entdeckungen fragt, denken viele Menschen an die Keimtheorie, an Anästhesie, Penicillin oder Impfstoffe. Dabei steht nach einer amerikanischen Umfrage die Hygiene an der Spitze der Liste mit den 15 größten Errungenschaften der Medizin seit den 1840er Jahren. Die Cholera „anzustellen" war leicht. Sie „abzustellen" erwies sich als weit schwieriger. Aber hygienische Fortschritte im Lauf der zweiten Hälfte des 19. Jahrhunderts und im 20. Jahrhundert führten in den Industrieländern schließlich zu einer grundlegenden Verbesserung der Lage – für Arm und Reich

«Wir riskieren lieber die Cholera und alles Weitere, als dass wir uns zur Gesundheit zwingen lassen.»

ANTWORT DER LONDONER *TIMES* 1854 AUF EDWIN CHADWICKS VORSCHLAG, SAUBERES WASSER AUS SURREY INS ZENTRUM VON LONDON PUMPEN ZU LASSEN

gleichermaßen. In anderen Teilen der Welt sah und sieht es anders aus. In den 1960er Jahren brach eine siebte Cholerapandemie mit einem neuen Erregerstamm aus, der nach dem Ort seines ersten Auftretens „El Tor" genannt wird. Sie verbreitete sich dieses Mal von Indonesien aus über große Teile Asiens, Afrikas und Südamerikas. Die Cholera wird auf dem Luft-, Land- und Seeweg leicht und schnell weitergetragen und fordert einen gewaltigen Zoll unter den Menschen, die in schmutzigen Elendsvierteln oder Flüchtlingscamps leben und kaum Zugang zu sauberem Wasser haben.

EINE EINFACHE LÖSUNG?

Eine Verbesserung der Hygiene und die Bereitstellung von sauberem Wasser sind in einem Großteil der Entwicklungsländer immer noch dringend notwendige Maßnahmen. Zur Behandlung von Cholerakranken gibt es heute eine billige und einfache Methode: die Orale Rehydrationstherapie (ORT). Die Idee dazu stammt bereits aus dem 19. Jahrhundert. Seit Anfang des 20. Jahrhunderts wird diese Therapie angewandt: Durch Zufuhr einer einfachen Lösung aus sauberem Wasser, Salz und Zucker kann die Sterblichkeitsrate bei Cholera drastisch gesenkt werden – von 50 bis 60 Prozent bei nichtbehandelten Fällen auf nur noch ein Prozent bei der Behandlung mit ORT. Die Cholerabakterien produzieren ein Gift, das den Darm dazu anregt, riesige Mengen an Wasser auszuscheiden. Austrocknung und der damit verbundene Verlust an Flüssigkeit und Salzen führen schnell zum Tod. Antibiotika können dazu beitragen, die Anzahl der Choleraüberträger im Darm zu verringern und die Dauer der Ansteckung zu verkürzen. Durch das Ersetzen der verlorenen Flüssigkeit und der Salze ist Cholera nicht länger lebensbedrohlich, sondern lässt sich schnell und einfach zu Hause behandeln.

Die ORT ist auch von unschätzbarem Wert für all diejenigen, die durch andere Magen-Darm-Erkrankungen austrocknen, wie sie in vielen Teilen der Welt vorkommen. Krankheiten, die durch Durchfall oder das Trinken von verunreinigtem Wasser übertragen werden, sind verantwortlich für Millionen Tote. In den 80er Jahren starben jedes Jahr fast fünf Millionen Kinder unter fünf Jahren an Durchfall. Anfang des 21. Jahrhunderts ist Durchfall als Todesursache bei Kleinkindern von 33 auf 18 Prozent gesunken. Schätzungsweise konnten in den vergangenen 25 Jahren durch die ORT rund 50 Millionen Menschenleben gerettet werden.

Heute ist es die größte Herausforderung, die ärmsten Regionen der Welt mit dieser lebensrettenden Hilfe zu erreichen und so zu verhindern, dass immer noch rund 1,4 Millionen Menschen im Jahr an Cholera und Durchfallerkrankungen sterben. „Gesundheit und Hygiene für alle" muss das Ziel im 21. Jahrhundert heißen.

CHOLERA-COCKTAIL

Der Münchner Hygienespezialist Max von Pettenkofer (1818–1901) beschloss, Robert Kochs Theorie, die Cholera werde durch Erreger hervorgerufen, zu überprüfen. Er ließ sich von Koch Cholerabakterien schicken und unterzog sie einem Test:

«Herr Doktor Pettenkofer entbietet Herrn Doktor Professor Koch seinen Gruß und dankt ihm für die Flasche mit den sogenannten Cholera-Vibrionen ... Herr Doktor Pettenkofer hat inzwischen die gesamte Flasche getrunken und informiert Herrn Doktor Professor Koch gern darüber, dass er immer noch bei guter Gesundheit ist.»

Bemerkenswerterweise überlebte Pettenkofer den Cocktail, der Billionen Choleraerreger enthielt – genug, um eine Armee anzustecken. Vermutlich war er einer der wenigen, die immun sind gegen die Cholera, vielleicht weil er viel Magensäure hatte, die die Keime tötet, ehe sie schaden können.

TYPHUS breitet sich aus, wenn Nahrungsmittel oder Wasser mit menschlichen Fäkalien in Berührung kommen – ein Übertragungsweg,

der fäkal-oral genannt wird. Der Erreger ist das Bakterium *Salmonella typhi*. Eine Typhusinfektion geht mit Symptomen wie Bauchschmerzen, starken Kopfschmerzen, Ausschlag und hohem Fieber einher. Wird die Krankheit nicht behandelt, ist sie in bis zu 30 Prozent der Fälle tödlich. Typhus gibt es mit Sicherheit schon seit Jahrhunderten, aber im Rückblick ist es schwierig, ihn von anderen „Fiebern" der Vergangenheit zu unterscheiden. Verbesserungen der öffentlichen Gesundheitsvorsorge, der Wasserversorgung und der Hygiene im Umgang mit Lebensmitteln haben dazu beigetragen, Typhus in den Industrieländern weitestgehend auszumerzen. Zudem gibt es heute Antibiotika und Impfstoffe. In anderen Teilen der Welt erkranken immer noch etwa 22 Millionen Menschen, 200.000 von ihnen sterben. Am häufigsten sind Kinder unter fünf Jahren betroffen.

Der Gestank der Abwässer in der Themse im heißen Sommer 1858 war so entsetzlich, dass es für die Angehörigen des Londoner Unterhauses fast unmöglich war, ihren Geschäften nachzugehen. Man verhängte die Fenster mit Gardinen, die in Kalziumchlorid getränkt waren. Aber selbst das reichte nicht. Der Geruch war Übelkeit erregend. Außerdem war man davon überzeugt, dass der Gestank die tödlichen Fiebererkrankungen auslöste, die die Stadt in einem fort plagten. Die Politiker husteten und würgten und drohten, London zu verlassen. Der „Große Gestank", so die Angst, würde zum Ausbruch weiterer Seuchen führen. Ein zeitgenössischer Autor schrieb:

> «Ein derart ekelhafter Gestank hat nach unserer Überzeugung noch nie zuvor die unteren Luftschichten vergiftet. Auf jeden Fall ist ein übler Geruch noch nie zuvor zum historischen Ereignis geworden.»

Einige Jahre zuvor hatte man sich sogar Sorgen gemacht, im Königlichen Schloss zu Windsor könne ein Fieber ausbrechen, aber es war nicht dazu gekommen. Großbritannien erlebte gerade ein neues Zeitalter: Es gab Toiletten mit Wasserspülung. 1851 hatte Prinz Albert, der Gemahl von Königin Victoria (1819–1901), die Weltausstellung in London mitorganisiert. Dort hatten die Besucher erstmals Gelegenheit, einen Penny für

Zeitleiste

1829 Der französische Arzt Pierre Louis (1787–1872) prägt den Begriff typhoid („wie Typhus"). Wissenschaftler beginnen zwischen Typhus und Fleckfieber zu unterscheiden.

1858 Der „Große Gestank" in London schürt die Angst, es könnte eine Seuche ausbrechen.

Seit 1860 Die meisten Wissenschaftler und Ärzte sind sich einig, dass Typhus und Fleckfieber unterschiedliche Krankheiten sind.

1861 Prinz Albert stirbt an „Darmfieber". Dabei handelte es sich möglicherweise um Typhus.

Seit 1870 Wissenschaftler zeigen, dass Nahrungsmittel, Wasser und Gegenstände wie Taschentücher und Handtücher Typhus übertragen können.

Nach 1870 Maßnahmen der öffentlichen Gesundheitsfürsorge in Europa und den USA führen zu Verbesserungen in Hygiene und Wasserversorgung.

1884 Deutsche Wissenschaftler, darunter Georg Gaffky (1850–1918), ein Schüler von Robert Koch, isolieren und züchten den Typhuserreger.

1896 Der Widal-Test zur Diagnose des Typhus wird eingeführt.

1898 Ein Impfstoff gegen Typhus wird entwickelt.

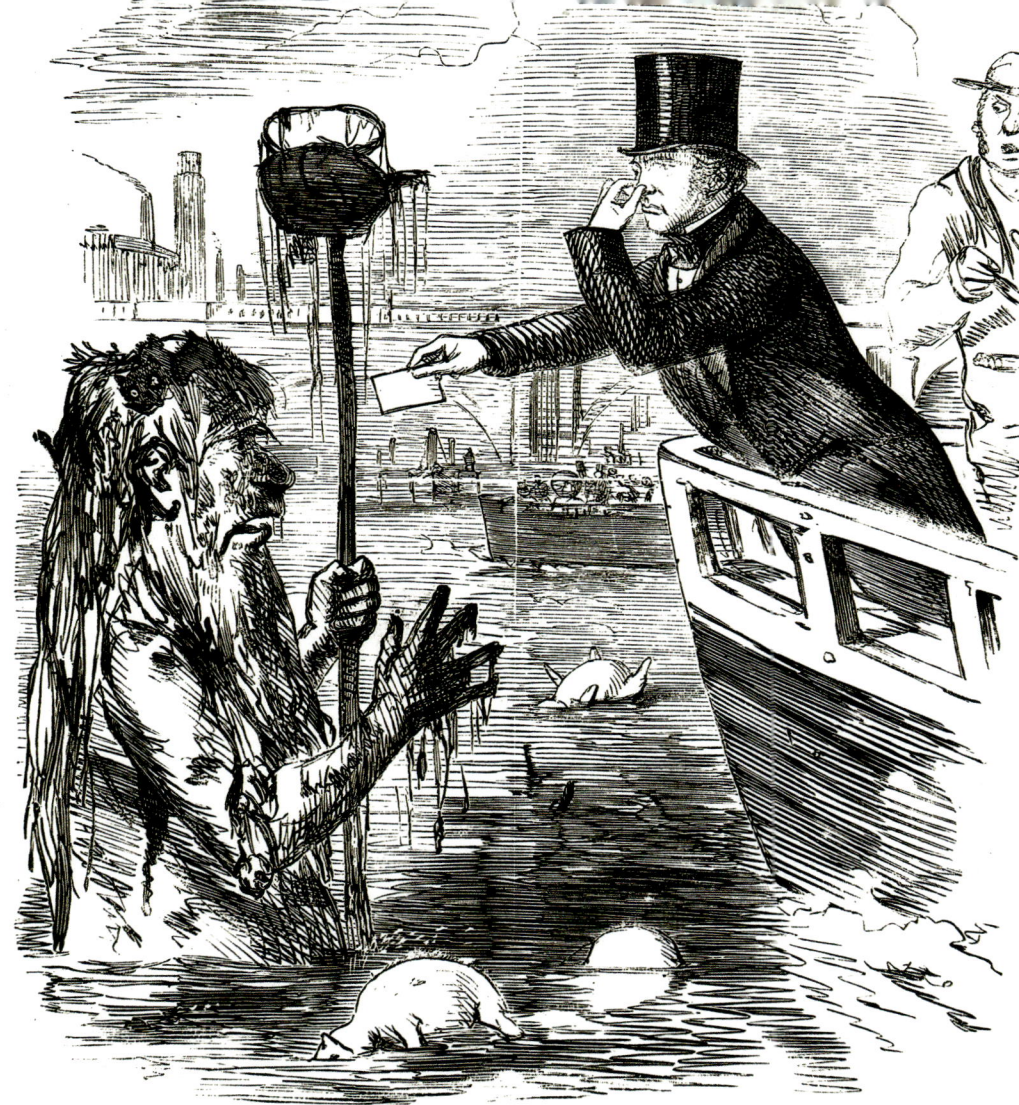

Das schmutzige Wasser der Themse veranlasste den englischen Wissenschaftler Michael Faraday im Juli 1855, einen Beschwerdebrief an die Times zu schreiben. Diese Karikatur des *Punch* aus dem gleichen Jahr zeigt Faraday, wie er „Vater Themse" seine Karte reicht. Der Untertitel lautet: *«Und wir hoffen, dass der schmutzige Kerl sich an den gelehrten Professor wendet.»*

eine der jüngsten Attraktionen der Industriellen Revolution auszugeben: eine öffentliche Toilette. Später versuchte Prinz Albert, das Problem der überquellenden Jauchegruben auf dem Anwesen des Schlosses in den Griff zu bekommen. Aber immer wenn die Themse anstieg und das Gelände mit den königlichen Fäkalien überschwemmte, harkten die königlichen Gärtner den Mist einfach zusammen und schaufelten ihn zurück in den Fluss.

Drei Jahre nach dem „Großen Gestank" kämpfte Prinz Albert um sein Leben. Er hatte hohes Fieber und musste sich immer wieder erbrechen, während sich auf seinem Ober-

1906 *Der Fall von Mary Mallon („Typhus-Mary"), eine gesunde Überträgerin von Typhusbakterien, nimmt seinen Anfang.*

1914–1918 *Alle britischen Soldaten im Ersten Weltkrieg werden gegen Typhus geimpft, als Amerika 1917 in den Krieg eintritt, auch die US-Soldaten.*

1933 *Der Typhuserreger wird Salmonella typhi genannt. Er ist damit Mitglied der großen, nach Daniel Elmer Salmon (1850–1914) benannten Bakterienfamilie.*

1948 *Die Einführung des Antibiotikums Chloramphenicols führt zu einer starken Verringerung der Sterblichkeit unter Typhuspatienten.*

1964 *500 Fälle von Typhus in Aberdeen in Schottland werden auf Dosen mit Cornedbeef aus Argentinien zurückgeführt. Nachdem sie steril verpackt worden waren, hatte man die Konserven in einem mit* Fäkalien verseuchten Fluss gekühlt, wo durch mikroskopisch kleine Risse Typhuserreger in die Dosen eindringen konnten.

2020 *Durch wirksame Antibiotika und mehrere* Impfungen ist die Sterblichkeit durch Thypus auf unter ein Prozent gesunken. Aber immer noch gibt es regelmäßig Ausbrüche in ärmeren Ländern in Afrika, Südostasien und Südamerika.

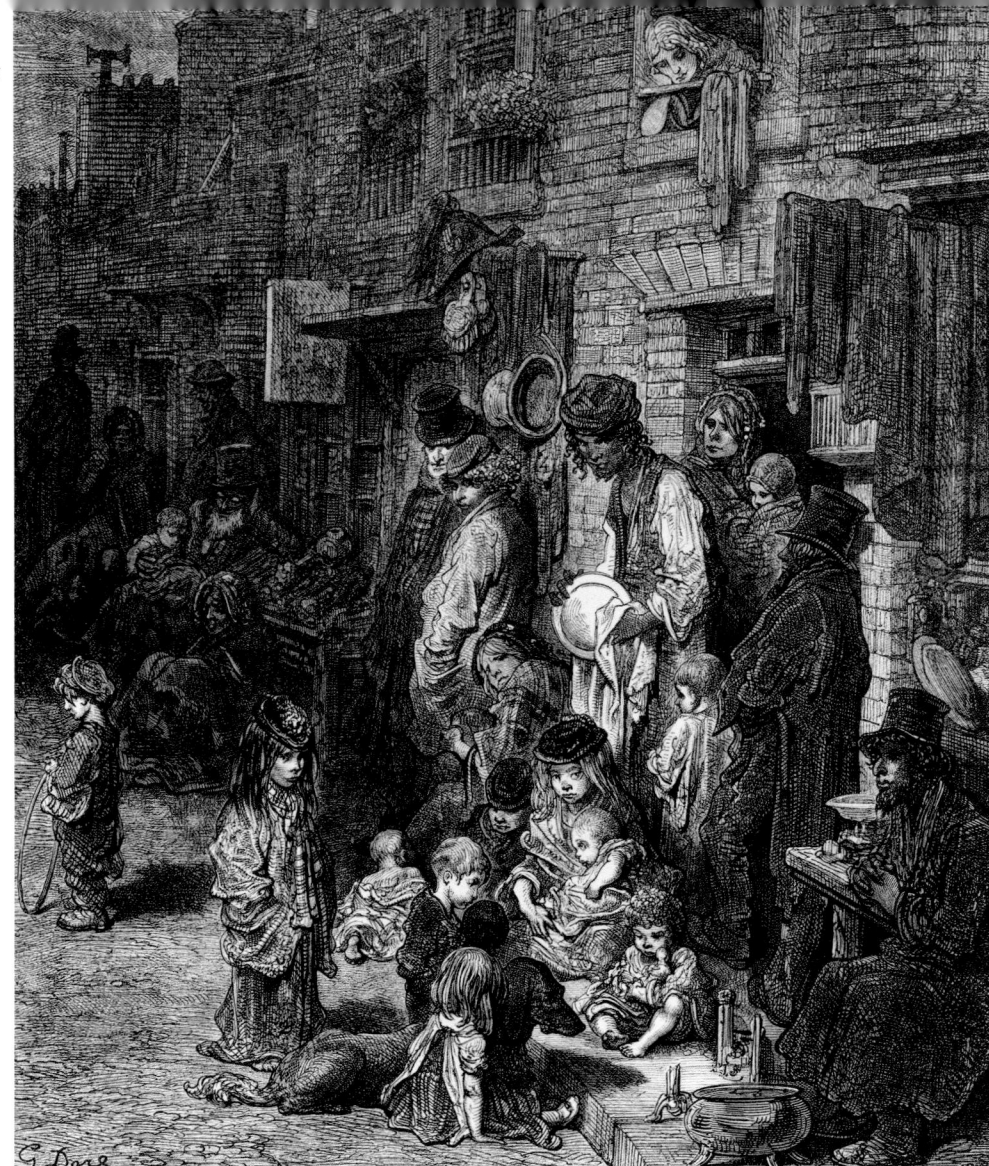

Die beengten und schmutzigen Lebensverhältnisse, die früher vielerorts herrschten wie hier in Whitechapel im Londoner East End im Jahr 1872, waren eine Brutstätte für alle möglichen ansteckenden Krankheiten, darunter auch Typhus. Der Erreger des Typhus, der Bazillus *Salmonella typhi,* ist nach Daniel Elmer Salmon (1850–1914) benannt.

körper rosafarbene Flecken ausbreiteten. Die Leibärzte Sir James Clark (1788–1870) und Sir William Jenner (1815–1898) waren ständig in Bereitschaft. Sie diagnostizierten ein „Darmfieber", wahrscheinlich Typhus, aber sie konnten wenig für den Prinzen tun. Am 14. Dezember 1861 starb Prinz Albert im Alter von nur 42 Jahren. Königin Victoria war untröstlich und trug für den Rest ihres langen Lebens Schwarz. In der Öffentlichkeit wurde sie die „Witwe von Windsor" genannt.

ÜBELRIECHENDE, TÖDLICHE FIEBER

London unterschied sich, was die schlechten hygienischen Zustände anging, Mitte des 19. Jahrhunderts kaum von anderen großen europäischen und amerikanischen Städten – und auch nicht von vielen Großstädten Asiens, Südamerikas und Afrikas heute. In London machte der „Große Gestank" Ärzte und Regierung auf den entsetzlichen Schmutz und die mangelnde Hygiene aufmerksam. Fieberkrankheiten waren für einen Großteil aller Todesfälle verantwortlich, besonders unter den Armen. Aber wie Prinz Alberts Tod zeigte, konnte die Krankheit jeden treffen. Woher also kamen diese Fieber, und hatten alle denselben Ursprung?

Zu jener Zeit gab es viele Arten von Fieber. Manche wie Pocken (siehe Seiten 128–139) und Gelbfieber (siehe Seiten 146–151) kannte man recht gut, wenn man sie auch nicht wirklich verstand. Viele andere wurden einfach in einen Topf geworfen oder nach ihren Symptomen und den tödlichen Auswirkungen beschrieben, nicht nach ihrem Erreger. Viele Ärzte waren aufgrund des Gestanks der Meinung, dass die Ursache für die meisten Fieber in den fauligen Dämpfen oder dem „Gifthauch" liegen müsse. Dieser stieg vom Abfall, den Sümpfen, den Jauchegruben, den Abwässern und den Industrieabfällen auf, die Felder, Straßen und Gewässer in Stadt und Land verseuchten. *«Jeder Geruch ist eine Krankheit»*, behauptete der englische Sozialreformer Edwin Chadwick (1800–1890). Er war ein Pionier für Verbesserungen in der Abwasser- und Abfallentsorgung. „Ausdünstungen" oder „Miasmen", die von den Kranken aufstiegen und die Luft verpesteten, wurden ebenfalls für die Ansteckung verantwortlich gemacht.

> «Um dorthin [in die schlimmsten Londoner Slums] zu gelangen, muss man in Höfe vordringen, in denen es nach giftigen und übelriechenden Gasen stinkt, die aus dem Abwasser und Abfall aufsteigen, überall verteilt … man muss sich seinen Weg durch dunkle und schmutzige Gänge suchen, in denen es von Ungeziefer nur so wimmelt …»

ANDREW MEARN, *THE BITTER CRY OF OUTCAST LONDON* (1883)

Die „Miasmatheorie" war im 18. und frühen 19. Jahrhundert so verbreitet, dass mit dem Begriff „mal'aria", vom italienischen *mala aria* („schlechte Luft"), häufig die Ursache aller Krankheiten beschrieben wurde. 1827 schrieb der englische Geologe John MacCulloch (1773–1835) ein viel gelesenes Buch mit dem Titel „Malaria: Ein Aufsatz über die Entstehung und Verbreitung dieses Giftes und über den Charakter und die Lage von Orten, wo es entsteht". Das Buch thematisiert nicht einfach die Krankheit, die wir heute als Malaria kennen. MacCulloch wollte zeigen – wie andere zu seiner Zeit –, dass alle Krankheiten an allen „giftigen" Orten durch „mal'aria" entstünden. Zwei Krankheiten, die man mit solchen „Ausdünstungen" in Zusammenhang brachte, wurden lange für eine einzige gehalten: Typhus und Fleckfieber, die beide mit Schmutz, Armut, schlechter Hygiene und vor allem üblen Gerüchen zu tun hatten.

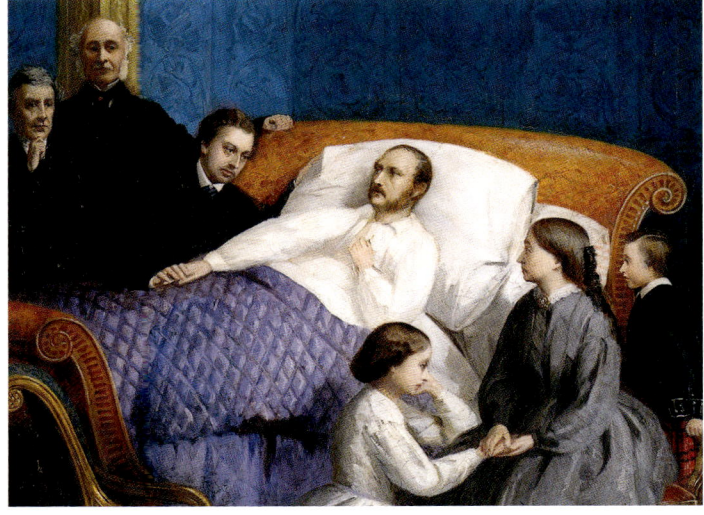

Die letzten Momente im Leben von Prinz Albert, dem Gemahl der englischen Königin Victoria. Die meisten Medizinhistoriker nehmen an, dass er an Typhus starb. Manche meinen auch, er sei an Morbus Crohn oder Magenkrebs gestorben. Diese Debatte macht einmal mehr deutlich, wie schwierig es ist, rückwirkend Diagnosen zu stellen.

TYPHUS GLEICH FLECKFIEBER?

1829 prägte der französische Arzt Pierre Louis (1787–1872) den Begriff *typhoid* („wie Typhus"). Die Krankheit, die Louis damit bezeichnete, war in Paris weit verbreitet und unterschied sich in den Augen einiger Wissenschaftler vom Fleckfieber, Englisch *typhus,* das besonders in England und Irland vorkam. Louis zog keinerlei Schlussfolgerungen, was den tatsächlichen Unterschied zwischen *typhoid* und *typhus* anging. Es dauerte noch einmal 50 Jahre, bis eine Unterscheidung zwischen Typhus und Fleckfieber auf wissenschaftlicher Grundlage getroffen wurde. Drei Männer mit Namen William spielten eine entscheidende Rolle bei der Lösung des Rätsels: der amerikanische Arzt William W. Gerhard (1809–1872), der britische Arzt William Jenner (1815–1898), der sich um Prinz Albert kümmerte und selbst an Typhus und Fleckfieber erkrankte, sowie der britische Epidemiologe William Budd (1811–1880).

Insbesondere William Budd war fasziniert vom „Großen Gestank" von 1858 und den düsteren Vorhersagen, dass er zu einer gewaltigen Zunahme der Todesfälle führen würde. Aber als er 1873 Berichte über Erkrankungen und Todesfälle in den Jahren 1858/59 studierte, stellte er fest:

> *«Seltsam, das zu sagen, aber die Ergebnisse zeigten nicht nur, dass die Sterberate unter dem Durchschnitt lag, sondern auch … eine bemerkenswerte Abnahme im Auftreten von Fieber, Durchfall und anderen Krankheiten, die üblicherweise mit fauligen Ausdünstungen in Verbindung gebracht werden.»*

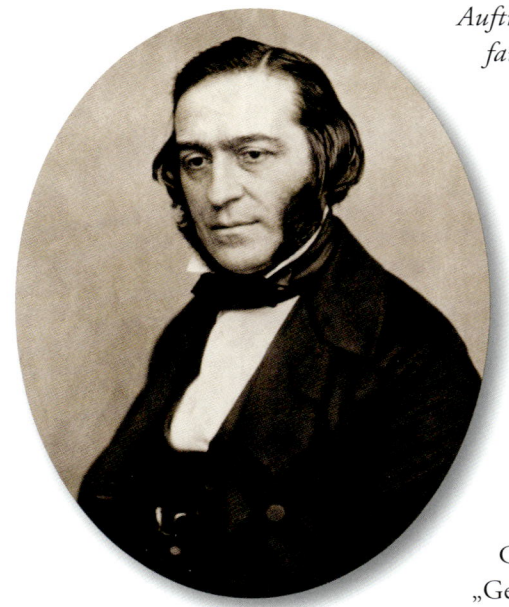

William Budd, einer der Ärzte, die im 19. Jahrhundert daran mitwirkten, den Unterschied zwischen Typhus und Fleckfieber zu definieren. Er setzte sich für Desinfektion als Mittel gegen die Verbreitung ansteckender Krankheiten wie Typhus und Cholera ein.

Genau wie John Snow bei seiner Untersuchung der Cholera in London (siehe Seiten 44–53) begann Budd zu vermuten, dass nicht die Gerüche die Ursache der Krankheit waren, sondern schmutziges Wasser. Ein paar Jahre später wurde klar, dass er recht hatte: Eine Gruppe deutscher Wissenschaftler identifizierte den Typhusbazillus. Dies war eine der ersten Entdeckungen eines bakteriellen Erregers als Krankheitsursache. Etwas länger dauerte es, bis der Erreger des Fleckfiebers gefunden wurde (siehe Seiten 36–43).

Gegen Ende des 19. Jahrhunderts war die Keimtheorie der Krankheiten, die der französische Mikrobiologe Louis Pasteur (1822–1895) Mitte des Jahrhunderts aufgestellt hatte, weitestgehend akzeptiert, auch wenn Charles Creighton (1847–1927) in seinem 1891 bis 1894 erschienenen Werk „Geschichte der Seuchen in Britannien" noch die Miasmatheorie vertrat. Im Jahr 1900 waren mehr als 20 Mikroorganismen als Krankheitserreger identifiziert. Die Keimtheorie hatte sich endgültig durchgesetzt. Man erkannte Typhus als eine eigene, klar definierte Erkrankung. Und es gab auch eine Möglichkeit der Diagnose, den Widal-Test, entwickelt 1896 von Fernard Widal (1862–1929). Es war zu spät, um sagen zu können, ob Prinz Albert an Typhus gestorben war, aber früh genug, um ein neues Rätsel lösen zu können: den Fall der Typhus-Mary (siehe Kasten rechts).

DER MENSCH ALS WIRT UND DER GESUNDE ÜBERTRÄGER

Anfang des 20. Jahrhunderts erkannte man, dass Typhus auf fäkal-oralem Weg übertragen wird: Der Erreger wandert aus dem Darm eines Kranken in Kot oder Urin, die dann Wasser oder Nahrungsmittel verunreinigen und so in den Mund des nächsten Opfers gelangen. Eigentlich ist der Typhus-Kreislauf sehr einfach. Es gibt keinen anderen Wirt als den Menschen, und der Kreislauf kann mit strenger Hygiene unterbrochen werden, beispielsweise indem man sich die Hände wäscht, bevor man Nahrungsmittel anfasst, indem man Fliegen, die sich von Kot ernähren, von der Nahrung fernhält und indem man sicherstellt, dass die menschlichen Ausscheidungen nicht ins Trinkwasser gelangen. Ein ungelöstes Rätsel gab es im Hinblick auf Typhus aber noch. Der englische Epidemiologe William Budd hatte bereits 1873 eine wichtige Beobachtung gemacht:

DIE GESCHICHTE DER TYPHUS-MARY

«Die harmloseste und doch gefährlichste Frau Amerikas»
Titel einer Zeitschrift in den USA, 1909

Im Sommer 1906 genoss Henry Warren, ein New Yorker Banker, zusammen mit seiner Familie den Urlaub auf Long Island. Die Familie war froh, dass die junge irische Köchin Mary Mallon dabei war. Mary Mallon konnte himmlisch kochen, „Pfirsiche auf Eis" waren ihre besondere Spezialität. Aus irgendeinem Grund verließ Mary in jenem Sommer die Familie Warren, um sich woanders eine Stelle zu suchen.

Kurz darauf schlug das Schicksal zu: Nach Marys Abreise erkrankten innerhalb weniger Wochen sechs von elf Mitgliedern der Familie Warren an Typhus. Ein fürchterlicher Schock. Typhus war doch eine Krankheit der schmutzigen Slums, nicht der sauberen Ferienhäuser der Reichen! Henry Warren zog den Gesundheitsingenieur George Soper (1870–1948) zu Rate.

Wie der Zufall es wollte, hatte Soper Robert Kochs Aufsatz über gesunde Überträger von Typhuserregern gelesen (siehe Seite 60). Nachdem er alle anderen Möglichkeiten ausgeschlossen hatte, fiel sein Verdacht auf die ehemalige Köchin. Soper spürte sie in New York auf und warf einen Blick in ihre Arbeitsunterlagen: Sie galt als hervorragende Köchin, aber wo immer sie gewesen war, war Typhus ausgebrochen. Er beschloss, sie zu überprüfen:
«Ich war so diplomatisch wie möglich, aber ich musste sagen, dass ich sie verdächtigte, die Menschen krank zu machen, und dass ich Proben von ihrem Urin, ihrem Stuhlgang und ihrem Blut haben wollte. Marys Reaktion auf mein Ansinnen ließ nicht lange auf sich warten. Sie griff nach einer Bratengabel und bewegte sich auf mich zu. Ich eilte schnell den langen, schmalen Flur hinunter, durch das hohe Eisentor, nach draußen auf den Bürgersteig. Und ich war wirklich froh, dass ich entkommen konnte.»

Bei Sopers nächstem Versuch wurde er «schon auf der Treppe mit einer Flut wüster Beschimpfungen begrüßt». Er rief Verstärkung: die New Yorker Inspektorin für öffentliche Gesundheit und fünf Polizisten. Aber Mary Mallon war verschwunden.

Nach dreistündiger Suche wurde sie in einem Verschlag entdeckt, aus dem man sie hervorzerrte. Sie fluchte und trat um sich. Ihre Stuhlprobe wimmelte vor Typhusbakterien. Mary war, wie Soper richtig angenommen hatte, eine gesunde Überträgerin der Krankheit.

Mary Mallon verbrachte die nächsten drei Jahre im Riverside Hospital, einer Quarantäneeinrichtung im New Yorker East River. 1910 wurde sie entlassen, unter der Bedingung, dass sie sich die Gallenblase entfernen ließ – *Salmonella typhi* scheinen sich in der Gallenblase zu konzentrieren – oder dass sie aufhörte, als Köchin zu arbeiten. Sie tat weder das eine noch das andere, die Gesundheitsbehörden verloren ihre Spur.

1915 brach in einem Hospital in Manhattan Typhus aus. Die Köchin des Krankenhauses, Mrs. Brown, war niemand anderes als „Typhus-Mary". Sie wurde wieder im Riverside Hospital isoliert und verbrachte dort den Rest ihres Lebens, bis sie 1938 starb.

«Der genaue Zeitpunkt, wann der Fieberpatient aufhört, ansteckend zu sein, lässt sich nicht leicht bestimmen. Ich habe oft erlebt, dass in einer Familie, die in einer zuvor gesunden Nachbarschaft lebte, bald nach der Rückkehr eines Konvaleszenten Fieber ausbrach. Daher bin ich mir ziemlich sicher, dass man Patienten, die so weit wiederhergestellt sind, nicht immer gefahrlos erlauben kann, sich ohne Vorsichtsmaßnahmen unter andere zu mischen.»

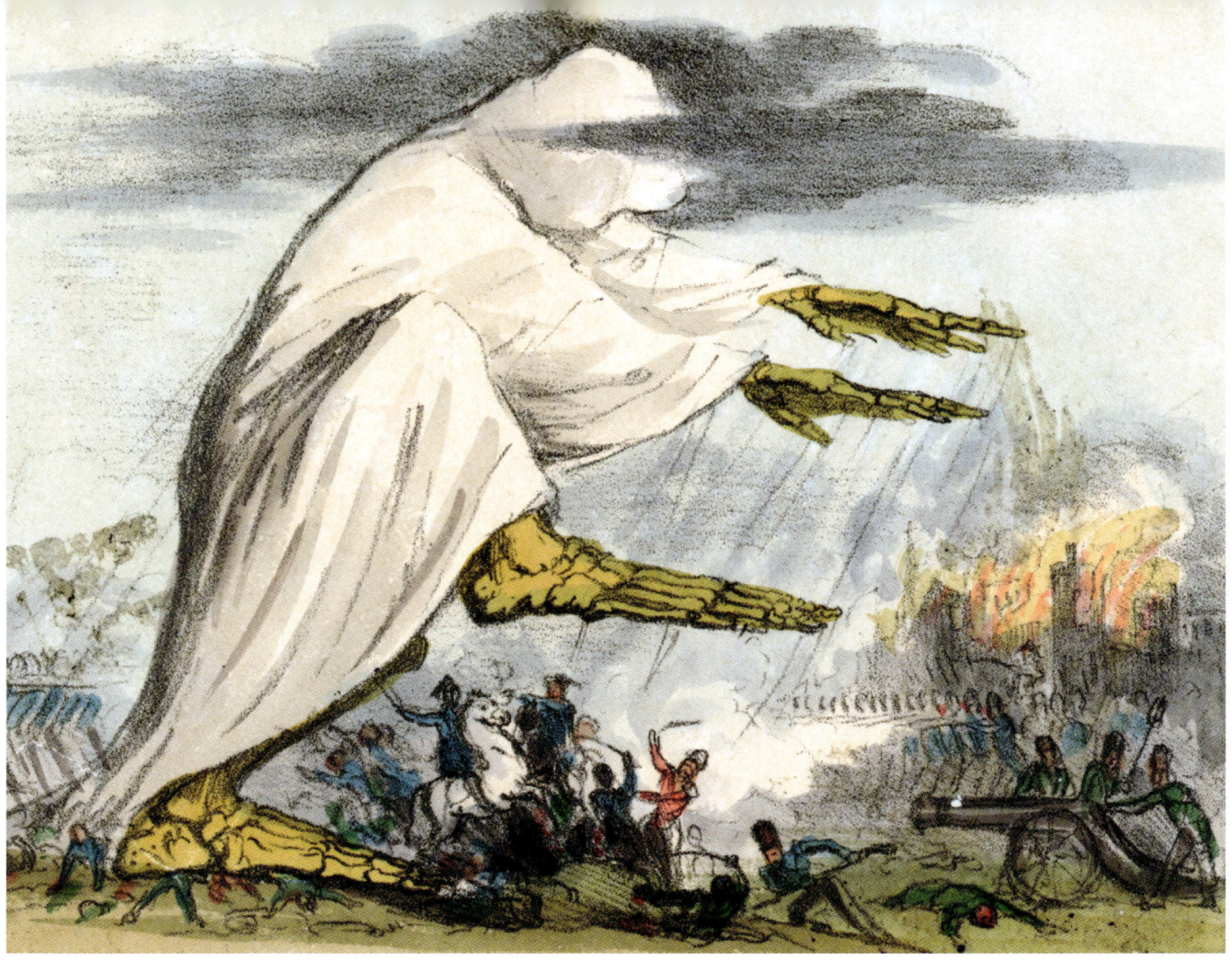

Diese Lithographie aus dem 19. Jahrhundert zeigt ein riesiges Skelett auf einem Schlachtfeld. Sie macht deutlich, dass Krankheiten die Sieger genauso treffen können wie die Verlierer.

1902 äußerte auch der deutsche Bakteriologe Robert Koch (1843–1910) die Ansicht, dass genesende Patienten das Bakterium immer noch ausscheiden und so als Ansteckungsquelle fungieren können, auch wenn sie selbst nicht mehr krank sind. In einer Zeit, in der es keine Behandlungsmöglichkeit gab, war es eine entscheidende Frage, wie lange ein Überlebender noch eine Ansteckungsgefahr war.

Die Antwort – „vielleicht ein Leben lang" – fand man Anfang des 20. Jahrhunderts bei der Untersuchung der irischen Köchin Mary Mallon in New York. Sie ist der Nachwelt als Typhus-Mary bekannt (siehe Kasten auf Seite 59). Wo immer sie hinging, folgte ihr der Typhus. Diese Geschichte zeigt, dass einige wenige Typhuskranke, vielleicht zwei oder drei Prozent derjenigen, die sich wieder vollständig erholen, für den Rest ihres Lebens diese Krankheit übertragen können.

Gesundheitspflege und Impfung

Die Schrecken der „Schmutzkrankheiten" des 19. Jahrhunderts wie Typhus, Ruhr, Fleckfieber und Cholera führten schließlich zu gewaltigen Kampagnen, um die katastrophalen hygienischen Zustände in den großen Städten zu beseitigen. In Europa und den USA wurde eine Reihe von Gesetzen zur öffentlichen Gesundheit erlassen und man bemühte sich, mit Fäkalien verseuchtes Wasser vom Trinkwasser zu trennen. Einfache Maßnahmen wie sich die Hände zu waschen, Trinkwasser abzukochen, Nahrungsmittel vor Fliegen zu schützen, allgemein sorgfältiger mit Nahrungsmitteln und Milch umzugehen oder Mülltonnen mit Deckeln zu versehen, hatten eine enorme Wirkung. In den Industrienationen ging der Typhus Anfang des 20. Jahrhunderts deutlich zurück.

In Kriegszeiten blieb die Krankheit dennoch eine Gefahr. So hatten etwa die Soldaten im Zweiten Burenkrieg (1899–1901) in Südafrika mit Typhus zu kämpfen. Und während des spanisch-amerikanischen Krieges von 1898 wurden mehr als 20 000 Typhusfälle gezählt. Von insgesamt 100 000 Soldaten starben 1500. Walter Reed (1851–1902), der Vorsitzende der Typhuskommission der Armee, inspizierte Garnisonen in den USA, in denen der Typhus um sich griff, und fand die hygienischen Zustände erschreckend. Er führte vor, wie Fliegen Fäkalien in die Speisezelte trugen. Dazu streute er Kalk in die schmutzigen Latrinen. Dann beobachtete er, wie sich die Fliegen mit ihren kalkbedeckten Füßen im Essen der Soldaten tummelten.

Ende des 19. und Anfang des 20. Jahrhunderts begann eine Reihe von Wissenschaftlern an einem Impfstoff gegen Typhus zu arbeiten. Im Ersten Weltkrieg stand dann ein Impfstoff zur Verfügung, und das amerikanische und das britische Oberkommando schrieben die Impfung gegen Typhus sowie eine bessere militärische Hygiene zwingend vor. Dadurch wurden wahrscheinlich viele Fälle von Typhus in den Schützengräben vermieden. In der UdSSR dagegen gab es in den 20er Jahren schwere Typhusepidemien. Ein Impfstoff gegen Typhus kam in großem Umfang auch im Zweiten Weltkrieg zum Einsatz, und 1948 wurde mit Chloramphenicol ein wirksames Medikament eingeführt. Damit war es erstmals möglich, Typhus zu behandeln, auch wenn die Krankheit zu diesem Zeitpunkt bereits verschwand.

TYPHUS HEUTE

In den letzten Jahrzehnten hat es in Europa und den USA eine kleine Zahl von Typhusausbrüchen gegeben, darunter eine alarmierende Epidemie in der schottischen Stadt Aberdeen im Sommer 1964, die auf importiertes Cornedbeef aus Argentinien zurückging. Aber größtenteils gehört Typhus in der entwickelten Welt der Vergangenheit an. In ärmeren Ländern bleibt Typhus jedoch ein großes Problem, und im größten Teil Mittel- und Südamerikas sowie in vielen Teilen Afrikas und Asiens hat er sich dauerhaft eingenistet. Weltweit wird die jährliche Zahl von Erkrankungen auf ca. 22 Millionen geschätzt, die Zahl der Toten auf ca. 200.000.

Obwohl heute verschiedene Antibiotika-Medikamente und bessere Impfstoffe verfügbar sind, gibt es Anlass zur Sorge, da Typhus-Stämme in Teilen der Welt gegen wichtige Antibiotika resistent werden. Die Verbesserungen der Hygiene und der öffentlichen Gesundheit haben sich im vergangenen Jahrhundert als wirksames Mittel erwiesen, um den Typhus zu bekämpfen. Solche Verbesserungen sind heute dringend nötig, um auch in den Entwicklungsländern das Auftreten von Typhus und anderen durch Wasser und Nahrungsmittel übertragenen Krankheiten zu verhindern. Dort sind sauberes Wasser und eine funktionierende Kanalisation eher die Ausnahme. Wie ein afrikanisches Sprichwort sagt: «Schmutziges Wasser kann man nicht waschen.»

Eine Schlüsselfigur bei der Entwicklung des Impfstoffs gegen Typhus war der britische Wissenschaftler Sir Almroth Wright (1861–1947). Seine Kritiker nannten ihn „Sir Almost Wright", der Herr, der fast recht hat, oder „Sir Always Wrong", der Herr, der immer falsch liegt. Die Figur des Sir Colenso Ridgeon in George Bernard Shaws Theaterstück „Der Arzt am Scheideweg" ist Wright nachempfunden.

TUBERKULOSE

– oder Tbc – ist eine chronische bakterielle Erkrankung, die die Menschheit wahrscheinlich schon seit der Antike plagt. Sie kann sowohl von Menschen als auch von Kühen übertragen werden und fast jedes Gewebe oder Organ des Körpers betreffen. Die verschiedenen Formen der Tuberkulose in der Vergangenheit zu identifizieren ist nicht so einfach. Die Vielzahl ihrer Namen – Schwindsucht, Morbus Koch, Kirchhofshusten oder „die Motten" – spiegelt die Menge der Symptome dieser variantenreichen und oft tödlichen Krankheit. Am weitesten verbreitet ist die Lungentuberkulose, die durch Tröpfcheninfektion übertragen wird. Sie war eine der schlimmsten Plagen in den Industriestädten des 19. und frühen 20. Jahrhunderts. Obwohl Mitte des 20. Jahrhunderts eine wirksame Heilmethode entwickelt wurde, ist die Tuberkulose in der jüngeren Vergangenheit wieder aufgeflackert. Da sie teilweise resistent gegen Medikamente ist, hat die Weltgesundheitsorganisation die Tuberkulose 1993 zum weltweiten Notfall erklärt.

Im Jahr 1924 veröffentlichte der Schriftsteller Thomas Mann sein Meisterwerk „Der Zauberberg". Darin beschreibt er Leben und Sterben in einem Lungensanatorium in den Alpen um die Wende des 19. zum 20. Jahrhundert.

> «… Am allerhöchsten liegt das Sanatorium Schatzalp dort drüben, man kann es nicht sehen. Die müssen im Winter ihre Leichen per Bobschlitten herunterbefördern, weil die Wege nicht fahrbar sind.
>
> ‹Ihre Leichen? Ach so! Na, höre mal!› rief Hans Castorp. Und plötzlich geriet er ins Lachen, in ein heftiges, unbezwingliches Lachen, das seine Brust erschütterte und sein vom kühlen Wind etwas steifes Gesicht zu einer leise schmerzenden Grimasse verzog.»

Tuberkulose, das findet Castorp bald heraus, ist nicht zum Lachen. Im Endstadium bedeutet sie heftigen, blutigen Husten, Atemlosigkeit, Schmerzen, nächtliches Schwitzen, langsames, schleichendes Dahinschwinden, den Verfall junger, gepeinigter Körper. Cas-

Zeitleiste

2700 v. Chr. Erste mögliche Beschreibung der Tuberkulose in chinesischen Texten.

5. Jahrhundert v. Chr. Griechische Ärzte beschreiben Phthisis, eine auszehrende Krankheit, bei der es sich möglicherweise um Tuberkulose handelte. Sie wird auch später bei den Römern erwähnt.

1660-1885 Der englische König Charles II. legt fast 100 000 seiner Untertanen, die an Skrofulose leiden, seine Hände auf. Diese Form der Tuberkulose befällt die Drüsen am Hals und ist auch als „Königliches Leiden" bekannt.

1689 Unter dem Mikroskop sind tuberkulare Läsionen zu sehen, die als „Tuberkel" beschrieben werden.

1816 Die Erfindung des Stethoskops durch den Arzt René Laënnec ermöglicht es Ärzten, Lungengeräusche abzuhören.

1830er Jahre Der Begriff „Tuberkulose", der nach und nach die älteren Begriffe „Phthisis" und „Schwindsucht" ersetzt, wird erstmals verwendet.

1855 Im schlesischen Görbersdorf wird das weltweit erste Tbc-Sanatorium eröffnet.

1882 Robert Koch (1843–1910) isoliert den Bazillus, der Tbc hervorruft.

1895 Wilhelm Röntgen (1845–1932) entdeckt die Röntgenstrahlen. Dadurch werden Vorsorgeuntersuchungen zur Tbc möglich.

torp, dessen mangelnde Gesundheit ihn zwingt, sieben Jahre im Sanatorium zu verbringen, begreift, *«dass alle höhere Gesundheit durch die tiefen Erfahrungen von Krankheit und Tod hindurchgegangen sein muss»*. Doch auch wenn die Geschichte der Tuberkulose Bilder von Sanatorien heraufbeschwört, von blassen, abgemagerten, liebeskranken Männern und Frauen im Schatten des „Zauberbergs", so liegt die trostlose Realität der Krankheit im Schmutz und Dreck überbevölkerter Slums auf der ganzen Welt.

DIE SCHWINDSUCHT UND DIE RÄTSEL DER ANTIKE

Wann, wo und wie Menschen erstmals an Tuberkulose erkrankten, weiß man nicht. Wahrscheinlich gibt es diese Krankheit in ihren unterschiedlichen Formen seit rund 3000 Jahren. Altägyptische Gemälde zeigen bucklige Gestalten, die aussehen, als hätten sie Rückenmarkstuberkulose. Narben in den Lungen von Mumien deuten auf Lungentuberkulose hin. Mesopotamische Tontafeln aus dem 7. Jahrhundert v. Chr. listen verschiedene Krankheiten auf, darunter eine, bei der der Patient ständig husten muss: *«Was er abhustet, ist dick und häufig blutig»*, steht auf der Tafel. *«Wenn er atmet, hört sich das an wie eine Flöte. Die Hände sind kalt, die Füße warm. Er schwitzt leicht, und die Herzfunktion ist gestört.»*

Ob sich die menschliche Form von Tbc aus einer tierischen wie der Rindertuberkulose entwickelt hat – möglicherweise durch den Verzehr von infizierten

> «Ich kenne die Farbe jenes Blutes! Es ist arterielles Blut. Mir kann man nichts vormachen … Jener Tropfen Blut ist mein Todesurteil, ich muss sterben.»
>
> JOHN KEATS 1820, EIN JAHR VOR SEINEM TOD MIT 25 JAHREN

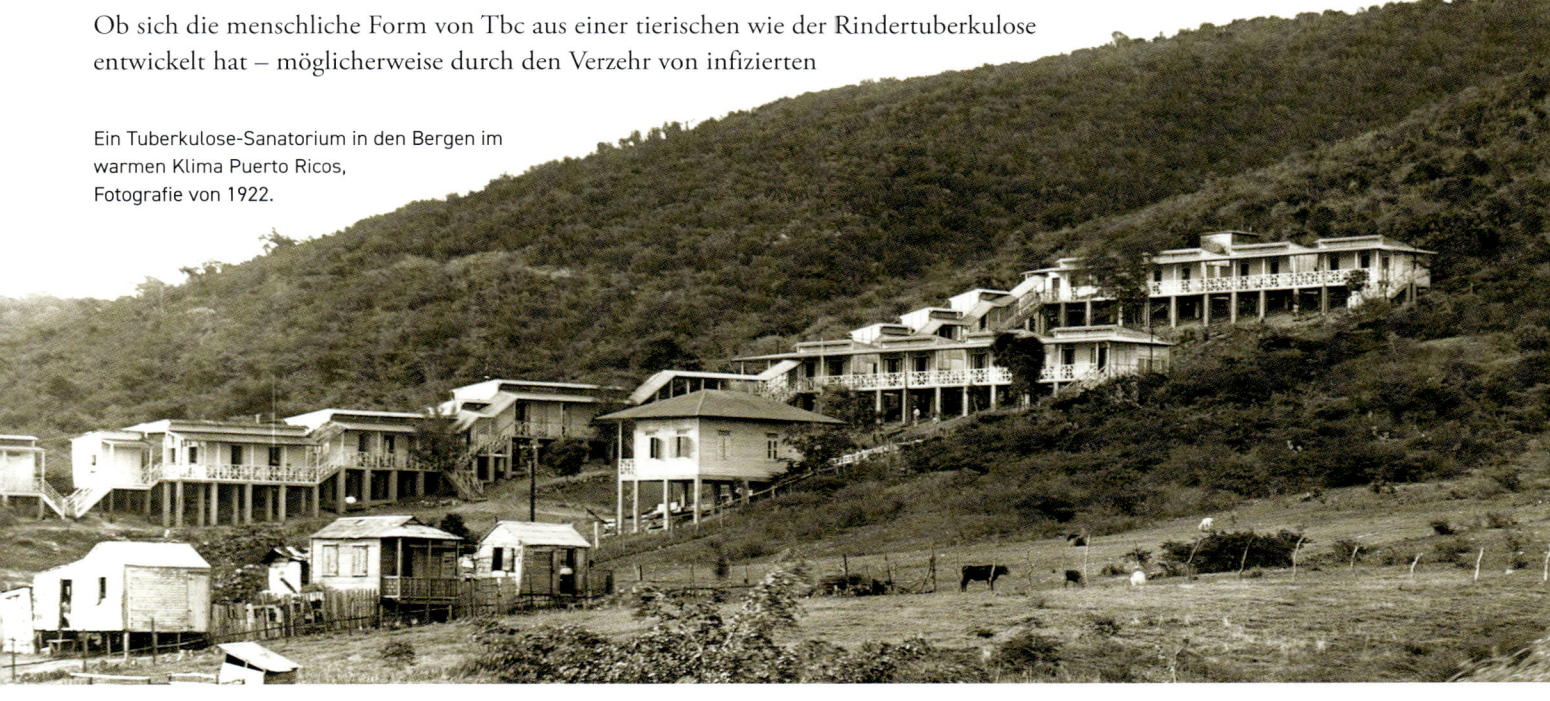

Ein Tuberkulose-Sanatorium in den Bergen im warmen Klima Puerto Ricos, Fotografie von 1922.

1921 Der Impfstoff BCG wird entwickelt.

1944 Entdeckung von Streptomycin, dem ersten Antibiotikum, das gegen Tbc wirkt.

50er Jahre Der aus Irland stammende Arzt John Crofton (geboren 1912) entwickelt die „Edinburgher Methode", bei der drei Medikamente zur Behandlung von Tuberkulose kombiniert werden. Die Ergebnisse sind ausgezeichnet.

80er Jahre Die Tbc scheint in den Industrieländern zu verschwinden.

90er Jahre Tbc gibt erneut Anlass zu großer Sorge, besonders die Kombination aus HIV/Aids und medikamentenresistenten Tbc-Stämmen.

1993 Die WHO erklärt den weltweiten Tbc-Notstand.

2006 Die WHO ruft ein neues „Stop-TB"-Programm ins Leben.

2015 Nach dem Global tuberculosis report der Weltgesundheitsorganisation (WHO) starben in diesem Jahr etwa 1,4 Millionen Menschen an Tuberkulose.

2020 Die Tuberkulose ist immer noch die tödlichste Infektionskrankheit weltweit. Etwa 10 Millionen Menschen erkranken pro Jahr.

Milchprodukten – oder ob die Menschen sie an ihre Herden weitergegeben haben, ist eine viel diskutierte Frage. Eindeutig zu belegen ist die Lungentuberkulose oder *Phthisis*, was auf Griechisch „abnehmen" oder „dahinschwinden" bedeutet, zur Zeit der griechischen Ärzte Hippokrates (ca. 460–ca. 370 v. Chr.) und Galen (129–ca. 210 n. Chr.). Die Griechen führten die Krankheit auf „schlechte Luft" zurück. Die Römer empfahlen, in menschlichem Urin zu baden, Elefantenblut zu trinken oder Wolfsleber zu essen. Die Araber behandelten die Krankheit mit Eselsmilch und zerstoßenen Krebsschalen. Manche antiken und frühmittelalterlichen Ärzte rieten ihren Patienten zu einer Luftveränderung – eine Praxis, die im 19. und 20. Jahrhundert wieder aufgegriffen wurde.

DIE KÖNIGLICHE BERÜHRUNG

Jahrhundertelang behaupteten französische und englische Könige und Königinnen, sie seien in der Lage, Skrofulose oder „King's Evil" durch Auflegen ihrer Hand zu heilen. Sie glaubten, diese Macht würde von Gott nur den wahren Königen verliehen. Daher dienten Zeremonien, die diese „Königliche Berührung" einschlossen, dazu, den Anspruch auf die Thronfolge zu untermauern. Warum ausgerechnet die Skrofulose im Zentrum besonderer königlicher Aufmerksamkeit stand, bleibt ein Rätsel.

Charles II., König von England von 1660 bis 1685, soll seine Hände fast 100 000 Untertanen aufgelegt haben. Bei seiner Krönung 1722 berührte Ludwig XV. von Frankreich mehr als 2000 Skrofulose-Kranke. Der Letzte, dem in England die „Königliche Berührung" durch Königin Anne (1702-1714) zuteil wurde, war der junge Samuel Johnson (1709-1784), der später ein großer Schriftsteller wurde. Im 18. Jahrhundert geriet die Praxis in England in Vergessenheit, in Frankreich wurde sie bis 1825 fortgesetzt.

Ein englischer Anhänger aus dem 16. Jahrhundert, der bei der Zeremonie der Königlichen Berührung verteilt wurde.

FORMEN DER TUBERKULOSE

Die meisten Menschen sind anscheinend von Natur aus immun gegen Tbc. Nur einer von zehn Infizierten entwickelt tatsächlich die aktive Form der Krankheit. Lungentuberkulose ist die am weitesten verbreitete Form. Und wenn ein Mensch erst einmal aktive Symptome zeigt, Blut hustet, in der Nacht schwitzt und allgemein schwächer wird, ist der Tod meist nicht mehr weit. Tuberkulose kann aber auch andere Teile des Körpers befallen. Eine aus dem Mittelalter überlieferte Krankheit, Skrofulose oder Skrofeln, war wahrscheinlich eine Form von Tbc, die die Drüsen am Hals befällt. Das Wort „Scrofula" ist die Verkleinerungsform von lateinisch *scrofa*, „schwangere Sau". Das aufgedunsene Gesicht eines Menschen mit geschwollenen Lymphdrüsen erinnerte offensichtlich an ein „kleines Schwein". Diese Form der Tuberkulose war auch als „King's Evil", als „Königliches Leiden", bekannt (siehe Kasten links).

„King's Evil" oder Skrofulose sind nur zwei der vielen verschiedenen Namen, mit denen die einzelnen Formen der Tuberkulose bezeichnet wurden. „Phthisis" gab es auch im Deutschen als wissenschaftlichen Ausdruck für die Lungentuberkulose, während die Krankheit im Volksmund „Schwindsucht" hieß. Dieses Wort veranschaulicht gut, wie die Opfer von der Krankheit buchstäblich ausgezehrt wurden, wie sie „dahinschwanden", immer blasser und schwächer wurden. „Galoppierende Schwindsucht" oder „Kirchhofshusten" bedeutete, dass der Tod unmittelbar bevorstand. „Gemeiner Wolf" war der Name, mit dem die Hauttuberkulose bezeichnet wurde, die zu schrecklichen Entstellungen führte, besonders im Gesicht. Die Tuberkulose des Rückenmarks wurde als Morbus Pott bekannt, benannt nach dem englischen Mediziner Percival Pott (1714–1788). Die Tuberkulose, die die Nebennieren befällt, hieß nach dem Arzt Thomas Addison (1783–1860) „Addisons Krankheit". Die große Zahl der

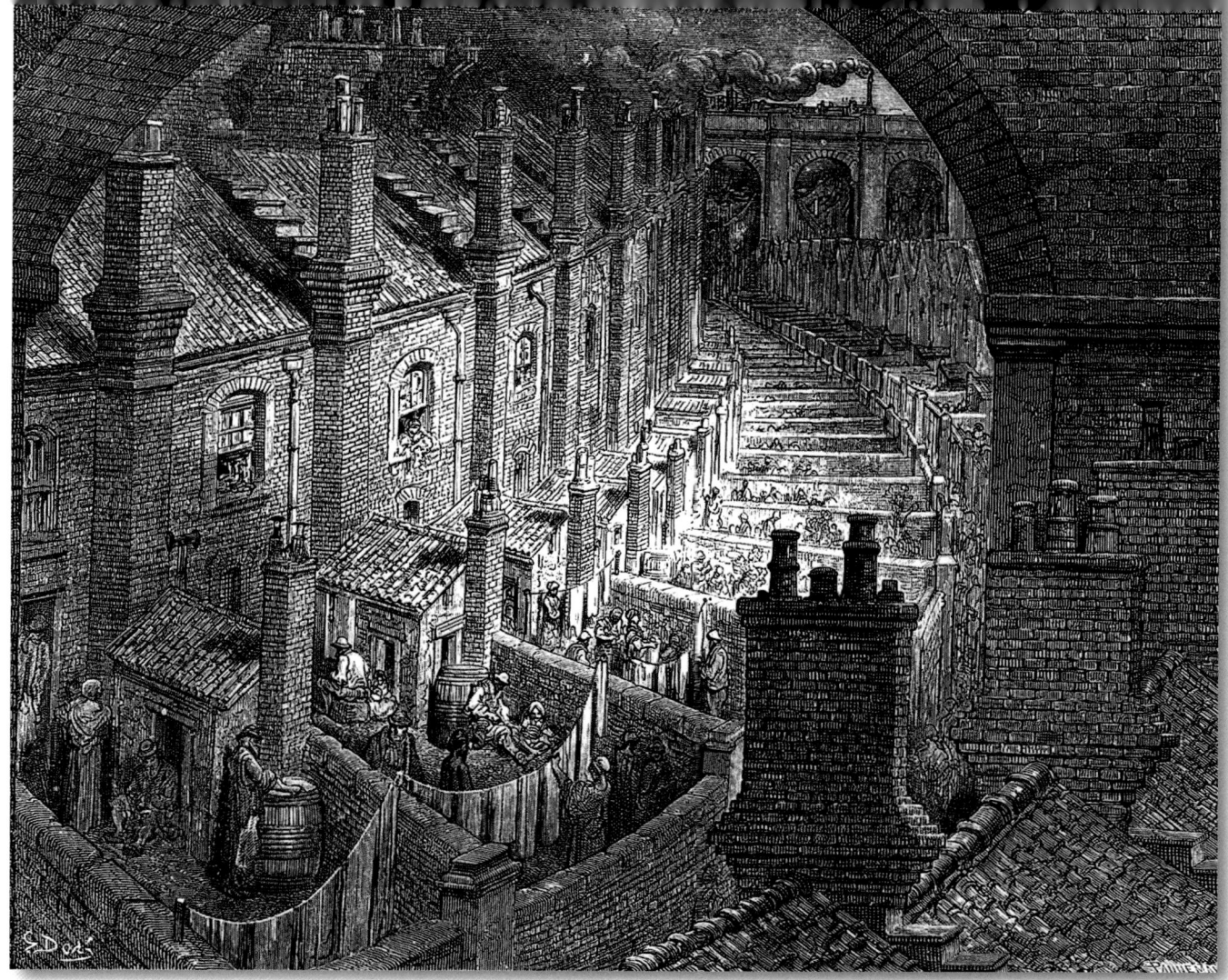

Namen aus dem Mittelalter und der Frühen Neuzeit macht es schwierig, mit Sicherheit zu bestimmen, wie weit die Krankheit tatsächlich verbreitet war. Den Londoner Sterbelisten zufolge forderte im schrecklichen Pestjahr 1665 die Schwindsucht das Leben von 4808 Londoner Bürgern und stand damit an dritter Stelle nach der Pest und den verschiedenen Fieberkrankheiten. Weitere 86 starben an „King's Evil".

Die überbevölkerten Londoner Slums waren perfekt geeignet, um die Tuberkulose zu übertragen. Im 19. Jahrhundert breitete sich die Tuberkulose sehr stark aus.

TBC BENENNEN UND IDENTIFIZIEREN

In seiner Abhandlung „Phthisiologia" von 1689 verwendete der britische Arzt Richard Morton (1637–1698) zum ersten Mal das Wort „Tuberkel", von Lateinisch tuberculum, der Verkleinerungsform von tuber, „Höcker" oder „Beule". Er bezeichnete damit die winzigen Knötchen von entzündetem Gewebe in den Lungen von Patienten, die an Schwindsucht gestorben waren. 1816 erfand der französische Arzt René Théophile Hyacinthe Laënnec (1781–1826), der möglicherweise selbst an Tuberkulose starb, ein Gerät, mit dem man die Krankheit bei lebenden Menschen diagnostizieren konnte, das Stethoskop. Mit ihm konnten die Ärzte die Atemgeräusche besser hören, die Herztätig-

«Künftig muss man beim Kampf gegen diese furchtbare Geißel der Menschheit nicht länger gegen ein nicht näher definiertes Etwas streiten, sondern gegen einen echten Parasiten.»

ROBERT KOCH (1843–1910)

keit sowie den Zustand der gequälten Lungen (siehe Kasten rechts). Laënnec entdeckte bei der Untersuchung von Leichen außerdem, dass die für Lungentuberkulose charakteristischen Knötchen auch in den Därmen, der Leber, der Milz, den Nieren, den Drüsen, der Haut, den Hirnhäuten und dem Rückenmark zu finden waren – ein Merkmal also, das alle Formen der Tbc gemeinsam hatten.

Erst in den 30er Jahren des 19. Jahrhunderts wurde der Begriff „Tuberkulose" – die griechische Endung „-ose" weist auf eine Erkrankung hin – von dem deutschen Medizinprofessor Johann Lukas Schönlein (1793–1864) in den medizinischen Sprachgebrauch eingeführt. Erst 1882 identifizierte der deutsche Bakteriologe Robert Koch (1843–1910) den Tbc-Erreger *Mycobacterium tuberculosis.* Damit war endlich erwiesen, dass die menschliche Form der Tuberkulose eine ansteckende bakterielle Infektion war, die durch Husten, Niesen und Spucken verbreitet wurde, meist nach langem und engem Kontakt mit einer infizierten Person. Rindertuberkulose, so stellte sich später heraus, wurde durch infizierte Kuhmilch und infiziertes Fleisch auf den Menschen übertragen.

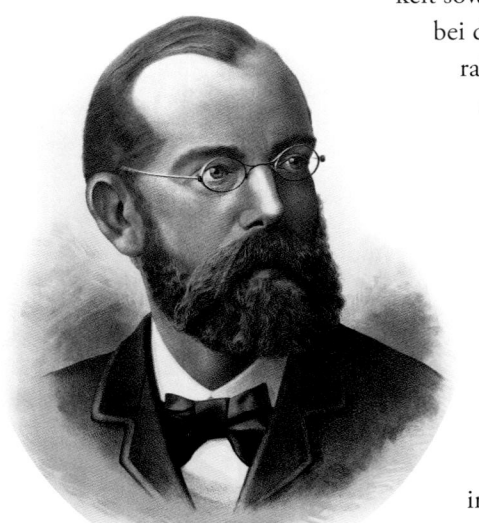

Der deutsche Mikrobiologe Robert Koch um 1887. Koch entdeckte den Tuberkuloseerreger und leistete wichtige Beiträge zur Identifizierung von Krankheiten wie Anthrax und Cholera. 1905 erhielt er den Nobelpreis für Physiologie oder Medizin.

DIE WEISSE PEST

Im 19. Jahrhundert und in der ersten Hälfte des 20. Jahrhunderts fielen der Tuberkulose, besonders der Lungen-Tbc, Millionen Menschen zum Opfer. Sie wurde „Weiße Pest" genannt, was sich auf den typischen bleichen Hautton der Kranken bezog. Sie wirkte sich genauso verheerend aus wie der Schwarze Tod ein halbes Jahrtausend zuvor. Die weiße Pest war immer gegenwärtig, raubte jungen Männern und Frauen und sogar Kindern die Kraft und zerstörte ihr Leben. In seiner „Ode an eine Nachtigall" bezieht sich der englische Dichter John Keats (1795–1821) auf die Symptome der Krankheit – *«die Qual, das Fieber und den Überdruß»* – und sehnt sich danach, einer Welt zu entfliehen, *»wo Jugend bleich und schemen-dürr verfällt».*

In den Romanen, Theaterstücken und Opern jener Zeit tauchen häufig Figuren auf, die an „Schwindsucht" leiden. Erwähnt seien hier nur die Mimi in Puccinis „La Bohème", Violetta in Verdis „La Traviata", Fantine in Victor Hugos „Die Elenden" und Smike in Charles Dickens' „Nicholas Nickleby". Tbc war, so ein Gelehrter, *«einst verantwortlich für nicht weniger als jeden siebten Toten – und noch etliche mehr, wenn man Romane und Opern hinzurechnet».*

«Der erste [Arzt] beroch, was ich ausspuckte; der zweite klopfte mich ab, um zu erfahren, woher die Spucke kam; der dritte tastete und lauschte … Der erste sagte, dass ich krepieren werde, der zweite, dass ich im Begriff wäre zu krepieren, der dritte, ich sei bereits krepiert …»

FRÉDÉRIC CHOPIN (1810–1849) IN EINEM BRIEF VOR SEINEM TOD (VERMUTLICH STARB ER AN TUBERKOLOSE.)

EIN LANGSAMER, LEISER KILLER

John Keats suchte, wie auch andere, die im 19. Jahrhundert an der Schwindsucht im frühen Stadium litten, Zuflucht in einem „gesünderen" Klima, weit weg von der englischen Hauptstadt. Er starb 1821 in Rom, im Alter von nur 25 Jahren. Seine Wohnung am Fuß der Spanischen Treppe wurde ausgeräuchert und die Möbel verbrannt. Viele Kranke aber konnten sich eine Luftveränderung nicht leisten, und so fand die langsam und leise tötende Tuberkulose ihre Opfer zumeist in den schmutzigen und überfüllten Slums und Fabriken Europas und Nordamerikas.

Zusammen mit anderen Massenkrankheiten riss die Tuberkulose Generation für Generation Menschen mitten aus dem Leben. Sie nahm Kindern die Eltern, Familien den Ernährer, Liebenden den Geliebten. Mitte des 19. Jahrhunderts war die Tuberkulose eine der Haupttodesursachen in den Armenvierteln der großen Städte. Noch zu Anfang des 20. Jahrhunderts tötete die Tbc weltweit mehr Menschen als jede andere Infektionskrankheit. In vielen Städten war ein Großteil der Einwohner zu irgendeinem Zeitpunkt in ihrem Leben mit dem Tbc-Erreger infiziert. Bei etwa zehn Prozent der Betroffenen kam es zum Ausbruch der aktiven Tuberkulose. Von diesen starben wiederum 80 Prozent.

BITTE NICHT SPUCKEN!

Als Robert Koch 1882 den Tuberkelbazillus entdeckte und herausfand, dass es sich um eine ansteckende Krankheit handelte, wurden einige ältere Theorien hinfällig. Manche Wissenschaftler hatten gemeint, es handle sich um eine „ererbte schwindsüchtige Neigung", andere machten bestimmte Gewohnheiten der Armen dafür verantwortlich oder die „unglückliche Leidenschaft" junger Liebender. Kochs Entdeckung bestätigte in vielerlei Hinsicht, was man zuvor schon vermutet hatte: Die Krankheit traf diejenigen besonders hart, deren Leben von Armut und schlechter Ernährung geprägt war, die in schlecht gelüfteten, überfüllten, kalten, feuchten und staubigen Räumen arbeiten mussten.

Im späten 19. und frühen 20. Jahrhundert war die Tuberkulose vor allem eine Krankheit der armen Stadtbewohner. Die Bazillen verbreiteten sich schnell, wenn die Menschen nah beieinander lebten und arbeiteten. Sie atmeten die Tröpfchen der anderen ein, wenn diese husteten, niesten oder spuckten. Die Infizierten zu isolieren und ihnen die Gelegenheit zu geben, sich zu erholen, wurde zur bevorzugten Art und Weise, mit der Krankheit umzugehen, für die es noch keine Heilung gab.

Die traditionelle Vorstellung, Kranke bräuchten „gute Luft", führte dazu, dass immer mehr Sanatorien eingerichtet wurden. Das erste Sanatorium weltweit wurde 1855 in Deutschland eröffnet, in Görbersdorf im schlesischen Riesergebirge. In den 1930er Jahren gab es in Großbritannien 420 Sanatorien mit 30 000 Betten in hügeliger oder ländlicher Umgebung, die „kühle und frische Luft" für kranke Lungen anzubieten hatten. In den USA kam Anfang des 20. Jahrhunderts ebenfalls die Sanatorienbewegung in Gang. Wegen des warmen und trockenen Klimas galten

DIE ERKUNDUNG DES BRUSTKORBS

Das Wort „Stethoskop" leitet sich ab vom griechischen *stethos* („Brust") und *skopein* („betrachten"). Es wurde 1816 von dem schüchternen Arzt René Laënnec (1781–1826) erfunden. Dieser wollte das Herz einer jungen Patientin abhören, hielt es aber für unschicklich, seinen Kopf an ihren Busen zu legen. Daher rollte er sein Notizbuch ein, hielt ein Ende auf die Brust der jungen Dame und das andere an sein Ohr. Voilà! Er konnte nicht nur deutlich die Herztöne hören, sondern auch ihre Atmung. Bald darauf entwickelte sich das Stethoskop zu einer hölzernen Röhre und später entstanden verschiedene Formen, darunter die heutige flexible Form. So wurde das Stethoskop zu einem der nützlichsten Diagnoseinstrumente.

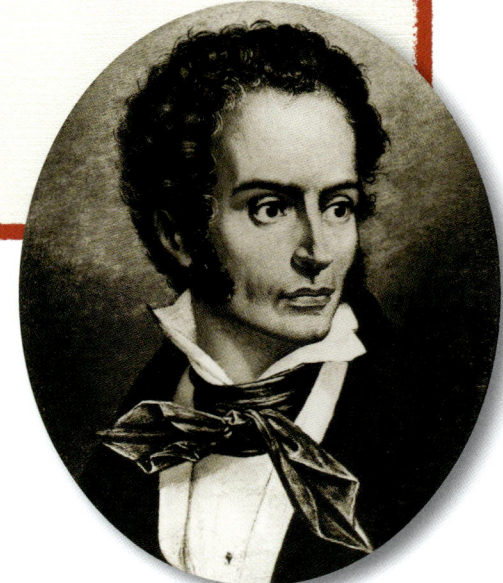

Ein Porträt von René Théophile Hyacinthe Laënnec, Erfinder des Stethoskops

Kalifornien, New Mexico und Arizona als „Land der neuen Lungen". Hier bestanden die Tage aus Ruhe, Sonne, frischer Luft, gutem Essen und ein wenig Bewegung.

Die Kampagnen für öffentliche Gesundheit gingen noch weiter. Sie klärten die Menschen auf, wie sie es vermeiden konnten, sich mit Tuberkulose anzustecken oder sie zu verbreiten. Eine klare Anweisung war: *«Kein Spucken an öffentlichen Orten».* Man stellte Spucknäpfe auf, um zu vermeiden, dass die Bazillen verbreitet wurden. In New York wurde Spucken zur strafbaren Handlung. 1916 gab es bereits in fast 200 amerikanischen Städten Vorschriften gegen das Spucken in der Öffentlichkeit.

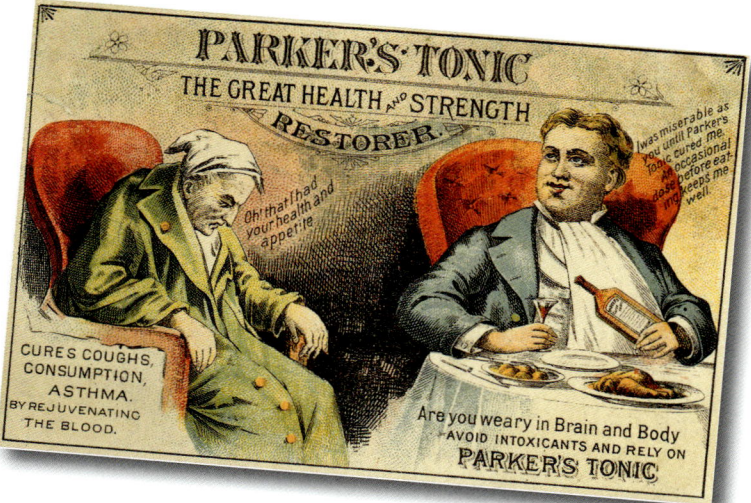

Als Wilhelm Röntgen (1845–1923), Physikprofessor an der Universität Würzburg, 1895 die Röntgenstrahlen entdeckte, konnten sich die Ärzte endlich ein klareres Bild von den Lungen der Tuberkulosekranken machen. Anfang des 20. Jahrhunderts wurde Tbc in verschiedenen Ländern meldepflichtig, und ab den 20er Jahren nahm man Röntgenreihenuntersuchungen vor, um ansteckende Personen ausfindig zu machen.

Eine höchst anschauliche Werbekarte, die auf die Vorzüge von „Parker's Tonic" als Heilmittel gegen zahlreiche Krankheiten aufmerksam macht, darunter auch die Schwindsucht.

EIN IMPFSTOFF UND DREI MEDIKAMENTE

Viele dieser Maßnahmen hatten lediglich das Ziel, eine unkontrollierte Ausbreitung der Tuberkulose zu verhindern. Gleichzeitig erwies sich die Suche nach einem Impfstoff oder einem wirksamen Heilmittel als außerordentlich schwierig. Koch selbst war überzeugt, einen Glyzerinextrakt zur Behandlung der Tuberkulose gefunden zu haben. Er nannte ihn „Tuberkulin". Eine Zeitlang hielt er es geheim. Als er aber 1890 von der aufregenden „Kur" berichtete, wurde sie den Erwartungen nicht gerecht, auch wenn sie später als diagnostischer Test für Menschen und Vieh Verwendung fand.

Die Entwicklung eines Impfstoffs gelang schließlich 1921 den zwei französischen Wissenschaftlern Albert Calmette (1863–1933) und Camille Guérin (1872–1961). Er hieß BCG (Bacillus Calmette-Guérin) und kam nach dem Zweiten Weltkrieg in vielen Ländern zum Einsatz. Auf ihn folgte Mitte der 40er Jahre mit Streptomycin das erste Antibiotikum, das gegen Tbc wirkte. Selman Waksman (1888–1973), ein in der Ukraine geborener amerikanischer Biochemiker, fand das Präparat in einem Schimmelpilz im Hals von Hühnern. Später wurden zwei weitere Medikamente, Paraaminosalicylsäure (PAS) und Isoniazid, mit Streptomycin kombiniert. Dies sollte verhindern, dass die Erreger gegen einen einzelnen Wirkstoff resistent wurden. Diese Dreifachtherapie, entwickelt von dem Edinburgher Medizinprofessor Sir John Crofton (geboren 1912) in den 50er Jahren, wurde als Edinburgher Methode bekannt. Sie erwies sich als außerordentlich erfolgreich bei der Behandlung von Tbc und rettete im Lauf der Jahre weltweit Millionen von Menschenleben. Das Erhitzen von Milch vor dem Verzehr und das Freihalten der Rinderherden von Tbc waren ebenfalls wichtige Schritte. Mitte des 20. Jahrhunderts war der Optimismus groß, die Krankheit endgültig besiegen zu können. Anfang der 60er Jahre hatten bereits viele Sanatorien ihre Tore geschlossen. In den nächsten Jahrzehnten trat die

Tuberkulose immer seltener auf, bis sie in den 80er Jahren im Westen nicht mehr als Bedrohung für die öffentliche Gesundheit galt.

TBC WIRD IMMER SELTENER

Obwohl die Tuberkulose bis weit ins 20. Jahrhundert hinein einen hohen Zoll an Menschenleben forderte, ging die Sterblichkeit durch Tbc in den vergangenen 150 Jahren insgesamt stark zurück. Drei Viertel dieses Rückgangs fielen sogar in die Zeit, bevor der BCG-Impfstoff und die Antibiotika eingeführt wurden, ja noch bevor Koch den Erreger entdeckte.

Die Gründe dafür sind den Historikern ein Rätsel. Wenn Impfung und medizinische Therapie keine Rolle spielten, was dann? Die einen meinen, der entscheidende Faktor sei die bessere Ernährung gewesen, durch den die Menschen leichter mit der Infektion fertig werden konnten. Andere weisen auf die groß angelegten Maßnahmen zur Verbesserung der öffentlichen Gesundheit wie die Isolation und Versorgung der Betroffenen in Krankenhäusern und Sanatorien hin. Dazu kamen verschiedenen Bemühungen, die Verbreitung von Tbc zu unterbinden und chronisch Kranke medizinisch zu unterstützen. Soziale und wirtschaftliche Fortschritte, in erster Linie bessere Wohnungen und Arbeitsbedingungen für die Armen, waren weitere Faktoren. Vielleicht nahm auch einfach die Ansteckungsgefahr der Krankheit im Lauf des 19. und 20. Jahrhunderts ab. Tuberkulose ist eine Krankheit der verschlungenen Pfade und komplexen Ausdrucksformen. Wahrscheinlich war eine Kombination der verschiedenen Faktoren für den Rückgang verantwortlich. Dieser Trend wurde dann durch die Einführung von Vorsorgeuntersuchungen, flächendeckende Impfungen und die Behandlung mit Antibiotika beschleunigt. Wie auch immer der genaue Zusammenhang gewesen sein mag, der Rückgang der Tbc auf der nörd-

Menschen stehen bei einer mobilen Klinik zum kostenlosen Röntgen an, um sich auf Tuberkulose untersuchen zu lassen. Fotografiert in Maple Valley im amerikanischen Bundesstaat Washington, 1948.

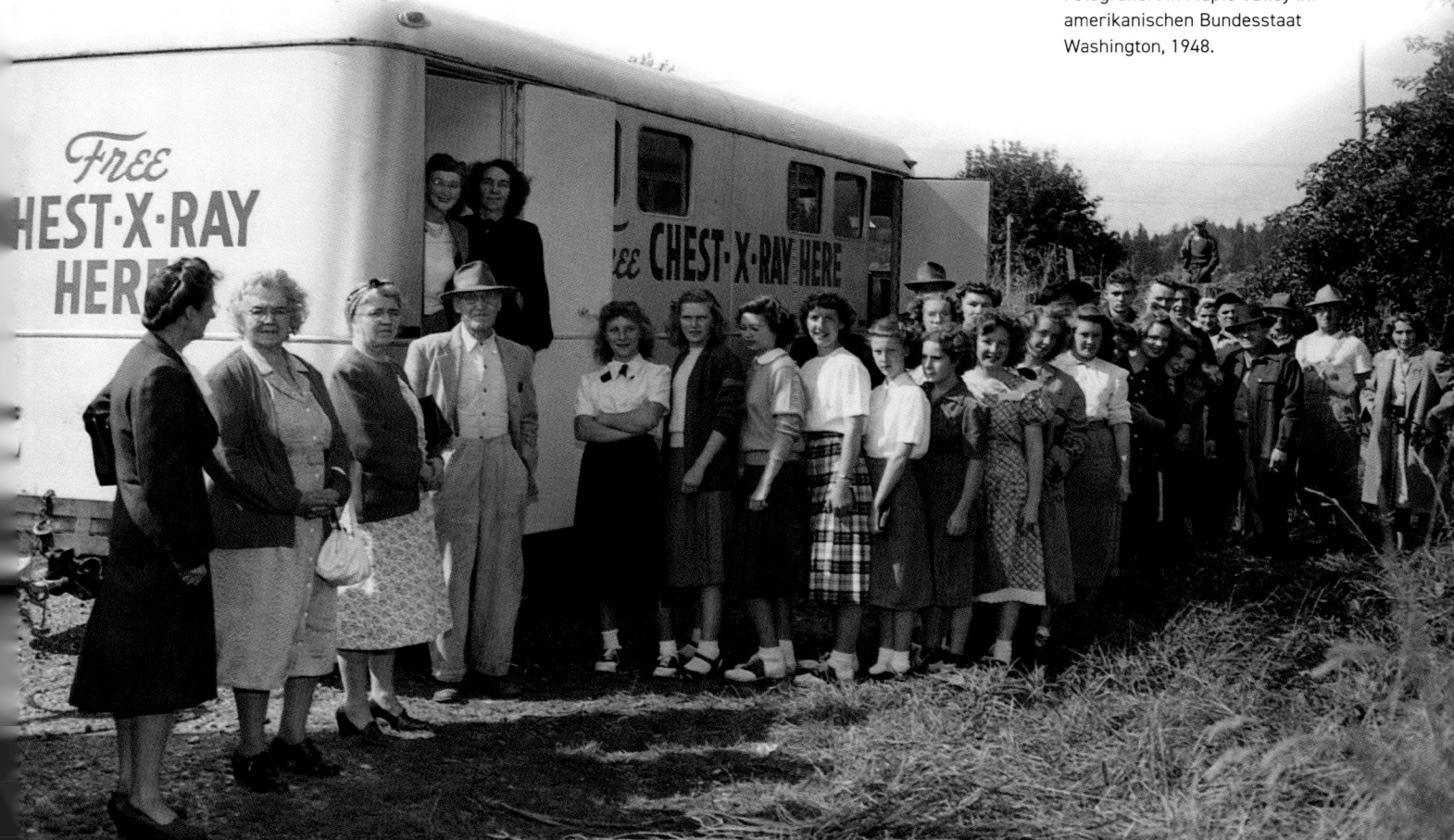

lichen Erdhalbkugel wurde als ein gewaltiger Sieg gefeiert. In den 80er Jahren gehörte die Weiße Pest in der westlichen Welt der Vergangenheit an. In manchen Ländern hielt man nicht einmal mehr die Impfung für nötig.

DIE KRANKHEIT, DIE NIEMALS VERSCHWAND

Das immer seltenere Auftreten der Tuberkulose im Westen ist aber nur ein Teil ihrer Geschichte. Außerhalb Westeuropas und der USA zerstörte Tbc weiterhin langsam und leise Millionen von Leben. In den ärmeren Ländern Afrikas, Asiens und Südamerikas wurde sie im Lauf des 20. Jahrhunderts zu einem immer ernsteren Problem. Überall in der Welt ist sie in letzter Zeit in erschreckendem Maße wieder aufgeflammt. Tbc war niemals wirklich verschwunden.

«Ich kann daher nicht wirklich sagen, dass er an einer Krankheit gestorben ist, denn es waren viele, die … sich zusammentaten, um ihn unter die Erde zu bringen. Er war wassersüchtig, er war schwindsüchtig, er war übersatt, er war gichtkrank und … in seinen Gedärmen roch es scharf nach Pocken. Und doch war der Anführer all dieser Männer des Todes, die kamen, um ihn zu holen, die Schwindsucht, denn sie war es, die ihn ins Grab brachte.»

JOHN BUNYAN (1628–1688),
„MR. QUAATS LEBEN UND STERBEN" (1680)

Eine weitere große epidemiologische Tragödie war nötig, um die Tuberkulose wieder auf die Tagesordnung der internationalen Gesundheitsorganisationen zu bringen: HIV/Aids (siehe Seite 202–207). Mitte der 80er Jahre traten wieder die ersten Fälle von Tbc in den Städten der USA auf. Und zwar unter Obdachlosen, Drogenabhängigen, Gefangenen und Migranten. In Osteuropa und der ehemaligen UdSSR schnellte nach dem Zusammenbruch des Kommunismus als Folge von gesellschaftlicher und wirtschaftlicher Entwurzelung, von Kriegen und ethnischen Konflikten die Anzahl der Tbc-Fälle in die Höhe. In Westeuropa breitete sich Tbc in Städten ebenfalls wieder aus, vor allem unter Einwanderern und Flüchtlingen. Aber erst die Aids-Epidemie sowie das Auftauchen von medikamentenresistenten Tbc-Stämmen rückten die Krankheit wieder in den Fokus der Weltöffentlichkeit. Alarmierend waren besonders zeitgleiche Epidemien von Aids und Tbc in Afrika und Südostasien.

Die Kombination von HIV/Aids und resistenten Tbc-Stämmen birgt eine tödliche Gefahr: Zusammen werden beide Krankheiten noch gefährlicher, weil sie ihr Voranschreiten gegenseitig beschleunigen. Für Erwachsene mit einer latenten Tbc-Infektion, die außerdem mit HIV infiziert sind, steigt das Risiko, klinische Tbc-Symptome zu entwickeln, von rund 10 auf 50 Prozent. In manchen Teilen Afrikas sind zwischen 10 und 15 Prozent der erwachsenen Bevölkerung mit HIV und Tbc infiziert. Die Zahl der jährlichen Tbc-Fälle ist seit den 80er Jahren auf das Zehnfache gestiegen. Diese statistischen Daten haben die Mitarbeiter der internationalen Gesundheitsbehörden aufgerüttelt, und 1993 hat die Weltgesundheitsorganisation WHO einen globalen Notstand ausgerufen.

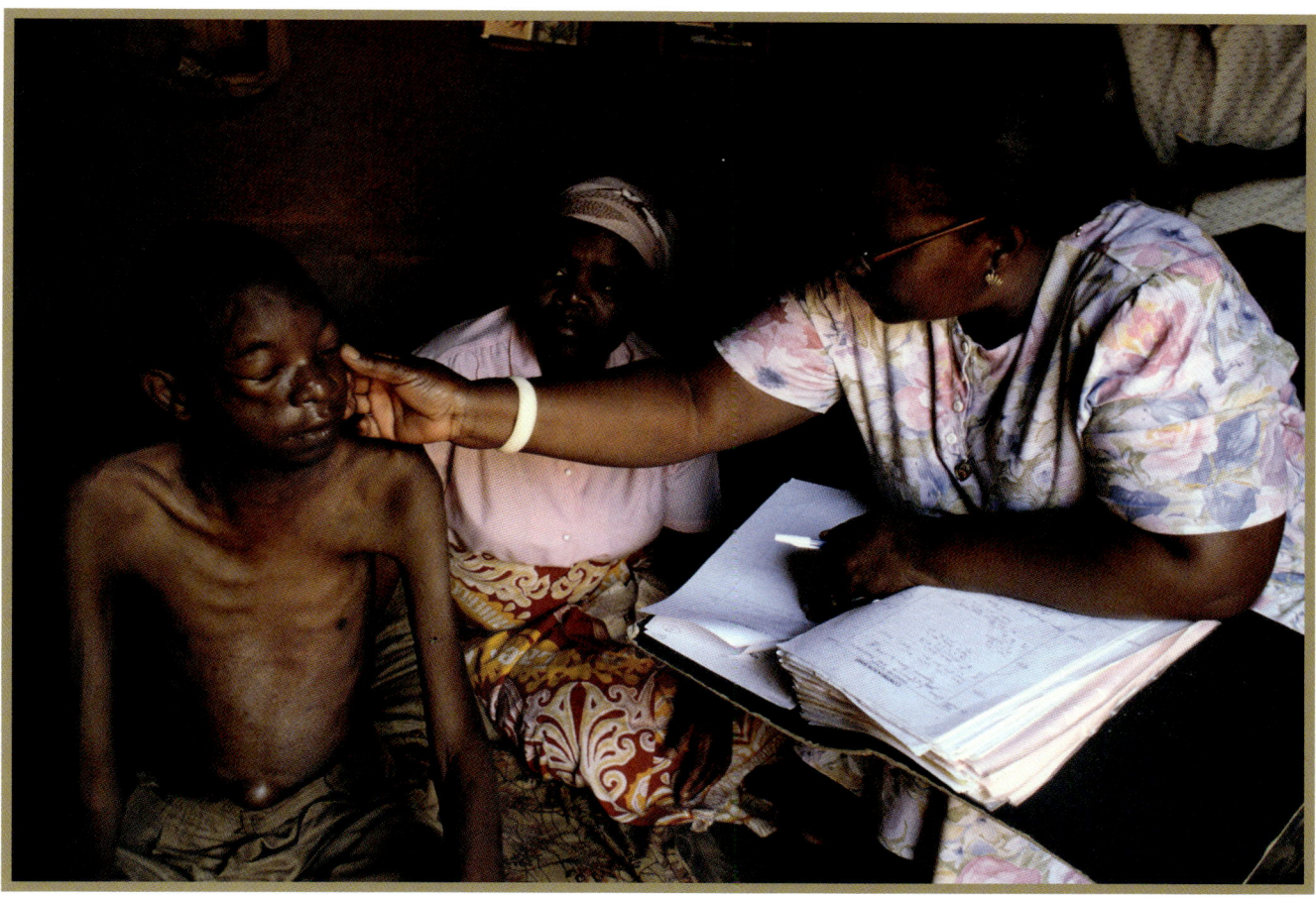

Mitte der 90er Jahre wurde die erste „Stop-TB"-Kampagne ins Leben gerufen. Eine Methode zur Überwachung der Medikamentengabe namens DOTS (directly observed therapy with short-course antibiotics) wurde zur empfohlenen Strategie im Kampf gegen Tbc. Eines der Probleme bei der Behandlung der Tuberkulose besteht darin, sicherzustellen, dass die Patienten einige Monate lang jeden Tag die richtige Kombination von Medikamenten einnehmen. In manchen Teilen der Welt war DOTS erfolgreich, doch die aktuellen Zahlen geben Anlass zu größter Sorge. Tbc ist heute die gefährlichste Infektionskrankheit weltweit. Pro Jahr erkranken 10 Millionen Menschen daran, etwa 1,4 Millionen Menschen sterben jährlich daran. 2019 wurden in Deutschland knapp 5000 Tuberkulose-Fälle gemeldet. Die meisten infizierten sich bei Fernreisen. Die am häufigsten betroffenen Länder sind Indien, Indonesien, China, Philippinen, Bangladesch, Nigeria, Pakistan und Südafrika.

Die Verbindung zwischen Tuberkulose, Armut und Unterernährung und Krankheiten wie HIV/Aids, die das Immunsystem schwächen, liegt auf der Hand. 2006 wurde eine neue Stop-TB-Kampagne von der WHO gestartet. Sie geht einher mit der Hoffnung auf bessere Medikamente und Impfstoffe und zielt darauf ab, die Ausbreitung der Tuberkulose im Lauf des nächsten Jahrzehnts zu stoppen. Die WHO hat sich das Ziel vorgenommen, die globale Tuberkulose-Epidemie bis 2035 zu beenden und dafür die EndTB-Strategie entwickelt.

Diese freiwillige Mitarbeiterin eines katholischen Hauspflegeprojekts kümmert sich in Sambia um einen Patienten, der an Tbc und HIV leidet. Diese beiden Infektionskrankheiten bilden eine tödliche Kombination. Wenn der HI-Virus das Immunsystem angreift, bricht die Tuberkulose meist aus. Vielleicht das erste Mal in der Geschichte sind zwei gleichzeitig auftretende Pandemien verantwortlich für so viele Tote. Weltweit sind 0,9 Millionen Menschen mit Tbc und HIV infiziert.

KINDBETTFIEBER war Jahrhundertelang der

häufigste Grund für den Tod von Müttern nach der Geburt. In den Gebärkliniken Europas und der USA nahm das Kindbettfieber im 19. Jahrhundert geradezu epidemische Ausmaße an. *Streptococcus pyogenes,* das für das Kindbettfieber verantwortliche Bakterium, wurde 1879 entdeckt, aber erst als in den 1930er Jahren Sulfonamide und Penicillin zur Verfügung standen, bekam man das Kindbettfieber in den entwickelten Ländern in den Griff. In Teilen der Welt, wo die medizinische Versorgung weniger gut ist, bedrohen Streptokokken-Infektionen auch heute noch Mütter und ihre Kinder.

Mary Wollstonecraft (1759–1797), eine der ersten Feministinnen, brachte 1797 mit Hilfe einer Hebamme ihr zweites Kind zu Hause zur Welt. Am Mittwoch, dem 20. August, schenkte sie einer gesunden Tochter das Leben. Da es Probleme mit der Plazenta gab, wurde Mary von einem Arzt behandelt. Ein paar Tage später bekam sie einen „Zitteranfall", gefolgt von hohem Fieber und einem stechenden Schmerz im Unterleib. Sie starb am Sonntag, den 10. September mit 38 Jahren. Ihre Tochter, die ebenfalls Mary hieß, heiratete später den Dichter Shelley und wurde mit ihrem Roman „Frankenstein" weltberühmt. Ihre Mutter war nur eine von zahllosen Frauen, die kurz nach der Geburt an Kindbettfieber starben.

EINE FRAUENSACHE

Das Kindbettfieber wurde im 18. Jahrhundert als eigene Krankheit erkannt. Als Kind- oder Wochenbett bezeichnet man die ersten zwei Monate nach der Geburt. Obwohl das Kindbettfieber wahrscheinlich schon jahrhundertelang für den Tod junger Mütter verantwortlich war, begann sich die Medizin erst im 18. und 19. Jahrhundert dafür zu interessieren.

Die Geburt stellte immer ein Risiko für Mutter und Kind dar. Ohne Narkosemittel – abgesehen von Opiaten und Alkohol –, ohne Antibiotika und Desinfektionsmittel bestand

1800 Der britische Chemiker Humphry Davy (1778–1829) experimentiert mit Lachgas (Distickstoffoxid) und wird abhängig. Andere entwickeln später Narkosemittel, um die Schmerzen bei Operationen und der Geburt zu lindern.

1844 Der amerikanische Zahnarzt Horace Wells (1815–1848) verwendet Lachgas als Betäubungsmittel.

1846 William Morton (1819–1868) nimmt in Boston die erste Operation unter Verwendung von Äther vor.

1846 Der schottische Chirurg Robert Liston (1794–1847) ist der erste Europäer, der mit Narkose operiert.

1846 In Wien beginnt Ignaz Semmelweis (1818–1865), die Ursachen der hohen Sterblichkeit durch Kindbettfieber in Krankenhäusern zu untersuchen. Er gelangt zu der Schlussfolgerung, dass Händewaschen entscheidend ist, um eine weitere Ausbreitung der Infektion zu verhindern.

1847 Der schottische Arzt James Young Simpson (1811–1870) gibt das erste Mal einer Frau während der Wehen Chloroform, das angenehmer und wirkungsvoller ist als Äther.

1853 Der englische Arzt John Snow (1813–1858) gibt Königin Victoria bei der Geburt ihres achten Kindes Chloroform. Die Königin beschreibt die Wirkung als «lindernd, beruhi-

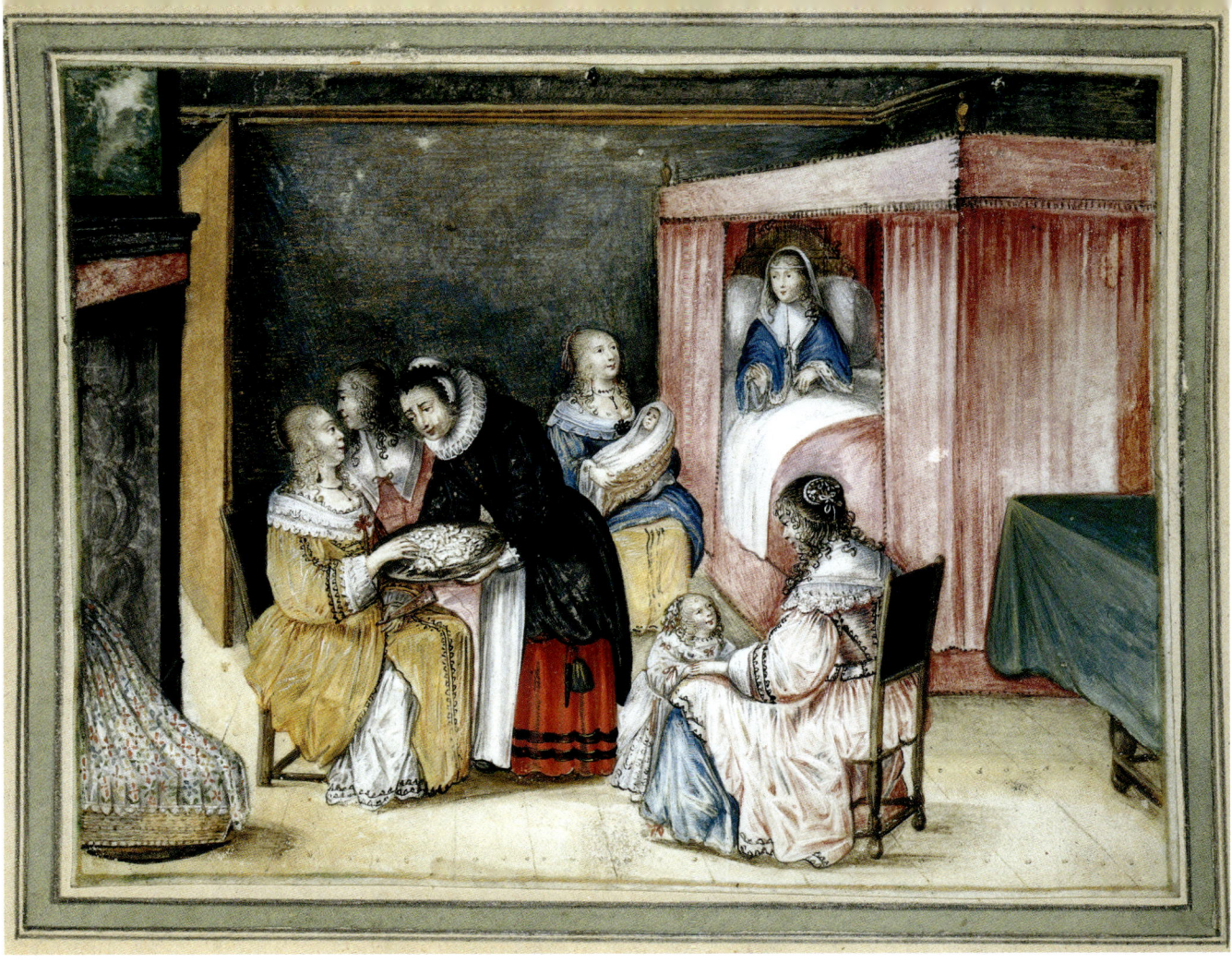

ein hohes Infektionsrisiko. Im Mittelalter und in der Frühen Neuzeit brachten die meisten Mütter ihre Kinder zu Hause zur Welt. Manche waren dabei allein, manche wurden von anderen Frauen unterstützt, und nur wenige erfuhren die Hilfe einer Hebamme. Geburten waren eine reine Frauenangelegenheit.

Nur wenn es Schwierigkeiten gab, wurde ein Arzt gerufen. Väter und Geschwister hockten vor der Kammer, in der die Geburt stattfand, lauschten auf die Schreie der Mutter und warteten besorgt auf den ersten Laut des Neugeborenen.

In einem niederländischen Geburtszimmer des 17. Jahrhunderts reicht eine Hausangestellte den Frauen, die bei der Geburt geholfen haben, Süßigkeiten.

gend und überaus angenehm».

1845–1856 *Während des Krimkrieges betont Florence Nightingale (1820–1901) die Bedeutung der Sauberkeit in Krankenhäusern.*

1865 *Der englische Arzt Joseph Lister (1827–1912) verwendet Karbolsäure als Antiseptikum, um das gebrochene Schienbein eines elfjährigen Jungen zu behandeln.*

1871 *Joseph Lister operiert einen 15 Zentimeter großen Abszess unter Königin Victorias Achselhöhle mit Hilfe seines Karbolsprays. 30 Jahre später verkündet er: «Ich bin der einzige Mann,* der je ein Messer in die Königin gesteckt hat.»

1879 *Der französische Mikrobiologe Louis Pasteur (1822–1895) beschreibt den Erreger des Kindbettfiebers.*

1935 *Einführung der Sulfonamide. Sie wirken gegen die Bakterien, die für das Kindbettfieber verantwortlich sind.*

40er–50er Jahre *Mit der Einführung von Penicillin lässt* die Häufigkeit des Kindbettfiebers endlich nach.

21. Jahrhundert *In der westlichen Welt ist das Risiko, dass eine Mutter während der Schwangerschaft stirbt gering. In* Deutschland sterben bei 100.000 Geburten neun Frauen. In Afrika, Kriegsgebieten wie Afghanistan oder Syrien und den USA (!) ist die Sterblichkeit um einiges höher.

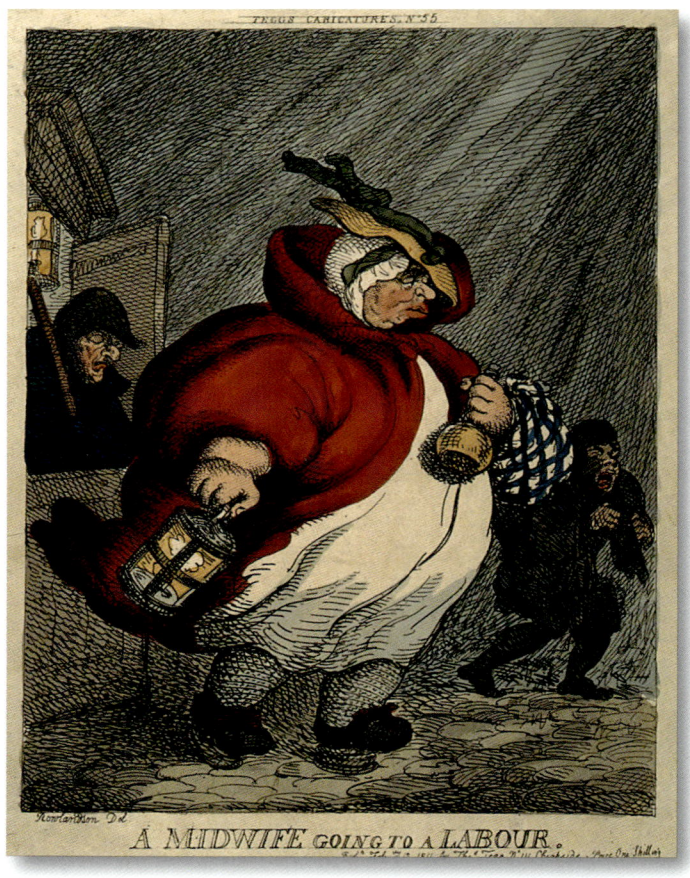

Auf dieser Karikatur aus dem frühen 19. Jahrhundert ist eine Hebamme zu sehen. Vor Tau und Tag macht sie sich auf zu einer Frau, die in den Wehen liegt.

BRUTSTÄTTEN DER INFEKTION

Im späten 17. und frühen 18. Jahrhundert wurden die ersten Gebärkliniken eingerichtet. Diese Krankenhäuser, häufig Wohlfahrtseinrichtungen, boten armen Frauen einen sicheren Platz zum Gebären, versorgten sie kostenlos mit Nahrung und boten Wärme und Schutz. Die Entbindung übernahmen medizinisch ausgebildete Geburtshelfer. Doch gerade hier kam das Kindbettfieber besonders oft vor.

In manchen der großen Gebärkliniken starben 5 bis 20 Prozent der Mütter im Wochenbett, in kleineren Krankenhäusern manchmal sogar 70 bis 100 Prozent. In London war Anfang des 19. Jahrhunderts das Risiko, im renommierten Queen-Charlotte-Entbindungsheim an Kindbettfieber zu sterben, 17-mal höher als bei einer Frau, die im schlimmsten Elendsviertel im Londoner East End zu Hause gebar. Die Gebärkliniken standen bald in dem Ruf, „Schlachthäuser" oder „Totenstädte" zu sein.

Aufgeklärte Ärzte versuchten, die Entbindungsstationen und die Kleidung der Frauen durch Räuchern zu desinfizieren, und empfahlen regelmäßiges Waschen und gutes Lüften. Verschiedene Kräutermischungen wurden ausprobiert, um den Müttern zu helfen, wenn die Infektion bereits eingesetzt hatte. Entschlacken, Aderlass und das Ansetzen von Blutegeln waren ebenfalls beliebt, trugen aber nicht dazu bei, die Menge der Todesfälle einzudämmen. Die Ärzte rangen mit der Frage, warum so viele Mütter in ihrer Pflege starben. War es ein Gifthauch in der Luft der Krankenhäuser? War es eine schädliche Substanz in den schmutzigen Bettlaken? Drang vielleicht abgestorbenes Gewebe in die Gebärmutter ein? Oder waren Schwangerschaft und Geburt einfach von Natur aus gefährlich?

«Kindbettfieber-Epidemien sind für Frauen das, was der Krieg für Männer ist. Genau wie der Krieg treffen sie den gesündesten, tapfersten und wichtigsten Teil der Bevölkerung; und wie der Krieg strecken sie ihre Opfer in der Blüte des Lebens nieder ...»

JACQUES-FRANÇOIS-ÉDOUARD HERVIEUX (1818–1895)

ÄRZTE UND HEBAMMEN BRINGEN DEN TOD

Nur ein kleiner Teil der Mütter brachte ihre Kinder in Gebärkliniken zur Welt, und Kindbettfieber-Epidemien traten auch außerhalb dieser Krankenhäuser auf. Die Krankheit schien Reiche und Arme gleichermaßen zu treffen, starke und schwache, junge und alte Mütter. Sie trat nach normalen wie auch nach besonders schweren Geburten auf. Als die Ärzte einzelne Fälle von Kindbettfieber genauer untersuchten, mussten sie für ihren eigenen Berufsstand äußerst unangenehme Schlüsse ziehen. Es wurde deutlich, dass eine Verbindung bestand zwischen Frauen, die an Kindbettfieber erkrankten, und bestimmten Geburtshelfern – Ärzten wie Hebammen. Manche galten geradezu als Todesboten. Einer der Ersten, die darauf hinwiesen, war der schottische Geburtshelfer Alexander Gordon (1752–1799) nach einer Kindbettfieber-Epidemie 1789 bis 1792 in Aberdeen in Schottland. 1795 gelangte Gordon zu einer bestürzenden Schlussfolgerung: *«Es ist unangenehm für mich und ich gebe diese Erklärung nicht gern ab»*, gestand er. *«Ich selbst war der Mittelsmann, der die Infektion zu vielen Frauen weitergetragen hat.»*

Ein Arzt aus Philadelphia namens Dr. Rutter war so entsetzt über die Zahl der Kindbettfieberfälle in seiner Praxis, dass er es mit dem Waschen, Rasieren und Kleiderwechseln peinlich genau nahm. Er verwendete sogar jedes Mal einen neuen Bleistift für seine Notizen, wenn er mit einer neuen Patientin sprach. Aber so sehr er sich auch bemühte, die Krankheit folgte ihm, wohin er auch ging. Am Ende musste er seine Praxis schließen.

VON DER LEICHENHALLE IN DEN KREISSSAAL

1843 dokumentierte Oliver Wendell Holmes (1809–1894), ein junger Arzt und Schriftsteller aus Boston, eine Reihe von Kindbettfieberfällen. Diese belegten seiner Meinung nach die ansteckende Natur der Krankheit, außerdem ihre Verwandtschaft mit einer „Wundrose" genannten Infektion sowie die Möglichkeit, dass die Ärzte sie von der Leichenhalle in den Kreißsaal brachten. Seine Beobachtungen wurden 1855 in einer Broschüre mit dem Titel „Kindbettfieber als eine heimliche Pest" erneut veröffentlicht. Darin heißt es:

> *«Angesichts dieser Fakten scheint es doch ein bemerkenswerter Zufall zu sein, dass ein Mann oder eine Frau zehn, zwanzig, dreißig oder siebzig Fälle dieser seltenen Krankheit hat, die ihm oder ihr wie ein treuer Hund durch die Straßen und Gassen einer dicht bevölkerten Stadt auf Schritt und Tritt folgen, während andere, deren Verrichtungen sie die gleichen Wege führen, sie nur dem Namen nach kennen.»*

Holmes berichtete auch von einem angesehenen Arzt, der einer Patientin, die an Kindbettfieber gestorben war, bei der Obduktion die Organe aus dem Beckenraum entfernt und sie in die Jackentasche gesteckt hatte. Danach war er zu weiteren Patientinnen gegangen, um sie zu entbinden. Alle diese Frauen starben in der Folge. Eine solche Verhaltensweise hielt Holmes für kriminell. Er empfahl, dass jeder, der an einer Obduktion beteiligt war oder mit Kindbettfieber oder Wundrose zu tun hatte, vernünftige Vorsichtsmaßnahmen

DEN KRANKEN NICHT SCHADEN

«Gestern von meiner Krankheit geheilt, bin ich heute an meinem Arzt gestorben.»
Matthew Prior, 1714

In den Schriften des Hippokrates aus dem 5. Jahrhundert v. Chr. heißt es: *«Was Krankheiten angeht, sollte man sich zwei Dinge zur Gewohnheit machen: helfen oder zumindest keinen Schaden anrichten.»* Die berühmte britische Krankenschwester Florence Nightingale (1820–1901) sagte Ähnliches: *«Auch wenn es seltsam erscheint – die allerwichtigste Anforderung an ein Krankenhaus ist, dass es den Kranken nicht schadet.»* Aber manchmal gehen die Dinge eben fürchterlich schief. Heute gibt es einen besorgniserregenden Aufwärtstrend von „Supererregern", mit denen sich Patienten im Krankenhaus infizieren, darunter MRSA (Methicillin-resistenter *Staphylococcus aureus*) und *Clostridium difficile*. Händewaschen mit Bakterien abtötender Seife, die Verwendung eines Mundschutzes und andere grundsätzliche Vorsichtsmaßnahmen, um Kreuzinfektionen in Krankenhäusern zu vermeiden, sind heute immer noch genauso wichtig wie in der Vergangenheit.
Bakterien werden zunehmend gegen bestimmte Antibiotika resistent, diese wirken dann nicht mehr. Daher gibt es heute in den Krankenhäusern spezielle Hygienebeauftragte und Ärzte sollen Antibiotika nur im Notfall verschreiben.

«Ich gestehe, dass allein Gott die Zahl der Frauen kennt, die ich vorzeitig ins Grab gebracht habe.»

IGNAZ SEMMELWEIS (1818–1865)

ergreifen müsse, um zu verhindern, dass die Infektion weitergetragen würde.

HÄNDEWASCHEN!

Der ungarische Arzt Ignaz Semmelweis (1818–1865) ging in die Geschichte ein, weil er die entscheidende Verbindung zwischen Leichenhalle und Kreißsaal erkannte. 1846 war Semmelweis Assistent am Allgemeinen Krankenhaus in Wien. Dort gab es zwei Gebärkliniken. An der einen wurden männliche Medizinstudenten unterrichtet, an der anderen weibliche Hebammen ausgebildet. Semmelweis fand heraus, dass es an der Klinik mit den Medizinstudenten erheblich mehr Fälle von Kindbettfieber gab und die Sterblichkeit höher lag. Als ein befreundeter Medizinprofessor starb, las Semmelweis den Obduktionsbericht. Sein Freund hatte sich bei einer Obduktion leicht mit dem Messer verletzt, und der Bericht ließ vermuten, dass er an derselben Krankheit gestorben war wie die Frauen, die im Wochenbett lagen. Da hatte Semmelweis eine Eingebung. Er beobachtete die Ärzte in seiner Klinik sehr aufmerksam und stellte fest, dass sie oft direkt nach einer Obduktion hochschwangere Frauen untersuchten, ohne sich die Hände zu waschen oder die Kleidung zu wechseln. Da musste es einen Zusammenhang geben.

Semmelweis, der im Übrigen Holmes' Veröffentlichung nicht kannte, entwickelte seine „Kadavertheorie". Nach dieser Theorie trugen die Studenten den Erreger von Patientinnen, die am Kindbettfieber gestorben oder damit infiziert waren, zu den gesunden Frauen im Kindbett. Er bestand darauf, dass Studenten und Ärzte künftig ihre Hände wuschen und in einer Schüssel mit Kalziumchlorid reinigten, damit auch nicht *die geringste Spur von Kadavergeruch»* übrig blieb. Die Zahl der Fälle von Kindbettfieber in diesem Krankenhaus sank daraufhin drastisch.

Diese einfache und doch hochwirksame Methode, die Verbreitung des Kindbettfiebers zu unterbinden, wurde an anderen Krankenhäusern jedoch nicht übernommen. In den folgenden Jahren stieg die Zahl von Kindbettfieberfällen in vielen Ländern sogar noch. Erst 20 Jahre nach Semmelweis' Tod wurde seine Theorie allgemein zur Kenntnis genommen. In der Zwischenzeit hatte es zwei weitere Durchbrüche gegeben.

KEIME UND DESINFEKTION

Die Entdeckung des Erregers des Kindbettfiebers wird dem französischen Biologen Louis Pasteur (1822–1895) zugeschrieben, der die entsprechenden Bakterien 1879 als *«Mikroben, angeordnet wie in einem Rosenkranz»* beschrieb. Sein Ergebnis wurde von anderen bestätigt. Den Erreger nannte man *Streptococcus pyogenes,* von

FLEISCHFRESSENDER KEIM

Mitte des 19. Jahrhunderts waren die USA von einer mysteriösen Epidemie betroffen. Ein Zeitgenosse schrieb: «Mit Worten lässt sich der entsetzliche Anblick nicht beschreiben, den diese Form der Epidemie bei vielen Menschen annimmt ... das Fleisch fällt von den Gliedmaßen, der Arm oder das Bein bieten den schrecklichen Anblick einer einzigen, sich zersetzenden Masse ...»

Es handelte sich wohl um Nekrotisierende Fasziitis, früher bekannt als „Krankenhausgangrän", eine Geißel der Krankenhäuser, bevor es Antibiotika gab. Heute ist die „fleischfressende Krankheit" glücklicherweise ziemlich selten. Sie wird von der gleichen Gruppe Bakterien hervorgerufen wie das Kindbettfieber.

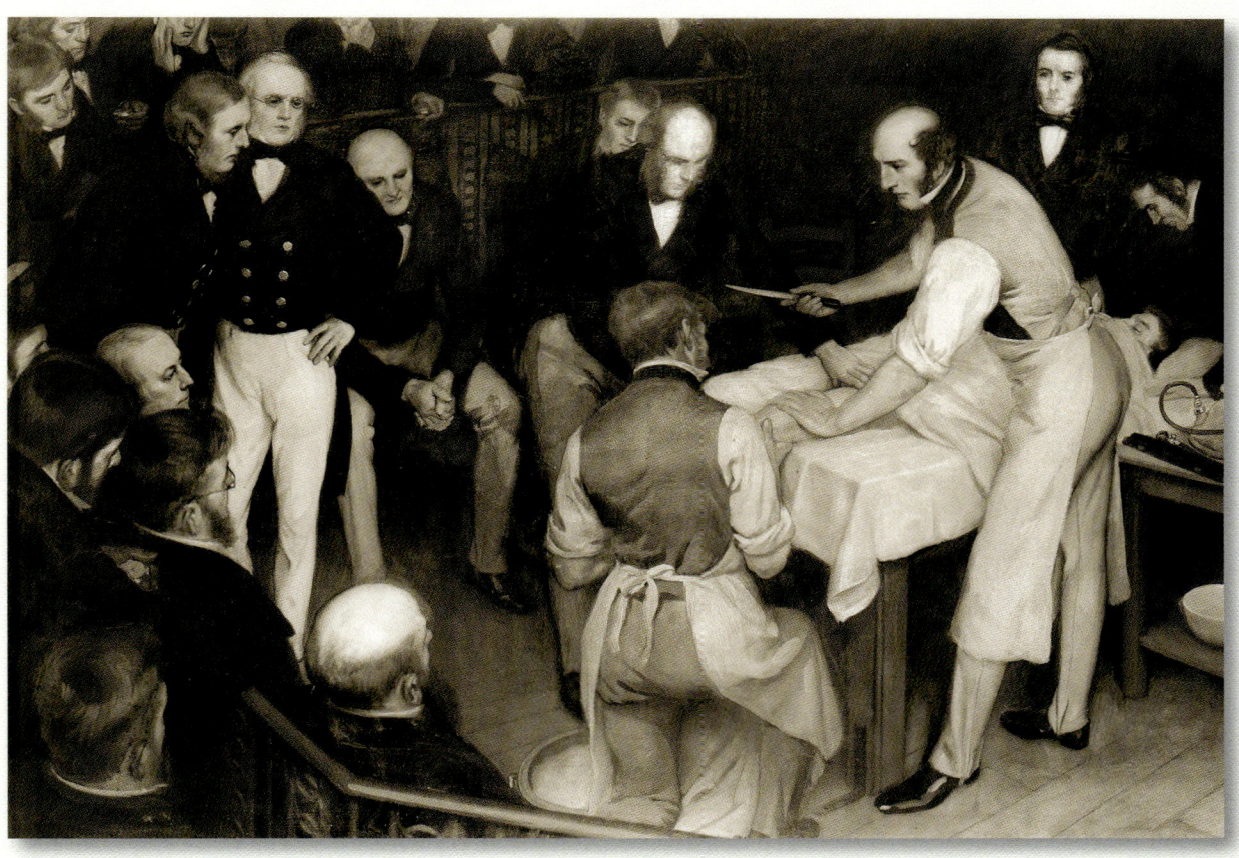

DER SCHNELLSTE OPERATEUR

Der schottische Chirurg Robert Liston bei einer Operation. Er führte 1846 die erste Operation unter Narkose in Europa durch.

Bevor es ausreichend gute Narkosemittel gab, erhielten Patienten vor einer Operation eine hohe Dosis Rum oder Opium. Sie wurden mit Gewalt festgehalten oder an den Operationstisch gebunden. Dann musste der Chirurg vor allem eines: schnell sein. Der schottische Chirurg Robert Liston (1794–1847) galt als der schnellste Operateur seiner Zeit. Es hieß, wenn er operierte, folgte das Geräusch der Knochensäge so schnell auf das Funkeln des Messers, dass es wirkte wie gleichzeitig. Die Tribüne des Operationssaales war dicht mit Studenten besetzt, die Taschenuhren in der Hand hielten. Liston schritt über den blutigen Fußboden – oft in Gummistiefeln – und rief: *«Stoppen Sie die Zeit, Gentlemen, stoppen Sie die Zeit.»*

Einmal amputierte er das Bein eines Patienten in seiner üblichen Operationszeit von zweieinhalb Minuten – und schnitt dabei die Hoden des Mannes versehentlich mit ab. Der Patient starb später, wahrscheinlich an Krankenhausgangrän. Während derselben Operation trennte Liston übrigens versehentlich die Finger seines Assistenten ab, der später ebenfalls an Krankenhausgangrän starb. Außerdem gelang es ihm, die Rockschöße eines angesehenen Chirurgen zu durchtrennen, der als Zuschauer bei der Operation anwesend war. Der Mann starb vor Schreck. Schon bald ging der Spruch um, Liston habe die einzige Operation in der Geschichte der Medizin mit einer Sterblichkeitsrate von 300 Prozent durchgeführt.

«Man müsste nur mit Hilfe eines wirksamen Antiseptikums die Hautoberfläche jenes Körperbereichs reinigen, der operiert wird, außerdem meine Hände und die meiner Assistenten sowie die Instrumente. Dann könnte die Operation ohne das antiseptische Spray durchgeführt werden … und keiner wäre erleichterter als ich, wenn wir darauf verzichten könnten.»

JOSEPH LISTER, 1875

griechisch *streptos*, „beweglich wie eine Kette", *coccus* für „Beere" und *pyogenes*, „Eiter bildend". Pasteurs Erkenntnisse zur Keimtheorie waren vergleichbar mit denen zur Vermeidung und Vernichtung von Krankheitserregern bei Operationen des englischen Mediziners Joseph Lister (1827–1912). Lister führte 1871 das Karbolsäurespray ein. Er bestand darauf, dass Instrumente, Verbände und Kittel sterilisiert wurden, und sorgte für peinlichste Sauberkeit. Seine Methoden wurden von den Ärzten in den Gebärkliniken zum großen Teil erst in den 1880er Jahren übernommen. Als sie sich durchgesetzt hatten, hatte das Kindbettfieber kaum noch eine Chance.

Der starke Geruch nach Desinfektionsmitteln begann die Entbindungsstationen zu durchwehen. In den besten Krankenhäusern wurden alle und alles – von den Gebärenden bis zu den Ärzten und Hebammen sowie alle Instrumente, die bei der Geburt verwendet wurden – mit Seife und heißem Wasser abgewaschen, desinfiziert oder sterilisiert. Patientinnen, die an Kindbettfieber litten, wurden isoliert. Die Auswirkungen in manchen Krankenhäusern waren erstaunlich.

Eine Operation, bei der das Karbolsäurespray des Arztes Joseph Lister verwendet wird, 1882. Die Hände des Operierenden, Instrumente, Handtücher und andere Gerätschaften sind permanent von einer Spraywolke eingehüllt, um sicherzustellen, dass alle Keime abgetötet werden.

Die Desinfektion war der entscheidende Durchbruch. Tausende von überflüssigen Todesfällen konnten dadurch vermieden werden. In vielen Gebärkliniken in den USA und in Großbritannien allerdings arbeiteten die Geburtshelfer weiterhin ohne die nötigen Vorsichtsmaßnahmen. In den USA, wo viele Frauen im Krankenhaus entbanden, starb in den 1920er Jahren eine Viertelmillion Mütter im Kindbett. Selbst in den 30er Jahren gab es im Queen-Charlotte-Entbindungsheim in London noch keinen Mundschutz, keine Handschuhe oder sterilisierten Instrumente. Das Tragen eines Mundschutzes erwies sich als eine der wirksamsten Vorbeugungsmaßnahmen, da die Streptokokken vor allem durch den Atem übertragen werden. Eine Erkenntnis, die in Zeiten der Corona-Pandemie, aktueller ist denn je.

Anfang des 20. Jahrhunderts gebaren die meisten Frauen in Europa ihre Kinder immer noch zu Hause. In Skandinavien, Belgien und den Niederlanden begleiteten ausgebildete Hebammen die Hausgeburten. Ihnen war bewusst, wie wichtig es war, die Ausbreitung des Kindbettfiebers zu verhindern. Hebammen anderer Ländern wussten dagegen vermutlich kaum etwas über Vorbeugemaßnahmen. In Großbritannien war das Risiko einer Frau, an Kindbettfieber zu sterben, in der ersten Hälfte der 1930er Jahre genauso hoch wie in den 1860er Jahren. Eine weitere medizinische Revolution war nötig, um die Sterberate deutlich zu reduzieren.

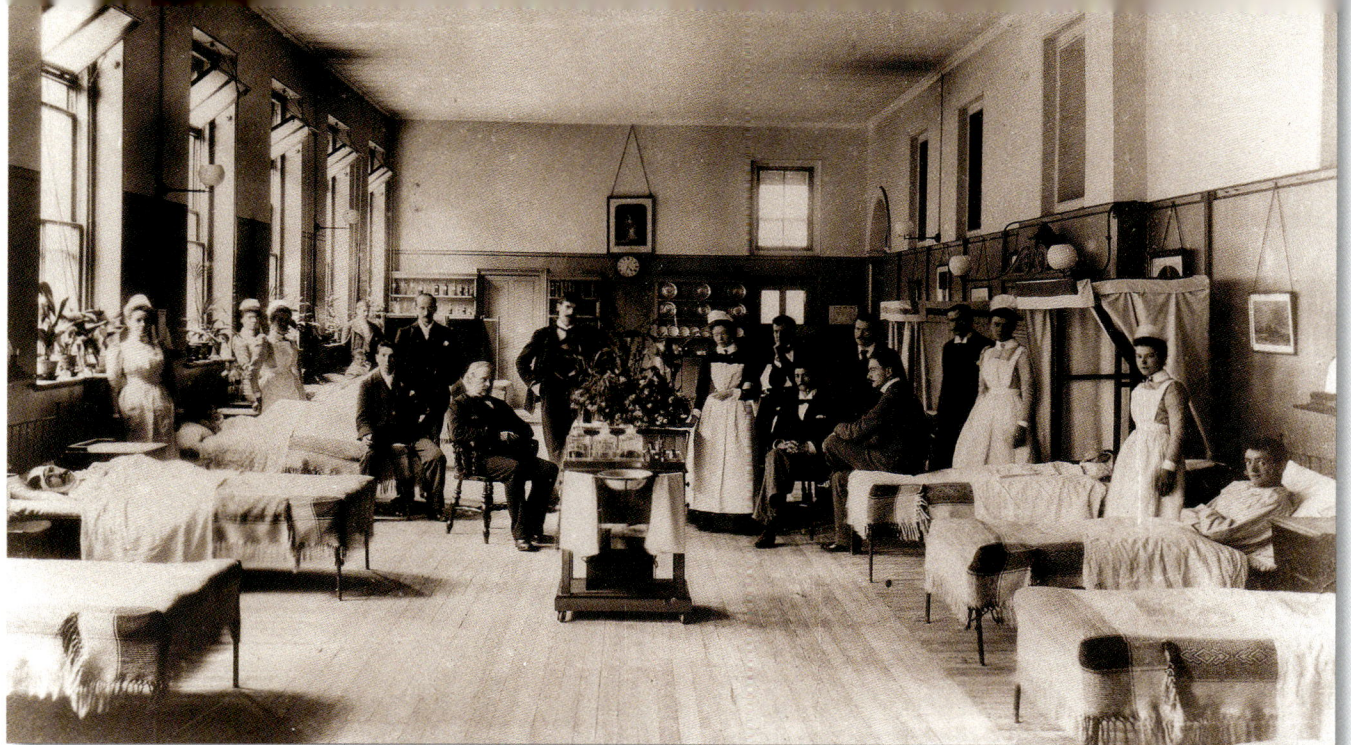

EINE NEUE ÄRA: ANTIBIOTIKA

Die Einführung von Antibiotika war der größte Fortschritt in der Behandlung bakterieller Infektionen. Die ersten Medikamente gegen Kindbettfieber waren in den späten 30er Jahren die Sulfonamide. Sie erwiesen sich als hoch wirksam gegen Streptokokken-Infektionen der Gruppe A und senkten die Sterblichkeit durch Kindbettfieber enorm. Als Mitte der 40er Jahre das Penicillin entwickelt wurde, brach jedoch eine neue Epoche an. Penicillin war aktiver und weniger giftig als die Sulfonamide und konnte auch gegen eine seltenere Form des Kindbettfiebers, *Staphylococcus aureus,* eingesetzt werden. Eine Frau, die in den Wehen lag, durfte jetzt optimistisch sein, dass sie ihr Neugeborenes auch aufwachsen sehen würde.

Seit den 50er Jahren ist das Kindbettfieber in der westlichen Welt nicht mehr lebensbedrohlich. Allein der Name hat heute einen altmodischen Klang. In der zweiten Hälfte des 20. Jahrhunderts nahm die Sterblichkeit unter Müttern weiter deutlich ab, heute ist der Tod im Kindbett in den Industrieländern die Ausnahme.

DIE TRAGÖDIE DES KINDBETTFIEBERS GEHT WEITER

Leider ist das in vielen armen Ländern nicht der Fall. Dort bringen die Mütter ihre Kinder oft unter schwierigsten Bedingungen und ohne jede Möglichkeit, Infektionen zu verhindern oder zu behandeln, zur Welt. Ansteckung im Kindbett – und da kommt heute eine ganze Reihe von Erregern in Frage – bedroht auch heute noch das Leben von Müttern und Kindern, besonders in Afrika und Teilen Asiens. Über 290.000 Frauen haben 2017 weltweit ihr Leben durch Komplikationen während der Schwangerschaft oder Geburt verloren. 80 Prozent aller Todesfälle von Müttern und Kindern ereignen sich im südlichen Afrika und südlichen Asien. Es gibt verschiedene Gründe: Bluthochdruck, Sepsis, Thrombose, Fruchtwasserembolie … Die Weltgesundheitsorganisation WHO hat sich als Bestandteil ihrer Millennium-Entwicklungsziele verpflichtet, die Sterblichkeit unter den Müttern zu verringern. Doch der Tod von Müttern und Babys durch vermeidbare Infektionen und Schwierigkeiten bei der Geburt gehören zu den größten Tragödien der modernen Welt.

Joseph Lister, zu diesem Zeitpunkt bereits Baron Lister, vorn links sitzend, mit Mitarbeitern am Londoner King's-College-Krankenhaus. Fotografie von 1893.

DIE EUROPÄISCHE SCHLAFKRANKHEIT

(Encephalitis lethargica) ist eine rätselhafte Erkrankung, die sich zwischen 1916 und 1927 über die gesamte Welt ausbreitete. Die Betroffenen litten unter absonderlichen Symptomen und furchtbaren Spätfolgen. Die Krankheit griff das Gehirn an und machte ihre Opfer zum Teil sprachlos und bewegungsunfähig. Etwa ein Drittel starb in der akuten Phase der Krankheit, während Tausende andere in einem Dämmerzustand weiterlebten und an der Parkinson-Krankheit litten. Auch heute noch gibt es vereinzelte Fälle der Europäischen Schlafkrankheit. Warum sie im frühen 20. Jahrhundert so massiv auftrat, bleibt aber ein Rätsel.

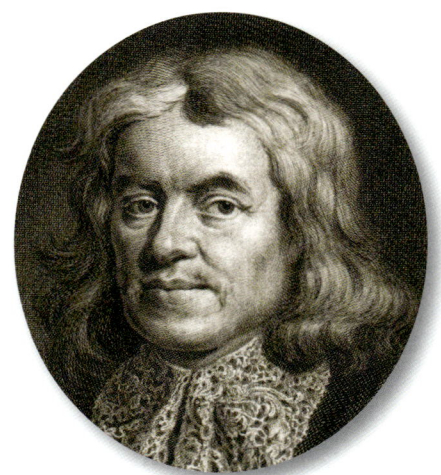

Thomas Sydenham, nach dem die Chorea minor benannt ist, eine Muskelschwäche, die wohl mit der Europäischen Schlafkrankheit verwandt ist.

Einer der ersten Ärzte, die die Europäische Schlafkrankheit beschrieben, war Baron Constantin von Economo (1876–1931), ein rumänischer Nervenarzt, der in Wien arbeitete. Er gab ihr auch den Namen Encephalitis lethargica.

«Einige starben innerhalb weniger Wochen, andere hielten Wochen und Monate durch. Sie fielen phasenweise in tiefen Schlaf, unterbrochen von Bewusstlosigkeit … Die am schlimmsten betroffenen überlebenden Patienten … sitzen bewegungslos da, nehmen zwar ihre Umgebung wahr, sind aber lethargisch und reagieren nicht, wie erloschene Vulkane.»

Economo wurde mit der mysteriösen Krankheit erstmals im Winter 1916/1917 in der Psychiatrischen Klinik in Wien konfrontiert. Ähnliche, genauso unklare Fälle waren im Winter 1915/1916 in Frankreich aufgetreten und wahrscheinlich hatte es in Mitteleuropa bereits zwei oder drei Jahre zuvor einige Fälle gegeben.

Nicht lange nach ihrer Beschreibung durch Economo breitete sich die Krankheit in Wellen über die ganze Welt aus. Ende 1917 erreichte sie Australien, Anfang 1918 Europa und Ende 1918 bis Anfang 1919 Nordamerika. Die Europäische Schlafkrankheit forderte in den 1920er Jahren zahlreiche Opfer. Allein 1929 wurden weltweit 6351 Fälle

Zeitleiste

1529 Einer von mehreren rätselhaften Ausbrüchen der „Schwitzkrankheit" in England.

1673–1675 In London tritt eine ungewöhnliche Epidemie auf. Der Arzt Thomas Sydenham

(1624–1689) beschreibt sie als febris comatosa. Zu den Symptomen gehören Schläfrigkeit und Schluckauf.

1712 In Deutschland kommt es zu einem Ausbruch der „Schlafkrank-

heit", bei der die Betroffenen auch Anzeichen von Veränderungen in der Hirnstruktur zeigen.

1916–1917 In Wien beobachtet der Nervenarzt Constantin von Economo (1876–

1931) eine rätselhafte Krankheit, die er Encephalitis lethargica nennt.

Ca. 1916–1927 Die Europäische Schlafkrankheit breitet sich über einen Großteil der Welt aus. Schät-

zungsweise fünf Millionen Menschen erkranken. Sie verschwindet in den 30er Jahren so schnell, wie sie aufgetaucht ist.

1920 Der deutsche Neurologe Felix Stern untersuchte

in Kiel als Assistenzarzt erste Fälle und veröffentlichte bereits im März 1920 einen Artikel über die Krankheit. Am Göttinger Universitätsklinikum baute er in den 1920er Jahren Deutschlands erste

Spezialstation für Patienten mit Encephalitis lethargica federführend auf. Dort erforschte und behandelte er Hunderte von Patienten in allen Stadien der Krankheit und beschrieb deren Verlaufs-

und 3580 Tote gezählt. In den 30er Jahren scheint die Pandemie dann zu Ende gegangen zu sein – fast so plötzlich, wie sie gekommen war.

Die Symptome waren so unterschiedlich und komplex, dass die Mediziner nicht wussten, ob sie es mit einer einzigen Krankheit oder vielen verschiedenen zu tun hatten. Ein Merkmal teilten jedoch alle Betroffenen: Teilnahmslosigkeit. Encephalitis lethargica ist Griechisch und bedeutet „Gehirnentzündung, die müde macht". Trotz aller Vermutungen blieb die Ursache lange Zeit ein Rätsel.

DIE UNERGRÜNDLICHE NATUR DER EUROPÄISCHEN SCHLAFKRANKHEIT

Zwischen 1916 und 1927 waren zwischen einer und fünf Millionen Menschen, besonders junge Erwachsene, von der Europäischen Schlafkrankheit betroffen. Etwa ein Drittel starb schnell nach der akuten Phase, entweder in tiefem Schlaf oder in einem Zustand der Schlaflosigkeit. Die Überlebenden zeigten eigenartige Symptome: Halsschmerzen, Kopfschmerzen, von einer ausgeprägten Teilnahmslosigkeit gefolgtes Fieber, Zittern, Schluckauf, nervöse Zuckungen und Störungen der Augen einschließlich sogenannter okulogyrischer Krisen (das heißt, die Augäpfel erstarren eine Zeit lang in einer bestimmten Position). Manche, die von der Krankheit betroffen waren, erholten sich nach ein paar Tagen oder Wochen, viele andere aber wurden immer teilnahmsloser und reagierten irgendwann überhaupt nicht mehr. Sie waren unfähig, mit ihrer Umgebung in Verbindung zu treten.

Viele der Überlebenden litten einige Zeit nach der ursprünglichen Infektion unter postenzephalitischem Parkinsonismus. Er ähnelt im Erscheinungsbild der Parkinson-Krankheit, die sich aus der Europäischen Schlafkrankheit entwickeln kann. Diese Menschen litten unter Nerven- und Geisteserkrankungen und zeigten starke Verhaltensstörungen. Manche mussten in Heimen leben, wo sie als lebende Statuen vor sich hin vegetierten, völlig unbeteiligt an ihrer Umgebung.

L-DOPA UND DAS ERWACHEN

In den 1960er Jahren schien ein neues Medikament namens L-Dopa völlig neue Möglichkeiten der Behandlung zu eröffnen. Oliver Sacks, ein britischer Neurologe am Beth-

> «Junge Menschen … wirken wie Greise, ausgezehrt, gebeugt, mit einem seelenlosen, fettigen Gesicht, sabberndem Mund und zitterndem Kinn, sie schleppen sich dahin mit zögerlichem Gang. Diese Menschen von 20 oder 30 Jahren anzusehen ist für einen Arzt schrecklich.»

NACH DER ENGLISCHEN ÜBERSETZUNG (1931) VON CONSTANTIN VON ECONOMOS MONOGRAFIE *ENCEPHALITIS LETHARGICA* (2. AUFLAGE 1929)

muster bis hin zum Endstadium. Seine Arbeiten machten ihn über die Grenzen Deutschlands hinweg bekannt und mündeten in sein Buch Die Epidemische Encephalitis (1922), das schnell zum Stan-dardwerk wurde.

Ende der 60er Jahre *Menschen, die die Europäische Schlafkrankheit überlebt haben und in der Folge unter der Parkinson-Krankheit leiden, werden* mit dem Medikament L-Dopa behandelt.

1973 *Der amerikanische Neurologe Oliver Sacks veröffentlicht „Zeit des Erwachens". In dem Buch beschreibt er die Wirkung von L-Dopa auf Patienten, die fast ein halbes Jahrhundert lang „schliefen".*

2020 *Heute weiß man, dass eine Enzephalitis meist durch Viren, seltener durch Bakterien oder andere* Krankheitserreger verursacht wird. Dadurch entsteht eine Gehirnentzündung. Die Viren (zum Beispiel Herpes-simplex-Viren, Varizella-Zoster-Virus, Epstein-Barr-Virus) führen entweder direkt im Gehirn zur Entzündung oder blockieren das körpereigene Abwehrsystem. Zur Vorbeugung gegen die Gehirnerkrankung Enzephalitis werden heute Impfungen empfohlen.

Abraham-Krankenhaus in New York, gehörte zu den Ersten, die dieses Medikament an Patienten mit postenzephalitischem Parkinsonismus erprobten. Diese Menschen waren, so Sacks, *«seit Jahrzehnten eingefroren und versteckt, zutiefst isoliert. Halb hatten sie die Welt vergessen, in der sie einst lebten, halb träumten sie davon.»*

In seinem 1973 erschienenen Buch „Zeit des Erwachens" erzählt Sacks die bewegenden Geschichten einiger seiner Patienten: von ihrem erstaunlichen und wundersamen „Erwachen", als sie im Frühjahr 1969 erstmals mit L-Dopa behandelt wurden, und den absonderlichen Folgen, als das Medikament den hohen Erwartungen nicht gerecht wurde.

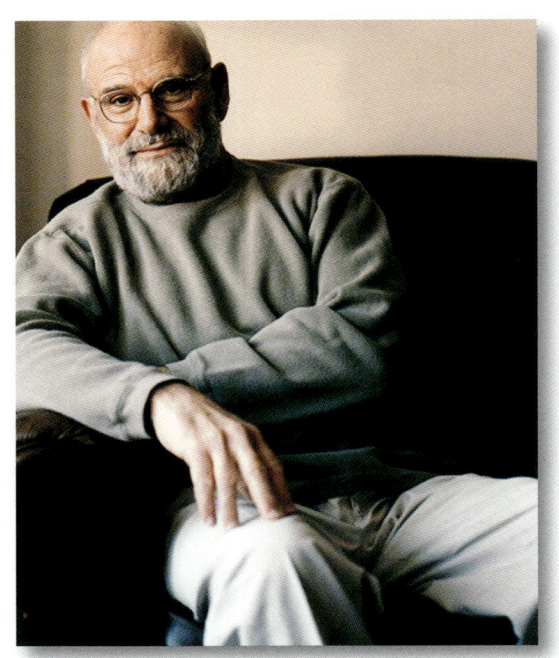

Die Patientin Rose R., die seit 1926 unter der Europäischen Schlafkrankheit litt, befand sich seit 1935 im Krankenhaus. 1969 „erwachte sie wieder zum Leben", nachdem sie L-Dopa bekommen hatte. Aber sie lebte weiterhin ganz und gar in ihren Erinnerungen und glaubte, sie sei ein Teenager in den 20er Jahren, der die Musik von George Gershwin liebte. Als das L-Dopa dann immer weniger wirkte, wollte Rose das Medikament nicht mehr nehmen und nicht mehr aufgeweckt werden. Die Welt von 1969, in der sie erwachte, war für sie nicht real. *«Ist jetzt 1926?»*, fragte sie. Am Ende wollte Rose nie mehr aufgeweckt werden.

Ein anderer Patient, Leonard L., erholte sich wie durch ein Wunder, nachdem er das erste Mal L-Dopa verabreicht bekommen hatte. Aber es wurde immer schwieriger, die richtige Dosis zu finden, um ihn im Wachzustand zu halten. Als er einige Jahre später, krank und sehr geschwächt, ein letztes Mal L-Dopa erhielt, fragte er beim Aufwachen, warum man ihn wiederbeleben würde, obwohl es doch schon zu spät sei?

Oliver Sacks, der britische Neurologe, hier auf einem Foto von 2001, war einer der Ersten, die L-Dopa anwandten, um Patienten mit postenzephalitischem Parkinsonismus zu behandeln. In seinem Buch „Zeit des Erwachens" schreibt er: *«Das zentrale Thema – einschlafen, … Jahrzehnte später aufgeweckt werden, in einer Welt, die nicht mehr die eigene ist – spricht die Fantasie der Menschen unmittelbar an. Dies ist der Stoff, aus dem Träume, Alpträume und Legenden sind – und doch ist es tatsächlich passiert.»*

Ist die Europäische Schlafkrankheit mit der Grippe verwandt?

Da nach Ausbrüchen der Vogelgrippe in jüngerer Zeit die Angst vor einer Grippeepidemie umgeht, haben Forscher historische Aufzeichnungen untersucht, um herauszufinden, was die Pandemie der Europäischen Schlafkrankheit auslöste. Man vermutet, dass es eine Viruserkrankung war. Der zeitliche Ablauf und die weltweite Verbreitung legen zudem die Vermutung nahe, dass sie mit der Grippeepidemie von 1918/1919 zu tun gehabt haben könnte (siehe Seiten 172–183).

Vielleicht sei die Europäische Schlafkrankheit eine Art Folgeerscheinung der Grippe? Fachleute haben auf ähnliche Probleme nach früheren Grippeepidemien hingewiesen. Dazu zählt auch der mysteriöse Ausbruch einer schweren Schlafkrankheit, bekannt als „nona", in Norditalien nach einer Grippeepidemie 1889/90.
Jüngsten Untersuchungen zufolge wird die Europäische Schlafkrankheit tatsächlich vor allem durch Viren, aber auch durch Bakterien und Erregern in Einzellern, Parasiten und Pilzen. Besonders gefährdet sind Kinder, junge Erwachsene und Patienten mit einem angegriffenen Immunsystem. Die Viren (zum Beispiel Herpes-simplex-Viren, Varizella-Zoster-Virus, Epstein-Barr-Virus) führen entweder direkt im Gehirn zur Entzündung oder blockieren das körpereigene Abwehrsystem. Dennoch ist noch nicht bekannt, warum die

DER TANZ-WAHN

Im Lauf der Geschichte gab es eine Reihe von Nervenerkrankungen, die ähnlich rätselhaft waren wie die Europäische Schlafkrankheit. Manche begannen mit zwanghaftem Tanzen, gefolgt von völliger Regungslosigkeit und mündeten in den Tod oder in Zittern bei den Überlebenden.

In den 1370er Jahren breitete sich am Rhein und in den Niederlanden eine Krankheit aus, die „Veitstanz" genannt wurde. Dabei tanzten Gruppen von Menschen stundenlang wie im Delirium, bis sie erschöpft zu Boden fielen.

Im 17. Jahrhundert bezeichnete der englische Arzt Thomas Sydenham (1624–1689) mit „Veitstanz" die Krankheit, die heute als Chorea minor bekannt ist. Typisch sind schnelle, unkoordinierte, ruckartige Bewegungen, motorische Schwäche und Verhaltensauffälligkeiten, möglicherweise als Folge einer Infektion mit Streptokokken nach rheumatischem Fieber.

Manisches Tanzen wie in dieser Szene von Brueghel wurde auf alle möglichen Erkrankungen zurückgeführt.

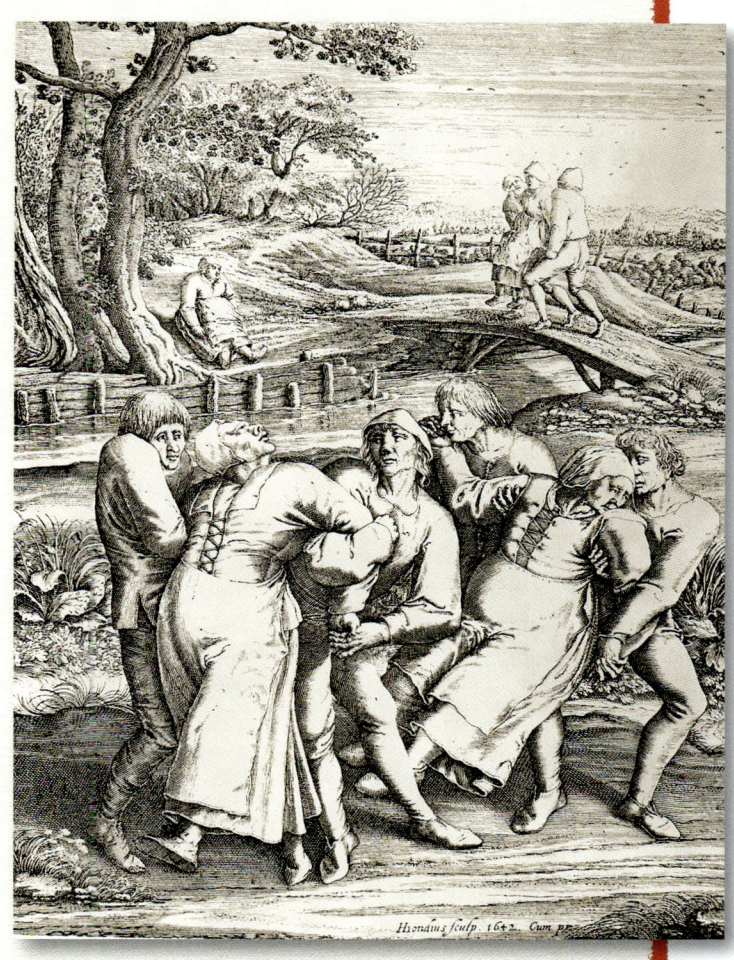

Krankheit in manchen Jahren und an manchen Orten so massiv auftrat und warum sie wieder verschwand.

Für diejenigen, die gestorben sind oder ein Leben lang wie eingefroren „schliefen", kommt jede rückwirkende Diagnose zu spät. Immer noch gibt es Fälle der Europäischen Schlafkrankheit – wenn auch sehr selten. Wenn es plötzlich zu hohem Fieber, ungewöhnlich intensiven Kopfschmerzen und anderen Anzeichen einer Enzephalitis kommt, sollte der Notarzt gerufen werden. Stimmungsschwankungen und Veränderungen im Verhalten sind weitere Warnzeichen, die am besten sofort abgeklärt werden. Der Arzt kann dabei auf mehrere moderne Diagnose-Methoden wie Kernspin- und Computertomographien zurückgreifen.

Mit Medikamenten behandelt werden rund 80 Prozent der Patienten wieder gesund, denn dauerhafte Schäden des Nervensystems sind selten. Lebensgefährlich können jedoch Krampfanfälle und Schwellungen des Gehirns sein. Daher ist eine schnelle Behandlung im Krankenhaus nötig. Trotz moderner Behandlungen liegen auch heute noch viele Hintergründe dieser Erkrankung im Dunkeln.

MALARIA

MALARIA ist eine lebensbedrohliche parasitäre Krankheit, die von einem Menschen auf den anderen durch den Stich der weiblichen Anopheles-Mücke übertragen wird. Sie stellt heute eines der größten Gesundheitsprobleme weltweit dar. Rund 229 Millionen Menschen sind von ihr betroffen. Im Jahr 2019 starben weltweit 409.000 Menschen, vor allem in Afrika.

Malaria gehört zu den ältesten schriftlich belegten Krankheiten der Menschheitsgeschichte. Sie trat in der Vergangenheit überall von der Arktis im Norden bis Australien und Argentinien im Süden auf. Heute beschränkt sie sich vor allem auf Afrika, ein Viertel aller Fälle tritt in Nigeria auf. Nur zehn Prozent aller Infektionen werden außerhalb Afrikas registriert. Etwa 1000 deutsche Reisende stecken sich jedes Jahr im Ausland an. Wissenschaftler und internationale Hilfsorganisationen unternehmen große Anstrengungen, um wirksame Medikamente und einen Impfstoff zu finden. Ärzte und internationale Hilfsorganisationen unternehmen große Anstrengungen, damit erkrankte Patienten Medikamente erhalten. Einen wirksamen Impfstoff gibt es bisher nicht. Zum Schutz werden auch Moskitonetze verteilt und Totwasser, in denen die Überträgermücken leben, trocken gelegt. Touristen können verschiedene Prophylaxe-Medikamente einnehmen.

1937 beschrieb der amerikanische Mediziner Lewis Hackett (1894–1962) die komplexe und vielfältige Natur der Malaria:

> «Alles an der Malaria ist von den lokalen Gegebenheiten geprägt und durch sie veränderbar, sodass tausend verschiedene Krankheiten und ein epidemiologisches Rätsel entstehen. Wie beim Schach spielt man nur mit wenigen Figuren, aber die Vielfalt der möglichen Situationen ist unendlich.»

Zu den Figuren, die an diesem tödlichen Spiel beteiligt sind, gehören die Mücke als Überträgerin, der Parasit als Auslöser sowie der Mensch als Wirt. Dabei gibt es 60 Arten der Mückengattung *Anopheles*, die Malaria übertragen, und vier Arten des Parasiten: *Plasmodium falciparum*, die tödlichste Form, sowie

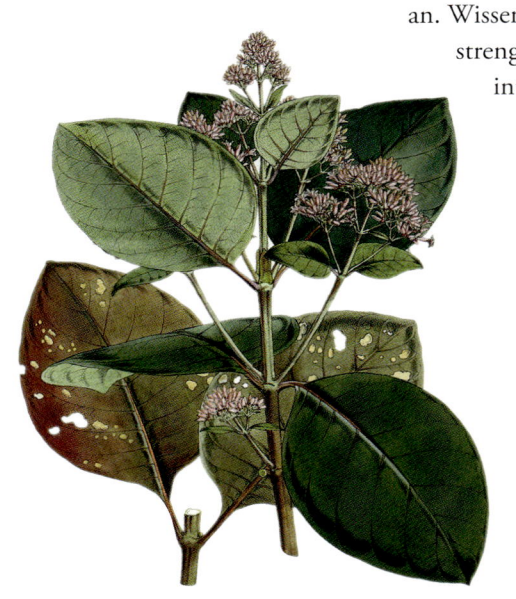

Das Malaria-Mittel Chinin wird aus dem Chinarindenbaum gewonnen und ist noch heute in „Tonic Water" enthalten.

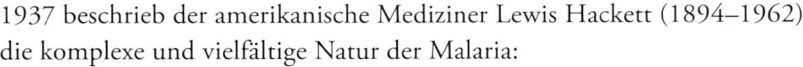

Zeitleiste

2700 v. Chr. *Das Standardwerk der traditionellen chinesischen Medizin „Nei Ching" enthält die Beschreibung einer Krankheit, bei der es sich um Malaria handeln könnte.*

4. Jahrhundert v. Chr. *Hippokrates beschreibt Symptome der Malaria und klassifiziert das Fieber als quotidian (täglich), tertian (alle drei Tage auftretend) und quartan (alle vier Tage auftretend).*

323 v. Chr. *Alexander der Große stirbt möglicherweise an Malaria.*

168 v. Chr. *Der medizinische Wert von quinghaosu (Einjähriger Beifuß oder Artemisia annua) wird in einem chinesischen Buch mit Re-*zepten zur Heilung von Hämorrhoiden erwähnt.

1630er Jahre *Die Spanier bringen die Rinde des Chinarindenbaums aus Südamerika mit nach Europa.*

1740 *Das Wort „Malaria" vom Italienischen mal'aria („schlechte Luft") wird von dem Schriftsteller und Politiker Horace Walpole (1717–1797) in die englische Sprache eingeführt.*

1820 *Das Chinin wird aus der Rinde des Chinarindenbaums gewonnen.*

1877 *Der britische Tropenarzt Patrick Manson (1844–1922) entdeckt, dass die Würmer, die die Lymphatische Filariose hervorrufen, von*

Mücken verbreitet werden.

1889 *Charles Louis Alphonse Laveran (1845–1922), ein französischer Militärarzt in Algerien, identifiziert als Erster die Malariaparasiten im Blut eines Soldaten.*

Plasmodium vivax, *Plasmodium ovale* und *Plasmodium malariae*. Daraus folgen eine Vielzahl möglicher Übertragungswege und klinischer Symptome.

LEBENSZYKLUS DES ERREGERS UND SYMPTOME

Wenn eine weibliche Mücke, die Plasmodien in sich trägt, einen Menschen sticht, gelangen die Parasiten ins Blut. Sie nisten sich in Leberzellen ein und verwandeln sich in eine neue Form, die in die roten Blutkörperchen eindringt. Alle 48 oder 72 Stunden – je nach Art – durchlaufen die Parasiten einen Vermehrungszyklus in den roten Blutkörperchen. Diese platzen und setzen die Parasiten frei. Dabei kommt es zu der für die Malaria typischen Fieberschüben. Jede weibliche Mücke, die einen infizierten Menschen sticht, kann sich anstecken und so den Kreislauf fortsetzen.

Der Verlauf der Malaria ist durch einige Symptome gekennzeichnet. Dazu können Ausbrüche von heißem und kaltem Schweiß gehören, hohes Fieber, Kopfschmerzen und allgemeines Unwohlsein sowie Schmerzen. Malaria kann gutartig, chronisch oder tödlich sein. In schweren Fällen führt sie zu chronischer Blutarmut. Komplikationen wie ein Koma oder zerebrale Malaria können zum Tod führen. Die Sterblichkeitsrate unter nicht behandelten Kindern und nicht immunen Erwachsenen liegt bei 10 bis 40 Prozent oder sogar bei nahezu 100 Prozent bei der aggressivsten Form, der Malaria tropica. Auch wer die ersten Anfälle überlebt, kann extrem geschwächt werden. Den meisten Erkrankten ist es nicht möglich zu arbeiten, daher ist chronische Malaria untrennbar mit Armut verbunden.

DER GESTANK DES SUMPFES

Die Rolle der Mücke und ihres Parasiten wurde Ende des 19. Jahrhunderts enträtselt. In der Zeit davor schrieb man die Krankheit unterschiedlichen Ursachen zu und gab ihr die unterschiedlichsten Namen wie „Wechselfieber", „Marschenfieber", „tertiäres Fieber", „quartäres Fieber", „Sumpffieber", „Herbstfieber" oder „römisches Fieber".

In vielen Teilen der Welt bemerkte man, dass die Krankheit in der Nähe fauliger, stehender Sümpfe

> «… die große Zahl stehender Tümpel ruft derart üble und faulige Dünste hervor, dass die Einwohner erkranken oder häufig sogar sterben … ihre angegriffenen Gesichter lassen nur allzu deutlich erkennen, was für eine ungesunde Luft sie einatmen.»

MIT DIESEN WORTEN BESCHREIBT DER HISTORIKER EDWARD HASTED 1797 DIE SUMPFGEBIETE IM SÜDOSTEN ENGLANDS.

1889 *Die italienischen Wissenschaftler Ettore Marchiafava (1847–1935) und Angelo Celli (1857–1914) bestimmen Parasiten unter dem Mikroskop und geben ihnen den Gattungsnamen Plasmodium. Andere italienische Wissenschaftler* unterscheiden drei verschiedene Arten von Plasmodien: Plasmodium vivax, Plasmodium falciparum und Plasmodium malariae. Heute ist bekannt, dass es noch eine vierte Art gibt: Plasmodium ovale

1897 *In Indien entdeckt der englische Mediziner Ronald Ross (1857–1932) Malariaparasiten in Mücken, und im darauffolgenden Jahr entschlüsselt er den Lebenszyklus der Erreger von Vogelmalaria.*

1898 *Die italienischen Wissenschaftler Giovanni Battista Grassi (1854–1925), Amico Bignami (1862–1929) und Giuseppe Bastianelli (1862–1959) zeigen im Experiment, dass die Malaria durch die Anopheles-Mücke auf den Men-*schen übertragen wird.

1912–1915 *In den USA treten unter den 25 Millionen Einwohnern der zwölf Südstaaten jährlich eine Million Malariafälle auf.*

1922–1923 *Eine der schlimmsten Malariaepidemien Europas in neuerer Zeit verbreitet sich vom zentralen Wolgabecken aus über ganz Russland und bis zum nördlichen Polarkreis. Ca. sieben bis zwölf Millionen Menschen werden* infiziert, Tausende sterben.

[Fortsetzung auf Seite 86]

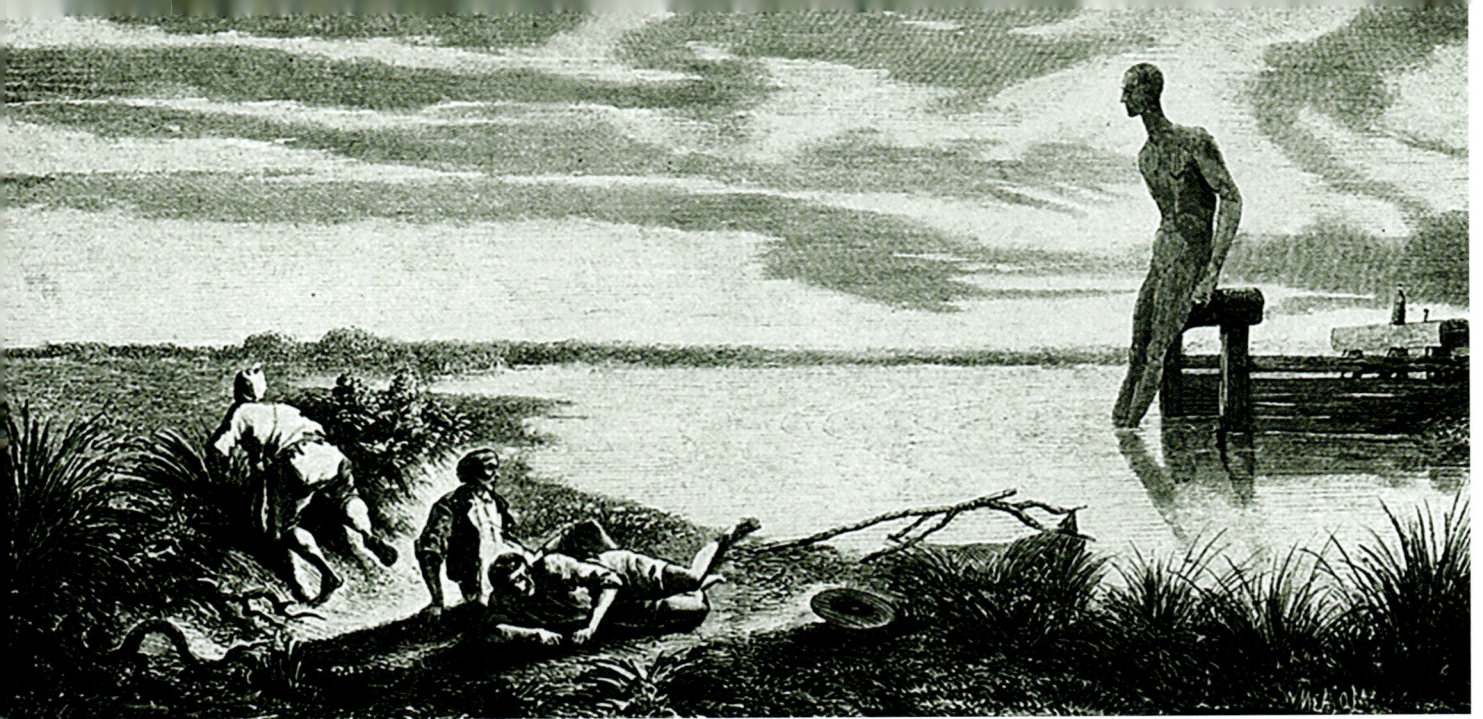

Der Geist aus dem Sumpf. Dieser Stich aus der Mitte des 19. Jahrhunderts stellt allegorisch die Verbindung zwischen stehenden Gewässern und Sümpfen und der Malaria dar. Ihren Namen erhielt die Krankheit im 16. Jahrhundert in Italien: mal'aria heißt wörtlich „schlechte Luft".

vorkam. So entstand die Vorstellung, Malaria würde von aus den Sümpfen aufsteigenden giftigen Dämpfen ausgelöst.

MALARIA IN ANTIKE UND FRÜHER NEUZEIT

In der Vergangenheit war die Malaria deutlich weiter verbreitet als heute. So war sie etwa im Mittelmeerraum von der Antike bis zur Mitte des 20. Jahrhunderts durchaus üblich. Der genaue zeitliche Ablauf und die geographische Verteilung der Malaria in der Antike werden derzeit historisch untersucht. Dass bestimmte, zum Teil vererbbare Erkrankungen der roten Blutkörperchen einen gewissen Schutz gegen die Malaria bieten, deutet auf eine lange Entwicklungsgeschichte hin. Wahrscheinlich plagt Malaria die Menschheit seit mehr als 6000 Jahren. In der Frühen Neuzeit war sie in manchen Gegenden Italiens wie der Poebene, den Pontinischen Sümpfen in Mittelitalien, der Campagna Romana und dem Süden ein ernsthaftes Problem. Sie hatte dort erhebliche gesellschaftliche und wirtschaftliche Auswirkungen, bis sie Mitte des 20. Jahrhunderts endgültig ausgerottet wurde. Ein italienischer Autor aus dem 19. Jahrhundert schreibt:

> *«Die Malaria dringt mit dem Brot, das du isst, in deine Knochen ein und jedes*
> *Mal, wenn du den Mund öffnest, um zu sprechen, während du durch die sticki-*

Zeitleiste

Späte 20er–40er Jahre der Entwicklung erster synthetischer Medikamente gegen die Malaria, darunter 1920 Atebrin und Chloroquin, das in Deutschland in den 30er Jahren synthetisiert und nach dem Zweiten Weltkrieg entwickelt wird.

1939 Der Schweizer Chemiker Paul Müller (1899–1965) synthetisiert das DDT und entdeckt seinen Wert als Insektenbekämpfungsmittel. DDT wird gegen Ende des Zweiten Weltkriegs bei Fleckfieberepidemien eingesetzt, um Kleiderläuse zu vernichten. Ende der 40er Jahre kommt es bei Malaria- und Gelbfieberprogrammen zum Einsatz.

40er Jahre Malaria ist eine Hauptursache für Krankheit und Tod im Zweiten Weltkrieg.

50er Jahre Malaria wird in den USA praktisch ausgerottet. Die Zahl der erfassten Fälle geht von rund 5000 im Jahr 1949 auf 97 im Jahr 1958 zurück. Ein noch deutlicher Rückgang war zwischen 1938 und 1942 zu verzeichnen, sogar noch vor dem intensiven Einsatz von DDT in den späten 40er Jahren.

1955 Die Weltgesundheitsorganisation WHO startet ein weltweites Programm zur Ausrottung der Malaria. 1969 gesteht sie ein, dass das Ziel nicht erreicht wurde.

70er Jahre Die Chinesen entdecken ein altes Heilmittel wieder. Artemisia annua erweist sich als wirksames Anti-Malaria-Mittel.

Seit 1970 In vielen tropischen und subtropischen Gegenden breitet sich

86

gen Straßen voller Staub und Sonnenlicht wanderst, wenn du deine Knie unter dir nachgeben fühlst oder wenn du auf den Packsattel eines dahinschreitenden Maultiers niedersinkst, den Kopf tief gebeugt … Denn die Malaria stürzt sich auf die Einwohner in den leeren Gassen oder sie streckt sie an der sonnengebleichten Haustür nieder, zitternd vor Fieber in ihren Mänteln, alle Decken des Hauses über die Schultern gehäuft …»

Zwischen dem 17. und dem 19. Jahrhundert scheint eine andere Form der Malaria in Gegenden mit gemäßigtem Klima heimisch geworden zu sein: *Plasmodium vivax* ist überall dort überlebensfähig, wo die Durchschnittstemperaturen im Sommer über 16 °C liegen. In den Sümpfen von Kent und Essex im Südosten Englands, wo die Krankheit teilweise bis zum Anfang des 20. Jahrhunderts auftrat, starb eines von drei Kleinkindern vor seinem ersten Geburtstag – auch an Malaria.

VON DER ALTEN IN DIE NEUE WELT

Manche Forscher meinen, dass es die Malaria schon vor 1492 auf dem amerikanischen Kontinent gegeben hätte. Wahrscheinlich aber brachten erst danach Reisende aus Nordeuropa den Parasiten *Plasmodium vivax* in die Neue Welt. In der Folge steckten sich die amerikanischen Mücken an und gaben die Krankheit an die einheimische Bevölkerung und die frühen Siedler weiter. In Neuengland war die Krankheit im 19. Jahrhundert allgemein als „Kent'scher Schüttelfrost" bekannt.

Aufgrund des Handelsverkehrs zwischen Amerika und Südeuropa und der Einfuhr von Sklaven aus Afrika gelangte auch der weitaus gefährlichere Parasit *Plasmodium faliciparum* in die subtropischen und tropischen Regionen der Neuen Welt. Besonders der Süden Nordamerikas und Teile Süd- und Mittelamerikas waren stark betroffen.

MOHNSAFT

Opium wurde seit jeher zur Entspannung und zu medizinischen Zwecken eingesetzt. Im 19. Jahrhundert kam ein Großteil des britischen Opiums aus Indien. Die Menschen in den Sumpfgebieten Ostenglands, wo die Malaria früher weit verbreitet war, bauten allerdings ihren eigenen Schlafmohn an und versetzten damit das örtliche Bier. Kleinkinder bekamen Tee aus Schlafmohnblüten. Er sollte die Schüttelfrostanfälle verhindern.

1864 berichtete ein Arzt, dass «es kein Haus eines Arbeiters gab, in dem die Opiumflasche nicht zu sehen war … Es wird auch in Pillenform oder als Stäbchen verkauft. Ein gut sortierter Laden bedient 300 oder 400 Kunden an einem Samstagabend.» Kinder, die Opium aßen, wurden als «abgemagert … zu kleinen Männern geschrumpft … runzlig wie Affen» beschrieben. Durch die Malaria, aber auch die Vergiftung mit Opium war die Kindersterblichkeit in dieser Region sehr hoch.

die Malaria wieder dramatisch aus.

1975 Die WHO erklärt Europa für malariafrei.

Seit 1980 Einige wenige Malariafälle werden aus den USA berichtet, außerdem 1600

Importierte Fälle pro Jahr in den USA und 2000 pro Jahr in Großbritannien.

Nach 1990 Artemisinin erweist sich als wirksam gegen resistente Malariaformen.

1997 Internationale Einrichtungen gründen die Multilaterale Initiative gegen Malaria (MIM)

1998 Die WHO startet das „Roll-Back-Malaria"-Programm, um die Malaria bis 2010 zu halbieren.

2000 Die Vereinten Nationen und ihre Mitgliedsstaaten verpflichten sich zur Unterstützung wichtiger „Millennium-Entwicklungsziele". Dazu gehört auch die Bekämpfung der Malaria.

2001 Einrichtung des Global Fund to Fight Aids, Tuberculosis and Malaria (GFATM). Die internationale Initiative will verhindern, dass diese Krankheiten weiterhin jedes Jahr 5,6 Millionen Menschenleben fordern.

2002 Das komplette Erbgut des Plasmodium falciparum wird entschlüsselt.

2003 Das Erbgut der Stechmücke Anopheles gambiae wird entschlüsselt.

2020 Heute stehen mehrere wirksame Medikamente zur Behandlung der Malaria sowie zur Prophylaxe zur Verfügung. Dennoch sterben jedes Jahr noch mehr als 400.000 Menschen.

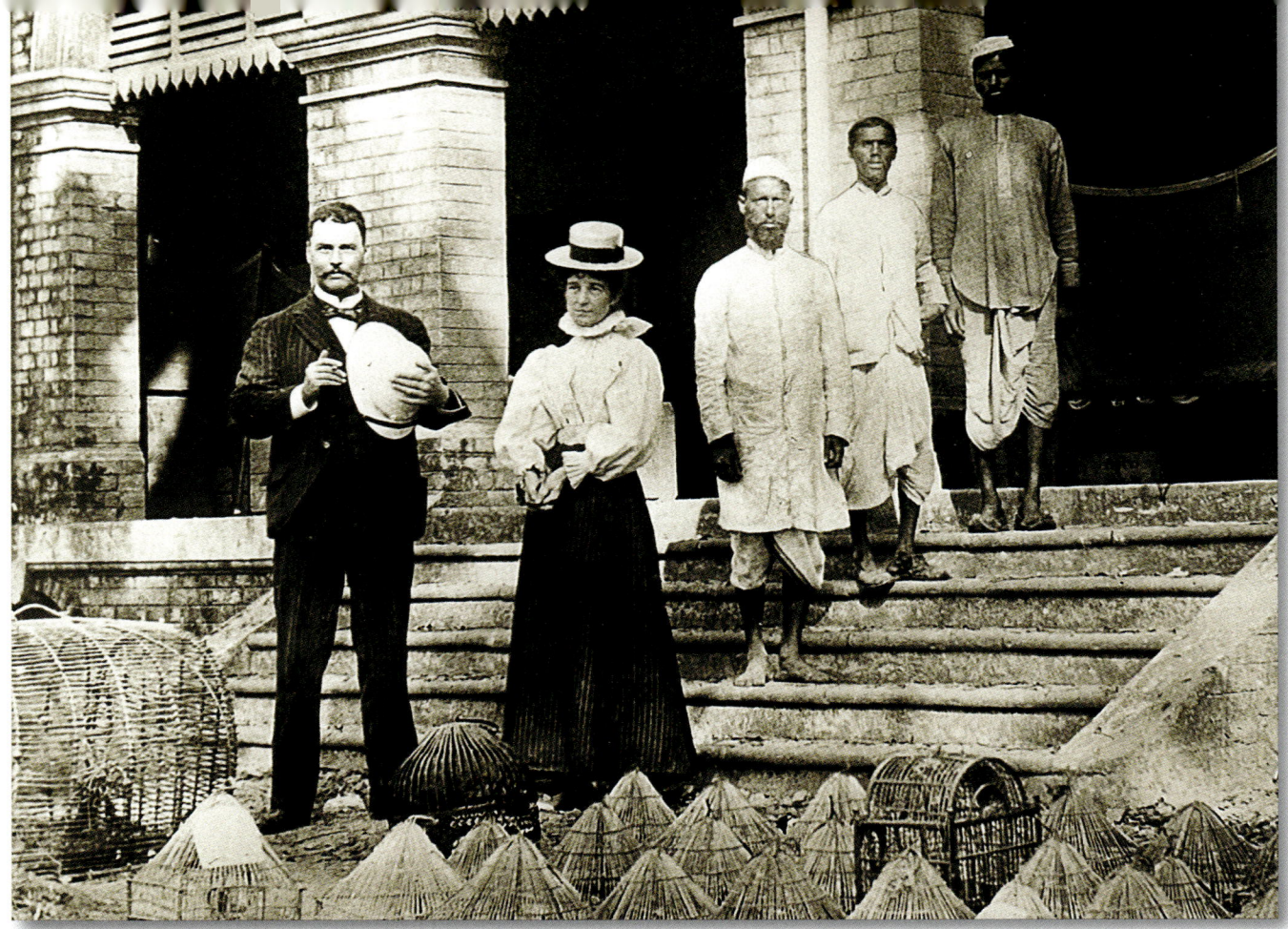

Ronald Ross, Fotografie von 1898 mit seiner Frau und mehreren Assistenten vor seinem Labor in Kalkutta. In den Käfigen im Vordergrund hielt Ross malariakranke Vögel, die er untersuchte, um den Lebenszyklus der Malariamücke zu entschlüsseln. Ross achtete sorgfältig darauf, Moskitonetze zu verwenden, damit er sich selbst keine Malaria zuzog. Das ist auch heute noch ein guter Rat!

Im 19. Jahrhundert erreichte die Malaria auch den Mississippi. Im südlichen Illinois fiel einem aufmerksamen Arzt im Sommer 1865 auf, dass *«jeder Mann, jede Frau und jedes Kind … zumindest in meinem Blickfeld praktisch alle zwei Tage an Schüttelfrost litt».* Die Region entlang der Wasserwege zwischen dem Mississippi und dem Potomac River im Osten der USA galt Anfang des 19. Jahrhunderts als „Friedhof". Und die Behörden vermuteten, *«keine Veränderung und keine Kultivierung würde je eine gesunde Gegend daraus machen».* Ein Bericht aus den 1830er Jahren erwähnt den Wortwechsel zwischen dem Kapitän eines Bootes auf dem Ohio River und der Mutter von zwei kleinen Kindern. Die Kinder waren in die warme Sonne gekrochen, zitternd und mit klappernden Zähnen, um das vorbeifahrende Boot zu sehen. Ihre Mutter, die nicht wusste, woher das Fieber rührte, erhielt vom Kapitän des vorüberfahrenden Schiffes die Auskunft:

> *«Wenn Sie diese Krankheit noch nie gesehen haben, sind Sie nicht von hier. Das ist Marschenfieber. Ich fürchte, Sie werden noch viel mehr davon zu sehen bekommen, wenn Sie in der Gegend bleiben. Hier heißt die Krankheit auch „Sumpfteufel", und sie wird Ihren kleinen Pummelchen im Handumdrehen die blühende Farbe aus den Wangen treiben. Heilen? Nein, Madam, Heilung gibt es nicht. Das muss man aussitzen …»*

DAS „GRAB DES WEISSEN MANNES"

Seeleute sangen früher ein Lied mit den warnenden Zeilen:

> *«Nehmt euch in Acht vor der Bucht von Benin,*
> *einer kommt raus, aber zehn bleiben drin.»*

In der Vergangenheit wurden Europäer, die in Afrika unterwegs waren, häufig von heftigen Fiebern heimgesucht. Manch einer war vielleicht gegen die nordeuropäische Form der Malaria immun. Die *falciparum*-Variante aber verlief oft tödlich. Besonders gefährlich waren die Küste und die Flüsse Westafrikas. Die Bucht von Benin wurde bekannt als „Grab des Weißen Mannes". Fast die Hälfte der britischen Soldaten, die zwischen 1817 und 1836 in Sierra Leone stationiert waren, starb – die meisten an Malaria. Auch in Indien schlug die Malaria heftig zu. Ende des 19. Jahrhunderts war sie wohl für rund 1,3 Millionen Tote pro Jahr verantwortlich.

DAS RÄTSEL WIRD GELÖST

Ende des 19. Jahrhunderts begannen Wissenschaftler, die Ursache der Krankheit zu untersuchen. Verbreitete sie sich wirklich durch den fauligen Gestank aus Sümpfen? Alphonse Laveran (1845–1922), französischer Militärarzt in Algerien, erkannte 1880 unter dem Mikroskop Malariaparasiten. Der schottische Arzt Patrick Manson (1844–1922) wurde als „Moskito-Manson" bekannt, nachdem er 1877 herausgefunden hatte, welche Rolle die Mücke bei der Lymphatischen Filariose oder Elephantiasis spielt (siehe Seite 108–111). Sein Schützling, der britische Militärarzt Ronald Ross (1857–1932), ging in die Geschichte ein als erster Wissenschaftler, der die Verbindung zwischen Mücke und Malaria erkannte.

Während er in Indien stationiert war, untersuchte Ross, angespornt von Mansons Idee der „Moskitoverbindung", die Mägen Tausender Mücken. Schließlich fand er farblich veränderte Hohlräume in der Magenwand einer Anopheles-Mücke, die zuvor Blut von einem Malariakranken gesaugt hatte. Damit hatte er den Beweis gefunden. 1897 berichtete Ross über seine bemerkenswerte Entdeckung, und im folgenden Jahr gelang es ihm in Kalkutta, den gesamten Zyklus der Vogelmalaria zu entschlüsseln.

Italienische Wissenschaftler waren Ross knapp auf den Fersen. 1898 wiesen Giovanni Battista Grassi (1854–1925) und andere Malariaspezialisten nach, dass die Anopheles-Mücke Malaria auf den Menschen überträgt. Ross erhielt 1902 den Nobelpreis. Wohl zu Recht hatten die Italiener das Gefühl, übergangen worden zu sein.

MOSKITOBRIGADEN

Als klar war, dass die Parasiten von Mücken übertragen werden, dachte man: Wenn man die Mücken los wird, ist man auch die Malaria los. Später erinnerte sich Ross an diese Hoffnungen:

> *In ein paar Monaten, in ein oder zwei Jahren höchstens würde es gelingen, das todbringende Ungeziefer unter Kontrolle zu bekommen, es an günstigen Stellen ganz auszurotten. Und damit würde langsam die allgegenwärtige Krankheit vom Antlitz der Zivilisation verschwinden – nicht nur hier und da, sondern fast überall im britischen Weltreich, nein, sogar in Amerika, China und Europa.*

«Heut hat der güt'ge Gott
Ein wunderbares Ding
In meine Hand gelegt;
Gott sei gelobt. Er war's,

Der mir gebot voll Tränen,
Schwer atmend im Verborg'nen
Die gewitzte Saat zu finden:
Millionen mordender Tod.

Ich weiß, dies kleine Ding
Rettet Menschen ohne Zahl.
O Tod, wo ist dein Stachel?
Grab, wo ist dein Sieg?»

SO FEIERTE RONALD ROSS SEINEN GEISTESBLITZ VOM 20. AUGUST 1897, DER ALS „MOSKITOTAG" BEKANNT IST.

Optimistisch legten „Moskitobrigaden" Sümpfe und andere Brutstätten der Mücken trocken und sprühten „Pariser Grün", ein Mittel zur Larvenbekämpfung aus Kupferacetat und Arsentrioxid, sowie Pyrethrum aus Chrysanthemenblüten. Bewohner dieser Gebiete erhielten den Rat, rund um ihre Betten, vor Türen und Fenstern Netze zu spannen und auch ihren Kopf mit Netzen zu schützen. Moskitobrigaden gab es in Indien und in Malaysia. Sie versuchten sogar, die Anopheles-Mücke aus den Sümpfen im Südosten Englands zu vertreiben, aber erfolglos.

Eine erfolgreiche Kampagne sowohl gegen die Malariamücke als auch gegen die Gelbfiebermücke ermöglichte es 1914, den Panamakanal fertig zu bauen (siehe Seite 150). Nach einem größeren Malariaausbruch 1938 bis 1940 im Nordosten Brasiliens gelange es Fred Soper (1893–1977), einem amerikanischen Mediziner im Dienst der Rockefeller Foundation, die Gegend von der *Anopheles gambiae* zu befreien. In großen Teilen der Tropen und Subtropen aber hat die Mücke jedem Bekämpfungsversuch widerstanden. Die Beziehungen zwischen der Malaria und ihren Überträgern haben sich als ausgesprochen kompliziert erwiesen.

CHININ – ANGRIFF AUF DEN PARASITEN

Einige Wissenschaftler, darunter der deutsche Bakteriologe Robert Koch (1843–1910), gingen anders vor. Sie wollten nicht die Mücke ausrotten, sondern den Parasiten im Menschen angreifen, mit Chinin. Chinin war seit Anfang des 19. Jahrhunderts die wichtigste Säule der Malariavorbeugung und -behandlung (siehe Kasten links). In den Tropen wurde es in großem Maßstab angewendet. In Britisch-Indien wurde die bitter schmeckende Arznei dem „Indian Tonic Water" zugesetzt, der Basis für den Gin Tonic. Während des Amerikanischen Bürgerkriegs erhielt jeder Soldat der Nordstaaten in Malariaregionen täg-

FRÜHE HEILMITTEL

Zu den frühen Behandlungsformen von Malaria gehörte es, einen großen Fischzahn als Amulett zu tragen oder in Butter gebratene Spinnen zu essen. Entschlackung oder Aderlass sollten das Gleichgewicht der Körpersäfte wiederherstellen und „schlechtes Blut" austreiben. Anfang des 17. Jahrhunderts fiel Missionaren in Südamerika auf, dass die Einheimischen die Rinde des Chinarindenbaums benutzten, um fiebrige Erkrankungen zu lindern. Die Jesuiten nahmen die Rinde, bekannt als „Perurinde", „Jesuitenrinde" oder *quinina*, mit nach Rom. In England wurde sie Mitte des 17. Jahrhunderts eingeführt. Oliver Cromwell, Anführer der Puritaner während des Englischen Bürgerkriegs, nannte sie wegen ihrer Verbindung zur katholischen Kirche „Teufelsrinde". Er lehnte es ab, sie zu nehmen, obwohl er stark unter Malaria litt. Robert Talbor (1642–1681), ein englischer Wunderdoktor, wurde reich und berühmt mit einer „geheimen Arznei" auf Basis der Rinde. Er heilte damit Angehörige europäischer Königshäuser und andere Adlige. 1820 wurde das Alkaloid Chinin aus der Rinde gewonnen. Es wird bis heute verwendet, um Malaria zu behandeln.

In den letzten Jahrzehnten wurde eine alte chinesische Kräuterkur mit Einjährigem Beifuß, *Artemisia annua*, wiederentdeckt. Seit mehr als 2000 Jahren wird dieses Mittel gegen Schüttelfrost und Fieber eingesetzt. Heute gewinnt man aus der Pflanze Artemisinin. Es wird, kombiniert mit anderen Wirkstoffen, zur Vorbeugung und Behandlung eingesetzt.

lich eine Dosis Chininsulfat, aufgelöst in Whiskey.

Viele Kampagnen Anfang des 20. Jahrhunderts richteten sich sowohl gegen die Mücken als auch gegen die Parasiten. Ab den 20er Jahren begannen einige Mediziner, die Malaria für eine soziale Krankheit zu halten, die man nur durch eine Verbesserung der sozialen und wirtschaftlichen Bedingungen in den Griff bekommen könnte. Sie argumentierten, dass die Malaria in Teilen des kühlen Nordens zurückgegangen war, ehe man überhaupt wusste, dass sie durch Mücken übertragen wird. Die Ausrottung der Malaria in den USA und einem Großteil Europas bis zur Mitte des 20. Jahrhunderts bestätigte, dass ökologische Veränderungen, ausgelöst durch wirtschaftliche Entwicklungen, eine Schlüsselrolle spielen.

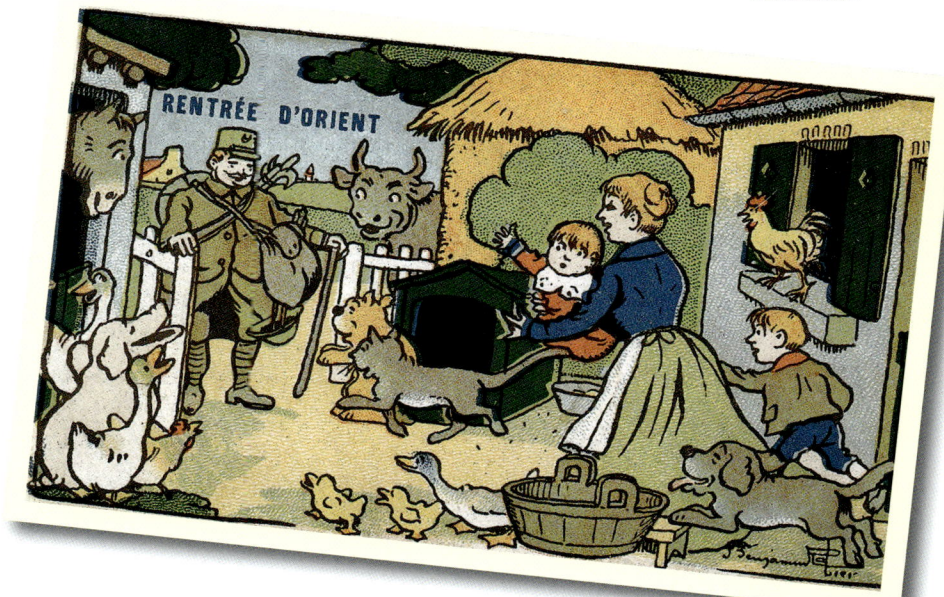

In den 30er und 40er Jahren wurde eine Reihe neuer Medikamente eingeführt. Besonders wirksam war Chloroquin, das in den 30er Jahren in Deutschland entdeckt, aber erst nach dem Zweiten Weltkrieg wirklich entwickelt wurde. Da war es schon zu spät für die vielen Soldaten und Zivilisten, die während des Kriegs an Malaria erkrankt waren. Malaria bereitete den alliierten Truppen im Nahen Osten, in Nordafrika und insbesondere im Pazifikraum ernsthafte Probleme. Dort trug die tägliche Anwendung von Mepacrin oder Atebrin, einem der ersten synthetischen Arzneimittel, dazu bei, dass die Soldaten gesund blieben. Allerdings färbte sich die Haut dadurch gelb und angeblich bestand die Gefahr der Impotenz. Auf den Kriegsschauplätzen des Ersten wie des Zweiten Weltkriegs erwies sich die Malaria häufig als größere Bedrohung als der Feind.

DDT – HOFFNUNG AUF AUSROTTUNG

Das 1874 entdeckte und 1939 erstmals hergestellte Insektenbekämpfungsmittel DDT wurde von manchen als „Wunder" gefeiert. Ende der 40er Jahre glaubte man, es hätte ein gewaltiges Potenzial im Kampf gegen die Malaria. 1950 wurde auf einer Malariakonferenz in Ugandas Hauptstadt Kampala die Möglichkeit diskutiert, ein Programm zur Ausrottung der Malaria zu starten. Am Ende der hitzigen Diskussion beruhigte ein Delegierter die Gemüter, faltete die Hände und sagte leise: *«Let us spray.»* („Lasst uns sprühen.")

Malaria-Kontrollprogramme mit DDT wurden von einer ganzen Reihe von Ländern durchgeführt, und Mitte der 50er Jahre beschloss die WHO ein Programm zur globalen Ausrottung der Malaria. Man war zwar optimistisch, wusste aber bereits, dass die Mücken allmählich gegen DDT resistent wurden. Es galt also, schnell zu handeln.

Die Vorteile von Chinin und Moskitonetzen soll diese Zeichnung verdeutlichen. Der heimkehrende Soldat hat sich offenbar vor Malaria schützen können. Nur die weiblichen Mücken stechen und saugen Blut, um Eier zu entwickeln. Die Männchen nippen lieber an Pflanzensäften. Manche Menschen werden öfter gestochen als andere. Es heißt, dass weibliche Mücken ihre Antennen benutzen, um eine Blutmahlzeit zu finden, und manche Leute „riechen" eben besser als andere. Die Frage, welche Teile des Körpergeruchs abschreckend auf Mücken wirken, ist noch nicht geklärt.

«Es gibt keinen Schlüssel, der alle Türen zu allen Problemen der Malaria öffnet. Sie ist wie ein Labyrinth aus vielen Türen zu vielen Problemen und jeder Schlüssel öffnet nur eine Tür zu einem Problem.»

N. H. SWELLENGREBEL (1885–1970), NIEDERLÄNDISCHER MALARIASPEZIALIST, 1938

«Die Sulfonamide, Penicillin, radioaktive Isotope, DDT ... lassen einen Vorwärtsruck ahnen, ein Wiedererwachen, eine neue Phase der menschlichen Entwicklung, in der die Fantasie Flügel bekommt ...»

ROCKEFELLER-STIFTUNG, 1948

Auch wenn es anfangs spektakuläre Erfolge gab, war das Ausrottungsprogramm Ende der 60er Jahre endgültig gescheitert. Die Gründe waren vielfältig. Kosten und technische Probleme waren deutlich größer als erwartet. Zudem hatten Wissenschaftler schon 1951 beobachtet, dass Mücken gegen DDT resistent werden können. Gleichzeitig entwickelten einige Arten die geradezu unheimliche Fähigkeit, ihr Ruheverhalten zu ändern, um dem DDT, das auf die Wände von Hütten und Häusern gesprüht wurde, zu entkommen. Auch der Parasit entwickelte eine Resistenz gegen Stoffe wie Chloroquin. Es war eine der größten medizinischen Enttäuschungen in der zweiten Hälfte des 20. Jahrhunderts, dass es nicht gelang, die Malaria mit Hilfe von DDT und Medikamenten auszurotten.

MALARIA — EINE KOMPLEXE UND TRAGISCHE KRANKHEIT

Ende des 20. Jahrhunderts hatten die Bemühungen, die Malaria zu kontrollieren, ihren Tiefpunkt erreicht. In vielen Entwicklungsländern trat sie stärker auf denn je. In Afrika südlich der Sahara stirbt heute schätzungsweise alle 2 Minuten ein Kind an Malaria. Die letzte Epidemie von HIV/Aids (siehe Seiten 192–201) hat das Problem noch verschlimmert. Man nimmt an, dass eine HIV-Infektion das Risiko der Schädigungen durch die Malaria erhöht, besonders bei schwangeren Frauen.

Warum hat sich die Bekämpfung der Malaria als so schwierig erwiesen? Die Antwort liegt zum Teil in der rätselhaften und komplexen Beziehung zwischen Mücke, Parasit und Mensch. Hinzu kommt die Resistenz der Erreger gegen bestimmte Mittel und seit den 60er

Im Wasser schwimmende Mückenlarven durch Insektenvernichtungsmittel zu töten gehört zu den üblichen Methoden der Malariabekämpfung.

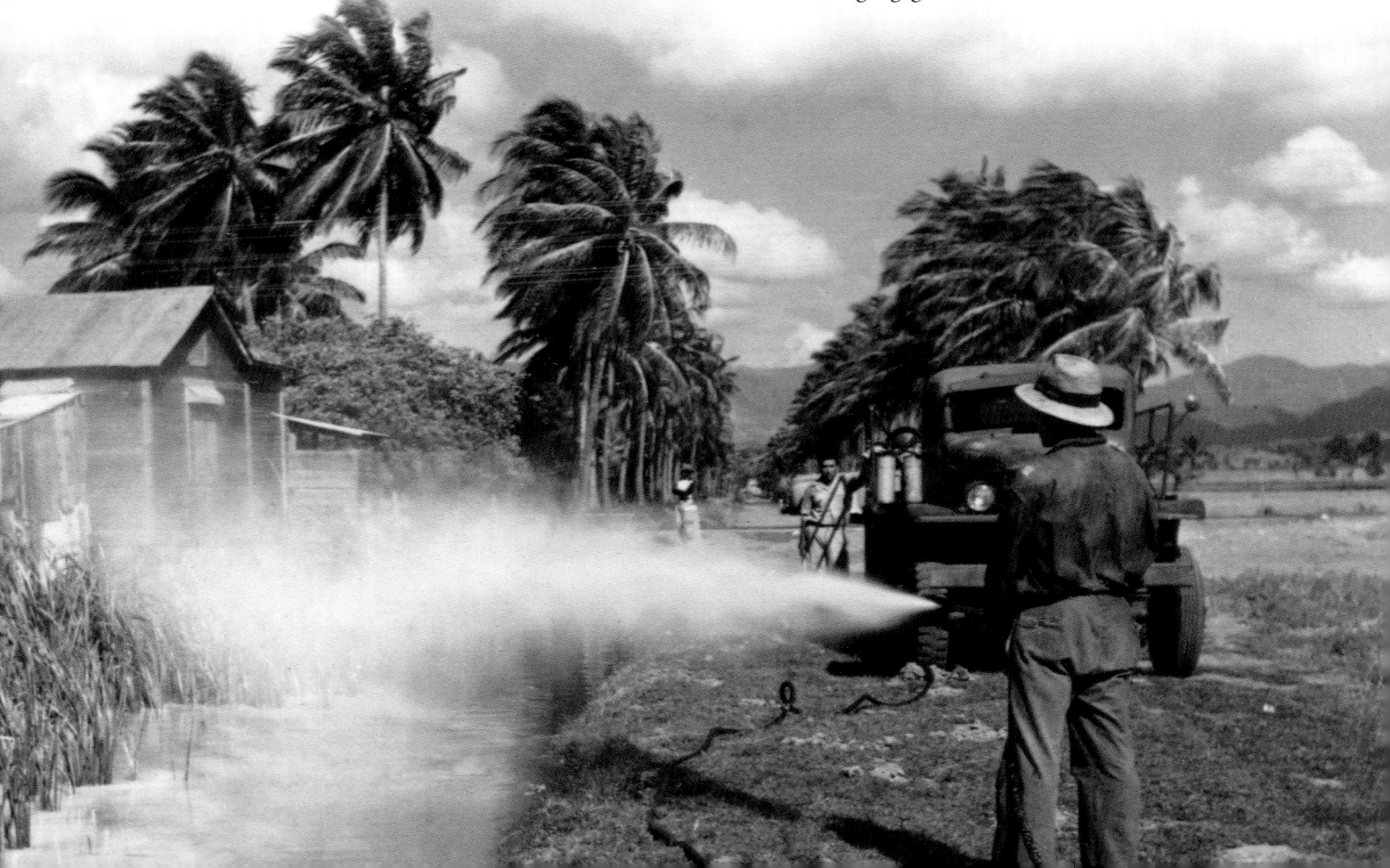

Jahren der Druck von Umweltschützern, DDT zu verbieten. Die Verwendung von DDT ist in den meisten westlichen Industrieländern seit den 1970er-Jahren verboten. In Ländern, die das Stockholmer Übereinkommen aus dem Jahr 2004 ratifiziert haben, ist die Herstellung und Verwendung von DDT nur noch zur Bekämpfung von krankheitsübertragenden Insekten, insbesondere den Überträgern der Malaria, zulässig. In Afrika haben politische Unruhen, Krieg und der Druck der Globalisierung dafür gesorgt, dass Gesundheitsprobleme an den Rand gedrängt wurden. Mancherorts drangen die Menschen in unberührte Waldgebiete vor und infizierten die Mücken dort mit Malaria. Diese gaben den Erreger dann ihrerseits weiter. So kam es zu Epidemien der „von Menschen gemachten Malaria". Auch mangelndes Interesse der internationalen Gesundheitsorganisationen an Krankheiten, die nicht mehr als unmittelbare Bedrohung für den industrialisierten Teil der Welt betrachtet werden, gilt als ein Faktor, der zum Wiederaufleben der Malaria beigetragen hat.

KANN MAN DIE MALARIA ZURÜCKDRÄNGEN?

Heute wird der Malaria als globales Problem wieder mehr Aufmerksamkeit zuteil. Wissenschaftler forschen verstärkt über die Krankheit, und die internationalen Organisationen nehmen die Malaria immer mehr als armutsbedingt wahr. Die Fortschritte seit der Veröffentlichung der „Millennium-Entwicklungsziele" der Vereinten Nationen im Jahr 2000 waren zwar ermutigend. Fast jeder zweite Mensch in den Staaten Subsahara-Afrikas lebt unter der Armutsgrenze.

Der Impfstoff RTS,S wurde bereits in Phase I getestet, Phase II läuft von 2021 bis 2022. Allerdings hat die Impfung eine relativ geringe Wirkung von 36 bis 26 Prozent nach drei Impfdoses und einer Boosterimpfung. Außerdem verringert sich der Schutz nach zwei Jahren kontinuierlich. Zwanzig weitere Impfstoffe sind gerade in der Entwicklung. Manche Fachleute bezweifeln, dass es in naher Zukunft einen sicheren und bezahlbaren Impfstoff geben wird. Derzeit ist daher immer noch die Vorbeugung von Malaria am erfolgsreichsten, entweder durch Moskitonetze, Mückenschutzmittel und das Trockenlegen von Brutplätzen (das nennt man Expositionsprophylaxe) oder Medikamente, die den Erreger im Körper abtöten (Chemoprophylaxe). Ist ein Mensch an Malaria erkrankt, gibt es verschiedene gut wirksame Medikamente – vor allem Kombinationspräparate. Eine schnelle Therapie ist wichtig, da zum Beispiel die Malaria tropica innerhalb weniger Tage tödlich verlaufen kann. Doch die hohen Kosten sind für viele Länder ein Problem. Eine ebenso grausame wie gefährliche Entwicklung ist das immer häufigere Auftauchen von unwirksamen, gefälschten Medikamenten.

Inzwischen ist viel Wissen über die Mücke, ihren Parasiten und dessen Auswirkungen auf den menschlichen Körper gesammelt worden. 2002 wurde das gesamte Erbgut des *Plasmodium falciparum* entschlüsselt, 2003 das der *Anopheles gambiae,* der gefährlichsten Malariaüberträgerin. Wissenschaftler kartieren die Malariarisikogebiete, um ein möglichst genaues Bild von der geographischen Verbreitung zu gewinnen. Umfassende internationale Initiativen wurden auf den Weg gebracht, um die Malaria dauerhaft in den Griff zu bekommen.

Langfristig haben sich einfache Mittel als die wirksamsten erwiesen: Insbesondere mit Insektenbekämpfungsmittel behandelte Moskitonetze verhindern Mückenstiche und damit die Verbreitung von Malaria. Der Satz «Geh niemals mit einer Malariamücke ins Bett» gilt heute genauso wie früher.

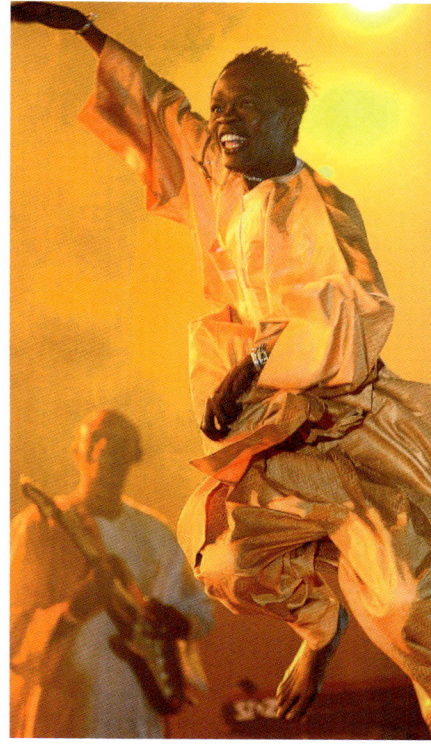

Der senegalesische Sänger Baaba Maal auf dem „Africa Live Roll Back Malaria"-Konzert im Jahr 2006. Das Konzert in Dakar, der Hauptstadt des Senegal, erreichte eine Milliarde Menschen auf der ganzen Welt. An Malaria sterben in Afrika mehr Kinder als an irgendeiner anderen Krankheit.

Die Afrikanische Trypanosomiasis – besser bekannt

als Schlafkrankheit – ist eine Erkrankung, die von parasitären Einzellern der Gattung *Trypanosoma* ausgelöst wird. Sie kommt im afrikanischen Tsetsegürtel vor, einem riesigen Gebiet zwischen der Sahara und der Kalahari. Diese Region ist die Heimat der Tsetsefliege, die bei ihren schmerzhaften Stichen auch Trypanosomen auf Mensch und Vieh überträgt. Jahrhundertelang wurde die für den Menschen gefährliche Form der Trypanosomiasis „Schlafkrankheit" genannt. Grund sind ihre Symptome der Teilnahmslosigkeit und Schläfrigkeit, die schließlich zum Koma und zum Tod führen. Die Krankheit kommt ausschließlich in Afrika vor, vor allem in der Demokratischen Republik Kongo. Laut World Health Organization (WHO) wurden 997 neue Erkrankungsfälle im Jahr 2018 registriert. Die Dunkelziffer dürfte jedoch viel höher liegen. Zudem hat die Tsetsefliege verheerende Auswirkungen auf die Tierhaltung.

Ende des 14. Jahrhunderts erreichte den arabischen Historiker Ibn Khaldun die Nachricht, dass Mari Jata, der Herrscher von Mali in Westafrika, gestorben sei:

> *«Sultan Jata litt unter der Schlafkrankheit, einer Erkrankung, die die Einwohner jener Gegenden häufig befällt ... Wer daran leidet, ist praktisch nie wach oder munter. Diese Krankheit schadet dem Patienten und dauert an, bis er stirbt ... Bei Jata dauert sie ganze zwei Jahre lang. Dann starb er im Jahr 775 der Hidjra.»*

Als die Europäer im Lauf der folgenden Jahrhunderte die westafrikanische Küste erkundeten und anfingen, dort Handel zu treiben, fiel ihnen eine Krankheit auf, die mit extremer Schläfrigkeit und Teilnahmslosigkeit verbunden war. Diese Krankheit und ihre Symptome führten zu allen möglichen Spekulationen über ihre Ursache. Die einen glaubten, sie hätte mit dem übermäßigen Genuss von Palmwein zu tun, die anderen brachten sie

Zeitleiste

14.–18. Jahrhundert *Arabische Gelehrte und europäische Entdecker berichten über die „afrikanische Lethargie".*

1843 *David Gruby, ein ungarischer Arzt (1810–1898),* beschreibt Trypanosoma-Parasiten im Blut eines Froschs.

1881 *Der Tierarzt Griffiths Evans (1835–1935) entdeckt Trypanosomen im Blut von Pferden und* Kamelen in Indien.

1890er Jahre *Einer Rinderpestepidemie in Afrika fallen Tiere zum Opfer, die möglicherweise gegen Trypanosomiasis resistent waren. Die Kühe, die im-* portiert wurden, um den Verlust zu ersetzen, waren nicht immun dagegen und könnten eine Rolle bei der folgenden Ausbreitung der Schlafkrankheit gespielt haben.

1894–1899 *Der Arzt und Mikrobiologe David Bruce (1855–1931) führt in Südafrika Experimente durch, um die Ursachen der Nagana-Krankheit bei Tieren zu ergründen. Er identifiziert den Trypa-* nosoma-Parasiten und weist auf die Möglichkeit hin, dass der Stich der Tsetsefliege für die Übertragung verantwortlich sein könnte.

1896–1906 *In Uganda tötet* die Schlafkrankheit eine Viertel Million Menschen. Die Belgier im Kongo berichten von einer halben Million Toten in einem ähnlichen Zeitraum.

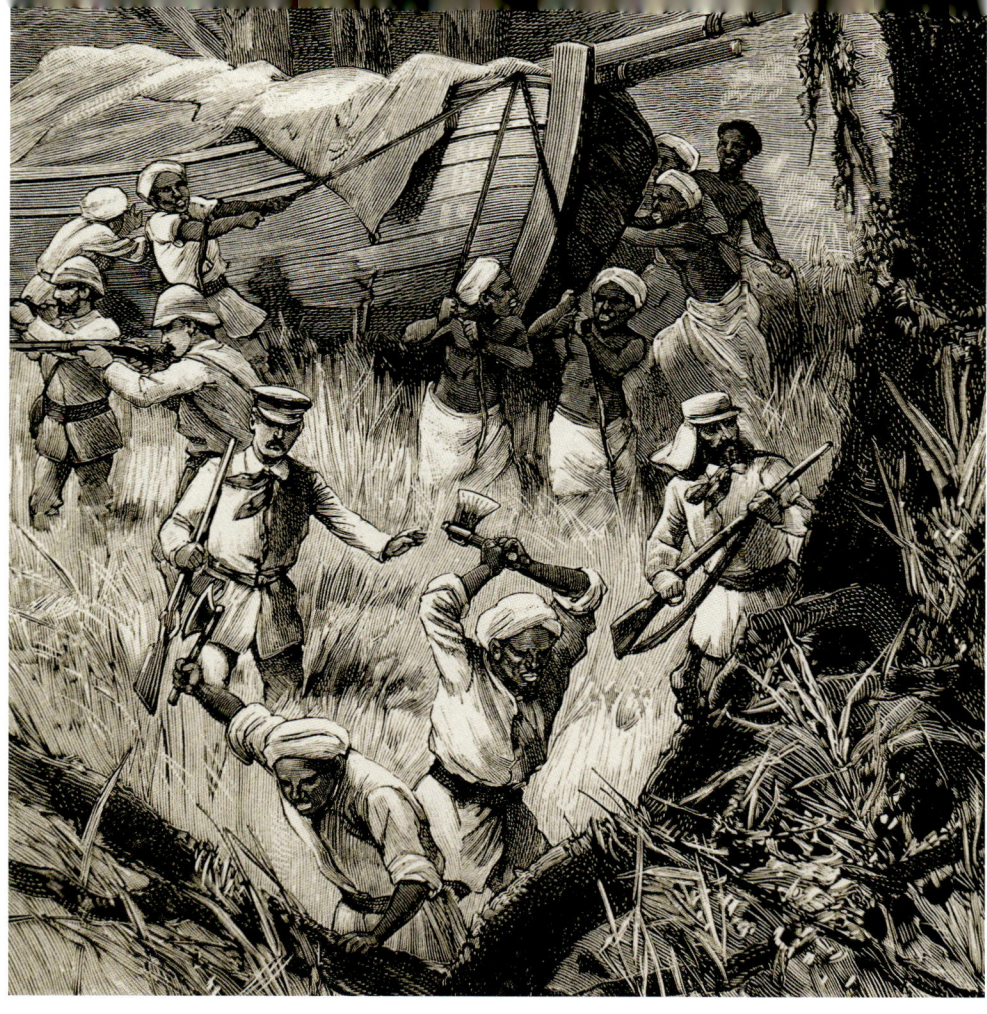

Sir Henry Morton Stanley (1841–1904) mit Trägern unterwegs in Afrika. Manche Historiker sind der Ansicht, die Expeditionen europäischer Abenteurer ins afrikanische Binnenland Ende des 19. und Anfang des 20. Jahrhunderts hätten dazu beigetragen, die Afrikanische Schlafkrankheit zu verbreiten.

in Verbindung mit dem Hanfrauchen oder dem Verzehr verdorbener Lebensmittel. Eine Reihe von Ärzten, die die Krankheit zur Zeit des Sklavenhandels untersuchten, vertrat die Ansicht, dass das seelische Trauma der Entwurzelung und die Trennung von der Familie bei den Sklaven eine mentale „Veranlagung" anstoßen und so die „Afrikanische Lethargie" auslösen würde.

NAGANA, HENGSTKRANKHEIT ODER FLIEGENKRANKHEIT

Viele der europäischen Entdecker berichteten von „neuen" Krankheiten, denen sie in Afrika begegneten. Einige beschrieben auch Tierkrankheiten. David Livingstone (1813–1873), dem medizinisch gebildeten schottischen Missionar und Erforscher des

1901–1902 *Der Trypanosoma-Parasit wird erstmals für die Schlafkrankheit beim Menschen verantwortlich gemacht.*

1903 *Die britische Kommission für die Schlafkrank-heit berichtet, dass Trypanosomen in der Gehirn-Rückenmarksflüssigkeit von Patienten mit Schlafkrankheit gefunden wurden. Die Tsetsefliege wird als Überträgerin der Krankheit identifiziert.*

1905 *Das Arsenpräparat Atoxyl zur Behandlung der Schlafkrankheit wird eingeführt.*

1906–1907 *Der deutsche Bakteriologe Robert Koch (1843–1910) reist nach Deutsch-Ostafrika, um über die Therapie der Schlafkrankheit mit Atoxyl zu forschen. Wie sich herausstellt, hat das Medikament schwere Nebenwirkungen. Unter anderem führt es zu Erblindung.*

1908 *In London wird das „Sleeping Sickness Bureau" eingerichtet.*

1912 *Eine andere Tsetsefliege, Glossina morsitans, die den Parasiten Trypanosoma brucei rhodesiense überträgt, wird in Nordrhodesien, heute Sambia, identifiziert.*

1917–1931 *Eugène Jamot (1879–1937) startet eine Kampagne, um die Trypanosomiasis in Französisch-Äquatorialafrika auszurotten.*

20er Jahre *Große Epidemien der Schlafkrankheit in Afrika.*

[Fortsetzung auf Seite 96]

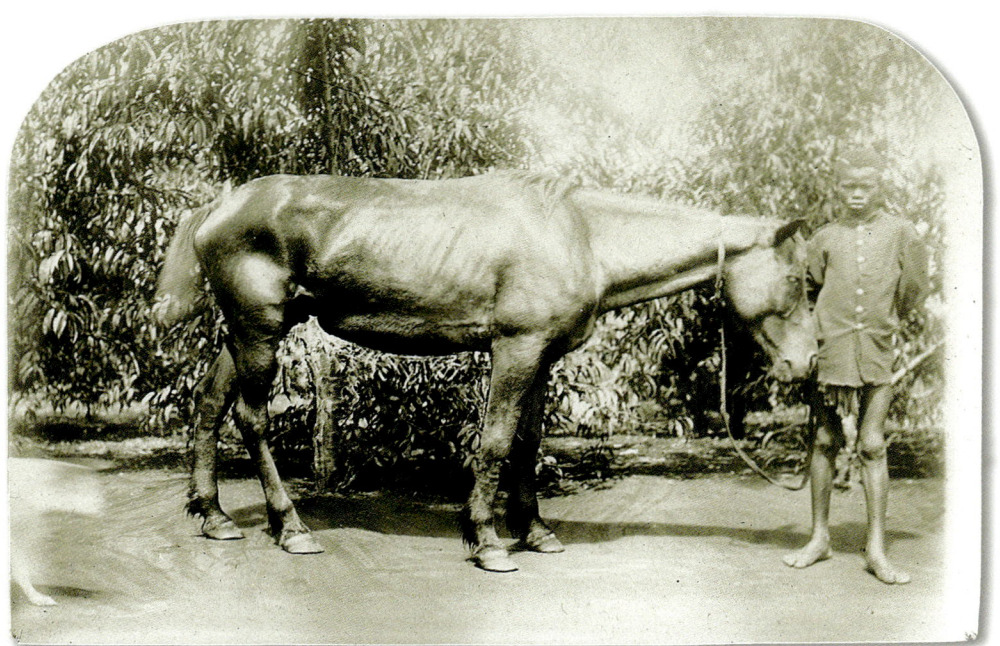

Ein Pferd, das an der „Hengstkrankheit" leidet (1890er Jahre). Die Krankheit, die von den Trypanosomen hervorgerufen wird, führt auch bei anderen Tieren, etwa bei Rindern, zu körperlichem Verfall und zum Tod.

afrikanischen Binnenlandes, fielen auf seinen Reisen Mitte des 19. Jahrhunderts die vielen sterbenden Pferde und Ochsen auf. Er notierte, dass der Stich der Tsetsefliege *«für Ochse, Pferd und Hund den sicheren Tod»* bedeute.

Besonders die Anfälligkeit der Pferde war ärgerlich, weil man sie im äquatorialen Afrika kaum als Transporttiere einsetzen konnte. Livingstone behandelte Pferde, die an der „Hengstkrankheit" litten, mit Arsen. Er und seine Träger wurden ständig von summenden und stechenden Insekten belästigt, unter anderem von der Tsetsefliege. Die Einheimischen rieten ihnen, nachts zu reisen, wenn die Fliegen weniger aktiv wären. Livingstone glaubte jedoch, dass nur den Tieren und nicht den Menschen von den Stichen der Tsetsefliege Gefahr drohe.

In der folgenden Zeit des Kolonialismus berichteten auch Farmer von einer tödlichen Krankheit, die ihr Vieh dezimierte. In Zululand im südlichen Afrika war die Krankheit als Nagana bekannt, als „schwächende Krankheit". Die Auswirkungen auf die Viehhaltung waren dramatisch. Ende des 19. Jahrhunderts litten sowohl europäische Farmer als auch afrikanische Hirten, die sich von Fleisch und Milch der Tiere ernährten, schwer.

Selbst die Jäger waren betroffen, weil ihre Pferde an der „schwächenden Krankheit" eingingen. Die Zulus glaubten, ihr Vieh werde durch Futter, das von Wildtieren verschmutzt

Zeitleiste

60er Jahre *Nach einigen durchaus wirksamen Kontrollprogrammen tritt die Krankheit erneut als schwere Epidemie auf. Unter anderem fordert sie eine Million Opfer im Kongobecken.*

90er Jahre bis heute *Schwere Epidemien der Schlafkrankheit in Uganda, im Sudan, in Angola und der Demokratischen Republik Kongo, besonders in Gegenden, wo Krieg herrscht, und unter Flüchtlingen.*

2000 *Wegen der gewaltigen Auswirkungen der afrikanischen Schlafkrankheit auf Menschen und Tiere wird die gesamtafrikanische Kampagne zur Ausrottung der Tsetsefliege und der Trypanosomiasis*

ins Leben gerufen. Ihr Ziel ist es, tsetsefliegenfreie Zonen zu schaffen.

Anfang des 21. Jahrhunderts *In Europa wird ein Medikament mit dem Wirkstoff Fexinidazol zugelassen, das als Tablette*

eingenommen werden kann und die Patienten in beiden Stadien innerhalb von zehn Tagen heilt.

2018 *In Europa wird ein Medikament mit dem Wirkstoff Fexinidazol zugelassen, das als*

Tablette eingenommen werden kann und die Patienten in beiden Stadien innerhalb von zehn Tagen heilt.

2020 *Immer noch sind die Auswirkungen der afrikanischen Trypanosomiasis*

in den betroffenen Gebieten verheerend. Versuche, der Tsetsefliege durch Rodung von Waldgebieten und großflächigem Einsatz von Insektiziden Herr zu werden, zeigten bisher keine ausreichenden Erfolge.

worden sei, vergiftet. Die Jäger vermuteten wie Livingstone, dass ihre Pferde durch die Fliegen krank wurden. Sie sprachen deshalb von der „Fliegenkrankheit". Es sollte mehr als ein halbes Jahrhundert dauern, bis Wissenschaftler die Verbindung zwischen der Schlafkrankheit beim Menschen, der Nagana-Krankheit beim Vieh und der „Hengstkrankheit" bei den Pferden erkannten.

ERSTE HINWEISE UND VERSÄUMNISSE

Seit 1840 wurde ein „neuer" Parasit in Fischen, Fröschen, Ratten, Kamelen und Pferden beobachtet. In Paris entdeckte ihn der Arzt David Gruby (1810–1898) im Blut eines Frosches und nannte ihn *le tire bouchon,* „Korkenzieher", nach der Art und Weise, wie er sich fortbewegt. Er dreht sich und rollt sich ein. Kurz darauf wurde der wissenschaftliche Gattungsname *Trypanosoma* eingeführt, abgeleitet von den griechischen Wörtern *trypanon* für „Bohrer" und *soma* für „Körper".

1891 beschrieb der französische Mediziner Gustave Nepveu (1841–1903) in Algerien einen *«geißeltragenden Parasiten»* in einem Malariapatienten. Zweifelsohne handelte es sich dabei um einen Trypanosomen. Aber die Bedeutung dieses Funds verstand man nicht. Der nächste Durchbruch folgte 1894. Allerdings konzentrierte man sich zu jener Zeit auf die für Tiere gefährliche Form der Krankheit. Der britische Militärarzt David Bruce (1855–1931) und seine Frau Mary (1849–1913) wurden vom Gouverneur von Zululand, Sir Walter Hely-Hutchinson (1849–1913), nach Ubombo in Südafrika geschickt. Sie sollten eine Nagana-Epidemie unter Rindern untersuchen, die sozusagen starben wie die Fliegen. Es dauerte mehrere Wochen, ehe das Paar sein Ziel erreichte.

In dem improvisierten Labor, das Bruce auf der Veranda seiner Hütte einrichtete, stellte er Trypanosomen im Blut kranker Kühe fest. Er beschrieb den Einzeller als *«ein eigenartiges kleines Tier ... eine Kreatur mit einem runden Hinterteil und einer langen, schlanken, ausholenden Peitsche».* Bruce ließ in der Folge Hunde und Ochsen in den „Fliegengürtel" bringen. Als sie zurückkehrten, waren sie ebenfalls mit Trypanosomen infiziert. Als Nächstes sammelte er Hunderte von Tsetsefliegen und brachte sie nach Ubombo. Die Fliegen wurden in einem Käfig aus Musselin gehalten und ernährten sich vom Blut der Pferde, die nach einem Monat erkrankten und starben. Damit lagen klare Beweise vor, dass die Tsetsefliege für die Krankheit bei Pferden und Rindern verantwortlich war und dass dem Parasiten vermutlich Wildtiere als Wirt dienten.

1899 nannte man den Parasiten, den Bruce bei den Nagana-Rindern gefunden hatte, *Trypanosoma brucei.* Eine Verbindung zur Schlafkrankheit beim Menschen wurde jedoch immer noch nicht hergestellt.

DIE LETZTEN VERBINDUNGSSTÜCKE

Im Lauf des nächsten Jahrzehnts fügten sich die Puzzleteile nach und nach zusammen. 1901 wurden Trypanosomen in einem Patienten in Gambia entdeckt, der an der Schlafkrankheit litt (siehe Kasten auf S. 99). Zur gleichen Zeit erfasste eine Epidemie der Schlafkrankheit das britische Protektorat Uganda. Drei Forscher, Graf Aldo Castellani (1878–1891), George Low (1872–1952) und Cuthbert Christy (1863–1932), wurden

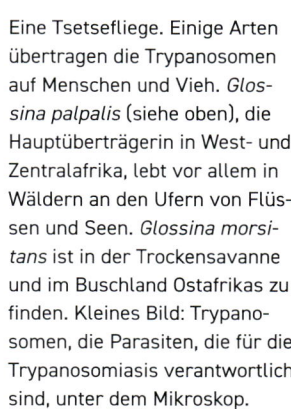

Eine Tsetsefliege. Einige Arten übertragen die Trypanosomen auf Menschen und Vieh. *Glossina palpalis* (siehe oben), die Hauptüberträgerin in West- und Zentralafrika, lebt vor allem in Wäldern an den Ufern von Flüssen und Seen. *Glossina morsitans* ist in der Trockensavanne und im Buschland Ostafrikas zu finden. Kleines Bild: Trypanosomen, die Parasiten, die für die Trypanosomiasis verantwortlich sind, unter dem Mikroskop.

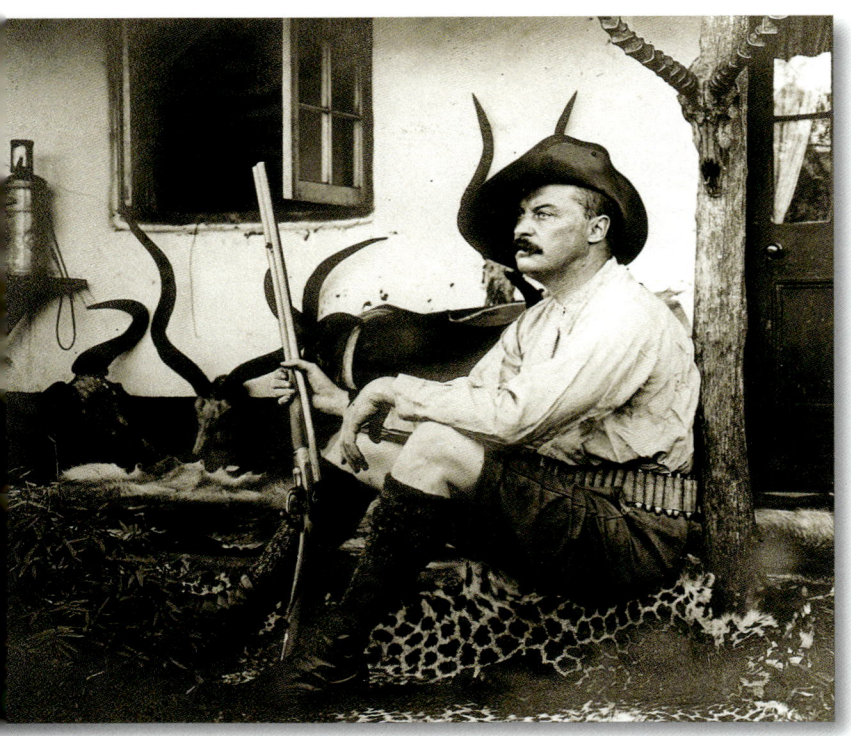

David Bruce, aufgenommen vor seiner Hütte in Ubombo in Zululand in den 1890er Jahren. Bruce war wesentlich dafür verantwortlich, dass eine Verbindung zwischen dem parasitären Einzeller, der die Schlafkrankheit auslöst, und dem Überträger, der Tsetsefliege, hergestellt wurde.

1902 vom britischen Außenministerium in die damalige Hauptstadt Entebbe geschickt, um das Rätsel der menschlichen Form der Krankheit zu lösen. Alle drei suchten nach einer bakteriellen Ursache der Schlafkrankheit und übersahen daher den parasitären Einzeller.

Verärgert, weil die drei Männer keine Ergebnisse vorzuweisen hatten, reiste David Bruce nach Entebbe, um die Dinge selber in die Hand zu nehmen. 1903 wurde schließlich bestätigt, dass die Trypanosomen, die die Nagana-Krankheit bei Rindern hervorrufen, auch für die Schlafkrankheit beim Menschen verantwortlich sind. Darum, wer was herausgefunden hatte, und vor allem, wer als Erster, entbrannte ein erbitterter Streit.

Als Nächstes hieß es herauszufinden, galt es die Übertragungsweise der Parasiten zu entdecken. 1903 identifizierte man die Tsetsefliege *Glossina palpalis* in Uganda und 1912 eine weitere Art, die *Glossina morsitans,* im heutigen Sambia als Überträger. Außerdem wurde festgestellt, dass es zwei Unterarten des *Trypanosoma brucei* gibt: *Trypanosoma brucei gambiense* ruft eine chronische Form der Krankheit hervor, die schließlich zu Koma und Tod führt und in West- und Zentralafrika beheimatet ist. *Trypanosoma brucei rhodesiense* löst eine akute Form aus, die in Ostafrika auftritt und – wenn sie nicht behandelt wird – innerhalb weniger Wochen zum Tod führt. Bruces Beitrag zur Entdeckung beider Arten von Trypanosomen wurde in ihrem Namen festgehalten und er selbst in den Adelsstand erhoben.

Die Tsetsefliege und die Trypanosomen stellten sich schließlich als die Verbindung zwischen der Schlafkrankheit bei Menschen, der Nagana-Krankheit bei Rindern und der Fliegenkrankheit bei Pferden heraus. Außerdem erkannte man, dass Wildtiere wie Antilopen den Trypanosomen als Wirt dienen und dabei selber gesund bleiben können. Die Trypanosomen hatten, angepasst an ihre jeweiligen Wirte, in der Tsetsefliege den perfekten Partner gefunden. Indem sie einigen ihrer Wirte kaum Schaden zufügten, hatten sie sich so entwickelt, dass der Kreislauf ewig weitergehen konnte.

SCHLAFKRANKHEIT – DIE „KOLONIALKRANKHEIT"

In den europäischen Kolonien in Afrika brachen Ende des 19. und Anfang des 20. Jahrhunderts verheerende Epidemien der Schlafkrankheit aus. Zwischen 1896 und 1906 starben im britischen Protektorat Uganda 200.000 Afrikaner an Trypanosomiasis. Von den 20ern bis in die 50er Jahre forderten weitere Epidemien in Afrika viele Tausend Menschenleben. Die Schlafkrankheit, die unbehandelt immer tödlich verläuft, erregte bei den Kolonialbehörden größte Aufmerksamkeit. Die Schrecken der Krankheit entsetzten die europäische Öffentlichkeit und veranlassten die Kolonialmächte dazu, Wissenschaftler nach Afrika zu entsenden, um die Ursachen und eine Lösung zu finden.
Als man dann die Ursache der Krankheit erkannt hatte, startete man groß angelegte

DIE FÄLLE VON MR. KELLY UND MRS. S.

Im Mai 1901 fühlte sich Mr. Kelly, ein 42-jähriger Kapitän auf dem Gambia-Fluss in Westafrika, plötzlich nicht wohl. Er hatte leichtes Fieber. Kelly wandte sich an den Kolonialarzt Dr. Robert Michael Forde (1861–1948), der Malaria vermutete und ihn ins Krankenhaus einwies. Malaria konnte jedoch bald ausgeschlossen werden. Kelly reagierte nicht auf Chinin, und in seinem Blut fanden sich keine Malariaparasiten. Aber Dr. Forde bemerkte in einigen Blutproben seltsame „sich windende Würmer", die er noch nie gesehen hatte. Diese Parasiten waren in den Proben, die bei hoher Körpertemperatur genommen worden waren, noch auffälliger. Forde vermutete eine Verbindung zwischen den „Würmern" und der Krankheit.

Im Dezember desselben Jahres besuchte Dr. Joseph Everett Dutton (1874–1905), ein junger Parasitologe aus Liverpool, Gambia, um eine Malariastudie durchzuführen. Als er von Forde gebeten wurde, sich Kellys Blutproben anzusehen, erkannte Dutton die „Würmer" sofort als Trypanosomen, die man bis dahin nur mit der Nagana-Krankheit bei Rindern in Verbindung gebracht hatte. Dutton schickte ein Telegramm nach Liverpool: TRYPANOSOMEN BEI EUROPÄER, SELTSAME SYMPTOME. DUTTON. Kellys Zustand besserte sich nicht und 1902 wurde er nach Hause geschickt. Das Fieber stieg und er entwickelte das charakteristische „Mondgesicht" der Schlafkrankheit, ein Ödem, das durch das Auslaufen kleiner Blutgefäße verursacht wird. Schließlich starb Kelly am 1. Januar 1903 an Herzversagen.

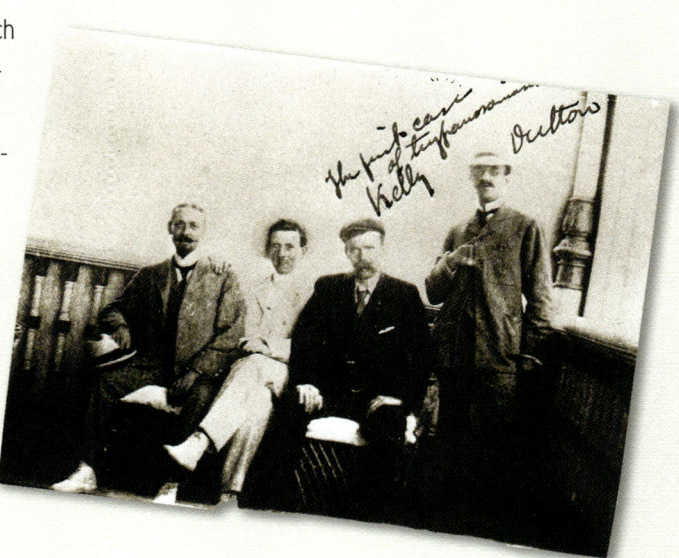

Joseph Dutton (ganz rechts) und Robert Forde (links), zusammen mit Mr. Kelly (zweiter von rechts) und einem unbekannten vierten Mann.

In der Zwischenzeit untersuchte Patrick Manson (1844–1922) in London einen anderen Fall der Schlafkrankheit. Mrs. S., eine Missionarsgattin aus dem Kongo, hatte ihn 1902 das erste Mal mit Fieber aufgesucht. Im folgenden Jahr wurde sie schwer krank, und die Krankheit begann ihr Zentralnervensystem anzugreifen, ein klassisches Anzeichen für das Spätstadium der Schlafkrankheit. Mrs. S. starb schließlich im November 1903.

Mr. Kelly und Mrs. S. waren die ersten beiden Fälle der menschlichen Schlafkrankheit, die Anfang des 20. Jahrhunderts die Aufmerksamkeit der Tropenmediziner auf sich zogen. Jetzt machte man sich ernsthaft auf die Suche nach der Ursache und dem Übertragungsweg der Schlafkrankheit beim Menschen und der Nagana-Krankheit bei Rindern.

Kampagnen, um sie in den Griff zu bekommen. Die verschiedenen Kolonialregierungen setzten dabei sehr unterschiedliche Methoden ein. Darunter waren Zwangsumsiedlung, Rodung des Buschlands, systematische Überwachung und Isolierung von Patienten in Quarantänestationen sowie die Behandlung mit Atoxyl, einem Medikament auf Arsenbasis, das schwere Nebenwirkungen wie Erblindung haben konnte. Außerdem versuchte man den Übertragungszyklus zu durchbrechen, zum Beispiel durch Verwendung von Fliegenfallen. Manche dieser Maßnahmen kollidierten mit jahrhundertealten Traditionen und waren bei den Einheimischen höchst unbeliebt.

Wenn man die letzten 100 Jahre zurückschaut, erkennt man, dass enge Verbindungen zwischen der Ausbreitung der Schlafkrankheit und den ökologischen Veränderungen durch die Kolonisation bestehen. Die Besiedlung von bis dahin menschenleeren Gebieten, die Ausdehnung von Handelsrouten in den Tsetsegürtel, Umweltveränderungen, die Umsiedlung von Arbeitern in tsetseverseuchte Gebiete und die Zerstörung lokaler Bräuche, die es vielen kleinen, verstreuten Gruppen jahrhundertelang ermöglicht hatten, mit der Tsetsefliege und den Trypanosomen zusammenzuleben, werden als mögliche Gründe für die Ausbreitung der Krankheit angeführt. Auch hatte die Besorgnis wegen der tierischen wie menschlichen Trypanosomiasis in der ersten Hälfte des 20. Jahrhunderts wohl ebenso viel mit der Gefahr für Gesundheit und Wirtschaft der Kolonialherren zu tun wie mit den Auswirkungen auf die einheimische Bevölkerung.

«Ich besuchte regelmäßig ein hervorragend ausgestattetes Institut außerhalb von Nairobi, das auf Trypanosomiasis spezialisiert war. Bei meinem ersten Besuch stellte ich überrascht fest, dass ihnen die Rindertrypanosomiasis am wichtigsten war, da sie für Fleischmangel und Unterernährung verantwortlich war.»

JOHN PLAYFAIR, „LIVING WITH GERMS" (2004)

DIE SCHLAFKRANKHEIT SCHLÄGT ZURÜCK

In den 60er Jahren wurden einige Fortschritte im Kampf gegen die Schlafkrankheit gemacht und in den 70er Jahren sank die Zahl der Fälle, in denen Menschen betroffen waren, auf ein ermutigend niedriges Niveau. Doch seither ist in vielen Ländern die Afrikanische Schlafkrankheit inzwischen wieder aufgetaucht. Gründe sind allgemeine politische Unsicherheit, Bürgerkriege, Vertreibungen ganzer Bevölkerungsgruppen, wirtschaftlicher Niedergang, der Zusammenbruch von Gesundheitssystemen sowie der Abbau von Programmen zur Kontrolle der Krankheit. In Uganda, der Demokratischen Republik Kongo, im Sudan, der Zentralafrikanischen Republik und Angola gab es verheerende Epidemien. Millionen Menschen starben, viele blieben mit Behinderungen zurück. In manchen Gegenden trat die Krankheit zum ersten Mal auf.

Auch wenn die Infektionszahlen inzwischen gesunken sind, hält die Trypanosomiasis Afrika immer noch in Atem. Sie gehört zu den Infektionskrankheiten, die besonders die ärmeren Weltgegenden treffen und als „vernachlässigte Krankheiten" bezeichnet werden, weil sie von der modernen Medizin weitgehend übersehen wurden (siehe Kasten auf Seite 106). Wenn man bedenkt, wie groß die wirtschaftlichen Auswirkungen der Schlafkrankheit sind und welche Rolle sie für die Gesundheit der Menschen in Afrika spielt, wurden in den letzten Jahrzehnten viel zu wenig Mittel in die Forschung gesteckt.

FLIEGENFALLEN, TRYPANO-TOLERANTE RINDER UND DIE ZUKUNFT

Einige Hoffnungsschimmer gibt es aber doch. Das Erbgut des Trypanosoms wurde im Juli 2005 entschlüsselt. Damit stehen neue Wege offen, die Krankheit zu verhindern und zu behandeln. Auch neue Fliegenfallen, die mit Insektenvernichtungsmitteln behandelt sind, erweisen sich als erfolgreich. Auf der Insel Sansibar und in einigen Gebieten Senegals wurde die Tsetsefliege ausgerottet, indem man fortpflanzungsunfähige Männchen aussetzte (SIT-Verfahren – Sterile-Insekten-Technik). Wissenschaftler fanden eine afrikanische Rinderrasse namens *n'dama,* die zwar nicht so viel Ertrag bringt wie die traditionellen Zebus, aber weniger anfällig für die Krankheit ist. Forscher versuchen zudem, „Trypano-tolerante" Kühe zu züchten, und es gibt viele wirksame Medikamente für Mensch und Vieh. Eines davon, Eflornithin, wirkt auch im zweiten Stadium der menschlichen Schlafkrankheit, weshalb es den Spitznamen „Auferstehungsdroge" trägt.

Aber es gibt immer noch keinen Impfstoff, und manche der älteren Medikamente haben üble Nebenwirkungen. Im November 2018 wurde in Europa ein Medikament mit dem Wirkstoff Fexinidazol zur Zulassung empfohlen, das als Tablette eingenommen werden kann und die Patienten in beiden Stadien innerhalb von zehn Tagen heilt. Viele Rätsel der Krankheit bleiben ungelöst, und es ist noch ein weiter Weg, bis sie unter Kontrolle ist.

Immer noch sind viele Millionen Menschen, die in afrikanischen Ländern rund um den Äquator leben, und ihr Vieh gefährdet. Doch es wurden viele wissenschaftliche und medizinische Fortschritte im Kampf gegen die Schlafkrankheit erreicht: Es gibt bessere Medikamente und das Wissen über die Tsetsefliege ist größer geworden, zum Beispiel wurde 2014 ihr Genom entschlüsselt. Man experimentiert mit dem SIT-Verfahren, indem man sterile Männchen aussetzt.

Allerdings ist derzeit weder eine medikamentöse Prophylaxe noch eine vorbeugende Impfung gegen die Schlafkrankheit verfügbar – und es ist nicht klar, ob diese jemals gefunden wird. Durch die instabile politische Situation in vielen Regionen und daraus resultierende Flüchtlingsbewegungen hat die Erkrankungsrate in den letzten Jahren wieder zugenommen. Die Krankheit wird also weiterhin eine ernste Bedrohung für die Ärmsten auf dem afrikanischen Kontinent bleiben.

Untersuchung auf Schlafkrankheit in einem afrikanischen Dorf im Jahr 2000. Ein mobiles Team nimmt von jedem Dorfbewohner eine Blutprobe, die dann getestet wird. Die rechtzeitige Erkennung der Infektion, ehe die Parasiten anfangen, das zentrale Nervensystem zu zerstören, ist entscheidend für eine wirksame Behandlung.

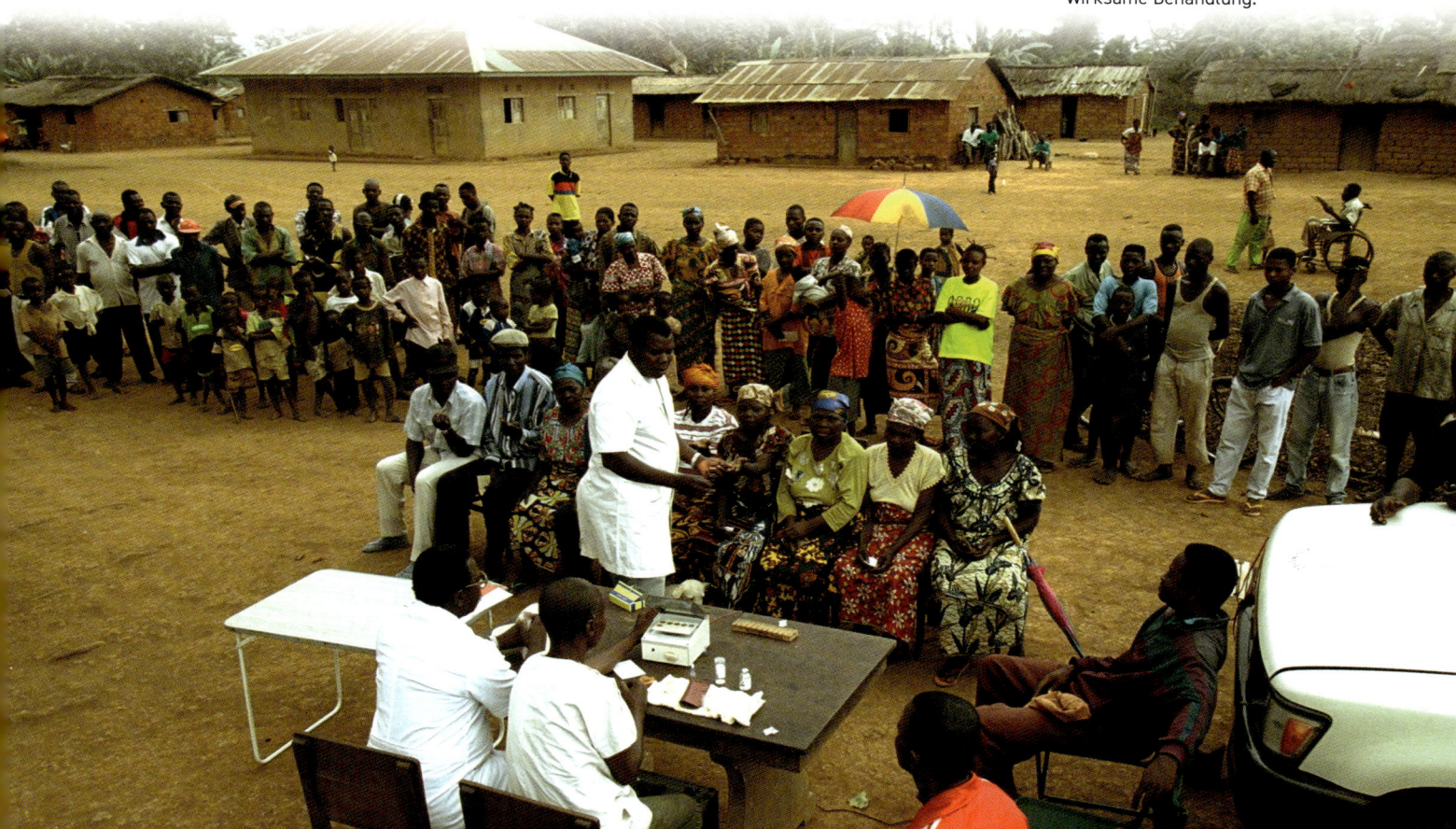

DIE CHAGAS-KRANKHEIT

– oder Amerikanische Trypanosomiasis – ist eine chronische parasitäre Erkrankung. Zu ihren Symptomen gehören Herzrhythmus- und Verdauungsstörungen. Sie kommt nur in der westlichen Hemisphäre vor, in erster Linie in Süd- und Mittelamerika sowie in Mexiko. Ihr Erreger, *Trypanosoma cruzi*, wird von Raubwanzen aus der Unterfamilie *Triatominae* übertragen. Der Brasilianer Carlos Chagas (1879–1934) identifizierte Erreger und Überträger zu Beginn des 20. Jahrhunderts. Insgesamt sollen mehr als 18 Millionen Menschen infiziert sein. In Bolivien könnte etwa ein Viertel der Bevölkerung betroffen sein. Die Krankheit wird von der WHO als vernachlässigte Krankheit eingestuft, weil sie vor allem die Armen trifft und ihr zu wenig Aufmerksamkeit von Politik, Forschung und Medizin geschenkt wird. Die Chagas-Krankheit ist die gefährlichste Infektionskrankheit in Süd- und Mittelamerika und die Hauptursache für Herzerkrankungen bei jungen Erwachsenen.

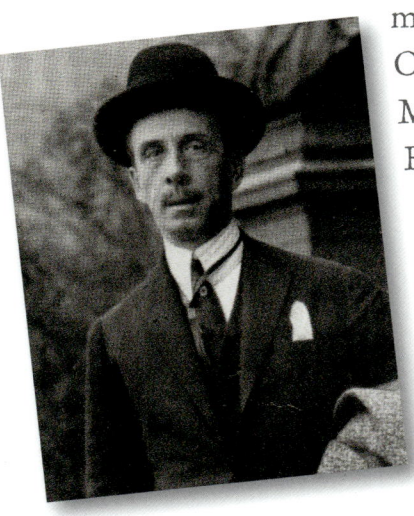

Carlos Chagas. Der Wissenschaftler hatte die Krankheit bereits beschrieben, ehe sie seinen Namen erhielt.

Spanische und portugiesische Missionare sowie Südamerikareisende des 16., 17. und 18. Jahrhunderts berichteten immer wieder von Raubwanzen. Ihnen fiel auf, dass die Wanzen *«das Licht scheuten»* und sich bei Tag in den Strohdächern und Lehmwänden der Hütten versteckten. Nachts ließen sie sich dann, *«geleitet vom Geruch»*, auf Gesicht oder Kopf der Schlafenden fallen. Mit einem Biss, so *«zart und süß»* wie ein Kuss – auf Englisch heißen die Wanzen *kissing bugs* – zapfen sie ihre Opfer an. Wenn sie satt sind und sich zurückziehen, *«lassen sie einen unerträglichen Schmerz zurück und einen Juckreiz, der kaum auszuhalten ist»*. Dann ähnelt die Raubwanze *«einer fetten Weintraube … so groß wie die Spitze eines kleinen Fingers»*. Ein Autor beschreibt weiter, wie die Wanze, *«sobald sie verdaut hat, ihren Darm entleert und einen Fleck auf der Bettwäsche zurücklässt … Zerdrückt man sie, riecht es stark nach Bettwanzen.»*

Zeitleiste

Vor 2000 und mehr Jahren *Archäologische Funde und DNA-Spuren aus Mumien in Nordchile und Südperu lassen vermuten, dass die Krankheit seit Jahrtausenden existiert. Möglicherweise ist sie 9000 Jahre alt.*

16.–18. Jahrhundert n. Chr. *Portugiesische und spanische Entdecker in Südamerika beschreiben die Gewohnheiten der „küssenden Wanze".*

1835 *Charles Darwin (1809–1882) beschreibt, wie er in Südamerika von einer Raubwanze der Unterfamilie Triatominae gebissen wurde.*

1909 *Carlos Chagas (1879–1934) identifiziert den* Parasiten, der für die Chagas-Krankheit verantwortlich ist. Er erkennt die Rolle der Raubwanzen als Überträger und beschreibt den ersten Fall einer „neuen" menschlichen Trypanosomiasis.

1935 *Cecilio Romaña (1901–1997), ein Arzt aus Argentinien, beschreibt die Schwellung in der Nähe des Augenlids, wo der Parasit in den Körper eintritt. Diese ist seitdem bekannt als „Romañas Zeichen".*

50er Jahre *Erste Kontrollprogramme mit dem Ziel, die Raubwanzen loszuwerden, laufen an.*

50er und 60er Jahre *Es wird klar, dass die Krankheit in Süd- und Mittelamerika weit verbreitet ist, auch wenn die klinischen Symptome sehr unterschiedlich sind.*

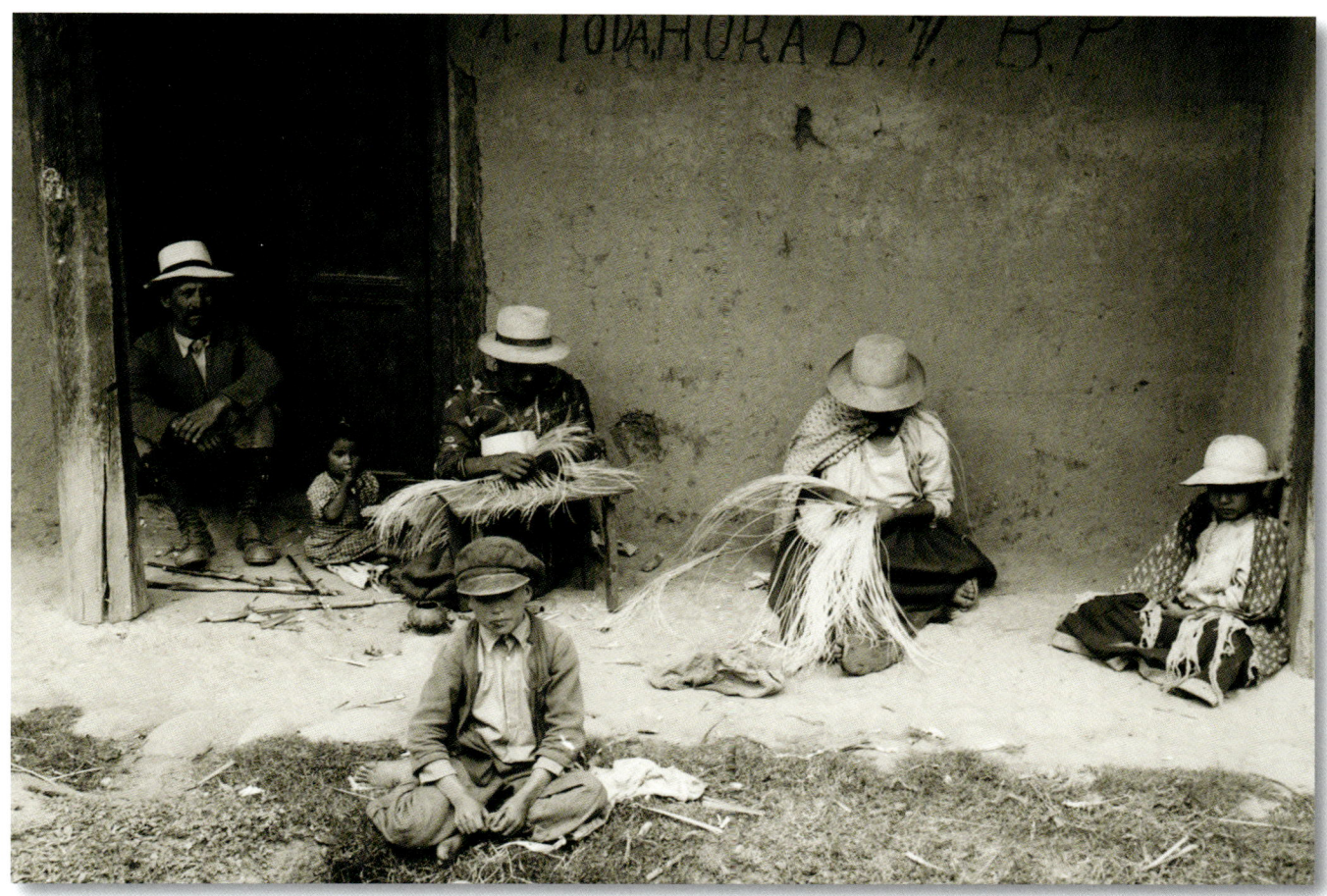

Inzwischen weiß man auch, wie der parasitäre Einzeller Trypanosoma cruzi, der die Chagas-Krankheit verursacht, übertragen wird. Dies geschieht, wenn Kot der Wanzen – sie lassen ihn während des Stiches auf dem Menschen fallen – in die Augen, in Schleimhäute oder Hautabschürfungen gerät oder wenn man sich an der Bisswunde kratzt. Der Parasit sucht sich dann seinen Weg in die Blutbahn und gelangt schließlich ins Gewebe des nichtsahnenden Opfers, wo er sich durch Zellteilung vermehrt. Die Infektion führt zunächst zu heftigen klinischen Symptomen, gefolgt von langem chronischem Leiden. Manchmal nimmt die Wanze den Erreger auch mit dem Blut eines infizierten Menschen oder eines anderen Wirbeltiers auf. Der Parasit vermehrt und entwickelt sich dann im Mitteldarm der Wanze und wandert später in den Enddarm. Die Darminfektion der Raubwanze dauert ihr ganzes Leben – also bis zu zwei Jahre.

Ein Haus in Ecuador Anfang des 20. Jahrhunderts. Solche Behausungen waren der ideale Lebensraum für die Überträgerin der Chagas-Krankheit, eine Raubwanze, die sich in Wandritzen und Dächern versteckt.

80er Jahre Schätzungen zufolge sind mehr als 20 Millionen Menschen in Lateinamerika mit der Chagas-Krankheit infiziert.

90er Jahre Verschiedene Programme sollen die lateinamerikanischen Länder durch Einsatz von Insektenbekämpfungsmitteln von den Raubwanzen befreien.

2000 bis heute Manche Länder sind inzwischen möglicherweise frei von den Überträgern der Chagas-Krankheit, darunter Brasilien, Chile und Uruguay. Insgesamt reduzierte sich die Zahl der Fälle in Lateinamerika von mehr als 20 Millionen in den 80er Jahren auf vielleicht weniger als acht Millionen im Jahr 2006.

2005 Die Genstruktur des Parasiten Trypanosoma cruzi, der die Chagas-Krankheit hervorruft, wird bekannt gegeben – zusammen mit der Genstruktur der Parasiten, die Afrikanische Trypanosomiasis und Leishmaniose auslösen. Die Forscher hoffen, dass auf dieser Grundlage Methoden der Vorbeugung und Behandlung entwickelt werden können.

2007 Nachdem die Krankheit in bestimmten Regionen ausgerottet werden konnte, richtet die Weltgesundheitsorganisation ein neues weltweites Netzwerk ein, mit dem Ziel, die Chagas-Krankheit bis zum Jahr 2010 endgültig auszurotten.

2012 Uruguay meldet die Ausrottung der Raubwanze.

2020 Das Ziel der WHO wurde nicht erreicht, immer noch gibt es jährlich 50.000 Neuinfektionen und 15.000 Todesfälle.

DIE ENTDECKUNGEN VON CARLOS CHAGAS

Carlos Chagas (1879–1934) war ein junger brasilianischer Arzt, der 1902 an ein neues medizinisches Forschungsinstitut in Rio de Janeiro unter der Leitung von Oswaldo Cruz (1872–1917) berufen wurde. Von hier aus wurde er 1907 nach Minas Gerais im brasilianischen Inland geschickt, um eine schwere Malaria-Epidemie zu untersuchen. Dort hörte er immer wieder Klagen über ein Insekt, das «*in den Wohnungen der Menschen lebt, sie bei Nacht angreift (…) und den Tag in Rissen in der Wand verbringt*». Die Einheimischen nannten das Insekt *barbeiro* („Barbierwanze"), weil es die Menschen gern ins Gesicht biss. Chagas besuchte viele Häuser, in denen sich die Wanze eingenistet hatte, um mehr über sie herauszufinden.

Zwischen Dezember 1908 und April 1909 identifizierte Chagas den Erreger sowie die Raubwanze als Überträgerin. Die Parasiten entdeckte er im Enddarm einer Wanze: Sie schienen den Trypanosomen zu ähneln, die man kurz vorher als Ursache der Afrikani-

HATTE DARWIN DIE CHAGAS-KRANKHEIT?

Als der junge Naturforscher Charles Darwin (1809–1882) 1835 durch Südamerika reiste, beschrieb er die Raubwanzen plastisch:

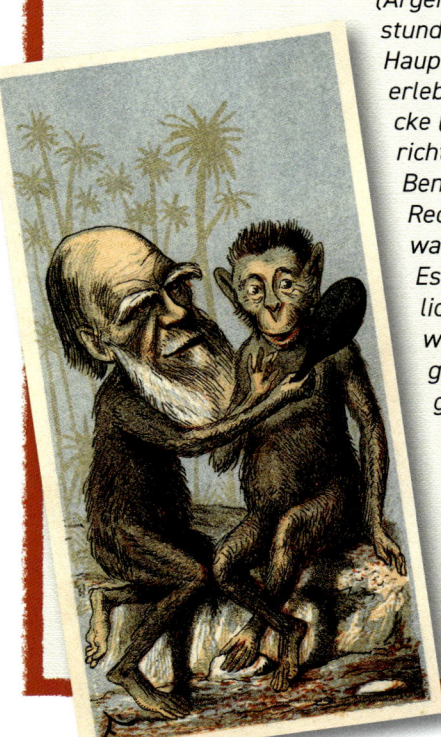

Charles Darwin in einer Karikatur über seine Ansichten zur natürlichen Selektion.

«*Wir schliefen in dem Dorf Luxan, einem kleinen Ort, umgeben von Gärten, im südlichsten kultivierten Bezirk der Provinz Mendoza (Argentinien) fünf Wegstunden südlich der Hauptstadt. In der Nacht erlebte ich eine Attacke (das ist genau der richtige Ausdruck) der Benchuca, einer Art Reduvius (große Raubwanze der Pampas). Es ist wirklich widerlich, wenn man spürt, wie ein weiches, flügelloses Insekt, ungefähr zweieinhalb Zentimeter lang, über den eigenen Körper kriecht. Ehe sie Blut saugen, sind sie ziemlich dünn, aber danach sind sie rund, aufgedunsen vom Blut, und in diesem Zustand kann man sie leicht zerquetschen. Eine, die ich in Iquique gefangen hatte (denn es gibt sie auch in Chile und Peru) war ganz leer. Wir setzten sie auf einen Tisch. Sie war umgeben von Menschen, doch wenn ein Finger in ihre Nähe kam, streckte das dreiste Insekt sofort seinen Sauger heraus, griff an und saugte Blut, wenn man es ließ. Die Wunde verursachte keinen Schmerz. Es ist eigentümlich, den Körper der Wanze beim Saugen zu beobachten. In weniger als zehn Minuten verändert er sich von einer flachen Oblate in eine rundliche Form. Von der einen Mahlzeit, die die Benchuca einem der Beamten zu verdanken hatte, blieb sie ganze vier Monate lang fett. Doch nach vierzehn Tagen wäre sie durchaus bereit gewesen erneut zuzuschlagen.*»

Als Darwin nach England zurückkehrte, begann er unter Blähungen, Herzklopfen, Schlaflosigkeit und Weinkrämpfen zu leiden, die ihn während seines restlichen Lebens häufig außer Gefecht setzten. Über die Ursache dieser Symptome ist viel spekuliert worden. Unter anderem wurde auch vermutet, dass er an der Chagas-Krankheit litt. Eine Diagnose lässt sich jedoch rückwirkend kaum stellen.

schen Trypanosomiasis oder Schlafkrankheit (siehe Seiten 94–101) erkannt hatte. Er schickte einige Wanzen zurück ans Oswaldo-Cruz-Institut, und bald war klar, dass die Parasiten Erkrankungen bei Affen hervorriefen. Chagas erkannte, dass es sich um eine neue Art von Trypanosomen handelte, die er zu Ehren seines Mentors Oswaldo Cruz *Trypanosoma cruzi* nannte. Bald darauf kehrte er nach Minas Gerais zurück und entdeckte den gleichen Parasiten im Blut eines kranken Mädchens namens Berenice. Im April 1909 verkündete Chagas die Entdeckung einer neuen, für Menschen gefährlichen Trypanosomiasis. Zu guter Letzt fand er noch heraus, dass der Erreger nicht nur Menschen befällt, sondern auch andere Wirbeltiere. Die Krankheit wurde „Brasilianische Trypanosomiasis" getauft, aber allgemein bekannt wurde sie als Chagas-Krankheit.

«Sie saugen das Blut mit solcher Vorsicht und Zartheit, dass man es nicht spürt. Aber wenn sie voll sind … hinterlassen sie einen unerträglichen Schmerz und Juckreiz …»

BESCHREIBUNG DER „KÜSSENDEN WANZE" VON JOSEPH GUMILLA (1686–1750)

Chagas' Leistung war sehr bemerkenswert. Ein Teil des Puzzles, das er nicht richtig einordnete, war aber der Übertragungsweg. Er dachte, die Krankheit gelange durch den Biss der Raubwanze in die menschliche Blutbahn. Emile Brumpt (1877–1951), ein Pariser Mediziner, der in Brasilien arbeitete, bewies 1912, dass die Chagas-Krankheit nicht durch den Biss übertragen wird, sondern durch infizierten Kot.

WAS IST DIE CHAGAS-KRANKHEIT?

Eine der Schwierigkeiten für Chagas und seine Zeitgenossen bestand darin, verschiedene, scheinbar zusammenhanglose Symptome unter einem Begriff zusammenzufassen. In den ersten Jahrzehnten des 20. Jahrhunderts trafen Wissenschaftler, die die Chagas-Krankheit in Südamerika untersuchten, auf Menschen mit allen möglichen klinischen Symptomen, akuten wie chronischen. Chagas glaubte, die Infektion mit *Trypanosoma cruzi* führe zu neurologischen, Herz- und Schilddrüsenproblemen. Auch den Kropf, der in den Gegenden, wo er auf Infektionen mit *Trypanosoma cruzi* stieß, verbreitet war, hielt er für eine Folge des Parasitenbefalls. Ab 1915 stellten verschiedene Wissenschaftler Chagas' Thesen in Frage. Seine Annahme, dass *Trypanosoma cruzi* bei jungen Menschen zu Herzproblemen führe, wurde jedoch im Wesentlichen bestätigt, ebenso, dass sie Verdauungsprobleme und Schluckbeschwerden hervorrufe. In den 50er und 60er Jahren wurde klar, dass die Krankheit tatsächlich weit verbreitet ist und sich sehr unterschiedlich äußert. Infizierte Menschen leiden in der Regel anfangs unter Fieber und geschwollenen Lymphknoten. Diese Symptome können insbesondere bei Kindern auch zum Tod führen. Der deutlichste Hinweis auf die akute Phase der Chagas-Krankheit heißt „Romañas Zeichen". Dabei handelt es sich um eine Schwellung der Augenlider in der Gesichtshälfte, wo sich die Bisswunde befindet oder der Kot der Wanze abgelagert bzw. ins Auge gerieben

Die Raubwanzen der Unterfamilie *Triatominae* übertragen durch ihren Kot die Chagas-Krankheit. In den Anden nennt man sie *vinchuca*. Dieser Name stammt aus der Quetschua-Sprache der Inkas und bedeutet „was auf den Boden fällt".

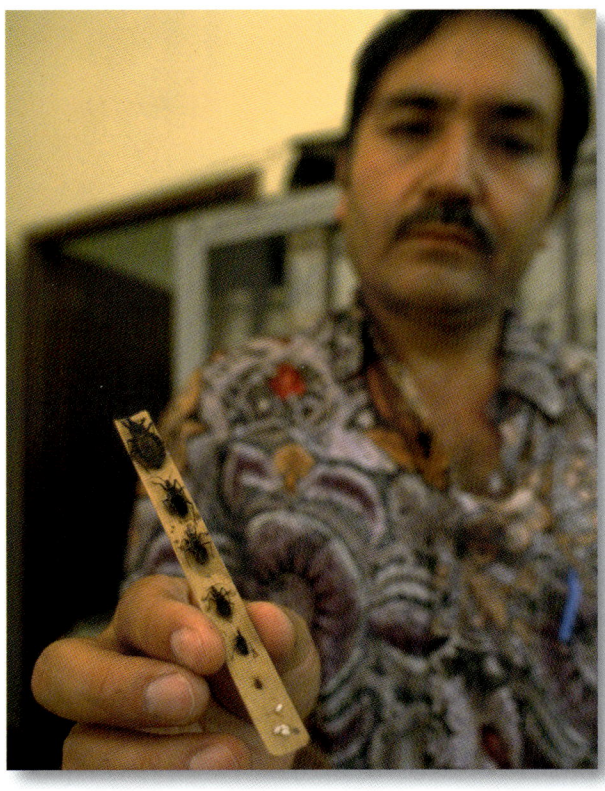

105

VERNACHLÄSSIGTE KRANKHEITEN

Die Chagas-Krankheit gehört zu einer Reihe von Krankheiten, die von der Weltgesundheitsorganisation WHO als „vernachlässigte Krankheiten" eingestuft werden. Sie heißen so, weil ihnen nicht genug Aufmerksamkeit zuteil wird, was Geldmittel und Forschung angeht. Zudem wird ihr Einfluss besonders auf die anfälligere Bevölkerung der Tropen und Subtropen häufig übersehen. Derzeit listet die WHO 20 verschiedene Krankheiten. Rund 1,5 Milliarden Menschen in 149 Staaten werden von ihnen bedroht. Initiativen wurden ins Leben gerufen, um dieses Problem anzugehen, die WHO hat das Ziel ausgerufen, die vernachlässigten Krankheiten bis 2030 auszurotten.

wurde. Die Wunde selbst wird „Chagom" genannt. Manch einer merkt vielleicht, dass ihn die Wanze gebissen und ihren Darm entleert hat. Doch in den meisten Fällen wird der Angriff des Parasiten auf seinen menschlichen Wirt erst nach zehn oder zwölf Jahren bemerkt, wenn chronische gesundheitliche Probleme auftreten. Bis dahin sind die Parasiten in verschiedene Organe des Körpers vorgedrungen. Sie können das Herz schädigen und es anschwellen lassen, den Darm und die Speiseröhre in Mitleidenschaft ziehen und zum Tod führen. Meist tritt er durch Herzversagen ein. Die lange Latenzzeit erschwert eine frühe Diagnose und rechtzeitige Behandlung.

WAS TUN GEGEN DIE WANZEN?

Die meisten Versuche, die Chagas-Krankheit in den Griff zu bekommen, richteten sich gegen die Raubwanzen. In den 40er Jahren erwies sich das Insektizid DDT als wenig hilfreich, andere chlororganische Insektenbekämpfungsmittel wie BHC und Dieldrin wirkten anscheinend besser. 1948 äußerten die brasilianischen Forscher Emmanuel Dias (1908–1962) und José Pellegrino (1922–1977) die Hoffnung, dass die Chagas-Krankheit bald ausgerottet werden könne. Damals hatten sie gerade ihre Experimente mit BHC abgeschlossen. Die erste große Kampagne gegen die Raubwanzen begann in den 50er Jahren.

Doch der Optimismus war verfrüht, obwohl erfolgreich mehrere Programme durchgeführt wurden. Die Weltgesundheitsorganisation WHO setzte sich 2007 zum Ziel, die Chagas-Krankheit bis 2010 auszurotten. Auch das gelang nicht. Viele rätselhafte Aspekt der Krankheit machen es so schwer, sie unter Kontrolle zu bekommen. Hauptsächlich wird die Chagas-Krankheit durch Wanzen übertragen. Doch sie kann auch durch Bluttransfusionen oder Organtransplantationen von infizierten Spendern weitergegeben werden oder von Müttern an ihre ungeborenen oder gestillten Kinder. Auch wenn man Fleisch isst, das mit Wanzenkot verschmutzt ist, kann man sich anstecken. Fälle von Infektionen durch Blut- oder Organspenden sind auch in Europa, in Kanada und den USA aufgetreten, wo die Krankheit eigentlich nicht heimisch ist. Menschen können die Parasiten jahrelang in sich tragen und als Infektionsquelle für Wanzen dienen. Zudem gibt es ein gewaltiges Reservoir an Parasiten in Haus- und Wildtieren. In Teilen Südamerikas lebt die Wanze nicht nur in Häusern, sondern auch auf Palmen. Insgesamt hat es sich in einigen der ärmsten Gegenden der Welt als äußerst schwierig herausgestellt, die Infektionskette zu durchbrechen.

«Sie sind so groß wie die Spitze des kleinen Fingers … Sie leben in den Dächern der Häuser und kommen nachts hervor, angelockt vom Geruch der schlafenden Menschen. Sie lassen sich auf die Betten fallen, beißen grausam zu, verursachen eine große Quaddel und saugen einen halben Fingerhut voll Blut.»

BERNABE COBO (1572–1657) BESCHREIBT DIE RAUBWANZE IN PERU.

Heute gibt es immerhin einen Hoffnungsschimmer. In den 80er Jahren ging man von mehr als 20 Millionen Infizierten aus. Seither hat man riesige Anstrengungen unternommen, um die Krankheit in den Griff zu bekommen. 2012 konnte die Raubwanze in Uruguay ausgerottet werden. Dennoch geht die WHO in aktuellen Schätzungen von achtzehn Millionen Infizierten aus. Es gibt zwei Medikamente, die in der frühen chronischen Phase eingesetzt werden können. Inzwischen gibt es Antikörpertests um die Erkrankung in der chronischen Phase nachzuweisen, in den USA wird ein Bluttest durchgeführt. Die medikamentöse Therapie ist schwierig, da es nur zwei Medikamente gibt, die aber teils schwere Nebenwirkungen haben. Außerdem sind manche Erreger gegen die Mittel resistent. Als wirksamste Vorbeugung erweisen sich immer noch Moskitonetze und die Modernisierung der Hütten – Strohdächer sollten durch Metalldächer ersetzt werden.

Ein Jahrhundert nachdem Chagas die nach ihm benannte Krankheit entdeckt hat, zählt sie genau wie die Afrikanische Schlafkrankheit zu den ‚vernachlässigten' Krankheiten des 21. Jahrhunderts (siehe Kasten links). Die WHO und andere Organisationen haben sich verpflichtet, sich mehr um die Krankheiten in den ärmeren Regionen der Erde zu kümmern. Ein Forscherteam um den Parasitologen und Infektionsbiologen Sven Klimpel hat 2020 herausgefunden, dass die Wanzen durch die Klimaerwärmung und Globalisierung auch in Teilen Europas, Zentralafrika und Südostasien heimisch werden könnten. Bald könnte die Chagas-Krankheit also auch unser Leben betreffen.

Das Plakat einer Gesundheitskampagne in Bolivien 1997 illustriert anschaulich, wie es zur Infektion mit dem Parasiten kommt, nämlich durch Kot, und welche Rolle der Mensch als Lieferant einer Blutmahlzeit für die Triatominae-Raubwanzen dabei spielt.

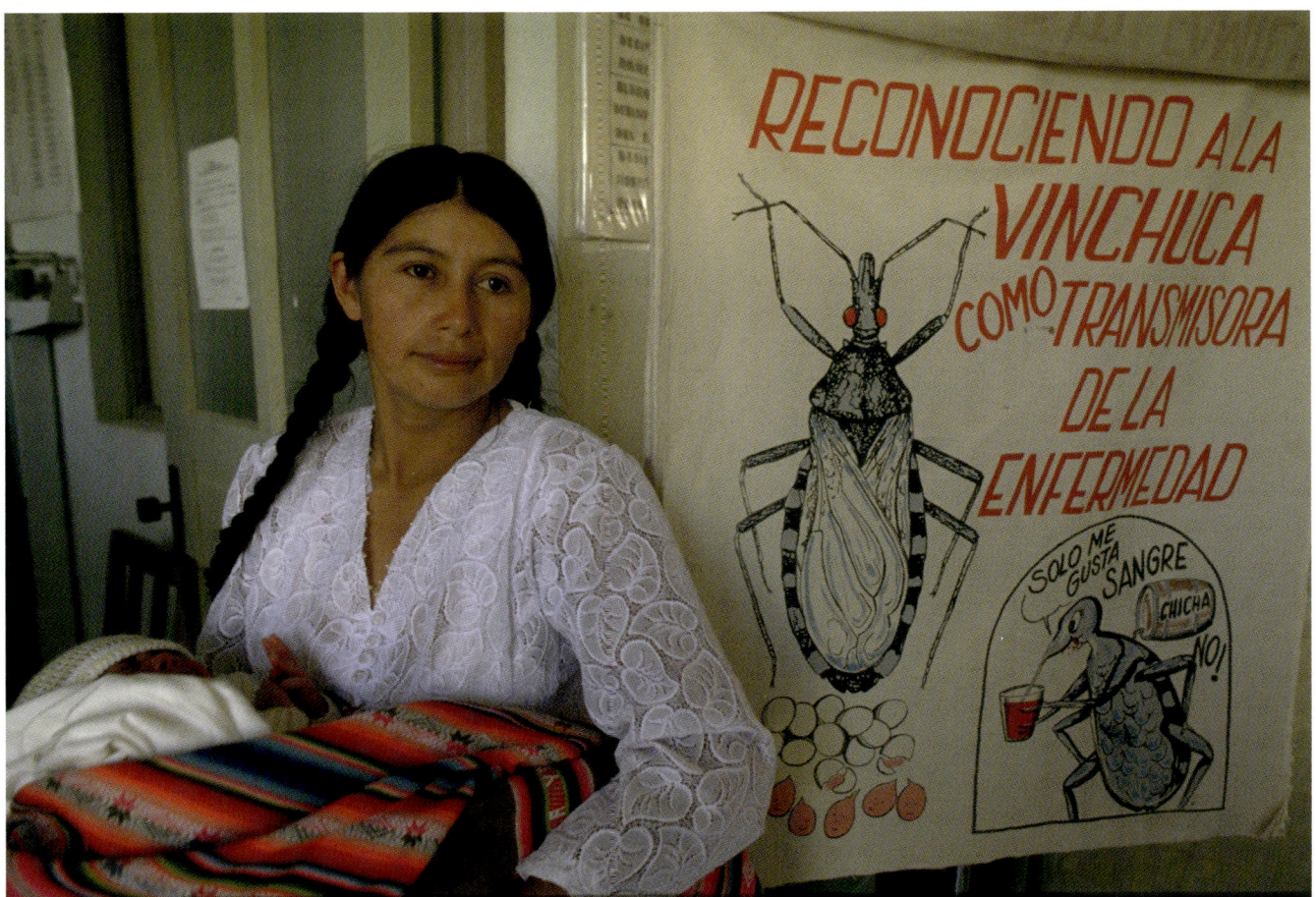

LYMPHATISCHE FILARIOSE

– auch Elefantiasis genannt – wird durch fadenartige, parasitäre Rundwürmer (Filarien) und ihre Larven (Mikrofilarien) ausgelöst und durch Mücken auf den Menschen übertragen werden. Im fortgeschrittenen Stadium kann die Krankheit die Nieren und das Lymphsystem schädigen und Missbildungen hervorrufen. Dazu gehören angeschwollene Gliedmaßen, Brüste oder Genitalien. Auch die Lunge wird oft befallen – die Betroffenen haben Asthma und chronische Atemnot. Der Lebenszyklus der Rundwürmer wurde Ende des 19. Jahrhunderts erforscht. Nachdem bekannt war, dass die Larven durch Mücken übertragen werden, war man optimistisch, die Krankheit ausmerzen zu können. Doch noch heute sind 110 Millionen Menschen infiziert.

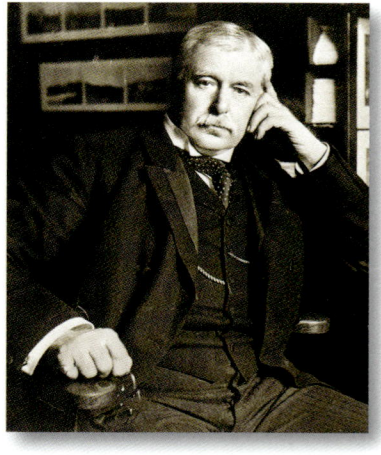

Der Arzt Sir Patrick Manson entdeckte, dass die Lymphatische Filariose von Mücken übertragen wird.

Die Lymphatische Filariose war möglicherweise schon in der Antike bekannt, insbesondere im Nildelta. Griechische und römische Autoren erwähnen die *elephantiasis arabum,* und der persische Arzt Avicenna (980–1037) beschrieb die Unterschiede zwischen Lepra und Elefantiasis. Erste eindeutige Schilderungen stammen aus dem 16. Jahrhundert, als Europäer in den Tropen und Subtropen zahlreiche Fälle von „Elefantenbeinen" beobachteten. Die Assoziation mit Elefanten kommt vom Anschwellen der Beine und Genitalien und von der groben Struktur der Haut. Um 1515 schrieb Pires, ein portugiesischer Gesandter in Indien:

> *«Viele Menschen in Malabar – Nayar, aber auch Brahmanen und ihre Frauen, ein Viertel bis ein Fünftel der Gesamtbevölkerung, darunter Angehörige der untersten Kasten – haben enorme Beine, die gewaltig angeschwollen sind; und sie sterben daran, das ist kein schöner Anblick …»*

Zur gleichen Zeit berichtete auch der Engländer Ralph Fitch aus Indien:

> *«Dieses schlechte Wetter führt dazu, dass viele Menschen Leprakranke ähneln, bei vielen sind die Beine angeschwollen … und viele von ihnen sind kaum in der Lage zu gehen.»*

Zeitleiste

Ca. 2000 v. Chr. Die geschwollenen Gliedmaßen einer Statue des ägyptischen Pharaos Mentuhotep II. lassen an Elefantiasis denken.

Ca. 1100 v. Chr. Tod von Natsef-Amun, einem ägyptischen Priester aus der Zeit von Ramses XI. Bei der Untersuchung seiner Mumie wurden Filarien nachgewiesen.

16. Jahrhundert n. Chr. Europäische Reisende in Afrika und Asien berichten von der Elefantiasis.

1863 Larven (Mikrofilarien) werden von dem französischen Chirurgen Jean-Nicolas Demarquay (1814–1875) entdeckt, drei Jahre später unabhängig davon auch von Otto Henry Wucherer (1820–1873) in Brasilien. An Wucherer erinnert die wissenschaftliche Bezeichnung eines besonders weit verbreiteten Fadenwurms: Wuchereria bancrofti.

1871 Timothy Lewis (1841–1886), britischer Arzt in Indien, entdeckt Mikrofilarien in Blut und Urin. Ein Jahr später berichtet er öffentlich über die gewaltige Zahl von Würmern, die im Blut zirkulieren. Er stößt damit auf großes Interesse.

1877 Lewis nennt den erwachsenen männlichen Wurm Filaria sanguinis hominis. Er erkennt auch eine Verbindung zur Elefantiasis. Der englische Parasitologe Thomas Spencer Cobbold (1826–1886) nennt den ausgewachsenen Wurm, der ihm von Joseph Bancroft (1836–1894) aus Australien geschickt wird, Filaria bancrofti (heute Wuchereria bancrofti). Bancroft hatte ihn im Abszess eines Patienten gefunden.

1877 Patrick Manson (1844–1922), der später als „Vater der Tropenmedizin" bekannt wurde, beweist, dass die Filarien von blutsaugenden Mücken übertragen werden. Es handelt sich

Obwohl die Krankheit vor allem unter den Einheimischen verbreitet war, konnten sich auch Europäer anstecken. Auf den Westindischen Inseln kam es oft vor, dass Plantagenbesitzer an sogenannten Barbados-Beinen litten.

ETWAS IM WASSER?

Bis zum Ende des 19. Jahrhunderts wurden viele Erklärungen zur Ursache der Krankheit herangezogen (siehe etwa Kasten unten). Die einen glaubten eine Verbindung zu „schlechtem Wasser" zu erkennen und nannten Kokoswasser als Ursache. Andere hielten „schlechte Luft"oder den „Verzehr von verdorbenem Fisch" für die Ursache. Manche machten Schlangengift für die Krankheit verantwortlich, und ein Beobachter führte *«die Stechmücken, die niemals aufhörten, uns zu quälen»* an. Aber erst die Entdeckungen des Schotten Patrick Manson ergaben 1877 ein stimmiges Gesamtbild.

Patrick Manson (1844–1922) wurde in Schottland geboren. Während seiner Zeit als Arzt im Kaiserlichen Zollamt in Amoy (heute Xiamen) an der Südostküste Chinas behandelte er viele Elefantiasis-Patienten. Einer seiner Patienten war ein Straßenhändler, *«der ein Tuch über seine gewaltige Missbildung legte und darauf wie auf einem Tisch seine Waren anbot»*. Die Behandlung war erfolgreich. Aber später *«versuchte er, anstatt seinem Wohltäter dankbar zu sein, ihn auf Schadensersatz zu verklagen, weil er seine Lebensgrundlage verloren hatte»*.

In Amoy machte Manson 1877 seine bemerkenswerte Entdeckung: Die Mücke diente den Mikrofilarien als „Amme" (siehe Moskito-Manson, Seite 111). Damit war die Lymphatische Filariose die erste Krankheit, bei der die Übertragung durch Mücken nachgewiesen werden konnte. Schon vor Manson hatten Ärzte unter dem Mikroskop

DER FLUCH DES HEILIGEN THOMAS

Als der holländische Entdecker Jan Huygen van Linschoten (1563–1611) zwischen 1588 und 1592 die portugiesische Kolonie Goa an der indischen Westküste besuchte, berichtete er von der eigentümlichen Vorstellung, dass alle, die an Elefantiasis litten, Nachfahren der Mörder des heiligen Thomas seien:

« ... und sie sagen, dass die Nachkommen derjenigen, die ihn erschlugen, von Gott verflucht sind, das heißt, dass sie alle mit einem Bein und einem Fuß vom Knie abwärts so dick wie ein Elefantenbein geboren werden ... Es gibt ganze Dörfer und Familien jener, die im bewussten Land des heiligen Thomas geboren wurden ...»

Auch später war die Elefantiasis in der Gegend als „Fluch des heiligen Thomas" bekannt.

um die bis dahin bedeutendste Entdeckung im Bereich der Tropenmedizin.

1900 Der Tropenmediziner George Carmichael Low (1872–1952) zeigt, dass die Krankheit durch den Stich einer Mücke übertragen wird.

1944 Diethylcarbämazin (DEC), das erste Medikament, das gegen Filariose wirkt, wird entdeckt. Es wird heute noch in Kombination mit in jüngerer Zeit entwickelten Medikamenten wie Albendazol und Ivermectin verwendet. Es ist aber in Deutschland nicht zugelassen.

1997 Die Weltgesundheitsversammlung startet ein weltweites Programm zur Ausrottung der Lymphatischen Filariose.

2000 Die Global Alliance to Eliminate Lymphatic Filariasis (GAELF), eine Partnerschaft zwischen öffentlichem und privatem Sektor, wird ins Leben gerufen. Die Pharmakonzerne GlaxoSmithKline und Merck verpflichten sich, Albendazol- und Ivermectin-Prä-

parate kostenlos zur Verfügung zu stellen – die größte Medikamentenspende der Geschichte.

2005 Jährliche Massenanwendungen von Medikamenten erreichen die Hälfte der gefährdeten Weltbevölkerung.

Doch viele Gebiete, in denen die Krankheit heimisch ist, vor allem in Afrika, bleiben unversorgt. Mehr als 120 Millionen Menschen sind immer noch infiziert. Weltweit ist die lymphatische Filariose laut Weltgesundheitsorganisation (WHO) die zweithäufigste

Ursache für Langzeitbehinderungen.

2020 Mehr als 110 Millionen Menschen sind infiziert - vor allem in den Tropen und Subtropen in Asien, auf den pazifischen Inseln sowie in Afrika, Südamerika und der Karibik.

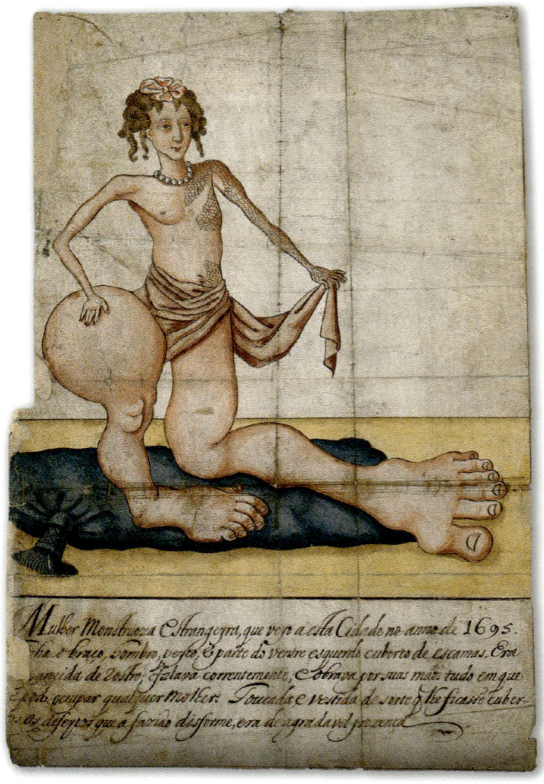

Ein Aquarell von 1695 zeigt eine Frau mit der groben Haut und den stark angeschwollenen Gliedmaßen, die charakteristisch für die Lymphatische Filariose sind. Die extremen Schwellungen der Haut und des Unterhautgewebes sind eine Folge der chronischen Verstopfung der Lymphgefäße mit Filarien.

„fadenähnliche Würmer" im Blut und Urin von Patienten gesehen. Deren Ideen verfolgte der Schotte weiter und konnte schließlich als Erster den vollständigen Lebenszyklus des Wurms darstellen. Doch er nahm fälschlich an, dass die Mücken die Larven beim Blutsaugen aufnehmen würden. Einige Tage später würden sie im stehenden Wasser sterben und die Parasiten freisetzen. Das nächste Opfer, so glaubte Manson, steckte sich durch das Trinken des verunreinigten Wassers an.

Die letzten Puzzleteile wurden rund 20 Jahre später von dem australischen Parasitologen Thomas Lane Bancroft (1860–1933) und dem schottischen Arzt George Carmichael Low (1872–1952) zusammengefügt. Die beiden Wissenschaftler bewiesen, dass die Wurmlarven nicht mit dem Wasser in den Körper gelangten, sondern durch einen Mückenstich. Um 1900 war der Kreislauf der Lymphatischen Filariose größtenteils bekannt. Doch erst einige Zeit später wurde klar, dass es drei verschiedene Arten von Würmern gibt, die Lymphatische Filariose hervorrufen können. Diese folgen jeweils unterschiedlichen Verhaltensmustern, sind geographisch anders verteilt und werden von unterschiedlichen Mückenarten übertragen.

Etwas seltener sind Infektionen mit *Brugia malayi* und *Brugia timori*. Die Bancroft-Filariose kommt in tropischen und subtropischen Gebieten Afrikas, Asiens, des pazifischen Raums und des amerikanischen Kontinents vor, die Brugia-Filariose in Süd- und Südostasien. Am weitesten verbreitet ist *Wuchereria bancrofti*. Ist dieser Wurm erst einmal in den menschlichen Körper eingedrungen, suchen sich seine Larven ihren Weg in die Lymphgefäße, wo sie sich weiterentwickeln und fortpflanzen. Die erwachsenen Weibchen setzen Millionen winziger Larven frei, die oft mehrere Jahre im Blut zirkulieren. Dort werden sie von weiblichen Mücken aufgenommen, wenn sie einen infizierten Menschen stechen. Nach mehrmaliger Ansteckung verursachen die Würmer, die sich in den Lymphgefäßen der betreffenden Person eingenistet haben, extreme Schwellungen der Gliedmaßen, Brüste und Hoden. Zudem schädigen sie Nieren und Lymphsystem. Die erste Infektion findet meist schon in der Kindheit statt. Die verheerenden Symptome treten aber erst Jahre später auf.

EIN SCHRITT NACH VORNE?

Manson bereitete den Weg für andere, die das Rätsel weiterer durch Mücken übertragener Krankheiten lösten, etwa Malaria (siehe Seiten 84–93) und Gelbfieber (siehe Seiten 146–151). Er selbst hoffte, seine Entdeckung würde zur Ausrottung der Lymphatischen Filariose führen. Doch das ist bis heute nicht gelungen, obwohl die WHO und andere Organisationen in den letzten Jahren alles versucht haben, den Übertragungszyklus zu durchbrechen.

«Dieser unglückliche, blinde Junge hatte bereits seit mehreren Jahren an beiden Beinen Elefantiasis. Seine Knöchel waren dicker als seine Oberschenkel, seine Füße waren monströs … bedeckt mit einer dicken, gelblichen Kruste, die sich in Schuppen ablagerte, getrennt von tiefen Furchen, aus denen übelriechender, wässriger Eiter quoll.»

AUS „DESCRIPTION DE L'ÉGYPTE", EINER TEXTSAMMLUNG FRANZÖSISCHER WISSENSCHAFTLER, DIE 1798 NAPOLEON BEGLEITETEN

MOSKITO-MANSON

Die Filarien werden durch den Stich verschiedener Mückenarten auf den Menschen übertragen: Culex, Aedes, Anopheles und Mansonia.

1877 fand Patrick Manson (1844–1922), ein schottischer Arzt im Dienst des chinesischen Kaisers, Wurmlarven im Blut von Hunden und Menschen. Er vermutete, dass ein blutsaugendes Insekt für die Übertragung der Parasiten verantwortlich sei. Flöhe, Läuse, Wanzen und Blutegel schloss er aus, weil sie viel verbreiteter waren als die Elefantiasis. Sein Verdacht fiel auf eine an der chinesischen Küste verbreitete Mückenart. Manson hatte Wurmlarven im Blut seines Gärtners Hinlo gefunden, und um seine Hypothese zu überprüfen, steckte er Hinlo in ein „Mückenhaus", in dem er Mücken freisetzte, die sich von seinem Blut ernährten. Die Moskitos wurden dann mit einem Weinglas wieder eingefangen und

mit Tabakqualm gelähmt. Als Manson sie anschließend untersuchte, fand er Filarien im Larvenstadium. Mit diesem Experiment wurde zum ersten Mal bewiesen, dass Insekten Überträger von Krankheiten sein können.

Patrick Manson experimentiert mit Mikrofilarien an einer Versuchsperson in China, um 1912.

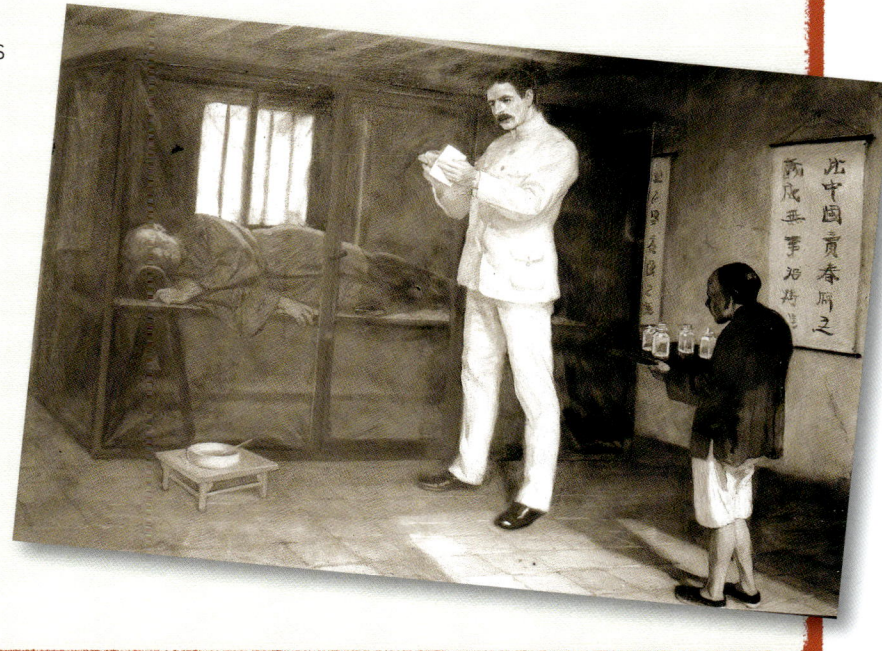

Leider waren alle Bemühungen, die Mücken mit Hilfe von Insektenbekämpfungsmitteln zu kontrollieren, erfolglos. Dafür gibt es heute mehrere Medikamente, die den Parasiten im Larvenstadium töten und so die weitere Übertragung verhindern. Gegen den ausgewachsenen Wurm sind diese Medikamente jedoch wirkungslos. Um die Filariose zu behandeln, werden unterschiedliche Antihelminthika eingesetzt. Das sind Medikamente, die gegen Wurminfektionen wirken. Folgende Wirkstoffe gehören dazu: Diethylcarbamazin (DEC), Ivermectin, Suramin und Mebendazol. Es ist jedoch schwierig, die Erkrankung überhaupt zu erkennen, damit die Therapie begonnen werden kann. Seit kurzem wird auch das Antibiotikum Doxycyclin bei der lymphatischen Filariose eingesetzt. Es tötet Bakterien, welche die Filarien zu ihrer Fortpflanzung benötigen. Sind diese abgetötet, können sich die Würmer nicht mehr fortpflanzen.

Bei Elephantiasis wird versucht den Lymphstau mit regelmäßiger manueller Lymphdrainage und dem dauerhaften Tragen von Kompressionsstrümpfen zu beseitigen.

Die Lymphatische Filariose, unter der Millionen von Menschen in 83 Ländern leiden, bleibt die zweithäufigste Ursache für körperliche Behinderungen in Afrika, Asien, Lateinamerika und auf vielen pazifischen Inseln.

BILHARZIOSE – wissenschaftlich Schistosomiasis –

wird von einem parasitären Wurm der Gattung *Schistosoma* verursacht. Seinen gesamten komplexen Lebenszyklus verbringt er im Menschen sowie in Wasserschnecken. Bilharziose gibt es in China und im ägyptischen Nildelta seit Tausenden von Jahren. Sie kommt in über 70 überwiegend tropischen Ländern vor. Etwa 200 Millionen Menschen sind weltweit infiziert. In den letzten Jahren infizieren sich aber auch in Korsika wiederholt Menschen im Fluss Cavu. Die Krankheit tritt in Gegenden auf, wo die Menschen engen Kontakt zu Süßwasser haben, dem Lebensraum der Schnecke, die den Parasiten überträgt. Der Saugwurm ruft eine juckende Hautentzündung hervor. Schlimmer sind jedoch die Folgen der chronischen Infektion: Bei der Darm-Bilharziose können blutig-schleimige Durchfälle sowie eine Leberzirrhose bis hin zum Versagen des Organs auftreten. Daneben kann die Bilharziose auch Blase, Nieren, Lunge, Haut und Nervensystem schädigen.

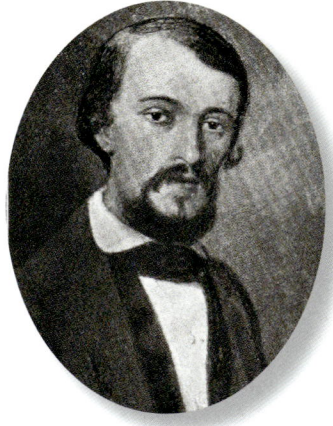

Theodor Bilharz beobachtete als Erster die parasitären Würmer, die die Krankheit hervorrufen, die später als Bilharziose oder Schistosomiasis bekannt wurde.

Im Jahr 1851 arbeitete der junge deutsche Arzt Theodor Bilharz (1825–1862) im Kasr-El-Aini-Krankenhaus in Kairo. Er war Assistent von Wilhelm Griesinger (1817–1868), dem Leibarzt des Khediven von Ägypten. In Kairo litten damals viele Menschen unter einer seltsamen Krankheit, die sich durch blutigen Urin bemerkbar machte. Bilharz war fasziniert von der Helminthologie, der Wissenschaft von den Würmern. Als er eine Obduktion an einem jungen Mann vornahm, entdeckte er in dessen Pfortader, der großen Vene, die das Blut vom Magen, dem Darm und der Milz zur Leber transportiert, eine Reihe langer, weißer Würmer. Als er unter dem Mikroskop einen der «herrlichen» Würmer genauer betrachtete, fielen ihm der flache Körper und das spiralförmige Hinterteil auf.

Der erste Wurm, den Bilharz beobachtete, war männlich. Als er ein weiteres Männchen untersuchte, sah er in einer Bauchfalte einen schlankeren weiblichen Wurm samt inneren Organen und Eiern, der sich vor und zurück bewegte *«wie ein Schwert in einer Scheide»*. Als Bilharz Eier an der Blasenwand eines Patienten entdeckte, zogen er und seine deutschen Kollegen sehr bald den naheliegenden Schluss, dass dieser parasitäre Wurm vermut-

Zeitleiste

Ca. 1200–1000 v. Chr. *Ägyptische Mumien aus dieser Zeit enthalten versteinerte Wurmeier. Damit liegt die Vermutung nahe, dass die Bilharziose eine sehr alte Krankheit ist.*

1808 *Die erste klinische Beschreibung der Bilharziose stammt von dem französischen Militärarzt A. J. Renoult, der von den Auswirkungen auf Napoleons Armee in Ägypten 1798 berichtete.*

1847 *Der japanische Arzt Daijiro Fujii reist zum Berg Katayama in der Nähe von Hiroshima und beobachtete die Symptome der „Katayama-Krankheit". Einer örtlichen Legende zufolge wurde sie durch den Untergang* eines Schiffes mit einer Ladung Lack an Bord hervorgerufen, die die Reisfelder vergiftete. Fujiis Beschreibung war der erste wissenschaftliche Bericht über Schistosoma japonicum. Er wurde aber erst 1909 gefunden.

1851 *Theodor Bilharz (1825–1862), ein deutscher Arzt, entdeckt Schistosomen bei einer Obduktion in Kairo. Im folgenden Jahr stellt Bilharz zusammen mit seinem Vorgesetzten Wilhelm Griesinger (1817–1868) die* Verbindung zu der Krankheit her, die blutigen Urin verursacht.

1881 *Der britische Experte für Tropenmedizin Patrick Manson (1844–1922) vermutet, dass bei der Infektion mit* Lungenegeln eine Schnecke als Zwischenwirt dienen könnte.

1903 *Manson behauptet, es könne zwei Arten der Bilharziose mit unterschiedlich geformten Eiern geben. Eine*

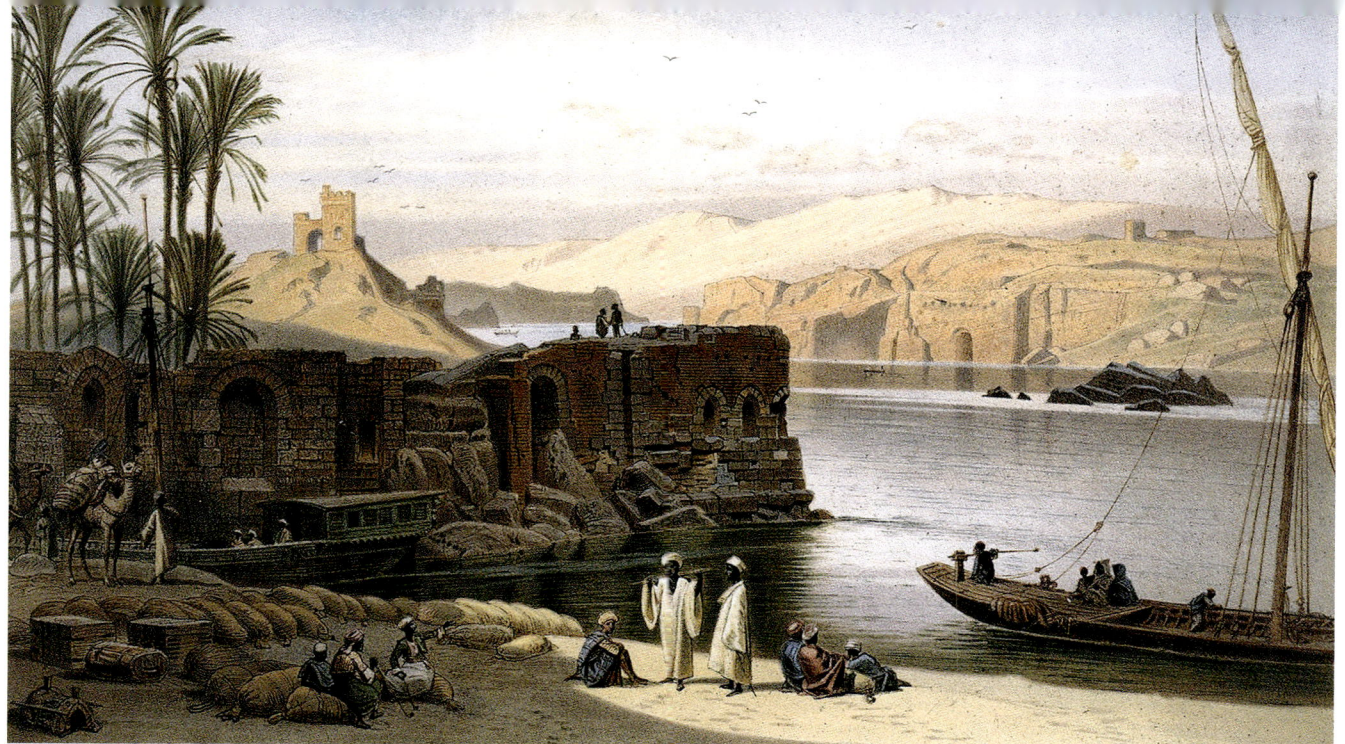

lich die Infektion mit dem „blutigen Urin" verursachte, die die Menschen im Nildelta seit Anbeginn der Zivilisation plagte.

EINE DOSE WÜRMER AUFMACHEN — UND DIE ANTWORTEN IM SCHNECKENTEMPO FINDEN

Bilharz' Entdeckung warf viele Fragen auf: Wie kam der Wurm in den menschlichen Körper? Geschah es durch das Trinkwasser? Gab es einen Zwischenwirt? Rund 50 Jahre danach untersuchte der Schotte Patrick Manson (1844–1922) Eier, die sich aber in der Form von denen unterschieden, die Bilharz beobachtet hatte. Die Wurmeier, die Manson studierte, befanden sich im Kot. Gab es also zwei Formen der Krankheit, eine Erkrankung des Harntrakts und eine des Darms? Oder verließen die Eier den Körper entweder auf dem einen oder auf dem anderen Weg?

Im Jahr 1915 fanden britische und japanische Wissenschaftler unabhängig voneinander die Lösung des Rätsels: Der Wurm verbringt einen Teil seines Lebens in Süßwasserschnecken. Sobald die Larven (oder Zerkarien) die Schnecke verlassen, können sie durch die unverletzte Haut in jeden Menschen eindringen, der in einem infizierten Fluss oder See badet. Einmal

Das Nildelta ist einer von vielen Orten auf der Welt, wo die Bilharziose die Menschheit seit Langem heimsucht. In Ägypten ist die Krankheit mindestens seit der Zeit der Pharaonen verbreitet.

greife die Blase an (Schistosomiasis haematobium), die andere den Darm.

1904 Zwei japanische Ärzte, Fujiro Katsurada (1867–1946) und Akira Fujinami (1870–1934), finden Eier und erwachsene

Würmer in Patienten, die an der Katayama-Krankheit leiden, und nennen diese Krankheit Schistosomiasis japonicum.

1907 Louis Sambon (1966–1931) nennt die „Darm-

Variante" der Erkrankung Schistosomiasis mansoni.

1908 Arthur Looss (1861–1923), ein berühmter deutscher Parasitologe in Ägypten, will nicht glauben, dass es mehr als eine

Art von Schistosomen gibt. Es beginnen erbitterte Auseinandersetzungen mit den britischen Kollegen.

1909–1913 Japaner führen Experimente mit Rindern durch, um zu beweisen, dass die Infektion über die Haut erfolgt.

1910 Der britische Professor für Bakteriologie

in Kairo, Marc Armand Ruffer (1859–1917), entdeckt versteinerte Eier von Schistosomiasis haematobium in den Nieren zweier Mumien aus der 20. Dynastie (ca. 1250–1000 v. Chr.).

[Fortsetzung auf Seite 114]

113

im Körper, wandern die Larven in die Blutgefäße und weiter in die Lunge. Von dort gelangen sie in die Leber, wo sie heranwachsen. Dann wandern sie weiter in die Venen der Bauchhöhle oder der Blase. Man fand auch heraus, dass es tatsächlich drei Formen der Krankheit gibt – mit unterschiedlichem Krankheitsbild, verschiedenen Wegen durch den Körper, verschiedenen Wirtsschnecken und unterschiedlicher geographischer Verteilung.

ALTE UND NEUE NAMEN UND VIELE VERSCHIEDENE ARTEN

1859 wurde die Krankheit als „Bilharziose" bekannt, zu Ehren ihres Entdeckers. Heute wird sie wissenschaftlich nach ihrem Erreger, dem Plattwurm der Gattung *Schistosoma*, „Schistosomiasis" genannt. Der Name leitet sich ab vom griechischen *schizein* („teilen") und *soma* („Körper") und bezieht sich darauf, dass das Weibchen während der Paarung in der tiefen Falte des Männchens eingeschlossen ist.

Anfangs wurden drei Arten der Krankheit unterschieden. *Schistosoma haematobium* war die Art, die Bilharz in Ägypten gesehen hatte. Die Würmer leben dabei in den Venen der Blase und sind für das Blut (griechisch *haema*) im Urin verantwortlich. *Schistosoma mansoni* wurde nach Patrick Manson benannt, der bereits vermutet hatte, dass eine andere Art den Darm bewohnt. *Schistosoma japonicum,* auch im Darm zu Hause, wurde 1904 in Japan identifiziert. Heute ist die Krankheit dort ausgerottet, aber in vielen afrikanischen Ländern südlich der Saraha, in Südwest- und Südostasien sowie bestimmten Ländern Südamerikas wie Brasilien und Venezuela ist sie nach wie vor ein großes Problem. Auch im Fluss Cavu auf Korsika wurden Würmer gefunden.

In der Zwischenzeit wurden noch mehrere neue Arten entdeckt: *Schistosoma mekongi* im Mekongbecken von Laos und Kambodscha, *Schistosoma malayensis* auf der Malaiischen

Jungen schwimmen in einem Tümpel in Tansania. Wie viele andere Flüsse und Teiche des Landes ist er vielleicht mit Bilharziose infiziert. Die klinischen Symptome wie Blutarmut, Durchfall oder chronische Erschöpfung können den Infizierten jegliche Energie rauben, sie in ernsten Fällen dauerhaft beeinträchtigen und unter Umständen lebensbedrohlich werden.

Zeitleiste

1914 Die britischen Wissenschaftler Robert Leiper (1881–1969) und Edward Atkinson (1882–1929) reisen nach Shanghai in China und Fujinami in Japan. Sie holen Schnecken aus Katayama, um herauszufinden, ob eine Schnecke als Wirt dient. Japanische Wissenschaftler veröffentlichen den gesamten Lebenszyklus der Parasiten im Menschen und in der Schnecke. Sie beschreiben zum ersten Mal die gabelschwänzigen Larven der Schistosomen, die nach mehreren Wochen aus den Schnecken austreten. Arthur Looss bleibt hartnäckig dabei, dass die Menschen direkt durch die Wurmlarven infiziert werden und dass es keinen Zwischenwirt gi

1915 Robert Leiper leitet eine medizinische Mission in Ägypten und enträtselt den Kreislauf der Bilharziose mit der Schnecke als Zwischenwirt. Er zeigt, dass es zwei Arten von Würmern gibt, die verschiedene Schneckenarten bevorzugen. Die früheren Arbeiten der Japaner werden in seiner Untersuchung kaum gewürdigt.

30er-60er Jahre Verschiedene Kampagnen, die Schneckengift, Medikamente und Verbesserungen in der Hygiene kombinieren, werden mit unterschiedlichem Erfolg durchgeführt.

1944-1945 Mehr als 1000 amerikanische Soldaten infizieren sich mit Bilharziose im Zweiten Weltkrieg auf den Philippinen. Um die Soldaten aufzuklären, wie sie eine Infektion vermeiden können, wird eine umfassende Kampagne mit Plakaten und Karikaturen gestartet.

Halbinsel und *Schistosoma intercalatum* im zentralafrikanischen Regenwald. Andere Arten befallen Säugetiere oder Vögel. Und einige Stämme sind ziemlich anspruchsvoll, was die Wahl der Schnecken betrifft, die ihnen als Zwischenwirt dienen.

Die klinischen Symptome sind zahlreich und unterschiedlich gravierend. Sie reichen von einer kleinen Reizung an der Stelle, wo die Zerkarie in die Haut eindringt („Schwimmerjucken"), bis hin zu chronischen Erkrankungen. Diese tragen oft lokale Namen wie „Big Belly" („großer Bauch") oder „Katayama-Krankheit". Gelegentlich kommt es zu einer lebensbedrohlichen Herzerkrankung, zu Nierenversagen oder Blasenkrebs. Viel hängt vom eigenartigen Verhalten der Würmer und ihrer Jungen ab – innerhalb wie außerhalb des menschlichen Körpers.

MUMIEN UND EIER

1910 fand der Engländer Marc Armand Ruffer (1859–1917), ein Pionier der Paläopathologie, in den Nieren zweier ägyptischer Mumien die versteinerten Eier eines Wurms der Gattung *Schistosoma.* Die Mumien stammten aus der 20. Dynastie des Neuen Reiches (ca. 1200–1000 v. Chr.). In Manchester wurde eine „Internationale Altägyptische Gewebebank" eingerichtet, um die Geschichte von Krankheiten in den letzten 5000 Jahren zu erforschen. Mit Hilfe moderner Techniken fördert die Wissenschaft viele Informationen zu Tage. Ohne jeden Zweifel war die Bilharziose zur Zeit der Pharaonen in Ägypten verbreitet.

„Schwimmerjucken"
Die Larven bestimmter Schistosomen können durch die menschliche Haut in den Körper eindringen und eine Hautreizung auslösen, die auch als „Schwimmerjucken" bekannt ist. Diese Schistosomen entwickeln sich nicht zu ausgewachsenen Würmern. Infektionen dieser Art treten auch in den USA und in Europa auf.

Eier von Schistosomen fand man auch in einem Leichnam, der vor mehr als 2000 Jahren in der chinesischen Provinz Hunan bestattet wurde. Wahrscheinlich trat die Bilharziose in Flusstälern wie dem des Nils in Ägypten oder des Gelben Flusses (Huang He) in China verstärkt auf, nachdem die Menschen begonnen hatten, sich niederzulassen, Ackerbau zu treiben und das Land zu bewässern. Schnecken halten sich gern an der Oberseite von Süßwasserpflanzen auf oder verstecken sich im Schilf am Ufer von Flüssen und Seen. Wie, wann und warum die Schistosomen erstmals auftraten, bleibt eine ungelöste Frage. Aber man nimmt an, dass der Zyklus der Krankheit in Gang kam, als die Menschen anfingen, von den Schnecken befallenes Wasser in Haus und Landwirtschaft zu nutzen.

Die Eier in Mumien und Leichen erinnern jedoch nicht nur daran, dass diese Krankheit sehr alt ist. Sie sind auch der Schlüssel zu einer der vielen Eigentümlichkeiten der Bilharziose. Anders als bei vielen anderen Wurminfektionen sind es nicht die ausgewachsenen

60er Jahre *Durch den Assuan-Staudamm in Ägypten und das Volta-Projekt in Ghana entstehen riesige Seen, die ideale Brutstätte für Süßwasserschnecken sind, den Zwischenwirt der Schistosomen.*

70er Jahre *Drei neue Medikamente kommen auf den Markt. Eines davon, Praziquantel, wird als „Wundermittel" bezeichnet.*

2000 *Die Schistosomiasis Control Initiative (SCI) wird auf den Weg ge-* bracht. *Sie erhält 2002 erhebliche Geldmittel von der Bill-und-Melinda-Gates-Stiftung. Dadurch wird die weitere Umsetzung von Kontrollprogrammen möglich.*

2001 *Das Programm Partners* for Parasite Control (PPC) *wird ins Leben gerufen, um den Wurmkrankheiten die Stirn zu bieten. Bis 2010 sollen mindestens 75 Prozent aller gefährdeten Kinder im Schulalter behandelt werden.*

2020 *Die Schistosomiasis kommt heute noch in über 70 überwiegend tropischen Ländern vor. Etwa 200 Millionen Menschen sind weltweit infiziert. In Deutschland betrifft sie nur Einwanderer oder* Reiserückkehrer. *Etwa 90 Prozent der Betroffenen haben sich in Afrika infiziert.*

Würmer oder ihre Larven, die die Krankheit hervorrufen, sondern die Eier. Die weiblichen Würmer legen jeden Tag Hunderte von Eiern – manchmal über mehrere Jahre. Ungefähr die Hälfte der Eier werden vom Menschen ausgeschieden. Über den Urin oder Kot gelangen sie ins Süßwasser, wo die Larven schlüpfen. Diese dringen dann in die Süßwasserschnecken ein, womit sich der Kreis schließt. Die andere Hälfte der Eier nistet sich je nach Art in der Leber, der Blase oder im Darm des menschlichen Trägers ein und ruft dort die Bildung störender Knötchen hervor.

ZERSTÖRERISCHE KRÄFTE

Über die Jahrhunderte hat die Bilharziose dort, wo sie heimisch ist, einen gewaltigen Tribut gefordert. Sie tötet, hemmt das Wachstum von Kindern und behindert ernsthaft das Wirtschaftsleben, weil sie die Menschen extrem schwächt.

Die Auswirkungen auf die Bewohner des Nildeltas sind vielleicht ein besonders dramatisches Beispiel für die zerstörerische Kraft der Bilharziose. Dort veränderte und erweiterte man Bewässerungssysteme, um den Ertrag zu steigern. Dadurch stieg für die Menschen, die durch das schneckenverseuchte Wasser wateten und dort arbeiteten, die Gefahr, an Bilharziose zu erkranken. Zusätzlich hielten sie ihrerseits den Kreislauf vom Menschen zur Schnecke und wieder zurück in Gang, indem sie ins Wasser urinierten oder in Wassernähe ihren Darm entleerten.

KANN DIE KRANKHEIT AUSGEROTTET WERDEN?

In der Vergangenheit gab es eine Reihe von Kampagnen zur Kontrolle der Krankheit. Im Zweiten Weltkrieg etwa erregte die Bilharziose internationale Aufmerksamkeit, weil alliierte Soldaten in China, auf den Philippinen und anderen pazifischen Inseln betroffen waren. In der Folge wurden auf den Philippinen, in Japan, China, Venezuela, Puerto Rico und Israel Programme ins Leben gerufen, um die Schnecke „zu besiegen". Zu einer Zeit, als die Krankheit vermutlich 150 Millionen Menschen befallen hatte, versuchte man, der Schnecken mit chemischen Mitteln Herr zu werden. Anfänglich wurde Kupfersulfat verwendet, später eine ganze Auswahl von Chemikalien, darunter Niclosamid. Zu den Kampagnen gehörte auch die Massenbehandlung der infizierten Menschen mit Brechweinstein und anderen hochgiftigen Medikamenten. Auch die Installierung von Latrinen und allgemein verbesserte Hygiene waren entscheidend. Die Versuche, die Bekämpfung der Schnecken mit Gesundheitserziehung und Verbesserungen der sozialen und wirtschaftlichen Verhältnisse zu verbinden, waren jedoch nicht überall erfolgreich. In einigen Teilen der Welt gab es herausragende Erfolge, in anderen ist die Krankheit heute stärker verbreitet denn je.

In den 60er Jahren wurde in Ägypten zur Bewässerung und Stromgewinnung der Assuan-Staudamm gebaut. Riesige künstliche Seen wie der Lake Nasser (auf dem Foto) entstanden. Sie sind ideale Brutstätten für die Schnecken, die den parasitären Würmern, die die Bilharziose hervorrufen, als Zwischenwirte dienen.

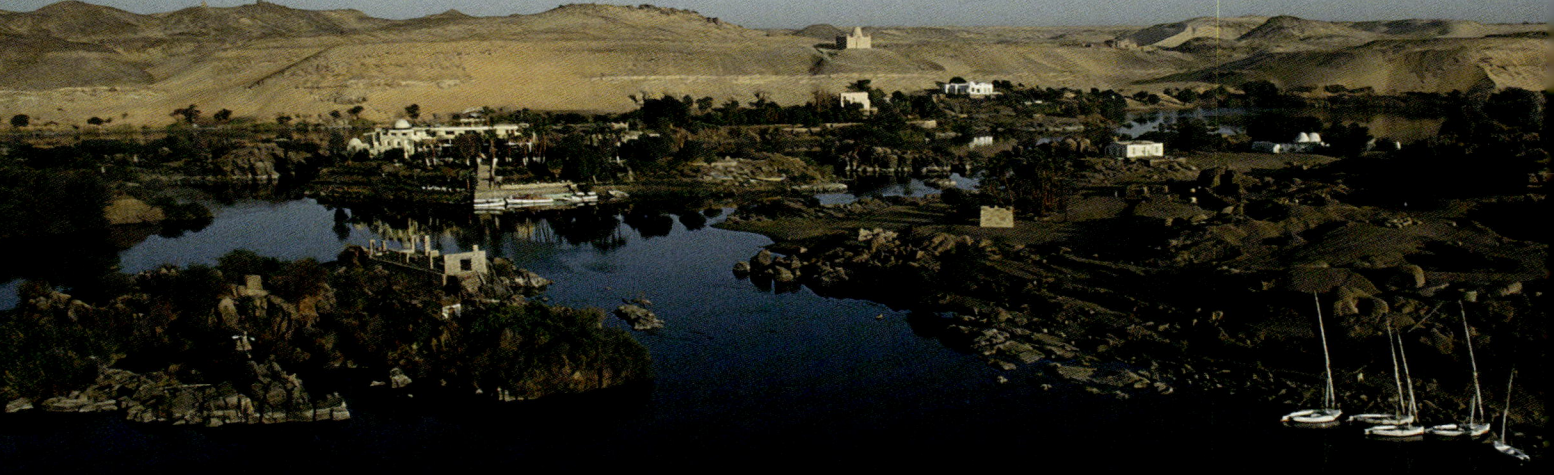

WÜRMER IN ALLEN FORMEN UND GRÖSSEN

Würmer, wissenschaftlich Helminthen, gibt es in allen Formen und Größen: Rundwürmer, Hakenwürmer, Madenwürmer, Plattwürmer, Peitschenwürmer, Fadenwürmer und Bandwürmer. Parasitäre Würmer können winzig klein sein oder mehrere Meter lang werden. Es gibt mindestens 300 Arten parasitäre Würmer, die den Menschen befallen, und viele von ihnen existieren seit Tausenden von Jahren. Würmer wurden selbst in versteinerten menschlichen Fäkalien gefunden.

Rund vier Milliarden Menschen in der modernen Welt haben Würmer im Darm. Etwa 400 Millionen haben Würmer in der Leber, der Lunge, dem Blut oder in anderen Körperteilen. Den Gedanken, dass sie in die Haut eindringen können, dass sie in Organe vordringen, wo sie leben und Eier legen, um uns mit Urin und Stuhlgang wieder zu verlassen, findet wohl keiner angenehm.

Seit Jahrhunderten haben die Menschen nach Wegen gesucht, um die Würmer loszuwerden. Man versuchte, sie mit Terpentin oder Wermut zu vergiften. Rizinusöl, Süßholz und andere Pflanzenextrakte wurden als Abführmittel verabreicht. Der Guineawurm (*Dracunculus medinensis*) wurde traditionell herausgezogen, indem man ihn um einen Stock wickelte.

Gegen einige Wurminfektionen gibt es wirksame Medikamente. Am besten unterbricht man den Kontakt zwischen Würmern und Menschen. Selbst einfache Lösungen wie das Tragen von Schuhen, der Zugang zu keimfreiem Wasser, Händewaschen oder das gründliche Abkochen von Nahrungsmitteln können enorme positive Auswirkungen haben.

Eine von vielen beeindruckenden Kampagnen zur Ausrottung der Bilharziose wurde 1949 in China gestartet. Rund zehn Millionen Menschen waren dort massiv mit Würmern infiziert. Die Chinesen gingen auf viele verschiedene Arten gegen die Krankheit vor und setzten Millionen von Bauern und Barfußärzten im „Krieg des Volkes gegen die Schnecke" ein. Es heißt sogar, die Bauern wären durch die Bewässerungskanäle gewatet und hätten die Schnecken mit Hilfe von Essstäbchen einzeln eingesammelt. Heute gibt es in den meisten Teilen Chinas keine Bilharziose mehr. In anderen Weltgegenden hat der Bau von Dämmen und Stauseen die Zahl der Schnecken geradezu explodieren lassen.

Die ersten Medikamente gegen die Bilharziose waren hochgiftig und fast so schlimm wie die Krankheit selbst. Seit den 70er Jahren ist jedoch das Präparat Proziquantel auf dem Markt. Es ist auch heute noch das Mittel der Wahl. Der Wirkstoff tötet ausgewachsene und junge Würmer ab oder schädigt sie so stark, dass das körpereigene Abwehrsystem die Würmer beseitigen kann. Nach 12 und 24 Monaten sollte geprüft werden, ob die Therapie erfolgreich war. Nicht selten müssen Patienten mehrfach behandelt werden – besonders bei einer Infektion mit S. japonicum. Dies bedeutet in den ärmsten Teilen der Welt gewaltige Kosten und eine enorme logistische Herausforderung. Daher setzt man heute vor allem auf Hygiene- und Aufklärungsmaßnahmen. Um die Bilharziose-Gefahr zu minimieren, sollte die Fäkalien-Verunreinigung von Gewässern reduziert werden und es sollte niemals in infizierten Süßwasserseen oder -flüssen gebadet werden.
Die Krankheit wird aber in nächster Zukunft nicht verschwinden. Nach Malaria steht die Bilharziose an zweiter Stelle unter den gefährlichsten parasitären Krankheiten. Mehr als 200 Millionen Menschen in 70 Entwicklungsländern sind infiziert.

DIE HAKENWURM-KRANKHEIT

ist eine parasitäre Infektion, die durch einen blutsaugenden Rundwurm hervorgerufen wird. Es gibt sie seit der Antike. Ihr Hauptsymptom ist eine schwere Anämie (Blutarmut). Betroffene leiden unter Schwäche und werden arbeitsunfähig. Die Kampagne der Rockefeller Sanitary Commission Anfang des 20. Jahrhunderts, die das Ziel hatte, den Hakenwurm in den Südstaaten der USA auszurotten, war einer der ersten großen Versuche überhaupt, eine Infektionskrankheit zu bekämpfen. 800 Millionen bis eine Milliarde Menschen sind heute infiziert. 1 Million Menschen sterben schätzungsweise daran.

Eine Folge der Blutarmut, die der Hakenwurm hervorruft, ist eine allgemeine Lethargie. Dies ließ die Chinesen im 3. Jahrhundert v. Chr. von der „In-der-Lage-zu-essen-aber-zu faul-zum-Arbeiten-Krankheit" sprechen. Anfang des 20. Jahrhunderts gab ein Journalist dem Hakenwurm den Namen „Erreger der Faulheit". In Ägypten war die Krankheit im 19. Jahrhundert als „Tropische Chlorose" bekannt, was sich auf die blasse, grünlich-gelbe Hautfarbe der Betroffenen bezog. Sie wurde auch „Engelsflügel" oder „Kugelbauch" genannt, weil sie zu einer Fehlstellung der Schulterblätter oder einem aufgeblähten Unterleib führen kann. Andere Namen wie „Taugift" im Süden der USA oder „Kulijucken" in Indien beschreiben die Symptome, wenn die Hakenwürmer im Larvenstadium in die Füße eindringen. Der wissenschaftliche Name Ankylostomiasis von griechisch *ankulos* („hakenförmig") und *stoma* („Mund") wurde Mitte des 19. Jahrhunderts geprägt.

EIN ALTES LEIDEN

Die mehr als 150 umgangssprachlichen Namen spiegeln die Bandbreite der Symptome und Folgen dieser Krankheit wider. Obwohl nur ein kleiner Teil der Infizierten letztendlich an der Krankheit stirbt, kann sie schweren Eisen- oder Eiweißmangel und chronische Erkrankungen verursachen. Und das hat wiederum ernsthafte Auswirkungen auf das tägliche Leben sowie die geistige und körperliche Entwicklung der Betroffenen. Wird die Krankheit nicht behandelt, sind die Betroffenen, die Hunderte oder gar Tausende von

Der persische Arzt Avicenna (980–1037) entdeckte im 11. Jahrhundert bei einigen seiner Patienten Hakenwürmer und brachte sie sogar mit ihrer Erkrankung in Verbindung. Auf der Illustration rechts sieht man ihn, wie er seinen Schülern die Zubereitung von Arzneimitteln erklärt.

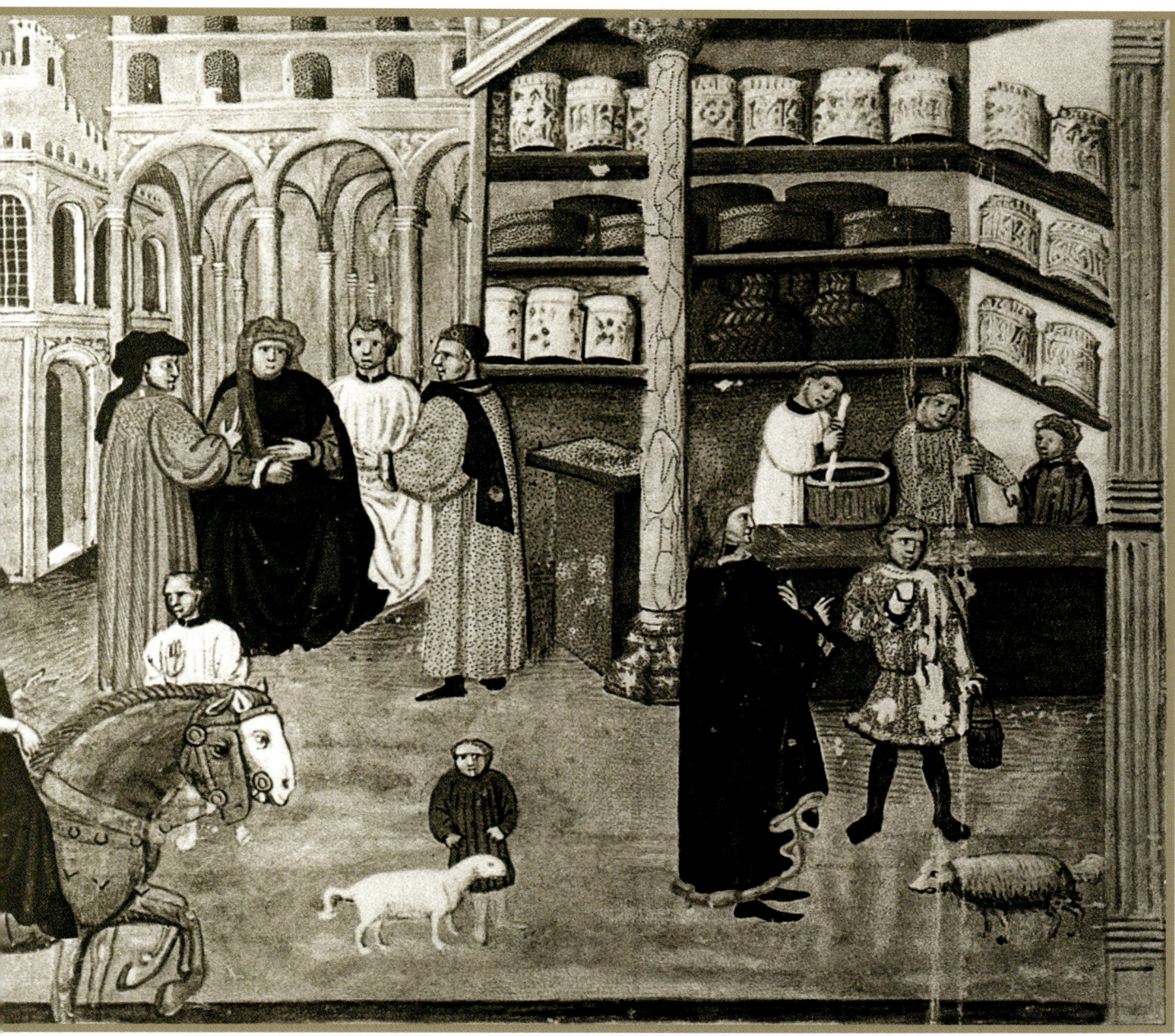

1901 Der deutsche Wissenschaftler Arthur Looss (1861–1923) findet heraus, dass die Hakenwurmlarven durch die Haut in den Körper eindringen.

1902 Charles Stiles (1867–1941) identifiziert eine zweite Art des Hakenwurms, die er Necator americanus nennt, „amerikanischer Killer". Diese Art wird schon bald auch in Afrika, Indien und Australien gefunden.

1903–1914 In Costa Rica und Puerto Rico finden Anti-Hakenwurm-Kampagnen statt. Dort ist die Krankheit unter den Arbeitern auf den Zuckerrohrfeldern weit verbreitet.

1909–1910 Die Rockefeller Sanitary Commission zur Ausrottung des Hakenwurms wird gegründet. Sie soll «das Wohlergehen der Menschheit weltweit fördern».

1914–20er Jahre In vielen Teilen der Welt werden Rockefeller-Programme gegen die Hakenwurmkrankheit durchgeführt, doch die Krankheit erweist sich als ausgesprochen hartnäckig.

2000 Eine neue Initiative wird ins Leben gerufen, um einen sicheren, wirksamen und kostengünstigen Impfstoff zu entwickeln.

2001 Die Weltgesundheitsorganisation WHO spricht sich für die Entwurmung von 75 bis 100 Prozent aller gefährdeten Kinder im Schulalter bis zum Jahr 2010 aus. Auch dieses Ziel wurde nicht erreicht.

2020 Bis heute stellen die Parasiten ein großes Problem für die Gesundheit der Menschen in den Tropen dar: Die Zahl der Infizierten weltweit wird auf etwa eine Milliarde Menschen geschätzt.

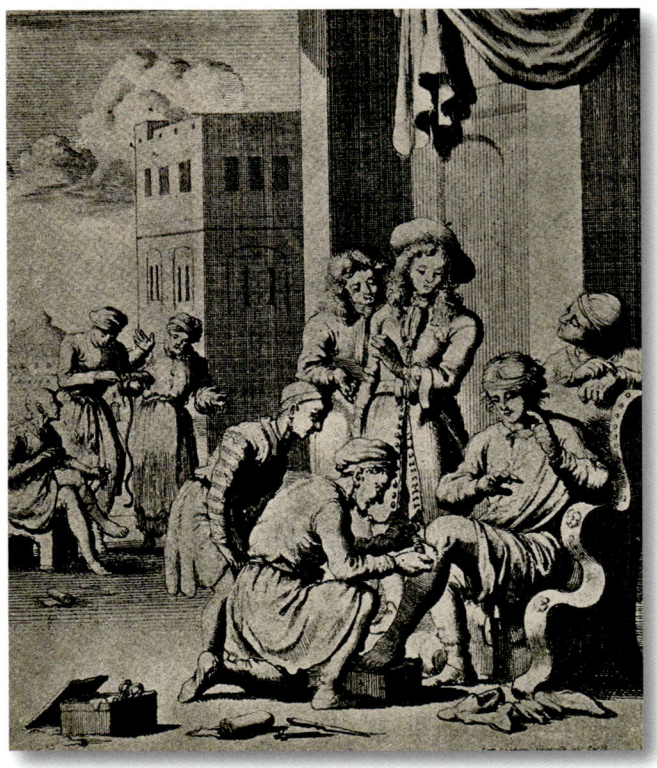

Die historische Zeichnung zeigt einen Chirurgen, der einen Guinea- oder Medinawurm aus dem Bein eines Mannes zieht. Im Hintergrund hält ein anderer Chirurg nach erfolgreicher Operation einen langen Wurm in der Hand. Guineawürmer verursachen eine von vielen Wurmerkrankungen.

Würmern im Körper haben können, kaum in der Lage, auch nur einfachste Arbeiten zu verrichten. Für schwangere Frauen ist die Gefahr besonders groß. Bei Mutter wie Kind kann es zu Komplikationen kommen. Auch das Risiko zu sterben ist erhöht.

Eier und Larven, die möglicherweise von Hakenwürmern stammen, wurden in Brasilien in versteinertem Kot aus der Zeit um 400 v. Chr. gefunden. Überreste von ausgewachsenen Würmern wurden in Peru in den Därmen einer Mumie aus dem 10. Jahrhundert entdeckt. Es gibt auch frühe schriftliche Aufzeichnungen über Fälle von Blutarmut, die der Hakenwurmkrankheit ähneln. Dazu gehören Einträge im ca. 1550 v. Chr. entstandenen ägyptischen Papyrus Ebers und Beschreibungen im Werk des Hippokrates aus dem 5. Jahrhundert v. Chr. Sie alle legen nahe, dass Menschen in vielen Teilen der Welt schon seit Jahrtausenden von dieser Plage heimgesucht werden.

EIN JAHR IM LEBEN DES HAKENWURMS

Wie bei vielen Parasiten ist der Lebenszyklus des Hakenwurms innerhalb wie außerhalb des Menschen ungewöhnlich. Der erwachsene Wurm, der ungefähr einen Zentimeter lang ist, lebt im Dünndarm, wo er sich an der Schleimhaut festklammert und Blut saugt. Die Mundwerkzeuge einer für Menschen gefährlichen Hakenwurmart, *Ancylostoma duodenale,* sind geformt wie scharfe Zähne, die einer anderen Art, *Necator americanus,* wie Klingen. Das Weibchen kann pro Tag mehrere tausende Eier im Darmtrakt des Wirts ablegen, der sie mit dem Kot ausscheidet.

In Gegenden, wo menschliche Ausscheidungen nicht entsorgt werden oder als Dünger auf den Feldern verteilt werden, werden die Eier in der warmen, feuchten Erde ausgebrütet. Die geschlüpften Larven durchlaufen drei Stadien. Im dritten – aktiven – Stadium kann die Larve durch die Haut jedes Menschen eindringen, der barfuß läuft.

«[Wenn ein Mensch von den Hakenwürmer befreit wird, hat er] mehr Geld in der Tasche, mit dem er besseres Essen bezahlen kann, bessere Kleider, bessere Häuser und bessere Schulen. Mit besseren Schulen kommt die Erleuchtung. Vernunft ersetzt Unwissenheit, und mit ihr kommt die wahre gesellschaftliche Revolution.»

EIN VERTRETER DER ROCKEFELLER-KOMMISSION IN MEXIKO, 1925

In der nächsten Phase suchen sich die Larven, die sich durch die Haut gegraben haben, über die Blutbahn ihren Weg in die Lunge. Aber anstatt sich dort niederzulassen, wandern sie weiter durch die Atemwege bis hinauf zum Gaumen. Dort werden sie verschluckt. So kehren die Larven in den Darm zurück, wo sie heranwachsen, sich paaren, Eier legen und bis zu einem Jahr von menschlichem Blut leben. Die Hauptstadien dieses komplizierten Lebenszyklus wurden von der Mitte des 19. bis zum frühen 20. Jahrhundert enträtselt. Die Forscher untersuchten damals die Därme von Leichen und zahllose Stuhlproben sehr genau. Sie beobachteten die Würmer unter dem Mikroskop, maßen „Wurmlasten" und sahen zu, wie sich Larven in die Haut eingruben und verschwanden. Lediglich eine dünne Hülle blieb dabei auf der Oberfläche zurück. Besonders interessante Ergebnisse brachte ein „zufälliges" Experiment des deutschen Mediziners Arthur Looss Ende des 19. Jahrhunderts (siehe unten).

„DER ERREGER DER FAULHEIT"

1909 befanden sich Frederick T. Gates (1853–1929) und Wallace Buttrick (1888–1926), zwei baptistische Pastoren, auf einer Reise durch die Südstaaten der USA. Sie reisten luxuriös im privaten Eisenbahnwagen des Ölmagnaten John D. Rockefeller (1839–1937), um Verbreitung und Folgen der Hakenwurmkrankheit zu untersuchen. Wenn sie aus dem Fenster blickten, sahen sie Szenen unglaublicher Armut und Verzweiflung, bleiche, lustlose Kinder mit Kugelbäuchen und streichholzdünnen Beinen,

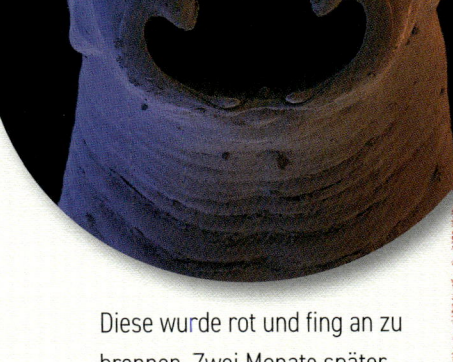

WURMGESCHICHTEN

Der italienische Arzt Angelo Dubini (1813–1902) entdeckte 1838 als erster Wissenschaftler Hakenwürmer im Darm eines Menschen. 1854 vermutete der in Ägypten arbeitende Deutsche Wilhelm Griesinger (1817–1868) eine Verbindung zwischen dem Wurm und der Krankheit, die als „Tropische Chlorose" bekannt war. Als Ende des 19. Jahrhunderts italienische Arbeiter den Gotthardtunnel durch die Alpen gruben, brachen Blutarmut und Durchfall in epidemischem Ausmaß aus. Hunderte von Bergarbeitern wurden untersucht, und man stellte fest, dass sie von Hakenwürmern befallen waren. Bei einer Obduktion wurden 1500 Würmer in einem einzigen Bergarbeiter gefunden. Die Verbindung zwischen Wurmbefall und Blutarmut war hergestellt. Es wurde auch bekannt, dass die Männer keine Toiletten besaßen, sondern bestimmte Stellen in dem 15 Kilometer langen Tunnel benutzen mussten und dass ihre Schuhe häufig abgetragen waren. Aber wie genau kam der Wurm in den menschlichen Körper?

Der deutsche Wissenschaftler Arthur Looss (1861–1923) wirkte Ende des 19. Jahrhunderts in Kairo. Einmal schüttete er versehentlich Hakenwurmlarven über seine Hand.

Kopf eines Hakenwurms der Art *Ancyclostoma duodenale* (farbige Elektronenmikrofotografie).

Diese wurde rot und fing an zu brennen. Zwei Monate später, als er seinen Stuhl untersuchte, fand er darin die Eier des Hakenwurms. Nach mehreren Experimenten – unter anderem setzte er Larven auf das Bein eines Jungen, das amputiert werden sollte – konnte Looss 1901 bestätigen, dass die Hakenwurmlarven durch die Haut in den Körper eindringen.

Looss war nicht der einzige Wissenschaftler, der den Weg des Wurms verfolgte. Der italienische Wissenschaftler Giovanni Battista Grassi (1854–1925) infizierte sich selbst mit den Eiern des Spulwurms und fand danach Eier in seinem Stuhl. Mitte des 19. Jahrhunderts gab der Mediziner Friedrich Küchenmeister (1821–1890) zwei zum Tode Verurteilten Schweinefleisch zu essen, das Wurmlarven enthielt. Nach ihrer Hinrichtung fand er ausgewachsene Bandwürmer in ihren Därmen. Einer davon war 1,5 Meter lang

«[Die Hakenwurmkrankheit] … ruft meiner Ansicht nach mehr menschliches Leid, Schwäche und Unwirtschaftlichkeit in den Tropen hervor als alle anderen Wurminfektionen des Menschen zusammen.»

NORMAN STOLL, WISSENSCHAFTLER IM DIENST DER ROCKE-
FELLER-STIFTUNG, 1962

Die Hakenwurmkrankheit war Anfang des 20. Jahrhunderts unter den Armen im Süden der USA weit verbreitet. Bis zu 40 Prozent der Bevölkerung litten unter den Würmern.

trüb dreinblickend und unterentwickelt. Derartige Eindrücke hatten erhebliche Auswirkungen auf das Verständnis des „Erregers der Faulheit". Sie führten zu einer der ersten großen privaten Initiativen im Bereich der öffentlichen Gesundheit.

Zu jener Zeit erstreckte sich der „Hakenwurmgürtel" über große Teile des Globus zwischen 30 Grad südlicher und 36 Grad nördlicher Breite. Die Zentren lagen in Lateinamerika und den Südstaaten der USA. In kühleren Gegenden war die Hakenwurmkrankheit vor allem unter Bergarbeitern und Bauarbeitern in unterirdischen Tunneln verbreitet. Gates und Buttrick gelang es, Rockefeller zu überzeugen, in elf Südstaaten der USA eine große Anti-Hakenwurmkampagne zu finanzieren. Der Kommission stand Wickliffe Rose (1862–1931) vor, und ihr leitender Wissenschaftler war Charles Wardell Stiles (1867–1941), der auf den Spitznamen „Privy Councillor" hörte (weil er so beharrlich auf Hygiene und sauberen Aborten bestand). Das Hauptgewicht der Kampagne lag auf der Gesundheitserziehung für mehr als eine Million Menschen. Rund 25 000 öffentliche Versammlungen fanden statt, mehr als zwei Millionen Handzettel wurden verteilt, Stuhlproben wurden gesammelt und es wurde den Menschen erklärt, wie wichtig es

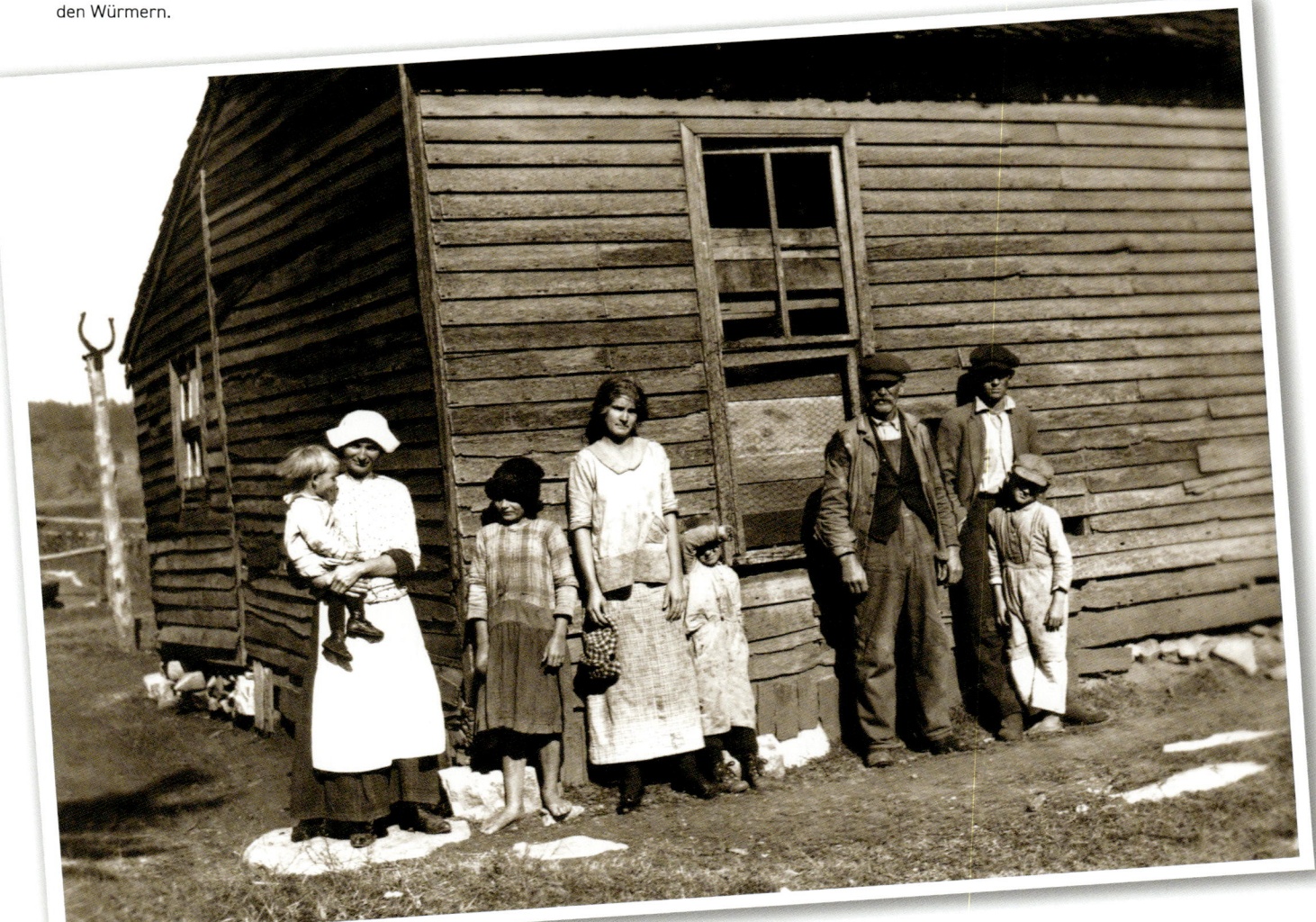

ist, Schuhe zu tragen. Sie lernten, wie man hygienische Aborte baut und dass der Haken-wurm ganz wesentlich für Krankheiten und geringe Leistungsfähigkeit verantwortlich war. Im Rahmen der Kampagne wurden auch Medikamente verteilt. Allerdings hatte Thymol, die erste Substanz, mit der der Wurm getötet werden konnte, schlimme Neben-wirkungen.

In einer Zeit ohne Radio und Fernsehen war solch eine Kampagne ein gewaltiges Unterfangen. Es gelang zwar, die Hakenwurmkrankheit zu reduzieren, aber es er-wies sich als schwierig, die Infektion vollständig auszu-merzen. Außerdem stieß das Pogramm auf öffentlichen Widerstand. So waren Gerüchte im Umlauf, die Schuhe, mit denen man „hausieren ging", seien von Rockefeller selbst hergestellt worden. Bis 1920 wurden auf der gan-zen Welt Anti-Hakenwurm-Programme gestartet. Aber trotz intensiver Bemühungen waren die Ergebnisse meist mager. Mitte der 20er Jahre machte sich Enttäuschung breit.

Rockefellers Verdienst war es, den Weg bereitet zu haben für andere internationale Programme im Bereich der öffentlichen Gesundheit. Seine Kommission diente auch als Vorbild für die Gesundheitsorganisation des Völ-kerbunds, die nach dem Ersten Weltkrieg eingerichtet wurde, und ihre Nachfolgerin, die WHO.

DIE SUCHE NACH EINEM IMPFSTOFF

Die Hakenwurmkrankheit ist im Laufe des letzten Jahr-hunderts in großen Teilen der Welt zurückgegangen oder verschwunden. Aber in vielen tropischen und sub-tropischen Regionen bleibt sie ein dauerhaftes, wenn-gleich vernachlässigtes Problem. Die USA sind heute praktisch frei von der Krankheit, genauso wie Europa und Japan. Zum Teil lassen sich diese Erfolge auf ge-zielte Anti-Hakenwurm-Kampagnen zurückführen,
zum Teil aber auch auf verbesserte Lebensbedingungen, bessere Hygiene, ein gestiegenes Gesundheitsbewusstsein sowie Medikamente. Es werden auch Anstrengungen unternom-men, einen Impfstoff sowie wirksame Medikamente zu finden. Dieser könnte künftige Programme von Grund auf verändern und das Leid, das durch die Hakenwurmkrankheit entsteht, deutlich verringern. Bis heute wurde jedoch kein Impfstoff gefunden.

Bis dahin bleibt es eine gewaltige Aufgabe, die Hakenwurmkrankheit in den armen länd-lichen Gebieten Subsahara-Afrikas, Südostasiens, Chinas und Lateinamerikas zu bekämp-fen und den Kreislauf zu durchbrechen.

DIE WANDLUNG DES WURMS

2006 infizierten sich englische Wissen-schaftler absichtlich mit Hakenwurmlar-ven. Sie hatten herausgefunden, dass das Protein, das der Wurm im Darm abgibt, das Immunsystem hemmt und so auch die Symptome von Allergien und auch Darmerkran-kungen lindert. Heute weiß man, dass dieses Protein AIP-2 nicht nur im Darm wirkt. In Versuchen mit Mäusen unter-drückte es auch Entzündungen der Atemwege, vermin-derte allergische Reaktionen und schützte vor Asthmaan-fällen. Auch erste Versuche mit menschlichen Zellkulturen sind vielversprechend. Bis das Wurmprotein jedoch als neuer Wirkstoff für Allergie- und Asthma-Patienten einge-setzt werden kann, wird es noch eine Zeit dauern.

Hakenwürmer werden auch auf einen anderen mög-lichen Nutzen hin untersucht. Die Würmer produzieren Moleküle, die perfekt zu den Gerinnungsfaktoren im menschlichen Blut passen. Biotechnologiefirmen testen den Wert dieser Moleküle als Blutverdünner bei Opera-tionen.

ONCHOZERKOSE – auch bekannt als „Fluss-

blindheit" – **ist eine chronische parasitäre Erkrankung,** die durch Fadenwürmer oder Filarien der Art *Onchocerca volvulus* hervorgerufen wird. Übertragen wird sie durch den Stich der weiblichen Kriebelmücke der Gattung *Simulium*. Die kleinen Kriebelmücken brüten in schnell fließenden Gewässern der Tropen und Subtropen. Seit Jahrhunderten plagt die Krankheit Menschen, die in Flussnähe leben. Die Onchozerkose ist besonders in Afrika die Hauptursache für Erblindungen und hat schwere wirtschaftliche Folgen. Trotz einem seit 1974 laufenden erfolgreichen Programm gegen die Onchozerkose in Westafrika sind 37 Millionen Menschen in 31 Ländern betroffen.

W ie überall haben sich auch in den Tropen und Subtropen Menschen besonders gern in Flusstälern angesiedelt. Hier gibt es fruchtbaren Boden, Fische und frisches Wasser. Doch Flüsse und Flussufer sind auch beliebte Brutstätten der Kriebelmücke. Wenn die von den Mücken übertragene Onchozerkose die Menschen zu sehr plagte, verließen sie ihre Dörfer an den Ufern und zogen in weniger von der Krankheit betroffene, aber auch weniger furchtbare Gegenden. Im trockeneren Hochland führte die stärkere Beanspruchung des Bodens dann zu Erosion und schlechten Ernten. Die Bauern konnten also nur wählen zwischen Mangelernährung und den Gefahren der Onchozerkose – Hautkrankheiten, unerträglichem Juckreiz und schließlich einer drohenden Blindheit.

«Die Nähe zum Fluss kann deine Augen fressen.»

AFRIKANISCHES SPRICHWORT

Es dauerte viele Jahrzehnte, ehe Wissenschaftler den Lebenszyklus der Krankheit enträtseln konnten und ihre Rolle bei der massenhaften Erblindung und der Aufgabe der Siedlungen an den Flussufern erkannten.

CRAW-CRAW, WÜRMER UND KRIEBELMÜCKEN

1875 untersuchte der irische Schiffschirug John O'Neill (1848–1913), der im Addah-Fort-Hospital an der Goldküste im heutigen Ghana arbeitete, Filarienlarven von etwa 0,25 Millimetern Länge. Unter dem Mikroskop hatte O'Neill gesehen, wie sie sich in Hautstücken von Patienten, die an „Craw-Craw" litten, wanden und ringelten. Craw-Craw oder *kru kru* war der einheimische Name für ein Leiden, das mit starkem Juckreiz einherging. Dieser konnte die Betroffenen so verrückt machen, dass sie zu Messern und

Zeitleiste

1891 *Patrick Manson (1844–1922), der „Vater der Tropenmedizin", berichtet über die Entdeckungen des deutschen Parasitologen Friedrich Leuckart*

(1822–1898) und beschreibt Knötchen, die ausgewachsene Würmer und deren Larven enthalten.

1917 *Der guatemaltekische Arzt Rodolfo Robles (1878–1939) ist der Erste, der in der Kriebelmücke die Überträgerin der Onchozerkose vermutet. Er empfiehlt, die Knöt-*

chen, die einen Wurm enthalten, operativ zu entfernen. Dies wird in Lateinamerika immer noch gemacht.

1923-26 *Der schottische Parasitologe Donald Blacklock (1879–1955) beweist, dass die Übertragung durch die Kriebelmücke erfolgt.*

1932 *Der belgische Mediziner Jean Hissette (1888–1965), der in Belgisch-Kongo arbeitet, vermutet, dass die Augen der Patienten mit Wurmlarven*

infiziert sind. Es wird deutlich, dass Blindheit durch Onchozerkose in Afrika weiter verbreitet ist.

30er–60er Jahre *Verschiedene*

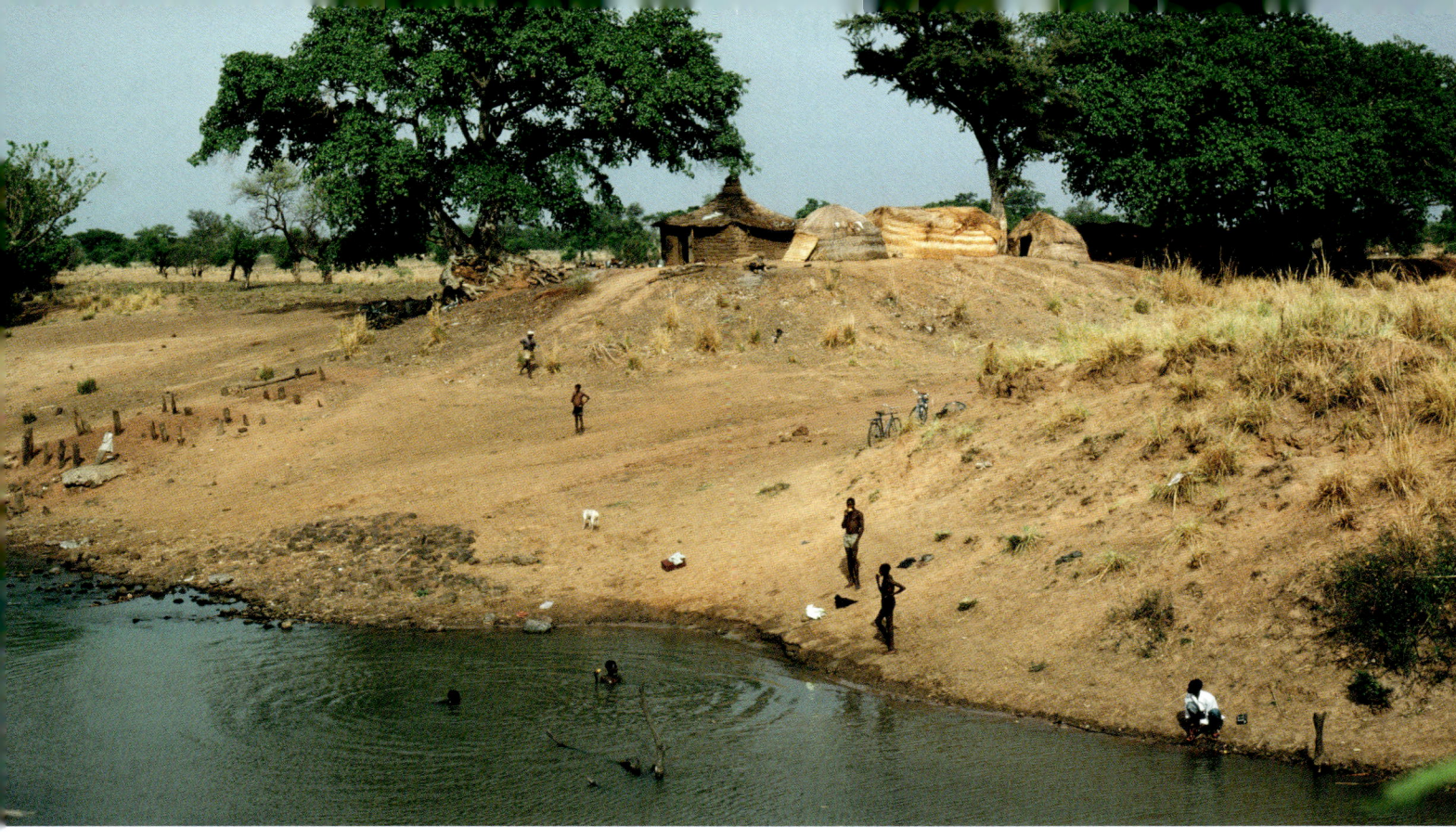

Steinen griffen, um sich zu kratzen. Manche begingen gar Selbstmord. Heute wissen wir, dass Craw-Craw charakteristisch ist für die frühen Stadien der Onchozerkose. O'Neill fiel auf, dass Schwefel, mit dem man Krätze behandelte, gegen Craw-Craw nicht wirkte. Und die Frage, wie die Würmer in den menschlichen Körper gelangten, ließ ihn nicht mehr los.

Etwa um diese Zeit begannen mehrere Wissenschaftler, darunter der „Vater der Tropenmedizin" Patrick Manson (1844–1922), zu vermuten, dass parasitäre Infektionen über Zwischenwirte auf den Menschen überspringen. Als Überträger von Craw-Craw sahen sie eine ganze Reihe möglicher Schuldiger, darunter Bettwanzen, Zecken, Mücken sowie die „Kongo-Bodenmade". Erst in den 1920er Jahren konnte nach den Studien des guatemaltekischen Forschers Rodolfo Robles (1878–1939) in Nord- und Südamerika und den Arbeiten des schottischen Parasitologen Donald Breadalbane Blacklock (1879–1955) in Sierra Leone die Kriebelmücke (auch bekannt als „Kaffeefliege" oder „Büffelmücke") als Überträgerin der Onchozerkose identifiziert werden.

Dorfbewohner in dem westafrikanischen Staat Burkina Faso baden in einem Fluss. Durch das Programm der Weltgesundheitsorganisation zur Kontrolle der Onchozerkose konnten viele zuvor verlassene Flusstäler wiederbesiedelt werden.

Initiativen sollen die Anzahl der Kriebelmücken zu reduzieren. Die Vegetation an den Flüssen wir vernichtet. Ab Ende der 40er Jahre verwendet man chemische Larvenvernichtungsmittel, darunter DDT.

1974 Das Onchocerciasis-Kontrollprogramm in Westafrika beginnt, gefolgt von einem weiteren Programm für Afrika und einem für Amerika.

1988 Ivermectin wird eingeführt, ein Wirkstoff gegen Mikrofilarien, den der Pharmakonzern Merck kostenlos zur Verfügung stellt.

2015 William C. Campbell und Satoshi Ōmura erhalten gemeinsam den Medizin-Nobelpreises für die Entdeckung des Arzneistoffes Avermectin, der gegen Fadenwürmer wirkt. Die Onchozerkose wird stark zurück gedrängt. Außerdem gibt das Programm zur Bekämpfung der Onchozerkose bekannt, dass die Infektionskrankheit auf dem amerikanischen Kontinent nur noch in einem abgelegenen Grenzgebiet von Brasilien und Venezuela vorkommt.

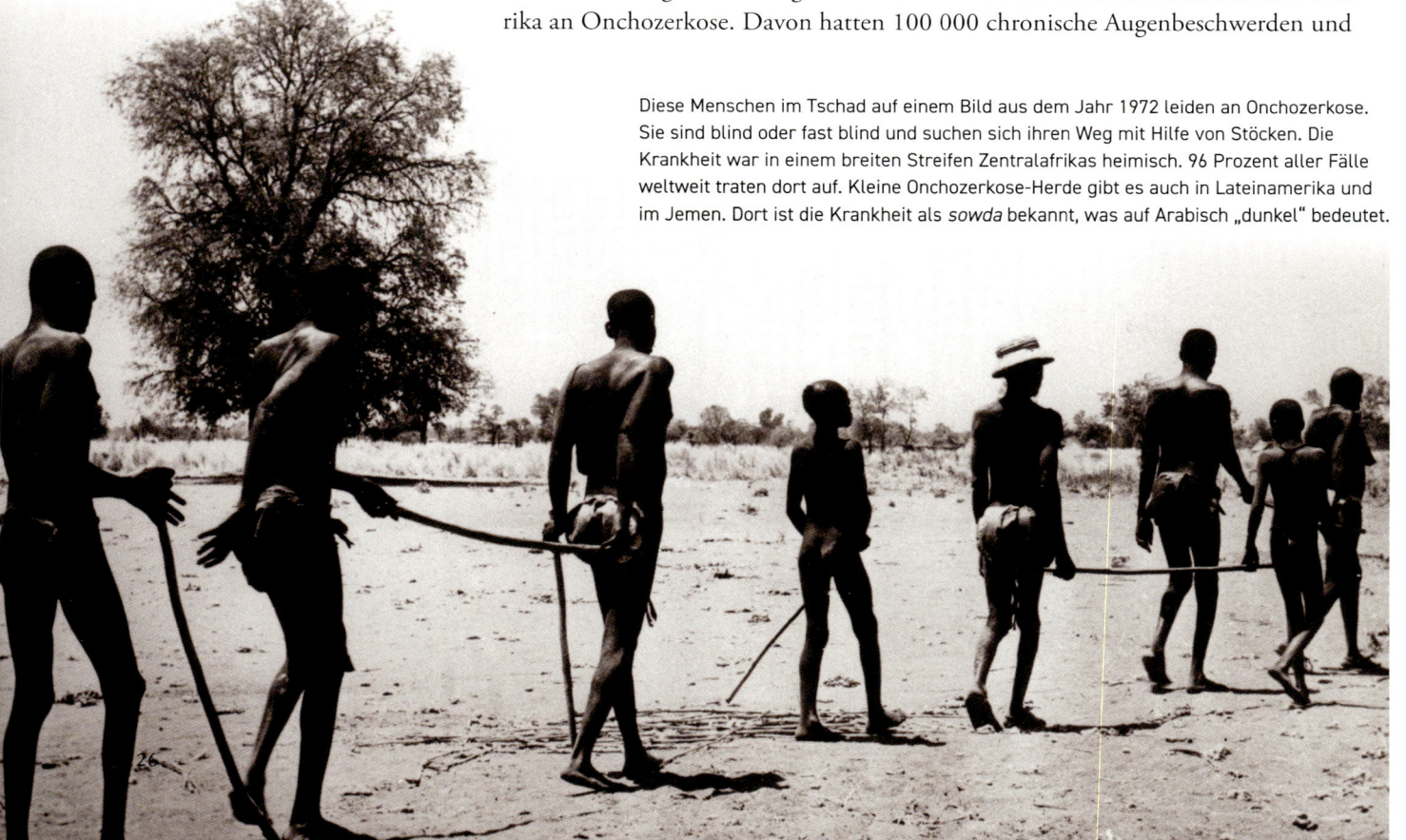

Mikrofotografie eines Knötchens, wie es typischerweise über Knochenvorsprüngen auftritt. Es wird hervorgerufen von einem Fadenwurms der Art *Onchocerca volvulus*.

Es wurde deutlich, dass der Erreger der Onchozerkose, der Fadenwurm *Onchocerca volvulus,* durch den Stich einer infizierten weiblichen Kriebelmücke der Gattung *Simulium* übertragen wird. Im Menschen leben die ausgewachsenen Würmer in Knötchen in der Haut, wo sie mehr als 1000 Eier am Tag ablegen. Die Larven oder Mikrofilarien wandern aus den Knötchen überwiegend in die Haut oder in die Augen. Saugt eine weibliche Kriebelmücke Blut bei einem Infizierten, nimmt sie auch die im Blut lebenden Mikrofilarien auf und gibt sie an den nächsten Menschen weiter, den sie sticht. Wer sich einmal angesteckt hat, kann die Krankheit weitergeben, solange der Wurm Larven produziert. Ein Wurm kann bis zu 17 Jahre alt werden. Die klinischen Symptome der Onchozerkose – quälender Juckreiz, Beeinträchtigung des Sehvermögens und möglicherweise Blindheit – entstehen durch Entzündungen, die durch tote oder sterbende Mikrofilarien verursacht werden. Bei einer stark infizierten Person sterben pro Tag 100 000 Larven und mehr.

Die Forscher richteten ihre Aufmerksamkeit zunächst auf die Schäden an der Haut und die Pigmentveränderungen, die als „Leopardenhaut" bekannt sind. Der Verlust der Dehnbarkeit der Haut und schlaffe Hautfalten an der Leiste sind weitere auffällige Merkmale. Dass die Mikrofilarien die Augen erreichen und Blindheit verursachen können, begriff man erst in den 30er Jahren. In den 40er Jahren erkannte man auch die Verbindung zwischen der Entvölkerung der Flusstäler, der massenhaft auftretenden Flussblindheit, der Onchozerkose und der Kriebelmücke.

HOFFNUNG FÜR DIE ZUKUNFT

1974 veranlassten die schlimmen Auswirkungen der Onchozerkose vor allem in Zentral- und Westafrika die WHO, eine große Kampagne zur Ausrottung der Krankheit zu starten. Zu Beginn des Programms litt mehr als eine Million Menschen in Westafrika an Onchozerkose. Davon hatten 100 000 chronische Augenbeschwerden und

Diese Menschen im Tschad auf einem Bild aus dem Jahr 1972 leiden an Onchozerkose. Sie sind blind oder fast blind und suchen sich ihren Weg mit Hilfe von Stöcken. Die Krankheit war in einem breiten Streifen Zentralafrikas heimisch. 96 Prozent aller Fälle weltweit traten dort auf. Kleine Onchozerkose-Herde gibt es auch in Lateinamerika und im Jemen. Dort ist die Krankheit als *sowda* bekannt, was auf Arabisch „dunkel" bedeutet.

35 000 waren blind. In einigen westafrikanischen Dörfern hatten 50 Prozent der Männer über 40 durch die Krankheit ihr Augenlicht verloren.

Zu dem Programm gehörte die Bekämpfung der Kriebelmücke durch chemische Mittel, die aus der Luft auf die Flüsse gesprüht wurden. Menschen in besonders gefährdeten Gebieten wurden umgesiedelt. Seit 1988 gehört auch die Behandlung mit dem hochgradig wirksamen Medikament Ivermectin dazu. Ivermectin tötet die Larven. Es verringert so die klinischen Symptome und auch die Gefahr einer weiteren Übertragung.

Wichtig ist der Schutz der Menschen vor Mückenstichen. Anders als bei anderen Krankheiten, die von einem Zwischenwirt übertragen werden, sticht die Kriebelmücke tagsüber. Sie muss mehrmals stechen, bis es zu einer Infektion kommt. In stark betroffenen Gebieten werden die Menschen bis zu 20 000-mal im Jahr gestochen. Je mehr Stiche, desto höher ist die Wahrscheinlichkeit der Erblindung. Durch das Programm wurden bis 2012 etwa 100 Millionen Menschen behandelt, die Erblindung von Hunderttausenden Menschen verhindert und die Krankheit in vielen Ländern ausgerottet. Heute kommt sie nur noch auf dem amerikanischen Kontinent in einem abgelegenen Grenzgebiet von Brasilien und Venezuela vor. Zudem wurden riesige Landstriche wiederbesiedelt und zur landwirtschaftlichen Nutzung freigegeben. Dadurch wurde die Ernährung von vielen Millionen Menschen gesichert. Heute konnte die Bekämpfung der Kriebelmücke weitgehend eingestellt werden. Allerdings bedarf es permanenter Wachsamkeit, um zu verhindern, dass die Krankheit zurückkehrt.

Durch Behandlungen mit dem Medikament Ivermectin, das die Mikrofilarien abtötet, und Suramin zur Bekämpfung der ausgewachsenen Würmer ist eine vollständige Heilung möglich. Ein relativ neuer Ansatz in der Bekämpfung der Onchozerkose besteht in der Gabe eines Antibiotikums (Doxycyclin). Dadurch können sich die weiblichen Würmer nicht mehr fortpflanzen.

Früher sah man in Afrika oft Gruppen blinder Dorfbewohner, die sich gegenseitig festhielten und von einem Sehenden angeführt wurden. Vor dem Hauptquartier der WHO in Genf steht heute die Statue eines Kindes, das seinen blinden Vater führt. Sie erinnert an die erfolgreiche Kampagne gegen die Flussblindheit in Westafrika seit 1974; eine schmerzliche Mahnung an das Leid, das durch die Onchozerkose hervorgerufen wird, aber gleichzeitig ein Symbol der Hoffnung, dass diese Krankheit endgültig ausgerottet werden kann.

BLINDHEIT – EIN ALTES PROBLEM

Es gibt viele Krankheiten, die zu Erblindung führen können. 90 Prozent der Blinden weltweit leben in Entwicklungsländern. 1,4 Millionen Kinder unter 14 Jahren auf der Welt sind blind, weitere 500 000 erblinden jedes Jahr. Viele von ihnen sterben bald darauf. Zu den häufigsten Ursachen gehört das Trachom, auch ägyptische Körnerkrankheit genannt, eine bakterielle Augenerkrankung. Von ihr sind etwa 21 Millionen Menschen betroffen.

Durch die Überalterung der Gesellschaft und die Zunahme von Diabetes werden auch Augenerkrankungen wie die Makuladegeneration, Retinopathie oder Katarakt immer häufiger. Da sie zunächst meist keine Beschwerden machen, bleiben sie oft lange unbemerkt bis es zu spät ist und die Sehleistung stark geschädigt ist. Daher sind Vorsorgeuntersuchungen so wichtig, sie können die Sehkraft von Millionen Menschen retten.

POCKEN – früher auch Blattern genannt – waren jahrhundertelang die gefürchtetste und am weitesten verbreitete Infektionskrankheit. Vermutlich

gab es die Krankheit schon in der Antike. In der frühen Neuzeit wurde sie in vielen Teilen der Welt jedoch immer bösartiger. Wer diese entsetzliche Virusinfektion überstanden hatte, war für den Rest seines Lebens von Pockennarben gezeichnet. Ein Heilmittel wurde nie entwickelt, aber vom 18. Jahrhundert an wurde in weiten Teilen Europas mittels Inokulation gegen Pocken geimpft; seit dem Ende des Jahrhunderts gibt es eine Schutzimpfung. Eine weltweite Impfkampagne der WHO führte 1979 zur endgültigen Ausrottung der Pocken. Sie sind damit die einzige Krankheit, die jemals durch menschliches Eingreifen vernichtet werden konnte.

Gegen Ende des 18. Jahrhunderts machte Edward Jenner (1749–1823), ein Landarzt in der englischen Grafschaft Gloucestershire, eine Entdeckung: Kuhhirten und Melkerinnen, die sich mit Kuhpocken angesteckt hatten, waren offensichtlich geschützt vor den viel gefährlicheren menschlichen Pocken. Einige Jahre suchte Jenner nach einer Möglichkeit, diesen Zusammenhang zum Nutzen der Menschheit einzusetzen. Im Mai 1796 beschloss er, seiner Intuition zu folgen und ein Experiment zu wagen. Dazu wählte er den gesunden achtjährigen James Phipps, den Sohn seines Gärtners, aus sowie eine junge Melkerin namens Sara Nelmes, die sich bei einer Kuh mit Kuhpocken angesteckt hatte. Jenner entnahm einer Kuhpockenpustel auf ihrer Hand etwas Flüssigkeit und ritzte sie in die Haut des Jungen. Die nächste Phase war heikel. Sechs Wochen später inokulierte er dem Jungen Pockenviren. Er steckte sich nicht an. Der Junge schien tatsächlich gegen Pocken geschützt zu sein. Daraufhin impfte er seinen Sohn mit Kuhpocken und fand heraus, dass auch dieser gegen Pocken immun war. Nun war Jenner überzeugt, dass er einen Weg gefunden hatte, dieser schrecklichen Plage vorzubeugen.

Die Geschichte Jenners und die Entdeckung der Impfung ist viele Male erzählt worden, wie es sich für einen Meilenstein der Medizingeschichte gehört. Zu Ehren seiner Entde-

Zeitleiste

Ca. 1157 v. Chr. Begräbnis von Pharao Ramses V. Die Wunden, die Archäologen auf seinem mumifizierten Gesicht fanden, deuten auf eine Pockenerkrankung hin.

1112 v. Chr. Ein chinesisches Manuskript erwähnt eine gefürchtete Krankheit, bei der es sich möglicherweise um Pocken handelt.

570 n. Chr. Bischof Marius von Avenches verwendet den Begriff „Variola" für eine Epidemie, die in Italien und Frankreich wütet.

735–737 Die Große Pockenepidemie in Japan fordert als erste einer ganzen Reihe zahllose Todesopfer.

Ca. 900 Die Pocken werden von dem persischen Arzt ar-Razi (ca. 865–925) erstmals ausführlich beschrieben.

Beginn des 16. Jahrhunderts Die Pocken erreichen die Neue Welt mit verheerenden Folgen.

1717 Lady Mary Wortley Montagu, eine englische Schriftstellerin und Gattin des britischen Botschafters in Konstantinopel (1689–1762), lässt ihrem sechsjährigen Sohn Pocken inokulieren. Daraufhin verbreitet sich diese Impfmethode in Europa und Nordamerika.

1796 Der englische Mediziner Edward Jenner (1749–1823) testet seinen Kuhpocken-Impfstoff am jungen James Phipps, dem Sohn seines Gärtners.

1798 Jenner veröffentlicht einen Bericht über seine Impfexperimente.

Beginn des 19. Jahrhunderts Die Pockenimpfung wird als erste Impfung am Menschen in großen Teilen der Welt angewandt.

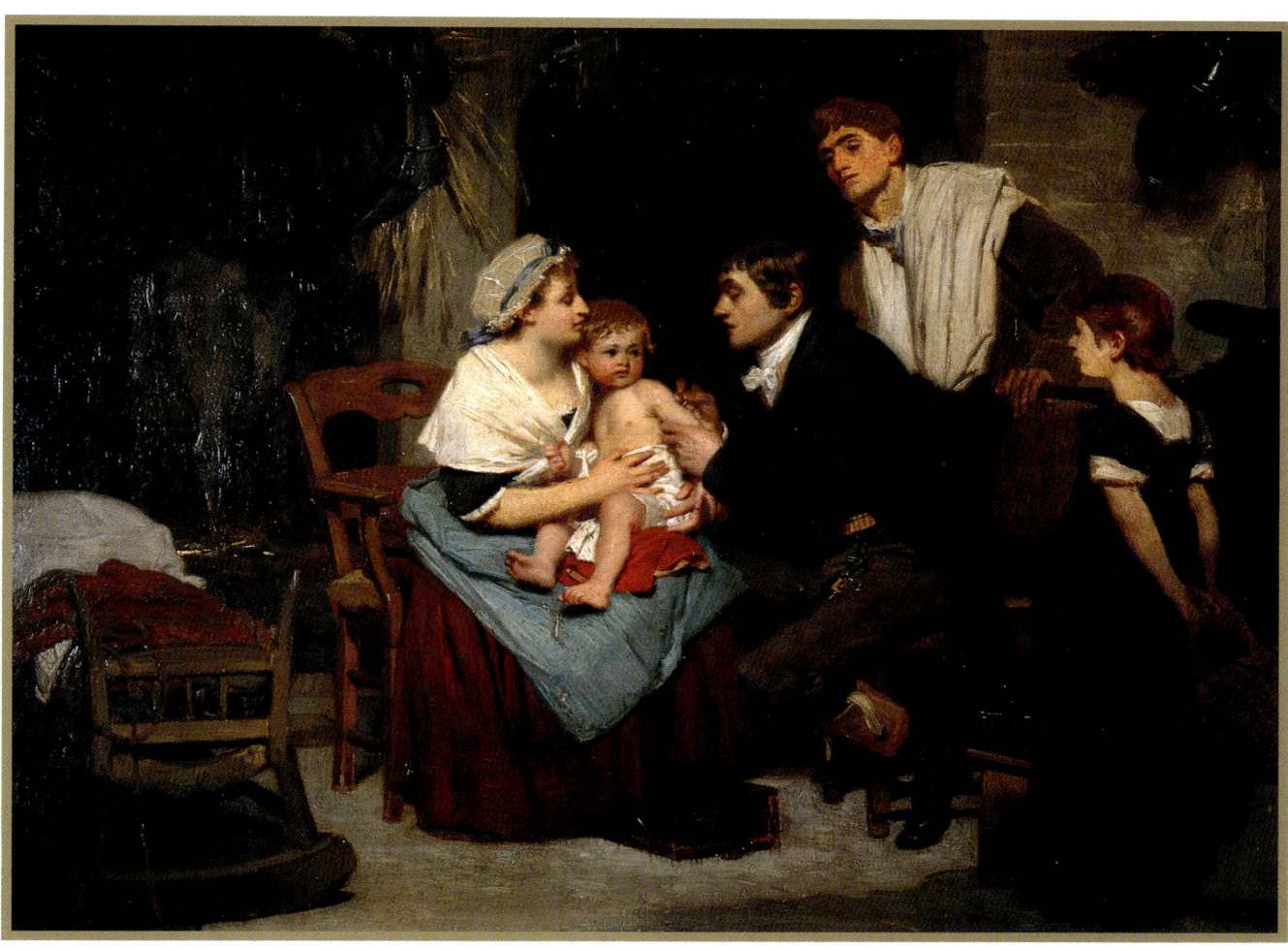

ckung prägte der französische Mikrobiologe Louis Pasteur (1822–1895) den Begriff „Vakzination", abgeleitet von lateinisch *vacca,* „Kuh".

DAS GEFLECKTE UNGEHEUER

Der Ursprung der Pocken ist bis heute ein Rätsel. Wahrscheinlich handelt es sich um eine sehr alte Krankheit, die zur Zeit der ersten Siedlungen an den Flüssen Ägyptens, des Nahen Ostens, Indiens und Chinas von Mensch zu Mensch übertragen wurde. Pocken

Die Ausrottung der Pocken wurde durch einen modernen Impfstoff möglich. Dieser wurde entwickelt von dem englischen Arzt Edward Jenner, der auf diesem Gemälde einen kleinen Jungen impft.

1872 *In Island werden die Pocken ausgerottet, später in Schweden (1895), Norwegen (1898) und Dänemark (1901).*

1907 *Irland ist pockenfrei.*

1934 *Großbritannien ist pockenfrei.*

1942 *Kanada ist pockenfrei.*

1949 *Die USA sind pockenfrei.*

1953 *Portugal besiegt als letztes europäisches Land die Pocken.*

1966 *Angesichts der weiterhin bestehenden Gefahr in Teilen Afrikas, Südamerikas und Asiens beschließt die Weltgesund-*

heitsversammlung ein Zehnjahresprogramm zur Ausrottung der Pocken.

1972 *Südamerika ist frei von Pocken. In Deutschland tritt der letzte Fall auf.*

1975 (Oktober) *Der weltweit letzte Fall von Variola major tritt in Bangladesch auf. Das Opfer, ein dreijähriges Mädchen, überlebt. In Südostasien ist die Krankheit ausgerottet, nur das Horn von Afrika bleibt betroffen.*

1977 (Oktober) *Der letzte natürlich aufgetretene Fall von Pocken ereignet sich in Somalia. Ein Krankenhauskoch infiziert sich mit Variola minor. Er überlebt.*

8. Mai 1980 *Die WHO gibt die Ausrottung der Pocken bekannt. Sie werden von der Liste der Weltkrankheiten gestrichen.*

haben keinen tierischen Wirt. Aber wahrscheinlich entwickelten sie sich vor langer Zeit aus einer für Tiere gefährlichen Form wie Kuhpocken, Pferdepocken oder am wahrscheinlichsten Kamelpocken. Seit die Pocken eine rein menschliche Krankheit sind, können sie sich allerdings nur verbreiten, wenn der Anteil von Infizierten an einer Bevölkerung sehr hoch ist und es in der unmittelbaren Umgebung viele Menschen gibt, die nicht immun sind. Wie sehr die Pocken im alten Ägypten wüteten oder ob sie für einige der großen Seuchen und „Pest"-Epidemien der alten Griechen und des Römischen Reiches verantwortlich waren, ist das Thema lebhafter Forschungsdiskussionen.

Diese Diskussionen erhielten eine bessere wissenschaftlich-historische Grundlage ab dem 10. Jahrhundert, als der persische Arzt ar-Razi oder Rhazes (um 865–925) Masern von Pocken unterschied. Anscheinend waren die Pocken damals eine verbreitete Kinderkrankheit und weniger bedrohlich als Masern. Mit Sicherheit aber fürchtete man sich während der folgenden Jahrhunderte vor den Pocken nicht so sehr wie vor der Beulenpest. Tatsächlich dauerte es nach dem Ende des Schwarzen Tods Mitte des 14. Jahrhunderts noch etwa 200 Jahre, bis sich die Pocken in der Frühen Neuzeit zu einer der häufigsten Todesursachen entwickelten.

WARUM „KLEINE" POCKEN?

Die englische Bezeichnung Smallpox für die Pocken etablierte sich im 16. Jahrhundert. Sie ersetzte den Namen Variola, der vom lateinischen varius, „gefleckt", abgeleitet wurde. „Pox" (der Plural von pock, „Pustel") war im Mittelalter ein weit verbreiteter Begriff für Seuchen wie Pest, Pocken und andere Krankheiten mit Pustelbildung auf der Haut. Es gibt zwei Hauptarten von Pocken, Variola major und die schwächere Variante Variola minor, wobei Letztere vor dem 16. Jahrhundert wohl weiter verbreitet war. Smallpox wurde die Krankheit womöglich genannt, um sie von der als great pox bezeichneten Syphilis zu unterscheiden, die Europa gegen Ende des 15. Jahrhunderts mit verheerenden Folgen heimsuchte. Vielleicht wirkten die Narben von Pocken, wenn es auch viele waren, „klein" im Verhältnis zu den abscheulichen Pusteln, die die Körper der Syphilis-Opfer übersäten. Möglicherweise empfand man zu jener Zeit die Pocken auch als kleineres der beiden Übel.

Im 16. Jahrhundert wurden die Pocken in Europa als „geflecktes Ungeheuer" gefürchtet, das Prinzen und Bauern gleichermaßen anfiel und für etwa 10 bis 15 Prozent aller Todesfälle verantwortlich war. In größeren Städten waren sie Dauergast, in kleineren Städten und Dörfern traten sie in Abständen auf. Mindestens 80 Prozent der Infizierten waren jünger als zehn Jahre, für 25 bis 40 Prozent endete die Infektion tödlich. Die Überlebenden waren durch Narben verunstaltet, manche für immer blind.

INDIANER ALS HAUPTOPFER

Am verheerendsten grassierten die Pocken in der Neuen Welt. Kurz nach Kolumbus' Ankunft im Jahre 1492 überquerten sie von Europa und Afrika aus den Atlantik. Sie verbreiteten sich enorm schnell und trugen mit hoher Wahrscheinlichkeit zum Zusammenbruch des Aztekenreiches in Mexiko und des Inkareiches in Peru bei. Die Ureinwohner des amerikanischen Kontinents waren zuvor nie mit Pocken in Berührung gekommen und daher völlig ungeschützt. Die Schätzungen gehen weit auseinander, aber möglicherweise wurden bis zu 90 Prozent der Ureinwohner in der Neuen Welt, also 50 bis 100 Millionen Menschen, durch eine Kombination aus „neuen" Krankheiten – vor allem Pocken und Masern – und den überlegenen Waffen der Europäer getötet.
Es gibt Berichte von zahllosen am Wegesrand aufgestapelten Leichen, vom Gestank des Todes in den Dörfern, von Hunden und Geiern, die die menschlichen Kadaver fraßen. Von den Maya wurden die Pocken *nokakil* ge-

nannt, „das große Feuer". Ein Chronist schrieb über den Untergang der Azteken:

> *«Mehr als die Hälfte der Bevölkerung starb … haufenweise, wie die Wanzen. Viele andere starben an Hunger, denn da alle auf einmal erkrankten, konnten sie einander nicht mehr versorgen, und es gab ihnen ja sonst niemand Brot oder Ähnliches. Vielerorts geschah es, dass alle Bewohner eines Hauses starben, und weil es nicht möglich war, die vielen Toten zu begraben, riss man über ihnen die Häuser ein, um den Leichengestank einzudämmen, sodass ihre Häuser zu ihren Gräbern wurden.»*

Ein anderer Beobachter berichtete, dass *«man seinen Fuß nicht auf den Boden setzen konnte, ohne auf einen toten Indianer zu treten»*.

«Die Straßen, Plätze und Häuser … waren mit Leichen übersät; wir konnten nicht stehen bleiben, ohne auf sie zu treten, und der Gestank war unerträglich … sämtliche Wege waren … voller Männer, Frauen und Kinder, die so schwach und krank waren, so verwahrlost, schmutzig und verseucht, dass es ein Elend war, sie anzuschauen.»

DER CONQUISTADOR BERNAL DÍAZ DEL CASTILLO BEOBACHTET DIE AUSWIRKUNGEN DER POCKEN AUF DIE NEUE WELT, 1521.

Dagegen scheinen nur wenige der spanischen Eroberer an Pocken erkrankt zu sein. Sie hatten sie zwar eingeschleppt, waren aufgrund früherer Erkrankungen aber größtenteils immun. Die psychischen Auswirkungen auf die einheimische Bevölkerung waren ebenso vernichtend wie die physischen, denn die Infektion untergrub ihren Willen zum Widerstand. Stämme und Gemeinschaften brachen auseinander, verstreuten sich und trugen die Pocken immer weiter. So zerfiel auch die Kultur der Azteken und der Inka.

Eine Pockenwelle nach der anderen suchte die Ureinwohner der Neuen Welt heim. Händler, Soldaten, Seeleute, Sklaven und Siedler trugen sie regelmäßig über den Atlantik. Die Krankheit traf auch die neu gegründeten Kolonien an der nordamerikanischen Ostküste. Boston durchlebte im 18. Jahrhundert acht Epidemien. Zum Teil steckte sich mehr als die Hälfte der Bevölkerung an.

Auf die südamerikanischen Indianer hatten Krankheiten wie Pocken, gegen die sie keine Abwehrkräfte besaßen, verheerende Auswirkungen. Dieser Stich von 1591 zeigt, wie die Ureinwohner sich bemühen, mit traditionellen Heilmethoden zu helfen.

NARBEN, EITER UND INOKULATION
Der britische Historiker Lord Macaulay (1800–1859) machte folgende düstere Beobachtung:

> *«Die Pocken waren allgegenwärtig, füllten die Friedhöfe mit Leichen, peinigten all jene, die noch nicht befallen waren, mit ständiger Angst, hinterließen bei denen, deren Leben sie verschont hatten, abscheuliche Spuren ihrer Macht, machten aus Babys Wechselbälger, bei deren Anblick die Mütter schauderten, und verwandelten die Augen und Wangen verlobter Mädchen zu Objekten des Schreckens für ihre Liebsten.»*

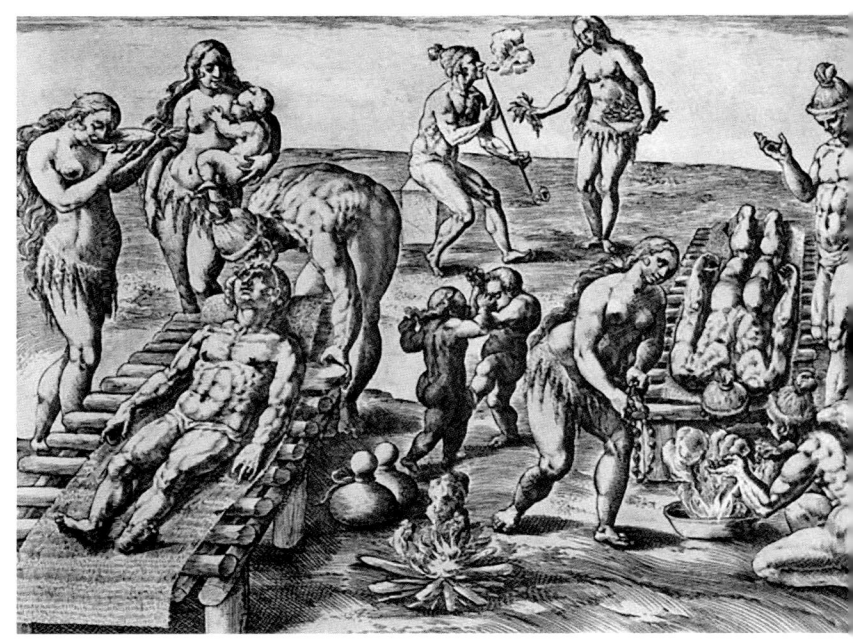

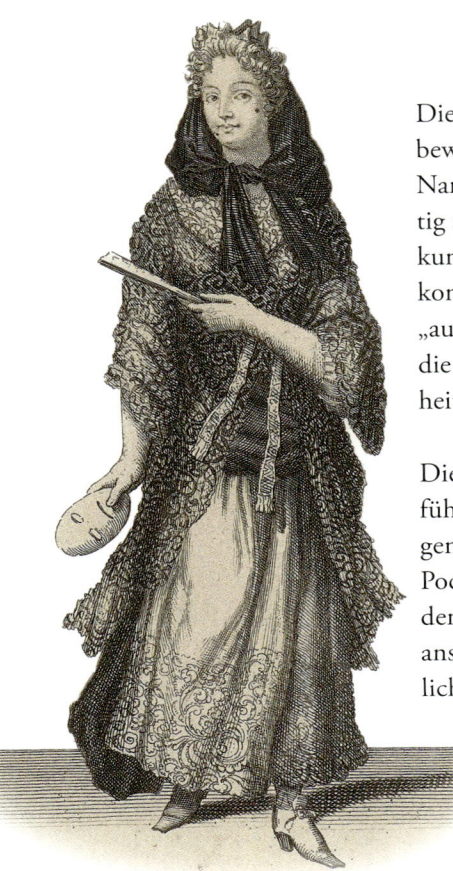

Eine Londoner Kurtisane um 1688 mit Schönheitsfleck, Maske und Fächer. Mit solchen Mitteln wurden Narben von Pocken oder Geschlechtskrankheiten verborgen.

Die Pockennarben blieben und verursachten den Überlebenden große Qualen. Modebewusste Damen, die sich ihrer zarten Haut beraubt sahen, taten alles, um ihre hässlichen Narben zu überdecken, mit Schminke, Wundermitteln und Schönheitsflecken. Gleichzeitig stellte man fest, dass alle, die die verräterischen Zeichen einer früheren Pockenerkrankung auf der Haut trugen, die schreckliche Krankheit nicht noch einmal bekommen konnten. Stellenanzeigen verlangten nicht selten, dass die Bewerber die Pocken schon „auf natürliche Weise" durchgemacht haben sollten. Und in vielen Teilen der Welt waren die Eltern sehr darauf bedacht, ihre Kinder mit jemandem zu verheiraten, der die Krankheit bereits hinter sich hatte.

Diese Beobachtungen eines Phänomens, das wir heute „erworbene Immunität" nennen, führten zur Entwicklung einer Vorbeugungsmaßnahme. Diese wurde „Inokulation" genannt oder auch „Variolation" nach *variola*, dem wissenschaftlichen Begriff für die Pocken. War es möglich, Menschen, die die Krankheit noch nicht gehabt hatten, mit dem Erreger zu infizieren? Und konnte man dann auf einen schwächeren Verlauf und anschließende Immunität hoffen an Stelle der schweren Erkrankung mit vielleicht tödlichen Folgen?

Die Technik der Inokulation stammt ursprünglich wahrscheinlich aus Indien. Im 10. Jahrhundert zerrieben die Chinesen den Schorf von trocknenden Pockenpusteln zu Pulver und bliesen ein paar Körnchen davon Menschen, die die Krankheit noch nicht gehabt hatten, in die Nase. Bei Jungen blies man sie ins rechte Nasenloch, bei Mädchen ins linke. In anderen Teilen Asiens und der arabischen Welt inokulierte man Eiter aus den Pocken infizierter Menschen in Kratzer in der Haut von Gesunden.

Zu Beginn des 18. Jahrhunderts erfuhr Lady Mary Wortley Montagu (1689–1762), die Gattin des britischen Botschafters am osmanischen Hof, während ihres Aufenthaltes in Konstantinopel von diesem Verfahren. Ihre eigene betörende Schönheit war im Alter von 26 Jahren durch die Pocken zerstört worden. Sie hatte furchtbare Narben und keine Wimpern mehr. In einem Brief an eine Freundin beschrieb sie die „Pocken-Partys", bei denen einheimische Bäuerinnen routiniert die Inokulationen vornahmen:

«Apropos Krankheit – ich werde dir etwas erzählen, dass du wünschtest, du wärest hier. Die Pocken, die bei uns so verhängnisvoll und weit verbreitet sind, werden hier unschädlich gemacht durch die Erfindung des „Einpfropfens", wie sie es hier nennen. Ein Kreis alter Frauen veranstaltet Feste zu diesem Zweck ... eine alte Frau kommt mit einer Nussschale voller Eiter von der besten Pockensorte und fragt, welche Adern

«Ich machte einen Besuch bei Mrs. Graham ... ihr ältester Sohn litt gerade an Pocken, war aber wohl auf dem Wege der Besserung. Ihre anderen Kinder liefen um den Infizierten herum, was sie sie absichtlich tun ließ, wie sie sagte, damit sie diese tödliche Krankheit, die sie früher oder später ohnehin befiele, im Kindesalter durchmachten, und dass das zu ihrem Besten wäre...»

JOHN EVELYN (1620-1706), TAGEBUCH, 1685

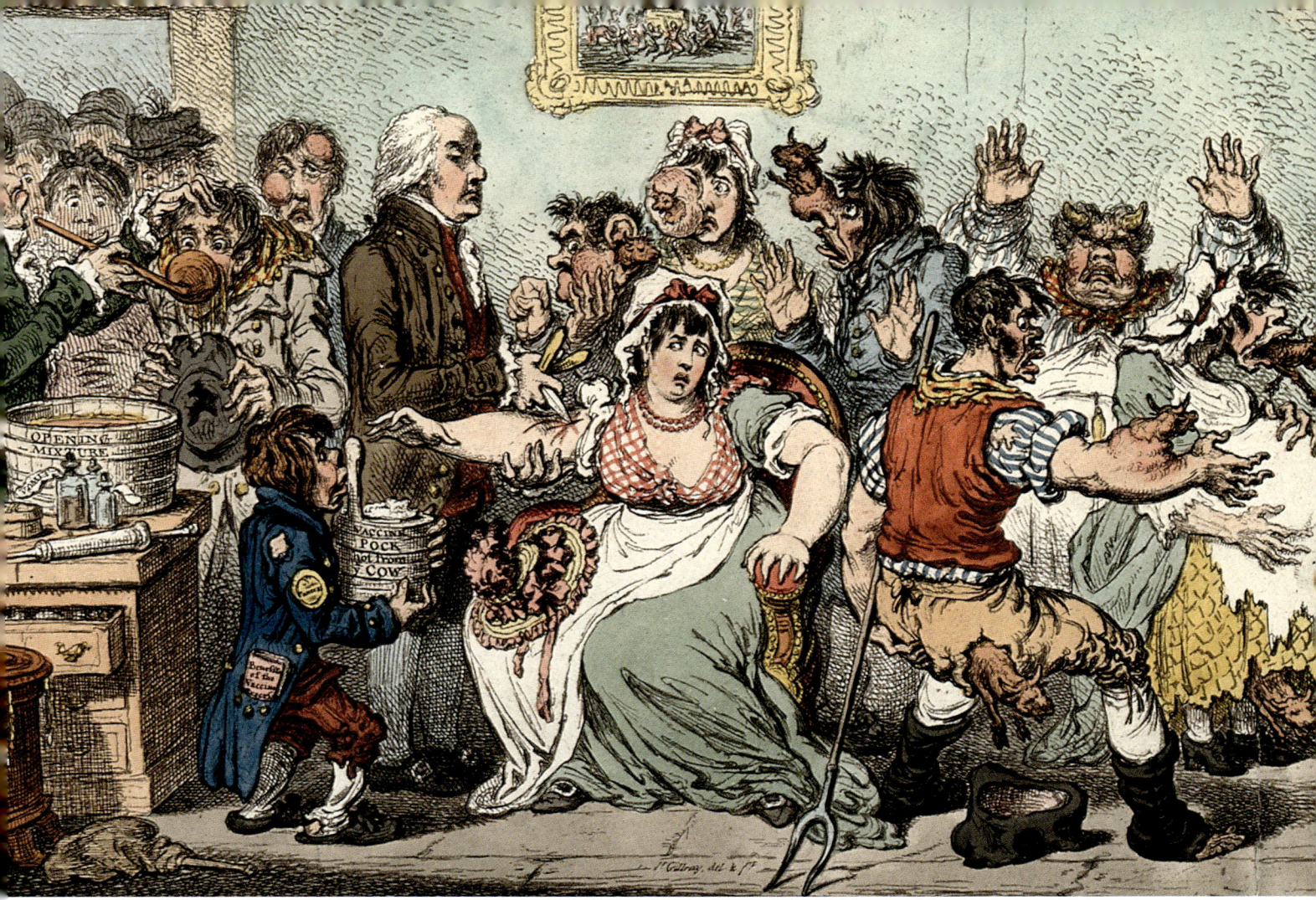

du gern öffnen lassen würdest. Diese ritzt sie sogleich mit einer großen Nadel auf,
was nicht übler schmerzt als ein gewöhnlicher Kratzer, und gibt gerade so viel von
dem Gift in die Ader, wie auf ihrer Nadelspitze Platz hat…»

1717 entschloss sich Lady Montagu, ihren sechsjährigen Sohn inokulieren zu lassen.
Und 1721, wieder in England, ließ sie ihre dreijährige Tochter von dem berühmten
Chirurgen Charles Maitland (1677–1748) inokulieren, was außerordentlich großes
Aufsehen erregte. Prinzessin Caroline (1683–1737), Gattin des späteren Königs George
II., wollte ihre beiden Töchter auch unbedingt inokulieren lassen. Vorher ließ sie die
Methode vorsorglich noch an sechs Schwerverbrechern testen, die sie versprach zu be-
gnadigen, und anschließend an zwölf Kindern aus der Armenschule. Erst als sie sicher
war, dass die Krankheit tatsächlich harmlos verlief, kamen die beiden kleinen Prinzessin-
nen an die Reihe. Katharina die Große von Russland (1729–1796) ließ ihre Familie von
Thomas Dimsdale (1712–1800) inokulieren, einem englischen Chirurgen, der für seine
Dienste sogar mit 10 000 Pfund und der Erhebung in den Adelsstand belohnt wurde.
Diese königliche Zustimmung verhalf der Inokulation zu großer Aufmerksamkeit.

Inzwischen hatte der Geistliche Cotton Mather (1663–1728) in Boston durch einen
seiner afrikanischen Sklaven von dieser Methode erfahren und inokulierte seinen eige-

«Nie zuvor hat die Medizin einen einzigen Fortschritt von solchem Nutzen gemacht. Von der Liste der Krankheiten haben Sie eine der schrecklichsten gestrichen … künftige Nationen werden nur aus Büchern wissen, dass es Pocken gab und dass Sie sie ausgerottet haben.»

THOMAS JEFFERSON, BRIEF AN EDWARD JENNER, 14. MAI 1806,
CA. 170 JAHRE VOR DER ENDGÜLTIGEN AUSROTTUNG DER POCKEN

nen Sohn. Doch der Gedanke, auf diese Art der göttlichen Vorsehung in die Quere zu kommen, löste bei vielen Bostoner Bürgern Empörung aus. Später konnte Mather während einer schweren Pockenepidemie im Jahre 1721 in Boston den Mediziner Zabdiel Boylston (1680–1766) davon überzeugen, die noch nicht Infizierten zu inokulieren. Zwar starben einige der Inokulierten, aber bei Weitem nicht so viele, wie „auf natürliche Art" an den Pocken zugrunde gingen.

So verbreitete sich die Inokulation nach und nach auf beiden Seiten des Atlantiks, besonders in der zweiten Hälfte des 18. Jahrhunderts. Damals wurde das Verfahren von zahlreichen praktischen Ärzten sicherer, billiger und einfacher gemacht, darunter Robert Sutton (1708–88) und seinem Sohn Daniel (1735–1819) aus England und James Kirkpatrick (1676–1743) aus South Carolina. Doch viele bezweifelten die Wirksamkeit und Sicherheit der Inokulation. Eines der Hauptprobleme – abgesehen von den ein bis drei Prozent Sterberisiko – bestand darin, dass die Menschen auch während einer schwachen Pockenerkrankung ansteckend waren und unbedingt isoliert werden mussten. Daher galt die Inokulation nur als Teillösung, und noch gegen Ende des 18. Jahrhunderts forderten die Pocken zahlreiche Todesopfer auf der ganzen Welt.

ERFAND JENNER DIE IMPFUNG?

Etwa 20 Jahre vor Jenners Experiment 1796 an James Phipps hatte Benjamin Jesty (1736–1816) bereits die gleiche Theorie von der schützenden Wirkung der Kuhpocken aufgestellt. Mit einer gewöhnlichen Stopfnadel hatte er Absonderungen aus Kuhpockenpusteln in die Arme seiner Frau und seiner zwei Kinder eingeritzt.

Allerdings brachte er sie danach nicht mit Pockenviren in Berührung. Vielleicht war es Jesty, der diese Technik zum ersten Mal anwendete, aber in die medizinische Praxis führte sie eindeutig Jenner ein.

So suchten die Pocken etwa auch die eingeborene Bevölkerung Australiens heim. 1789 waren sie, wahrscheinlich aus Indonesien, dort angekommen – nur ein Jahr nachdem die Europäer ihre erste Siedlung errichtet hatten. Augenzeugen berichteten von entsetzlichen Leichenfunden an der Küste. Etwa die Hälfte der Menschen, die mit der britischen Siedlung Port Arthur, dem heutigen Sydney, in Berührung kamen, starb.

DIE IMPFUNG WIRD WELTWEIT EINGESETZT

Als Edward Jenner 1797 den ersten Bericht von seinem Kuhpocken-Impfexperiment an die Royal Society in London sandte, wurde dieser unterkühlt aufgenommen. Die Royal Society wies seine Schrift zurück mit der Begründung, dass Jenner *«seinen Ruf nicht riskieren solle, indem er der gelehrten Versammlung etwas präsentiere, das so sehr im Widerspruch zu dem fundierten Wissen stehe und überdies so haarsträubend sei»*.

Ein Jahr darauf, als er noch mehr Beweise für seine Theorie gesammelt hatte, veröffentlichte Jenner auf eigene

Faust eine Schrift mit dem Titel „Untersuchungen über die Ursachen und Wirkungen der *Variola vaccinae,* einer Krankheit, die in einigen westlichen Grafschaften Englands, besonders Gloucestershire, entdeckt wurde und als Kuhpocken bekannt ist". Kritiker warnten weiterhin vor den Folgen der Übertragung einer Tierkrankheit auf den Menschen. Dennoch setzte sich die Impfung nun mit ungeheurer Geschwindigkeit weltweit durch. Bis 1801 waren in England über 100 000 Menschen geimpft, und bis 1811 mehr als 1,7 Millionen in Frankreich. Napoleon ließ seine halbe Armee impfen. Zwischen 1804 und 1814 gab es zwei Millionen Impfungen in Russland, und in den USA wurden sie von Benjamin Waterhouse (1754–1846) aus Boston mit großem Einsatz durchgeführt. Bis in die 1820er Jahre hatte sich die Pockenimpfung auf der ganzen Welt verbreitet. Ihr Wert wurde schnell erkannt, Jenner hoch geehrt und reich belohnt.

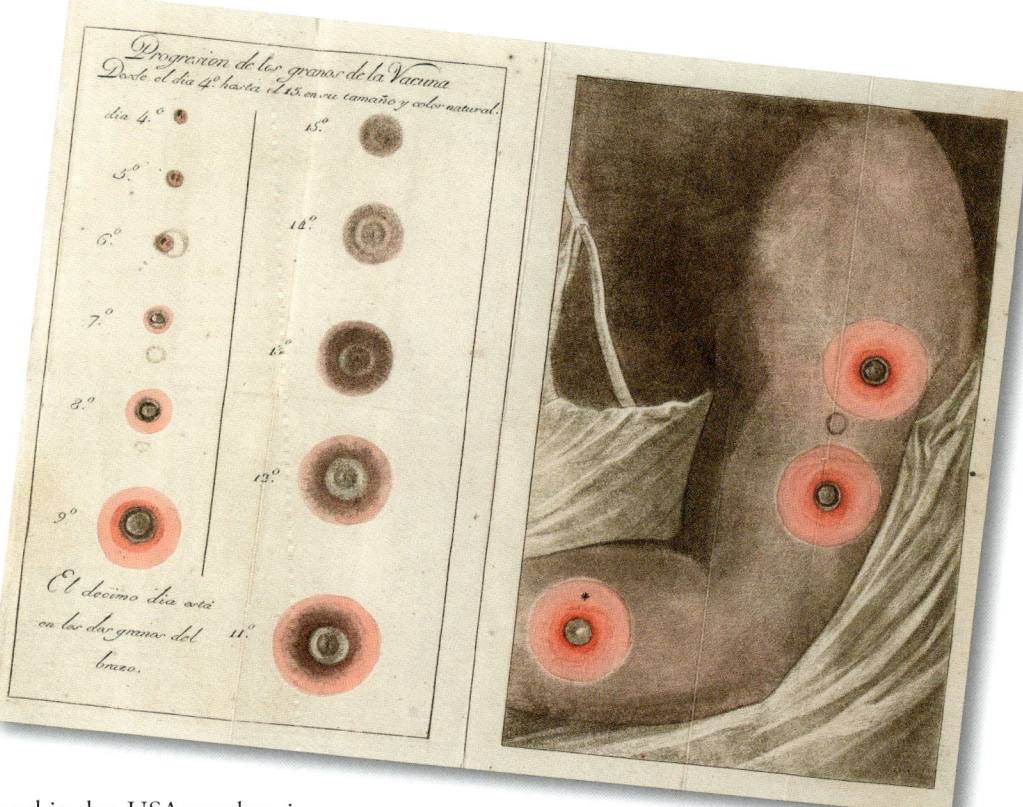

Eine farbige Falttafel von 1803, veröffentlicht in Spanien, stellt die Narben der Pockenimpfung dar.

Bemerkenswert ist die Art und Weise, wie der Impfstoff rund um den Globus transportiert wurde: getrocknet auf Federn und Lanzetten, als Schorf oder als mit Eiter durchtränktes Baumwollgarn, um nur einige Methoden zu nennen. Auf langen Schiffsreisen wurde die „Serienmethode" angewandt. Kinder wurden der Reihe nach mit reifem Eiter aus den Pusteln geimpft, bis das Reiseziel erreicht war. Zwischen 1803 und 1806 nutzte Don Francisco Xavier Balmis (1753–1819) seine „Arm-zu-Arm-Methode", um den Impfstoff aus Spanien über den Atlantik nach Südamerika, auf die Philippinen und nach China und wieder zurück nach Spanien zu bringen. Er soll dabei etwa 450 000 Menschen geimpft haben. So trat der Impfstoff aus einem Dorf im Südwesten Englands einen Siegeszug um die Welt an.

Der große Vorteil der Impfung mit Kuhpockenerregern gegenüber der Inokulation bestand darin, dass der Geimpfte nicht ansteckend und immun war und obendrein eine viel schwächere und weniger gefährliche Reaktion zu erwarten hatte. Später wurde allerdings klar, dass die Impfung keinen lebenslangen Schutz bot, sondern dass man sich nach einigen Jahren erneut impfen lassen musste. In manchen Ländern wurden Massenimpfzentren eingerichtet. Doch dies rief – aus ethischen wie religiösen Gründen – Widerspruch hervor und eine Reihe von Impfgegnern kämpfte energisch für deren Abschaffung.

Besonders unbeliebt war die Impfpflicht, die in einigen Ländern zumindest für Kleinkinder eingeführt wurde. Denn mit dem Impfstoff konnten auch Krankheiten wie Syphilis übertragen werden. Auch die Gefahr von Gehirnentzündungen bestand. Aber die Impfung setzte sich durch, vor allem nachdem der Impfstoff im späten 19. Jahrhundert verbessert worden war.

Der Erfolg der Pockenimpfung kann schwer an der Zahl von geretteten Leben gemessen werden. Aber wahrscheinlich blieben die Schrecken dieser Krankheit – nicht nur Tod und Entstellung, sondern auch Blindheit – dadurch Millionen von Menschen erspart. Ende des 18. Jahrhunderts nahm man an, dass die Pocken verantwortlich waren für etwa jede dritte Erblindung in Europa.

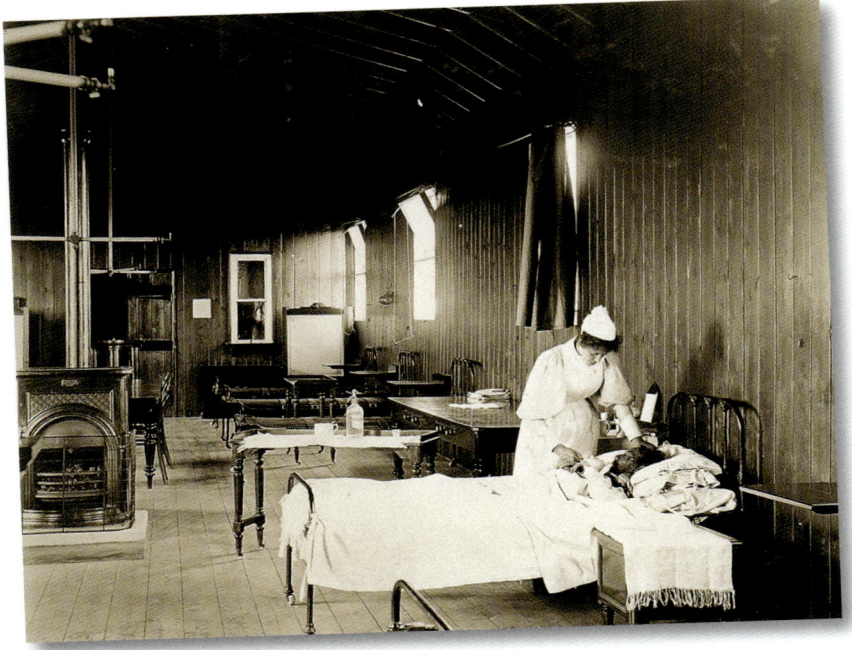

Dieses alte Foto zeigt eine Krankenschwester, die sich in einem Infektionskrankenhaus, wahrscheinlich in Ilford, einer kleinen Stadt außerhalb von London, um einen Pockenpatienten kümmert. Pocken sind eine akute Infektionskrankheit, die durch ein *Orthopoxvirus* verursacht und durch Tröpfcheninfektion oder den Eiter aus den Pusteln infizierter Personen übertragen wird. Sie ruft unverwechselbare Pusteln hervor. Der Schorf, der sich bildet, fällt nach drei oder vier Wochen ab und hinterlässt dauerhafte Narben.

DIE AUSROTTUNG

Die weit verbreitete Pockenimpfung war in den vergangenen 200 Jahren zweifellos einer der Hauptfaktoren für den Rückgang der Sterblichkeit in der westlichen Welt. Zu Beginn des 20. Jahrhunderts waren die Pocken, auch wenn sie selten auftraten, in fast allen Ländern der industrialisierten Welt immer noch heimisch. In den 50er Jahren gab es in Großbritannien und den Vereinigten Staaten keine Pocken mehr. Lediglich in Europa nahm die Zahl der Epidemien immer weiter ab.

Nur in Teilen Afrikas, Asiens und Südamerikas hielten sich die Pocken. In den 60er Jahren suchten sie in etwa 43 Ländern jährlich 10 bis 15 Millionen Menschen heim und forderten jeweils zwei Millionen Opfer. 1966 aber fasste die 19. Weltgesundheitsversammlung in Genf den bahnbrechenden Entschluss, ein intensives Zehnjahresprogramm zur Ausmerzung der Pocken auf die Beine zu stellen. Zweifel an der Durchführbarkeit gab es viele. Selbst der Generaldirektor der Weltgesundheitsorganisation (WHO) war von einem Erfolg nicht überzeugt. Dennoch startete das Programm im Jahr darauf, unterstützt von einem kleinen multinationalen Team unter Leitung von Donald Henderson (geboren 1928) von der WHO.

Ein erfolgreiches Massenimpfprogramm, das durch die Entwicklung eines gefriergetrockneten Impfstoffs erleichtert wurde, der tropischem Klima standhielt, führte 1972 zur Ausrottung der Pocken in Südamerika. In Teilen von Afrika und Asien blieb die Aufgabe jedoch schwierig. Die medizinischen Mitarbeiter stießen auf technische, logistische und kulturelle Hindernisse. Sie mussten Dschungel, Wüsten und Gebirgsketten durchqueren, in von Bürgerkriegen zerrütteten Ländern arbeiten und politische Grenzen überschreiten. Immerhin arbeiteten die USA und die Sowjetunion bei diesem Projekt in vollem Umfang zusammen. Das Hauptaugenmerk lag auf „Kontrolle" und „Eindämmung". Wohin sie auch kamen, war es das Ziel, aktive Fälle von Pocken aufzuspüren, die Kontaktpersonen zu finden und zu impfen, ebenso die örtliche Bevölkerung, um einen „Ring" um jeden Krankheitsfall zu errichten.

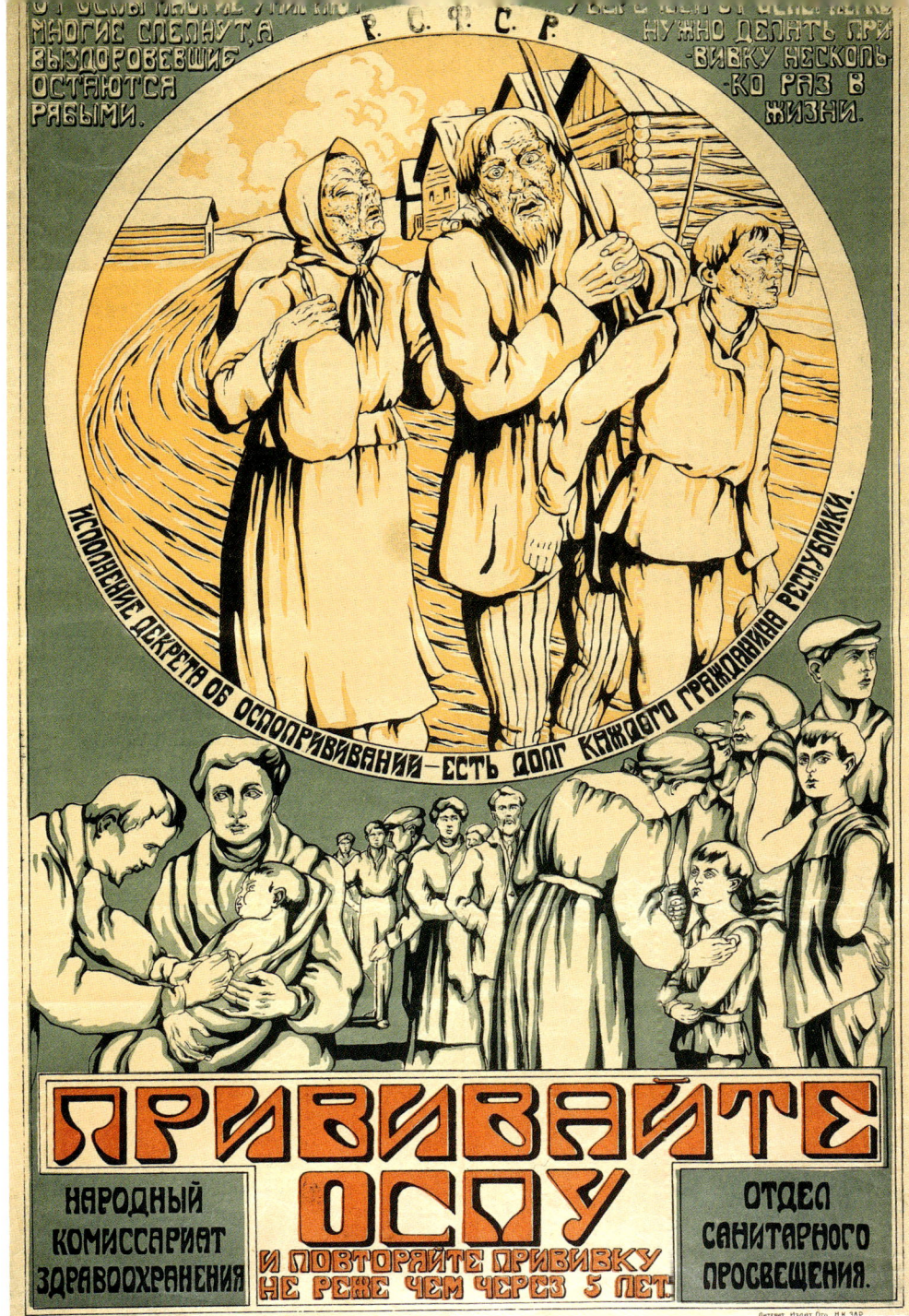

Vernarbte und blinde Bauern nach einer Pockenerkrankung neben Kindern und Erwachsenen, die gegen die Krankheit geimpft worden waren, zeigt dieses russische Plakat aus den 1920er Jahren.

Die Informationen über die Kampagne wurden durch Zeitungen, Radio und Plakate verbreitet, und wer aktive Fälle von Pocken meldete, erhielt eine Belohnung. Auch technische Entwicklungen spielten eine große Rolle: Mit den neuen Impfpistolen konnten innerhalb einer Stunde 1000 Menschen geimpft werden, und mit speziell geformten Bifurkationsnadeln, bei denen nur eine winzige Menge Impfstoff gebraucht wird, konnten auch die medizinischen Mitarbeiter vor Ort Tausende von Menschen impfen.

Im Oktober 1975 machte der letzte Fall von *Variola major* auf dem indischen Subkontinent Schlagzeilen. Das Opfer, ein dreijähriges Mädchen aus Bangladesch, überlebte. Der letzte natürlich aufgetretene Fall weltweit war ein Krankenhauskoch in Somalia, der

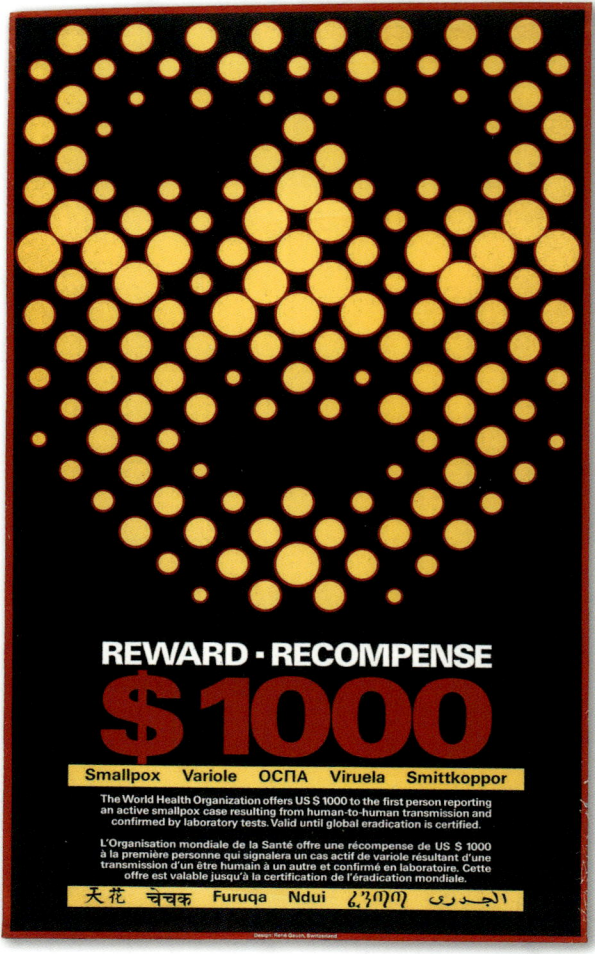

REWARD · RECOMPENSE

$1000

Smallpox Variole ОСПА Viruela Smittkoppor

The World Health Organization offers US $ 1000 to the first person reporting an active smallpox case resulting from human-to-human transmission and confirmed by laboratory tests. Valid until global eradication is certified.

L'Organisation mondiale de la Santé offre une récompense de US $ 1000 à la première personne qui signalera un cas actif de variole résultant d'une transmission d'un être humain à un autre et confirmé en laboratoire. Cette offre est valable jusqu'à la certification de l'éradication mondiale.

天花 चेचक Furuqa Ndui ፈንጣጣ الجدري

Design: René Gauch, Switzerland

Dieses Poster um 1977 mit roten und gelben Kreisen (Pockenpusteln) in Form eines Gesichts mit offenem Mund verspricht dem *«ersten Menschen, der einen aktiven Fall von Pocken meldet, die von Mensch zu Mensch übertragen und durch Labortests bestätigt werden können»*, eine Belohnung. Diese Belohnung, die letzte und höchste je ausgesetzte, wurde nie eingefordert, und nur zwei Jahre später gab man die Ausrottung der Pocken bekannt.

im Oktober 1977 *Variola minor* bekam. Auch er erholte sich. Am 8. Mai 1980 konnte die WHO dann mit großer Sicherheit erklären, dass die Pocken weltweit ausgerottet waren. Jenners Ziel, *«die Vernichtung der Pocken – der scheußlichsten Geißel der Gattung Mensch»*, war endlich erreicht.

In mancherlei Hinsicht war der Umgang mit Pocken einfacher als mit manch anderer Infektionskrankheit. Impfungen waren seit dem frühen 19. Jahrhundert verfügbar und erfolgreich. Die Pocken hatten keinen Wirt außer dem Menschen. Es gab also keine komplizierten Lebenszyklen, die man entschlüsseln musste, keine ruhenden Erreger in Tieren und keine Insekten, die die Krankheit übertrugen. Im menschlichen Körper hat das Pockenvirus eine Inkubationszeit von 12 bis 14 Tagen. Ansteckungsgefahr besteht nur, während der Ausschlag auftritt, sodass Kontaktpersonen leicht ausgemacht und isoliert werden können, bevor sie ansteckend werden. Zudem haben Pocken keine lange Latenzzeit. Sobald jemand die Krankheit überstanden hat, ist er nicht mehr ansteckend, und es gibt keine „stillen" Träger. Schließlich hinterlässt die Krankheit so eindeutige Zeichen auf der Haut, dass sie problemlos erkannt, bestimmt und kontrolliert werden kann. Auch die Impfung hinterlässt ein unverwechselbares Mal, sodass man relativ problemlos geimpfte von nicht geimpften Personen unterscheiden konnte. Trotz all dieser Vorteile bezeichnet Donald Henderson von der WHO die von ihm geleitete Kampagne zur Ausrottung der Pocken im Rückblick als *«gerade so gelungen»*.

DAS VIRUS LEBT WEITER

Nach der Ausrottung der Pocken gab es 1978 noch einen Fall im englischen Birmingham. Betroffen war die Fotografin Janet Parker, die über einem Pockenforschungslabor arbeitete. Das Virus verbreitete sich durch ein Lüftungsrohr, drang in das Fotostudio und infizierte Janet Parker. Die junge Frau starb. Ihre Mutter hatte sich auch angesteckt, sie überlebte. Der Labordirektor beging in Quarantäne Selbstmord. Seither ist kein weiterer Fall von Pocken bekannt geworden. Ob Bestände des Pockenvirus und der Impfstoff in Laboratorien gehalten werden sollen, wird heftig diskutiert. 1995 begann man alle Vorräte zu zerstören und einigte sich darauf, dass nur zwei bewachte Laboratorien in Atlanta im amerikanischen Bundesstaat Georgia und im sibirischen Kolzowo das Virus lagern dürfen, eingefroren in flüssigem Stickstoff.

Manche betrachteten es als Notwendigkeit, die Bestände aufzubewahren, falls die Pocken jemals wieder auftreten sollten, etwa wenn Terroristen das Pockenvirus als biologische Waffe einsetzen. Das könnte katastrophale Folgen haben, denn viele junge Menschen von

EINIGE BERÜHMTE POCKENOPFER

Die Gattin des englischen Königs Heinrich VIII., Anna von Kleve, überlebte die Krankheit, behielt aber Narben zurück. Abgestoßen von ihrem Anblick, ließ sich Heinrich kurz nach der Hochzeit scheiden.

1562 erkrankte die englische Königin Elisabeth I. schwer an Pocken, erholte sich aber. Gerüchten zufolge verweigerte sie eine Heirat, weil sie niemandem ihre Narben enthüllen wollte.

Pocahontas, die Tochter eines Indianerhäuptlings, starb 1616 mit 21 Jahren in England – vermutlich an Pocken.

Mary II., Königin von England, Schottland und Irland, starb 1694 mit 32 Jahren an „schwarzen" Pocken, einer Form, die mit schweren Blutungen der Haut, der Lungen und anderer Organe einhergeht.

Prinz William, einziger Nachkomme der Königin Anne von Großbritannien, der das Kleinkindalter überstanden hatte, starb 1700 mit elf Jahren an Pocken. Zar Peter II. von Russland starb 1730 an Pocken, als er 14 war.

Zar Peter III. von Russland durchlitt 1744 die Pocken. Die Ausgabe der „Encyclopaedia Britannica" von 1911 kommentierte: *«Die Natur hatte ihn böse gemacht, die Pocken hässlich und seine schlechten Gewohnheiten machten ihn verabscheuenswert.»*

Wolfgang Amadeus Mozart bekam die Pocken während einer Epidemie in Wien im Jahre 1767. Er fiel ins Delirium und überlebte mit Glück. *«Te Deum Laudamus»*, schrieb sein Vater. *«Der kleine Wolfgang hat die Pocken überstanden!»*

Präsident Abraham Lincoln erlitt 1863 einen harmloseren Anfall von Pocken.

Der sowjetische Diktator Josef Stalin war von den Narben einer Pockenkrankheit in seiner Jugend schwer gezeichnet. Fotos ließ er oft retuschieren, um seine Pockennarben zu verbergen.

Königin Elisabeth I. von England, hier in ihrer Staatsrobe, war ein Opfer der Pocken. Sie bemalte ihr Gesicht mit Bleiweiß und Essig, um ihre Pockennarben zu bedecken.

---

heute sind nie geimpft worden, und wer vor 1970 geimpft wurde, verfügt vielleicht nicht mehr über die nötige Immunität. Gegner der Aufbewahrung der Virenpopulationen weisen darauf hin, dass Wissenschaftler in der Lage wären, aus den verfügbaren Kuhpocken-Viren den Impfstoff schnell wieder herzustellen. Auch die Entschlüsselung des Erbguts des Pockenvirus wirft die Frage auf, ob es nötig ist, die vorhandenen Pockenvirenbestände zu erhalten.

Wir können nur hoffen, dass nach den enormen Anstrengungen der vergangenen Jahrhunderte eine der entsetzlichsten Krankheiten der Geschichte ein für allemal ausgerottet ist und weder auf natürliche Art und Weise noch durch Bio-Terrorismus jemals wieder in Erscheinung tritt.

MASERN

MASERN sind eine hoch ansteckende Viruserkrankung, die mit Fieber und rötlichem Ausschlag einhergeht. In der „Alten Welt" gibt es sie wohl schon seit 5000 Jahren. Sie entwickelten sich zur verbreiteten Kinderkrankheit, als die Menschen in Städten zu leben begannen. Obgleich nur selten gefährlich, kann sie auch tödlich verlaufen. Der in den 1960er Jahren eingeführte Impfstoff bringt lebenlange Immunität. Viele Kinder in der westlichen Welt sind heute gegen die Krankheit geschützt. Allerdings breitet sich die Krankheit in den letzten Jahren wieder verstärkt aus, da Eltern ihre Kinder in Industriestaaten aus falsch verstandenem Sicherheitsbedürfnis nicht impfen lassen. Da die Masernfälle um 30 Prozent gestiegen sind, hat die WHO die Masern im Januar 2019 zur Bedrohung der globalen Gesundheit erklärt.

Im Jahr 910 verfasste der persische Philosoph und Arzt ar-Razi (um 865–925), in der westlichen Welt als Rhazes bekannt, eine Abhandlung über Pocken und Masern und unterschied zum ersten Mal zwischen den beiden hoch ansteckenden Krankheiten. Rhazes vermutete, dass Masern *bedrohlicher waren als Pocken»*. Ob ein Mensch an Pocken oder an Masern erkrankte, lag seiner Meinung nach an der körperlichen Verfassung:

> *«Hagere, gallige, heiße und trockene Körper sind empfänglicher für Masern als für Pocken.»*

Die frühe Geschichte der Masern ist schwierig zu dokumentieren. Aber wahrscheinlich entwickelten sie sich vor mehreren tausend Jahren aus der Hundestaupe oder der Rinderpest, als die Menschen begannen, Tiere zu domestizieren. Nachdem sie sich an den Menschen angepasst hatten, verbreiteten sie sich um 3000 v. Chr. von den Städten Mesopotamiens aus. Krankheiten wie die Masern, die von Mensch zu Mensch übertragen werden, werden oft als „Massen- oder Zivilisationskrankheiten" bezeichnet: Sie benötigen eine bestimmte Bevölkerungsdichte, um sich dauerhaft festsetzen zu können.

Man vermutet, dass die Masern, sobald es Städte mit etwa einer Viertelmillion und mehr Menschen gab, zu einer weit verbreiteten Kinderkrankheit wurden. In kleineren Städten und ländlichen Gegenden traten die Masern vorwiegend in Wellen auf und befielen auch Erwachsene, soweit sie anfällig oder nicht immun waren.

> «Zählt eure Kinder, wenn die Masern vorüber sind.»
>
> ARABISCHES SPRICHWORT

Zeitleiste

910 Der persische Arzt ar-Razi (ca. 865–925) berichtet über Masern und Pocken.

1492 Die Europäer erreichen Amerika. Die Masern werden eine der gefährlichsten Seuchen in der „Neuen Welt".

1758 Francis Home (1710–1801) aus Edinburgh versucht, Menschen gegen Masern zu inokulieren.

1846 Der dänische Arzt Peter Panum (1820–1885) erkennt Ursachen, Folgen und Verbreitung der Masern, als er über einen Ausbruch der Krankheit auf den Färöer-Inseln berichtet.

1875 Bei einer Masernepidemie auf den Fidschiinseln sterben 25 bis 30 Prozent der Bevölkerung.

1954 Der amerikanische Mikrobiologe J. F. Enders (1897–1985) isoliert mit seinem Kollegen T. C. Peebles das Masernvirus.

1962 J. F. Enders entwickelt einen wirksamen Impfstoff gegen Masern, der 1963 freigegeben wird.

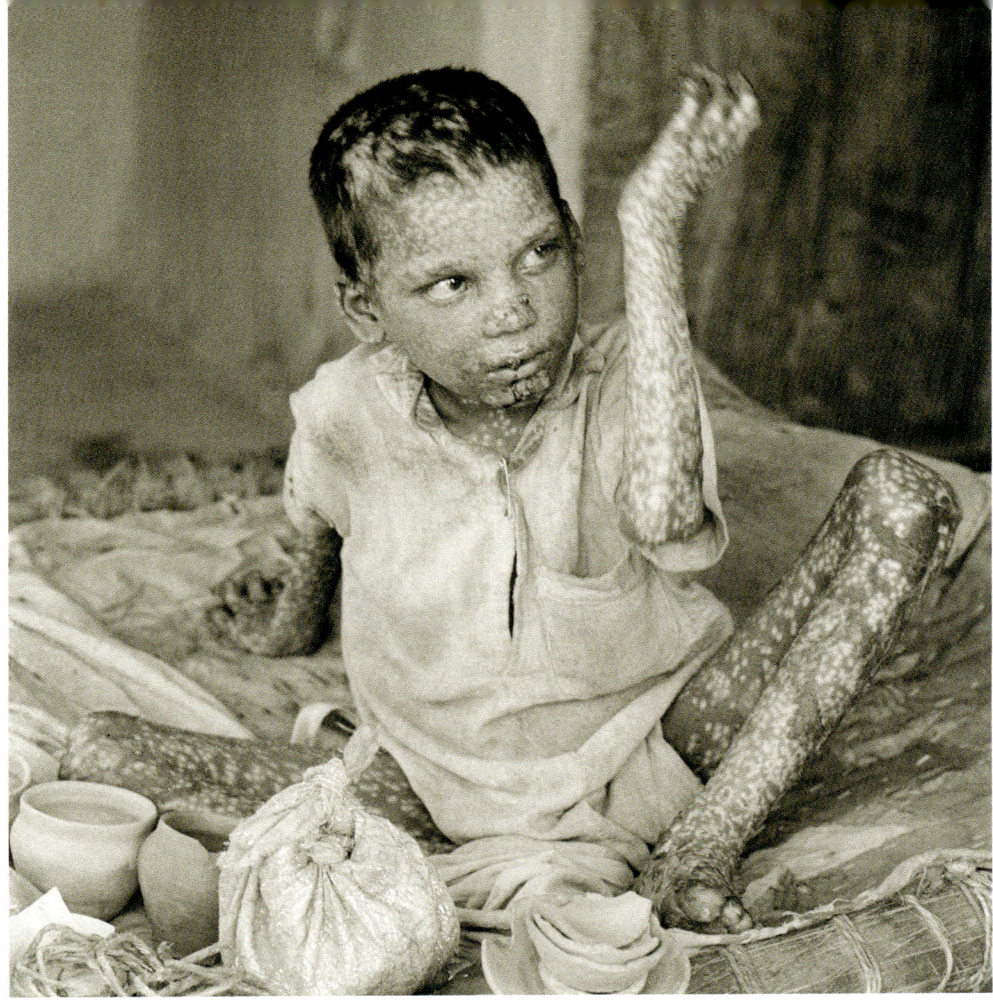

Kind mit einer schweren Masern-
erkrankung. Die ersten Symptome sind Fieber, Husten, eine
laufende Nase und eine Binde-
hautentzündung (rote Augen).

ANPASSUNG AN DIE „ALTE WELT"

Das arabische Wort für Masern, das Rhazes verwendete, hieß *hasbah*. In der Folgezeit
erhielt die Krankheit weitere Namen wie „Rubeola" vom lateinischen *rubeus* („rötlich")
sowie „Morbilli". Das ist die Verkleinerungsform des lateinischen *morbus* ist und bedeutet
„kleine Pest". Der Ursprung des Wortes „Masern" ist ungewiss. Manche Wissenschaftler
führen es auf das altdeutsche *masa* („Fleck") zurück, das im Mittelenglischen zu *maselen*
(„viele kleine Flecken") wurde. In Japan war die Krankheit im 11. Jahrhundert als „rote
Pocken" oder „Pocken mit rotem Ausschlag" bekannt. In Europa nannte man sie „rote
Masern", „rotfleckige Pocken", „rote Pocken", „harte Masern" oder „Neuntages-Masern".
Diese Bezeichnungen bezogen sich auf das typische Merkmal der Krankheit: den röt-
lichen Hautausschlag, der den ganzen Körper überzieht und etwa neun Tage anhält. Der

1963–1964 In den
USA beginnt ein
Programm zur
Ausmerzung der
Masern.

1974 Die Weltge-
sundheitsorgani-
sation (WHO) stellt
ihr „Erweitertes
Immunisierungs-
programm" gegen
sechs verbreitete
Krankheiten vor:
Masern, Kinder

lähmung, Tuber-
kulose, Diphthe-
rie, Tetanus und
Keuchhusten.

2005 Die Welt-
gesundheitsor-
ganisation und
UNICEF verkünden
ihre „Globale
Vision und Stra-
tegie zur Immuni-
sierung", die die
Todesrate durch

Masern bis zum
Jahr 2010 senken
sollte. Tatsächlich
sank die Infekti-
onsrate weltweit –
von 1980 bis 2013
um über 95 %.

2020 In den Indus-
trieländern breitet
sich die Krankheit
erneut aus – durch
eine ausbreitende
Impfscheu und
globale Migrations-
bewegungen Die
WHO hat deshalb

im Januar 2019 die
Masern zur Bedro-
hung der globalen
Gesundheit erklärt.

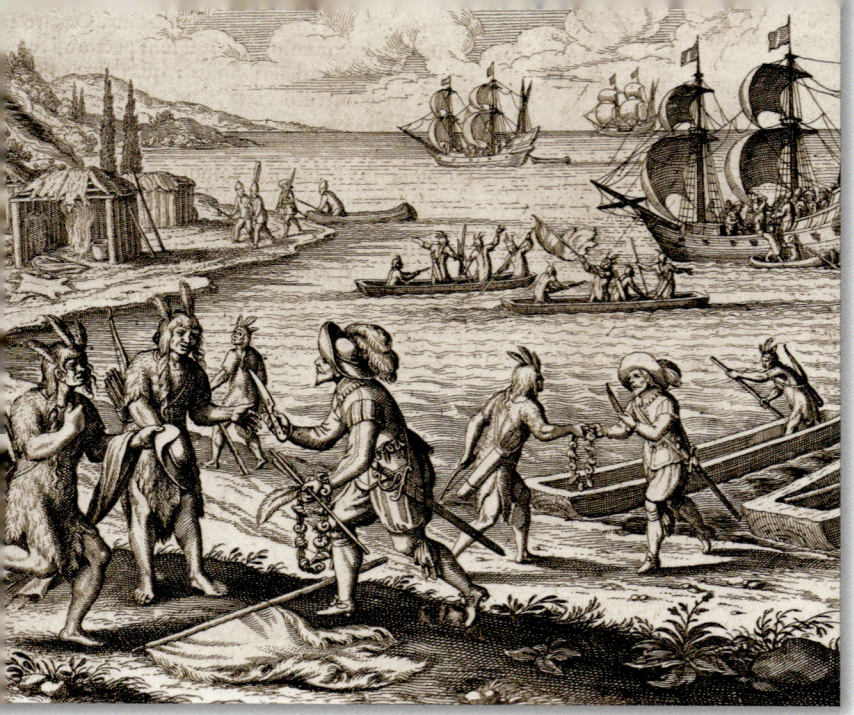

Durch Kontakt mit Europäern wie etwa beim Handel (Darstellung aus dem beginnenden 17. Jahrhundert) zogen sich die Ureinwohner Amerikas Krankheiten zu, gegen die sie keine Abwehrkräfte hatten. Masern und viele andere Krankheiten forderten zahlreiche Todesopfer. Indianer erzählten in ihrer Bilderschrift von den Masernepidemien.

Londoner Arzt Thomas Sydenham (1624–1689), bekannt als der „englische Hippokrates", beschrieb die Londoner Masernepidemien von 1670 und 1674. Obwohl die Krankheit nur für einen kleinen Teil der Kindersterblichkeit verantwortlich war, verzeichneten die Londoner Sterberegister von 1629 an Maserntote. Diese Krankheit durfte nicht unterschätzt werden.

Manche Ausbrüche waren relativ schwach, andere konnten tödlich sein. 1808 wurde Glasgow von einer schweren Epidemie heimgesucht:

«Nie zuvor war die Krankheit dort annähernd so tödlich, und seit der Pest hat keine Infektionskrankheit, nicht mal die Pocken selbst, die Begräbnisregister so sehr gefüllt wie die Masern im Mai und Juni.»

Auch im 19. Jahrhundert forderten die Masern zahlreiche Opfer. Die unterschiedliche Schwere der Krankheit hing damals wohl vor allem vom allgemeinen Gesundheitszustand, dem Lebensstandard, der Ernährung und dem Alter der Infizierten ab und nicht von möglichen Unterschieden in der Bösartigkeit der Krankheit.

INVASION DER „NEUEN WELT"

Vor dem Eintreffen der Europäer gab es in Amerika keine Masern. In Bezug auf die einheimische Bevölkerung wird die Eroberung der „Neuen Welt" oft als eine der größten Katastrophen aller Zeiten bezeichnet. Von geschätzten 50 bis 100 Millionen Ureinwohnern vor Kolumbus' Ankunft im Jahre 1492 überlebte vielleicht gerade mal ein Zehntel den Einfall der Europäer. Historiker haben die möglichen Gründe für diese Massenvernichtung diskutiert. Einige schoben es auf die Gewalttätigkeit der Eroberer, andere auf den anschließenden gesellschaftlichen und wirtschaftlichen Zusammenbruch. Heute stimmen die meisten darin überein, dass in der Zeit nach Kolumbus weniger die Waffen für die Auslöschung so vieler Menschen verantwortlich waren als vielmehr die fremden Krankheitserreger.

Neben den Pocken (siehe Seiten 128–139) gehörten die Masern zu den Haupttodesursachen bei den Ureinwohnern, die keinerlei Abwehrkräfte gegen diese „neuen" Krankheiten besaßen. Alle Altersgruppen waren betroffen. Junge Erwachsene traf es besonders stark. Dadurch fiel ein Teil der Bevölkerung weg, der für Versorgung und Schutz von entscheidender Bedeutung war. Die Folgen waren Hilflosigkeit und Verzweiflung. Die meisten Europäer waren dagegen mehr oder weniger immun gegen Masern und Pocken und somit den Einheimischen nicht nur durch ihre Waffen überlegen.

AUSBREITUNG NACH WESTEN

Im späten 17. und 18. Jahrhundert entwickelten sich die Masern zu einer der häufigsten Todesursachen an der Ostküste Nordamerikas. Nach demselben Muster wie in der „Alten Welt" verliefen die Epidemien oft leicht, mitunter aber auch heftig und zerstörerisch. In größeren Städten erreichten sie alle zwei oder drei Jahre epidemische Ausmaße. In kleineren Städten und auf dem Land hatten die Ausbrüche eine größere räumliche Ausdehnung und verliefen etwas heftiger.

In Fairfield in New Jersey berichtete der Zeitzeuge Ephraim Harris im Jahr 1759:

> «Der Herr sandte den Engel der Zerstörung durch diesen Ort und nahm in kürzester Zeit viele unserer Freunde zu sich in die Ewigkeit; kein Haus blieb verschont, keiner Familie das Unheil erspart. Es war so schrecklich, dass alle Ohren klangen und alle Herzen bluteten.»

Im 19. Jahrhundert breiteten sich mit der Besiedlung neuer Gebiete im Westen der USA auch die Masern nach Westen aus. Zu einem der schwersten Ausbrüche kam es während des Amerikanischen Bürgerkriegs (1861–1865). Damals starben wahrscheinlich viele Tausend Soldaten auf beiden Seiten an der Krankheit.

VORDRINGEN IN FAST ALLE ECKEN DER WELT

Im Laufe des 19. und zu Beginn des 20. Jahrhunderts brachten Entdecker und Reisende die Masern auch in die abgelegensten Gegenden. Die Färöer-Inseln, Island, Alaska, Australien, Neuseeland, Hawaii, Samoa, die Fidschiinseln und andere Inseln im Pazifik erlebten oft schwere Epidemien. Manchmal, wenn die Bevölkerung zum ersten Mal mit Masern in Berührung kam, waren die Opferzahlen enorm. Zwei der am besten dokumentierten Fälle waren die Epidemie von 1846 auf den Färöern und die auf den Fidschiinseln 1875.

VERZWEIFLUNG AUF DEN FIDSCHIINSELN

Der deutsche Arzt und Medizinhistoriker August Hirsch (1817–1894) beschrieb die verheerende Masernepidemie von 1875 auf den Fidschiinseln folgendermaßen:

«Als die Epidemie vorangeschritten war …, hatten die Menschen, von Angst ergriffen, ihre Kranken verlassen … sie wählten sumpfige Gebiete für ihre Behausungen, und ob sie sich abgeschirmt in Hütten ohne Luftzufuhr aufhielten oder in die Flüsse drängten und den Höhepunkt der Krankheit im Wasser verbrachten, die Folgen waren gleichermaßen tödlich. Die übermäßige Sterblichkeit resultierte aus der panischen Angst vor dem rätselhaften Befall und der fehlenden Versorgung der Kranken …Tausende wurden aufgrund fehlender Nahrung und Fürsorge sowie von Ruhr und Lungenstau dahingerafft.»

August Hirsch, „Handbuch der historisch-geographischen Pathologie" (1883–1886)

1846 wurde der junge dänische Arzt Peter Ludwig Panum (1820–1885) auf die Färöer-Inseln – zwischen den Shetland-Inseln und Island gelegen – geschickt, um eine heftige Masernepidemie zu untersuchen. Zwar waren Masern dort schon einmal aufgetreten, aber dieses Mal befielen sie 6100 von insgesamt 7800 Bewohnern. Nur die über 65-Jährigen, die die Masernepidemie von 1781 durchgemacht hatten, blieben verschont. Panum erkannte damals, dass jeder, der die Masern einmal überstanden hat, bis zu seinem Lebensende immun dagegen ist.

Die Zahl der Toten auf den Färöern war noch relativ gering. Im Gegensatz dazu tötete die Epidemie 1875 auf den Fidschiinseln in gut drei Monaten wahrscheinlich ein Viertel der Gesamtbevölkerung. Die Krankheit wurde von der Königsfamilie auf der Rückreise von einem Staatsbesuch in Australien eingeschleppt. Der König von Fidschi, Ratu Seru Cakobau, hatte sich die Masern in Sydney zugezogen, befand sich aber bereits auf dem Weg der Besserung, als

«Liebe ist wie die Masern: Wir alle müssen durch sie hindurch.»

JEROME K. JEROME, „DIE MÜSSIGEN GEDANKEN EINES MÜSSIGEN" (1886)

das königliche Schiff „Dido" am 12. Januar 1875 im Hafen von Levuka, der Hauptstadt der Fidschiinseln, vor Anker ging. Seine beiden Söhne aber waren krank und zweifellos ansteckend.

Die „Dido" hisste nicht die gelbe Flagge, die eine Krankheit an Bord anzeigte, sodass keine Quarantäne verhängt wurde. In den folgenden zehn Tagen hatte die Königsfamilie zahlreiche Häuptlinge samt Familien und Gefolge zu Gast, die von entlegenen Inseln gekommen waren, um den König und seine Söhne zu Hause willkommen zu heißen. Als sie in ihre Heimat zurückkehrten, verbreiteten sich die Masern wie ein Lauffeuer über die Inseln. Bei dieser einen Epidemie starben etwa 40 000 Fidschianer von insgesamt 150 000. Manche führten diese enorme Sterblichkeitsrate darauf zurück, dass kleine Kinder mit hohem Fieber in kaltes Wasser getaucht wurden. Andere glaubten an Vergiftung, Verrat oder Hexerei. Auch die fehlende medizinische Hilfe für die Infizierten war ein Riesenproblem.

Gegen Ende des 19. Jahrhunderts waren die Masern in fast alle Ecken der Welt vorgedrungen und entwickelten sich zu einer allgegenwärtigen Infektionskrankheit. Zu den letzten von den Masern erfassten bewohnten Gebieten gehörten die entlegenen Gemeinden hoch im Norden. 1900 wurde Alaska von einer Masernepidemie überrollt, die 40 Prozent der eingeborenen Bevölkerung dahinraffte. Island wurde gleich mehrere Male geschlagen: 1846, 1882 und 1904. Die Masernwelle 1904 erreichte die Insel mit einem Walfängerschiff aus Norwegen. Nach einer Konfirmationsfeier in einer kleinen Kirche auf einem abgelegenen Fjord breitete sie sich rasend schnell aus. In der Kirche hatten sich viele Kinder aufgehalten sowie Erwachsene, die nicht immun waren. Auch im 20. Jahrhundert erlebte Island immer wieder Masernepidemien. Sie wurden von den 50er Jahren an durch den zunehmenden Luft-verkehr noch häufiger.

«LASST DIE MASERN ERINNERUNG WERDEN»

Die letzte große Masernepidemie in bis dahin „unberührtem Land" ereignete sich 1951 in Grönland. Ganze fünf von insgesamt 4262 Bewohnern im Südteil der Insel blieben von der Krankheit verschont. Zehn Jahre später entwickelten Wissenschaftler in den USA den ersten wirksamen Impfstoff. Die Suche hatte bereits Mitte des 18. Jahrhunderts begonnen, als der schottische Arzt Francis Home (1710–1801) versuchte, Kinder mit Wattetupfern, die mit frischem Blut von Masernkranken getränkt

MASERN – LEICHT ODER TÖDLICH

Über die Jahrhunderte wurden die Masernepidemien stets als „leicht" oder „tödlich" beschrieben. Jedes Jahr infizieren sich etwa 870.000 Menschen mit Masern, 207.000 starben daran. Tendenz steigend. Betroffen sind vor allem Kinder unter fünf Jahren in Entwicklungsländern. Die Gründe für die unterschiedlichen Sterblichkeitsraten sind vielschichtig, aber offensichtlich sind Kinder, die in ärmlichen und beengten Verhältnissen leben, an Unterernährung leiden und keinerlei medizinische Hilfe bekommen, besonders schwer betroffen. Verschlimmert sich der Zustand, kommt es oft zu Lungenentzündungen, Durchfall, Mittelohrentzündungen, Schädigungen am Nervensystem oder Gehirnentzündungen. Ein besonders hohes Sterberisiko haben unterernährte Kinder mit Durchfall. Die Krankheit kann außerdem akute Kwashiorkor (eine Form der Protein-Mangelernährung) verursachen und einen Vitamin-A-Mangel verstärken, was wiederum zu Blindheit führen kann. Verheerend können auch die Spätfolgen sein, die allerdings sehr selten auftreten: Die Masernviren können ins Gehirn wandern und dort sechs bis acht Jahre nach der akuten Infektion eine Entzündung auslösen (subkutane sklerosierende Panenzephalites), die unweigerlich zum Tod führt. Die Gründe für den starken Rückgang tödlicher Masernfälle in Europa und den USA seit Beginn des 20. Jahrhunderts – Jahrzehnte vor der Einführung der Impfung – sind nach wie vor ungeklärt. Sie liegen aber wohl in verbesserter Krankenversorgung, höherem Lebensstandard und besserer Ernährung.
In den letzten Jahren breitet sich die Krankheit wegen des zunehmend fehlenden Impfschutzes wieder aus.

waren, zu inokulieren. Anders als der erfolgreiche, von Edward Jenner (1749–1823) entwickelte Impfstoff gegen Pocken (siehe Seiten 128–129) setzte sich Homes Verfahren nicht durch. Der erste abgeschwächte Lebendimpfstoff gegen Masern konnte erst 1963 zugelassen werden.

Zu dieser Zeit ging die Sterblichkeit durch Masern in Amerika, Europa, Teilen Asiens und Ozeaniens schon zurück. Schätzungen zufolge war sie in den 40er Jahren, also 20 Jahre vor der Einführung des Impfstoffs, nur noch ein Zehntel so hoch wie um 1900. Mit der Einführung des Masernimpfstoffs, der heute immer mit einem Schutz gegen Mumps und Röteln – oft auch noch gegen Varizellen - kombiniert wird, wurde dieser Abwärtstrend beschleunigt. In den USA konnte ein Massenimpfprogramm, bekannt als „Make Measles a Memory"-Kampagne, die Masern praktisch ausrotten. Auch in vielen anderen Industrieländern konnten in der zweiten Hälfte des 20. Jahrhunderts groß angelegte Impfprogramme die Masern fast vollständig ausmerzen.

Doch wer damals glaubte, die Masern wären besiegt, wurde leider getäuscht. Zwischenzeitlich sah es nach einem Erfolg aus – in den Entwicklungsländern sank die Zahl der Infektionen durch das Impfprogramm der WHO und UNICEF von 1980 bis 2013 um über 95 %. Damals hätte niemand gedacht, dass gerade Vorbehalte gegen diese so wirksame Impfung zu einem Wiederaufflammen der Masern führen könnten. Vor allem in Europa gibt es viele Impfgegner – vermutlich weil die Schrecken der Krankheiten schon so lange zurückliegen und die Ansteckungsgefahr weit weg erscheint. Die Skepsis ist unbegründet, sind doch schwere Nebenwirkungen von Impfungen den meisten Studien zufolge extrem selten. So kommt es, dass die Masern heute weltweit wieder auf dem Vormarsch sind. Mehr als 870.000 Menschen haben sich 2019 infiziert – das ist der höchste Stand seit mehr als 20 Jahren. 207.000 Menschen starben laut WHO, vor allem Kinder unter fünf Jahren. Durch die Corona-Pandemie könnten die Zahlen noch weiter zunehmen, da viele Menschen die zweite, für die Immunität wichtige Impfung verpassen oder nicht wahrnehmen können. Mehrere Länder erleben wieder Masern-Epidemien, vor allem Entwicklungsländer wie die Demokratische Republik Kongo. Aber auch in Deutschland gibt es immer wieder Ausbrüche, zum Beispiel in Berlin. Daher schlägt die WHO Alarm, sie hat die Masern im Januar 2019 zur Bedrohung der globalen Gesundheit erklärt.

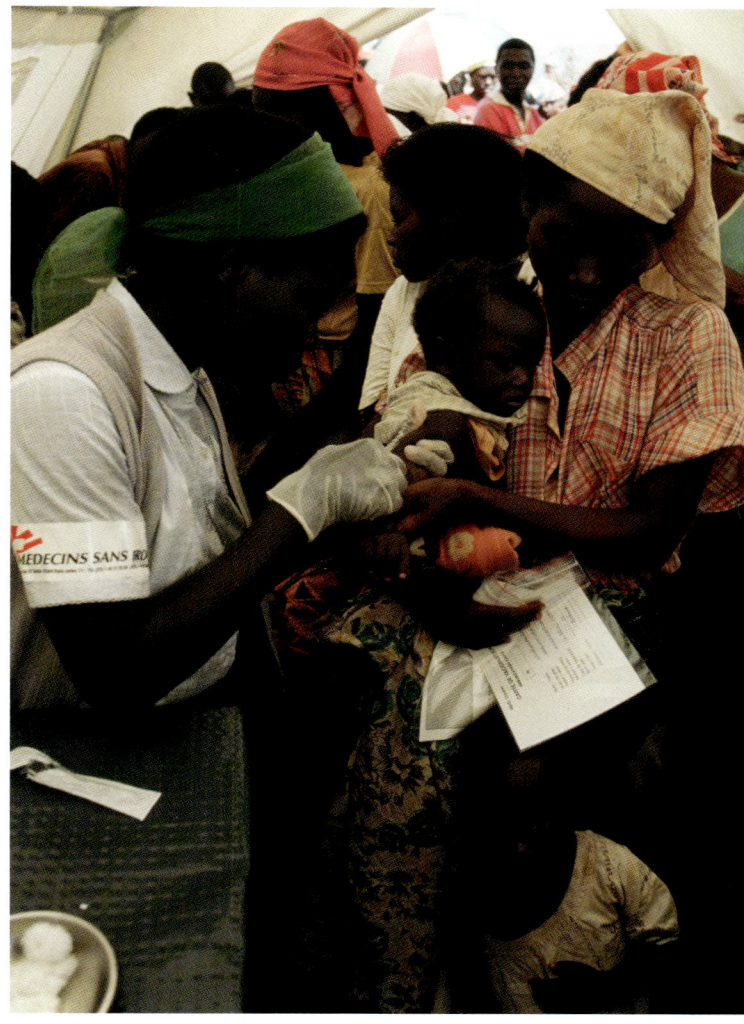

Ärzte ohne Grenzen. Medizinische Mitarbeiter impfen im Flüchtlingslager Benaco in Tansania Flüchtlinge aus Ruanda gegen die Masern, um 1994.

Ar-Razis Worte aus dem 10. Jahrhundert, die Masern wären „fürchterlicher" als die Pocken, treffen auch auf das 21. Jahrhundert zu. Die Pocken sind ausgerottet, bei den Masern sieht es derzeit nach dem Gegenteil aus - sie bringen wieder viel Leid über die Menschen.

GELBFIEBER

ist eine akute Virus-erkrankung, bei der die Betroffenen Gelbsucht

bekommen und schwarzes Blut erbrechen können. Besonders weit verbreitet war sie im Zeitalter der Entdeckungen. Vermutlich brachten Seeleute, Soldaten und Sklaven das Virus samt der Mücke, die es überträgt, aus Afrika nach Amerika. Einen Impfstoff gibt es seit den 30er Jahren, ein Heilmittel bisher noch nicht. Wie andere durch Mücken übertragene Krankheiten konnte auch das Gelbfieber bisher nicht ausgemerzt werden.

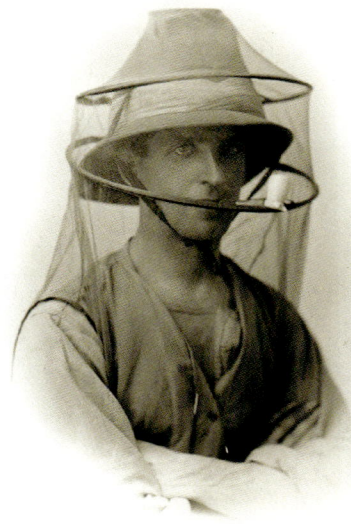

Mücken-Schutzkleidung wie dieses Netz war ein Mittel, um sich vor Krankheiten zu schützen, die durch Insekten übertragen werden. Heute ist die Impfung die wichtigste Maßnahme, um dem Gelbfieber zu entgehen.

In seiner „Naturgeschichte von Barbados" prägte Griffin Hughes 1750 den Begriff Gelbfieber. Er beschreibt das typische Gelb der Haut und der Augen der Infizierten. Die Krankheit kann unterschiedlich schwer verlaufen. Manchmal ist es eine leichte, kurze Erkrankung, im schlimmsten Fall greift sie Nieren und Leber an und verursacht Gelbsucht. 20 Prozent der schweren Fälle gehen tödlich aus.

Obwohl es Gelbfieber wahrscheinlich schon seit Jahrhunderten gibt, wurde erst 1900 endgültig bewiesen, dass es durch Mückenstiche, vor allem von Weibchen der Gattung *Aedes* (in Afrika und Südamerika) und *Haemagogus* (nur in Südamerika), übertragen wird. Erst in den 30er Jahren fand man heraus, dass es von einem Virus ausgelöst wird, das zur selben Familie gehört wie der Erreger des Dengue-Fiebers (siehe Seiten 152–155) – den Flaviviren.

„YELLOW JACK" UND SCHWARZES ERBROCHENES

In der Vergangenheit war Gelbfieber unter Seeleuten so verbreitet, dass Schiffe immer eine spezielle Quarantäneflagge, den „Yellow Jack", mit sich führten. Infizierte Schiffe wurden außerhalb der Häfen isoliert und mussten zur Warnung die gelbe Fahne hissen. Bis zu 40 Tage lang durfte niemand von Bord. Wer flüchtete, riskierte, von Polizei oder Bürgerwehr erschossen zu werden. Der „Yellow Jack" wurde ein so bekanntes Symbol für Gelbfieber, dass der Ausdruck auch oft als Spitzname für die Krankheit selbst verwendet wurde.

Während das Wort „gelb" im deutschen Namen für diese Krankheit das äußere Erscheinungsbild der Betroffenen wiedergibt, deutet der spanische Begriff für Gelbfieber, *vomito*

Zeitleiste

1647 Die erste überlieferte Gelbfieberepidemie wütet auf der Karibikinsel Barbados. John Winthrop (ca. 1587–1649), der Gouverneur der englischen Kolonie Massachusetts, nennt sie „Barbados-Krankheit".

Zum Schutz der Kolonie erlässt er die erste Quarantäne-Verordnung Nordamerikas.

1654–1655 Französische Soldaten sterben bei dem Versuch, die Karibikinsel St. Lucia einzunehmen, an Gelbfieber.

17.–19. Jahrhundert In Amerika, der Karibik und gelegentlich in Europa fordert das Gelbfieber zahlreiche Todesopfer.

1741 Der britische Admiral Edward Vernon (1684–1757) versucht, die spanischen

Festungen vor der Küste von Kolumbien einzunehmen, und verliert die Hälfte seiner Truppen durch Krankheiten, vor allem Gelbfieber.

1764 Erster überlieferter Fall von Gelbfieber in Westafrika.

1802–1803 Französische Truppen in Haiti werden vom Gelbfieber heimgesucht.

1878 Gelbfieberausbruch in den Tälern des Mississippi und des Ohio mit über 100 000 Infizierten und etwa 20 000 Toten.

1881 Der Kubaner Carlos Finlay (1833–1915) vermutet, dass Gelbfieber von Mücken übertragen wird.

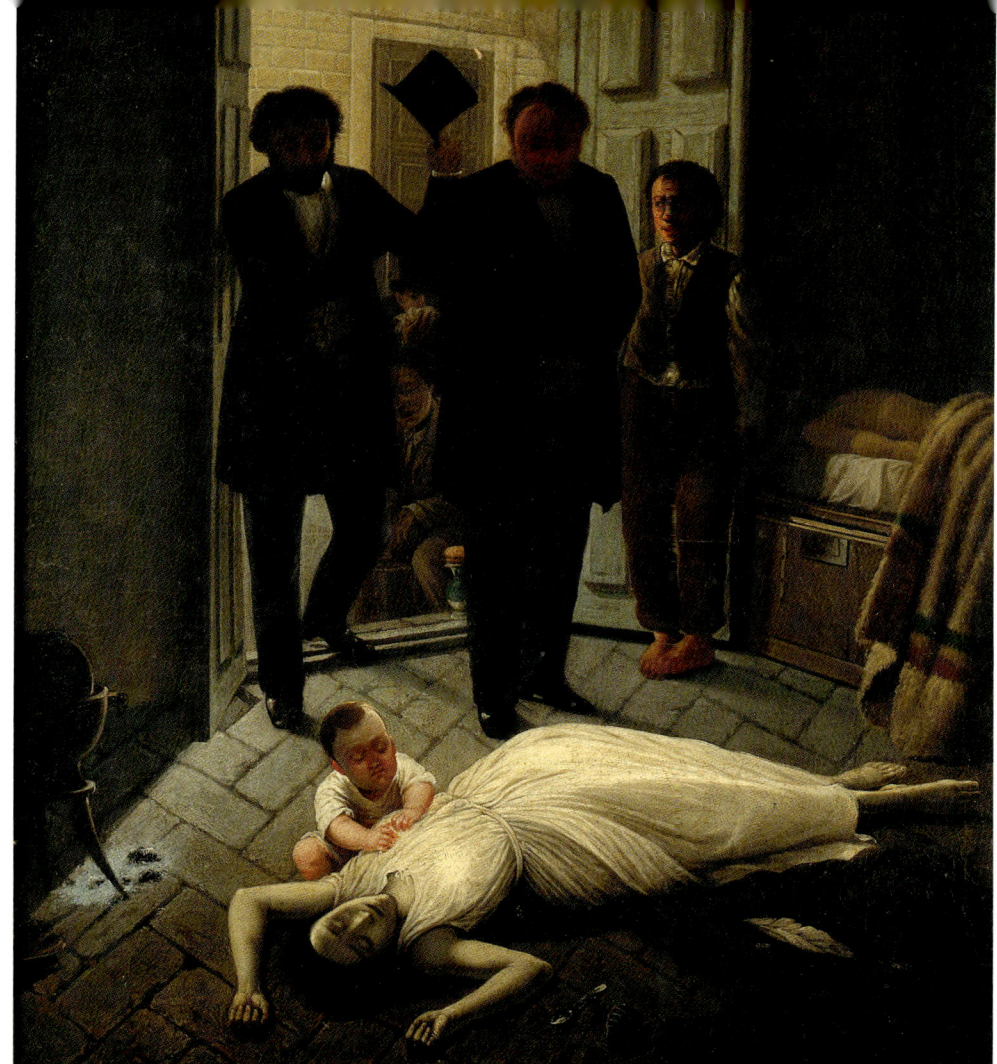

Gelbfieberopfer in Buenos Aires, Argentinien, 1901. Die lebensbedrohliche Virusinfektion, die durch Mücken übertragen wird, kommt vor allem in tropischen und subtropischen Ländern vor. Man spricht vom «Gelbfiebergürtel» (Länder, in denen Gelbfieber verbreitet ist), dieser erstreckt sich über 47 tropische bzw. subtropische Länder in Afrika sowie Mittel- und Südamerika.

negro, auf ein zweites Symptom hin: das „schwarze Erbrochene", eine Folge starker Blutungen, vor allem im Magen und im Verdauungstrakt, aber auch aus Augen, Nase, Zahnfleisch und Mastdarm.

In einem Brief beschreibt ein Mann 1897 die letzten Stunden seiner Nichte:

> «...das Schlimmste und Furchtbarste für mich war das „schwarze Erbrochene", das ich noch nie zuvor gesehen hatte. Am Dienstagabend war es schon schwarz wie Tinte und kam mit fürchterlicher Gewalt heraus. Mein Gesicht und meine

1897 Der britische Arzt Ronald Ross (1857–1932) entdeckt, dass Malaria von Mücken übertragen wird.

1900 Die britischen Ärzte Herbert Durham (1866–1945) und Walter Myers (1872–1901) vermuten wie Finlay, dass Mücken das Gelbfieber übertragen.

1900 Walter Reed (1851–1902), Arzt in der US-Armee, führt mit seinen Mitarbeitern Versuche in der Stadt Havanna auf Kuba durch. Er kann beweisen, dass Gelbfieber von Mücken übertragen wird.

1901–1902 Unter Leitung des amerikanischer Militärarztes William Gorgas (1854–1920) gelingt es, die Brutstätten der Mücken in Havanna zu zerstören und die Stadt so vom Gelbfieber zu befreien.

1903–1908 Der brasilianische Arzt Oswaldo Cruz (1872–1917) bekämpft das Gelbfieber in Brasilien mit Anti-Mücken-Kampagnen.

1905 Letzte große Gelbfieberepidemie in den USA.
1914 Nach großen

Anstrengungen, die Mücken aus der Gegend zu vertreiben, wird der Panamakanal eröffnet.

1926 Die erste große Epidemie unter den Bewohnern Westafrikas bricht in der britischen Kolonie Goldküste, dem heutigen Ghana, aus.

[Fortsetzung auf Seite 148]

Hände waren voll davon, aber ich musste ihr beistehen und sie halten. Es ist einfach zu schrecklich, um mehr darüber zu schreiben ...»

AUF SKLAVENSCHIFFEN NACH AMERIKA

Wie bei vielen Krankheiten lässt es sich auch bei Gelbfieber schwer sagen, seit wann es die Menschheit heimsucht. Möglicherweise war es jahrtausendelang eine unter Affen im afrikanischen und vielleicht südamerikanischen Regenwald verbreitete Krankheit. Als vor langer Zeit Menschen in den Dschungel vordrangen, begannen die Gelbfieber übertragenden Mücken, sich auch von menschlichem Blut zu ernähren.

> «Nur über eine Sache waren sich seit fast 200 Jahren fast alle ... einig: Wenn die Bewohner einer Stadt anfangen, gelb zu werden, zu keuchen und schwarzes Blut zu erbrechen, zu Dutzenden, zu Hunderten, jeden Tag – dann ist es das einzig Richtige, sich aufzumachen und die Stadt zu verlassen.»

PAUL DE KRUIF, „MIKROBENJÄGER" (1926)

Die erste überlieferte Epidemie ereignete sich im 17. Jahrhundert in der Karibik und in Amerika. Manche Historiker vermuten, dass das Gelbfieber mit der Gelbfiebermücke auf Sklavenschiffen aus Afrika nach Nordamerika gelangte, wo es unter den europäischen Siedlern und den Ureinwohnern wütete.

1647 tauchte Gelbfieber auf Barbados auf. 5000 Menschen starben. Im Jahr darauf suchte die Krankheit Kuba und die mexikanische Halbinsel Yucatán heim. Von da an war sie ein regelmäßiger Gast in den amerikanischen Häfen und Städten von Québec im Norden bis nach Rio de Janeiro im Süden. Aufgrund ihres Handels mit den karibischen Inseln wurde besonders Philadelphia zur Brutstätte der Krankheit. 1793 starben dort etwa 4000 bis 5000 Menschen – ein Zehntel der Stadtbevölkerung – bei einer einzigen Epidemie. Etwa genau so viele flüchteten in Panik.

Im folgenden Jahrhundert wurden neben Philadelphia auch New Orleans, Savannah, Charleston und andere Städte in den USA wiederholt von Gelbfieberwellen erfasst.1853 starben in New Orleans so viele Menschen, dass es nicht genug Totengräber gab, um sie zu beerdigen. Auch europäische Häfen wie Lissabon, Saint Nazaire in Frankreich oder das walisische Swansea lernten das Gelbfieber kennen.

Zeitleiste

1927–1930er Jahre In Brasilien taucht das Gelbfieber zum wiederholten Mal auf. Der amerikanische Arzt Fred Soper (1893–1977) entschlüsselt den Dschungel- oder Wald-Kreislauf des Gelbfiebers, bei der Affen als Zwischenwirte fungieren.

1935–1937 Der aus Südafrika stammende US-Arzt und Bakteriologe Max Theiler (1899–1972) vom Rockefeller-Institut entwickelt den ersten wirksamen Impfstoff gegen Gelbfieber.

1939–1952 Nach umfangreichen Impfkampagnen verschwindet das Gelbfieber aus Französisch-Westafrika fast vollständig.

1960–1962 Äthiopien erlebt eine der schlimmsten Gelbfieberepidemien des 20. Jahrhunderts mit Tausenden von Toten.

1986–1991 Schwere Gelbfieberepidemie in Nigeria mit fast 20 000 Betroffenen und über 4000 Todesopfern. Fortan verzeichnet man eine rasche Zunahme der Krankheit in Teilen der afrikanischen Tropen und Subtropen sowie in Südamerika.

1980er Jahre Die Fälle von Gelbfieber häufen sich wieder, weswegen Gelbfieber oft auch als sich wieder ausbreitende Krankheit (engl. reemerging disease) bezeichnet wird.

2020 Die WHO schätzt, dass jährlich 200.000 Personen erkranken und 30.000 Personen an Gelbfieber sterben.

MÜCKEN, DRECK UND GRAUENHAFTE EXPERIMENTE

1900 wies der Armeearzt Walter Reed (1851–1902) in Havanna gemeinsam mit seinen Mitarbeitern James Carroll, Jesse Lazear und Aristides Agramonte nach, dass Gelbfieber durch Mücken übertragen wird. Carroll ließ sich von einer Mücke stechen, die vorher bei vier Gelbfieberkranken Blut gesaugt hatte. Er wurde schwer krank, erholte sich aber wieder. Lazear wurde auf einer Krankenstation gestochen und erkrankte ebenfalls. Sein Delirium war so heftig, dass ihn fünf Männer festhalten mussten, bevor er starb.

Um die Mückentheorie zu bestätigen, baute Reed eine Versuchsstation, die er zu Ehren des verstorbenen Arztes „Camp Lazear" nannte. Eine Gruppe von freiwilligen Versuchspersonen wurde mit Kleidung und Bettzeug voller Blut und Erbrochenem von Gelbfieberopfern in einem mückenfreien, aber dreckigen Gebäude untergebracht. Eine andere Gruppe wurde in einem sauberen Gebäude isoliert und dann von Mücken gestochen, die vorher Gelbfieberpatienten gestochen hatten. Diese Gruppe bekam Gelbfieber, die andere Gruppe blieb bei bester Gesundheit, lechzte aber nach frischer Luft.

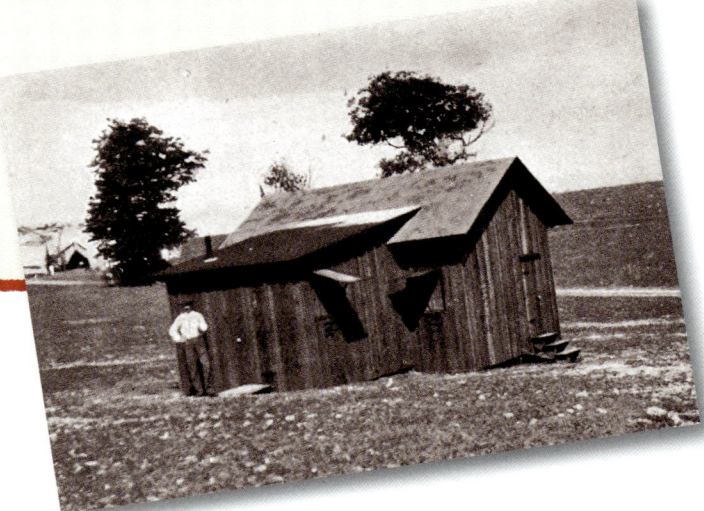

Im „Camp Lazear" führte Walter Reed seine Experimente durch, um zu beweisen, dass Gelbfieber nicht durch verunreinigte Kleidung übertragen wird.

DIE RÄTSELHAFTE „URSACHE"

Den Menschen in Nordamerika gab das Gelbfieber große Rätsel auf. Manche machten Dreck und faulige Gerüche dafür verantwortlich und verbrannten aromatische Kräuter in den Straßen. Andere hielten es für eine ansteckende Krankheit, die von Mensch zu Mensch übertragen wird. Für den einen Arzt waren „widerwärtige und fade" Austern die Ursache, für den anderen faulende Kaffeebohnen. Merkwürdigerweise schien das Gelbfieber vorwiegend Europäer zu befallen, besonders Neuankömmlinge, und galt weithin als „Fremdenkrankheit". Afrikanische Sklaven schienen immun zu sein, womöglich weil sie leichtere Formen der Krankheit in ihrer Kindheit durchgemacht hatten.

DIE ROLLE DER MÜCKE

In den frühen 1880er Jahren führte der kubanische Arzt Carlos Finlay (1833–1915) einige Experimente durch und erkannte, dass Gelbfieber durch Mücken übertragen wird. Andere hielten jedoch daran fest, dass Schmutz, verunreinigte Kleidung und Bettzeug oder vergiftete, aus stehenden Gewässern aufsteigende Luft die Ursache sind. Es sollte noch 20 Jahre dauern, bis Finlays Theorie bewiesen war.

Sowohl im kubanischen Unabhängigkeitskrieg (1895–1898) als auch im Spanisch-Amerikanischen Krieg (1898) verlor die US-Armee mehr Männer durch Krankheiten als durch Kampfhandlungen. Danach schickte man den amerikanischen Armeearzt Major Walter Reed (1851–1902) in die kubanische Hauptstadt Havanna. Er wurde zum Leiter der Gelbfieberkommission der US-Armee ernannt und sollte die Ursache der Krankheit erforschen. Trotz einer riesigen Säuberungsaktion, durchgeführt von dem Sanitätsoffizier William Crawford Gorgas (1854–1920), und einem allgemeinen Rückgang der Sterberate

Die Mücke, die Gelbfieber und Dengue-Fieber überträgt, *Aedes aegypti*, vermehrt sich in der Nähe menschlicher Siedlungen. Das Weibchen legt seine Eier in allen möglichen Wasserbehältern ab.
Allerdings sind Menschen im Grunde nur „Zufallsopfer" - der eigentliche Wirt des Virus sind Affen.

durch andere Krankheiten nahm die Anzahl der Gelbfiebertoten seltsamerweise wieder zu. Reed ging Hinweisen nach, insbesondere Carlos Finlays entscheidenden Beobachtungen zur Rolle von Mücken bei der Übertragung von Malaria (siehe Seiten 84–93), und bewies 1900, dass Gelbfieber durch den Stich von Mücken der Gattung *Aedes* (in Afrika und Südamerika) und *Haemagogus* (nur in Südamerika) (siehe Mücken, Dreck und grauenhafte Experimente, Seite 149) übertragen wird. Am 31. Dezember schrieb er seiner Frau:

«Seit zwanzig Jahren war es mein Gebet, dass es mir vergönnt sein möchte, etwas für die leidende Menschheit zu tun. Dieses Gebet ist erfüllt. Tausend Neujahrsgrüße …»

Tragischerweise starb Walter Reed kurz danach an einer Blinddarmentzündung.

Da man nun wusste, dass die Krankheit von Stechmücken übertragen wird, entwickelte man Strategien, um die Städte von den Insekten zu befreien. Die Art *Aedes aegypti* fühlt sich in der Nähe menschlicher Siedlungen wohl, und die Weibchen legen ihre Eier in stehendem Wasser ab. Also wurde Öl in Wasserbehälter gegossen, um das Wachstum der Larven zu behindern, Häuser abgeschirmt und mit dem Insektenvernichtungsmittel Pyrethrum eingesprüht, Gelbfieberpatienten abgeschottet und Krankenzimmer mückensicher gemacht.

Kurz nach Reeds Entdeckung führte Gorgas, der 1882 in Texas an Gelbfieber erkrankt war, überlebt hatte und nun immun war, in Havanna eine Ausrottungskampagne durch.

DIE WOGEN GLÄTTEN

«Der Panamakanal wurde mit dem Mikroskop ausgehoben.»
Ronald Ross (1857–1932)

Seit dem 16. Jahrhundert wünschten sich Seefahrer und Händler einen Kanal durch die 80 Kilometer breite Landenge von Panama, die den Atlantik mit dem Pazifik verband. Doch technische, finanzielle und politische Probleme, unwirtliche Bedingungen und tödliche Moskitos durchkreuzten die Pläne immer wieder.

1851 bis 1855 wurde eine Eisenbahnlinie durch die Panamaregion gebaut. Es heißt, für jede Schwelle sei dabei ein Arbeiter gestorben. Der französische Ingenieur Ferdinand de Lesseps (1805–1894) musste 1889 den ersten Versuch, einen Kanal durch die Landenge zu graben, aufgeben. Zehntausende Arbeiter starben, vor allem an Gelbfieber und Malaria.

Nach der Entdeckung der Gelbfiebermücke *Aedes aegypti* im Jahr 1900 ging der Sanitätsoffizier William Crawford Gorgas (1854–1920) daran, die Gegend von Mücken zu befreien. Er versuchte, Teiche und Sümpfe trockenzulegen, schüttete Öl auf offene Wasserflächen, um Eier und Larven abzutöten, baute eine Kanalisation und Krankenhäuser mit Schutzgittern an Türen und Fenstern und isolierte Gelbfieberpatienten in mückensicheren Räumen. Obwohl immer noch viele Arbeiter starben, hatte Gorgas das Gelbfieber 1906 erfolgreich aus der Region vertrieben. 1914 wurde der Panamakanal schließlich eröffnet und als eines der größten Wunder der modernen Technik gefeiert.

1901 war die Stadt frei von Gelbfieber. Weitere Anti-Mücken-Programme
wie jenes, das 1914 die Fertigstellung
des Panamakanals (siehe Die Wogen
glätten, links) ermöglichte, nährten die
Hoffnung, dass man die Krankheit ein
für alle Mal loswerden könnte.

HARTNÄCKIGE SEUCHE

In den 30er Jahren fand man heraus,
dass Gelbfieber eine Viruserkrankung
ist – die erste menschliche Krankheit,
die als solche erkannt wurde. Noch im
selben Jahrzehnt wurde ein Impfstoff
entwickelt. Die 40er Jahre brachten
mit dem Insektenbekämpfungsmittel
DDT eine weitere Waffe im Kampf
gegen Gelbfieber. Epidemien in den
Häfen auf beiden Seiten des Atlantiks
gingen zurück und Optimismus machte
sich breit. Schon 1929 war sich Paul de
Kruif (1890–1971) so sicher, dass er in
seinem Buch „Mikrobenjäger" schrieb:

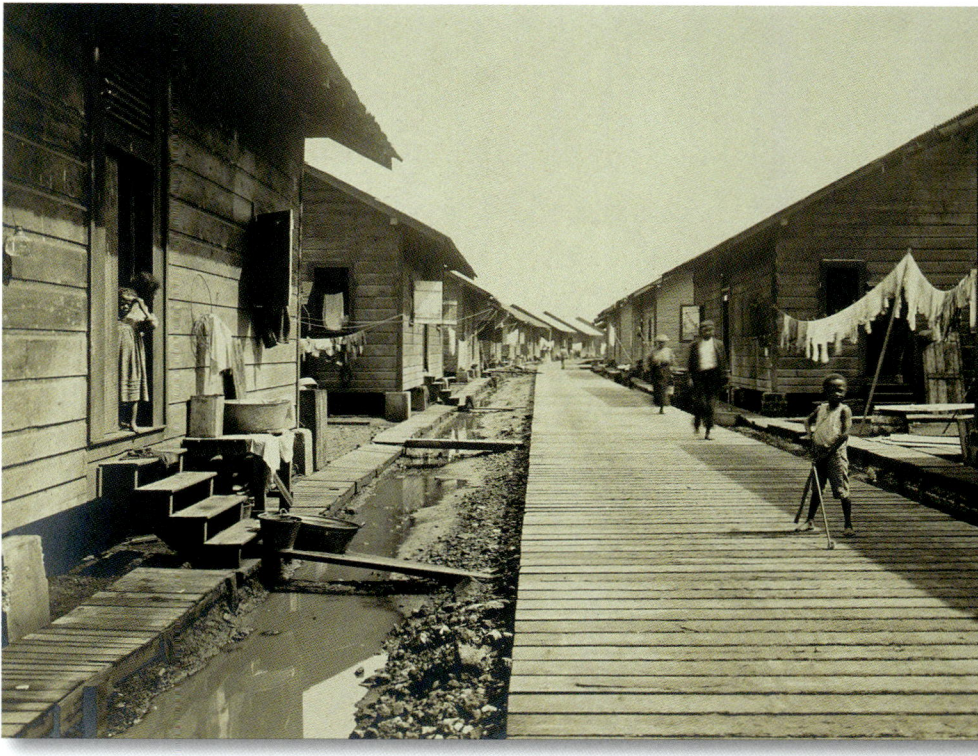

Die am Bau des Panamakanals
beteiligten Arbeiter wohnten
in Häusern wie auf diesem
Foto von 1910 abgebildet. Am
Anfang kamen viele von ihnen
durch Gelbfieber und andere
Krankheiten um, was den Bau
des Kanals zu einer langwieri-
gen und todbringenden Angele-
genheit machte.

> *«Es ist jetzt kaum noch genug von dem Gift des Gelbfiebers in der Welt vorhan-
> den, um damit die Spitzen von sechs Nadeln zu füllen … In ein paar Jahren wird
> vielleicht nicht ein Körnchen von diesem Gift auf der Erde zu finden sein. Es
> wird so vollständig ausgestorben sein wie die Dinosaurier …»*

Doch seine Freude war verfrüht. In den letzten Jahrzehnten trat das Gelbfieber wieder
öfter auf, vor allem in Teilen Afrikas sowie Süd- und Mittelamerikas, wo es noch un-
zählige Mücken gibt. Gelbfieber kommt in tropischen und subtropischen Gebieten in
Südamerika und Afrika vor. Ungefähr 600 Millionen Menschen leben in diesen Gebieten.
Tropenmediziner gehen jährlich von etwa 200.000 Gelbfieber-Erkrankungen und bis zu
60.000 Todesfällen weltweit aus. Etwa 90 Prozent davon sind in Afrika zu verzeichnen.
Die Dunkelziffer ist wahrscheinlich um einiges höher. Seltsamerweise ist aus Asien kein
Gelbfieberfall bekannt, obwohl der Überträger – die Gelbfiebermücke – dort in Massen
vorkommt.

Zu den Hauptgründen für das Wiederaufleben des Gelbfiebers gehört das Nachlassen der
Immunisierungsprogramme in vielen ärmeren Ländern. Das rasante Fortschreiten der
Verstädterung und eine fehlende systematische Bekämpfung der Mücken tragen ebenfalls dazu bei. Verdüstert wurden die Aussichten außerdem durch die Entdeckung von
neuen Überträgern (etwa von Mücken der Art *Haemagogus* in Südamerika) und der nicht
menschlichen Wirte, zum Beispiel Affen, in den Regenwäldern am Amazonas und in
Afrika. Sie stellen eine zunehmende Bedrohung dar, da die Menschen langsam in diese
bisher dünn besiedelten Regionen vordringen. Also bleibt Gelbfieber auch im 21. Jahrhundert ein Problem.

DENGUEFIEBER – auch als „Knochenbrecherfieber"

bekannt – ist eine Viruserkrankung, die durch den Stich weiblicher Mücken übertragen wird. Sie kann hohes Fieber, heftige Schmerzen und innere Blutungen verursachen. In der Vergangenheit löste Dengue weniger Angst aus als andere Krankheiten, aber mit dem Aufkommen des Hämorrhagischen Denguefiebers (DHF) hat sie sich in großen Teilen der Welt zu einem ernsten Gesundheitsproblem entwickelt.

Die Herkunft des Wortes „Dengue", gesprochen „dengi", ist unklar. Möglicherweise kommt es von dem Suaheli-Satz *ka dinga pepo*, der einen krampfartigen Anfall durch einen bösen Geist beschreibt. Es könnte aber auch eine Verballhornung des Wortes „Dandy" sein. Sklaven auf den Westindischen Inseln nannten die Krankheit „Dandy-Fieber", weil die Betroffenen unter starken Muskel- und Gelenkschmerzen litten und eine „dandyhafte" Art zu gehen an den Tag legten. Einer anderen Erklärung zufolge leitet sich das Wort vom spanischen *denguero* ab, was „geziert" oder „zimperlich" bedeutet und auf die Steifheit der Kranken anspielen könnte. Der amerikanische Arzt Benjamin Rush (1746–1813), einer der Unterzeichner der Unabhängigkeitserklärung, war der Erste, der die Krankheit beschrieb. Er gab ihr auch den Namen „Knochenbrecherfieber".

DIE QUALVOLLEN SYMPTOME

Benjamin Rush verfasste seine historische Beschreibung des „Knochenbrecherfiebers" nach einer Krankheitswelle im Jahr 1780:

> «Die Schmerzen, die mit diesem Fieber einhergingen, waren äußerst stark an Kopf, Rücken und Gelenken … die Kopfschmerzen traten mal am Hinterkopf, mal an den Augäpfeln auf … seine geläufigere Bezeichnung in allen Bevölkerungsschichten war ‹Knochenbrecherfieber›.»

Rush behandelte seine Patienten mit «dem sanften Brechmittel Brechweinstein», um den Magen zu entleeren. Er empfahl außerdem «eine großzügige Versorgung mit Opium, Austern, reichlich Porterbier und vorsichtige Leibesübungen im Freien». Bis heute gibt es kein Heilmittel für Denguefieber und auch keinen sicheren und wirksamen Impfstoff.

Zeitleiste

1780 Ausbruch des „Gallenfiebers" in der amerikanischen Stadt Philadelphia. Es wird später als Denguefieber identifiziert und 1789 von Benjamin Rush (1746–1813) als „Knochenbrecherfieber" bezeichnet.

1826–28 Schwerer Denguefieber-Ausbruch im Süden der USA und der Karibik, gefolgt von weiteren Ausbrüchen 1850–1851 und 1878–1880.

1906 Der australische Mediziner Thomas Bancroft (1860–1933) weist nach, dass Mücken der Art Aedes aegypti nicht nur Gelbfieber, sondern auch Denguefieber übertragen. Er vermutet, dass der Erreger, der zu klein ist, um ihn unter dem Mikroskop zu erkennen, weder ein Parasit noch ein Bakterium ist, und er hat Recht: Bei dem Virus handelt es sich um ein nur 40 bis 60 Nanometer großes RNA-Virus aus der Familie der Flaviviren.

1941–45 Während des Pazifikkriegs im Zweiten Weltkrieg ist Denguefieber ein großes Problem.

1945 In Louisiana kommt es zum letzten Ausbruch eines endemischen Denguefiebers auf dem Festland der USA.

50er Jahre In Süd- und Mittelamerika starten Programme zur Ausrottung des Denguefiebers und des Überträgers Aedes aegypti, vorwiegend unter Einsatz von DDT.

1953 Hämorrhagisches Denguefieber (DHF) wird auf den Philippinen erstmals identifiziert und zunächst Hämorrhagisches Philippinen-Fieber genannt. Später

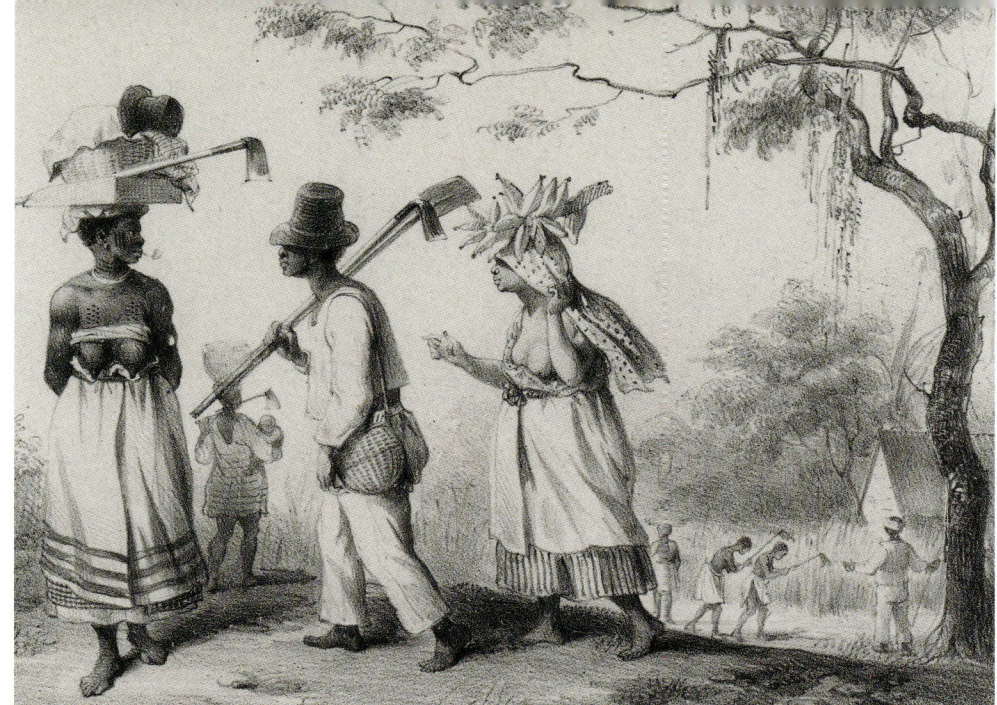

Sklaven auf dem Weg zur Arbeit in Surinam, ehemals Niederländisch-Guayana, um 1839. Möglicherweise wurde das Denguefieber durch infizierte afrikanische Sklaven auf die Westindischen Inseln und nach Amerika gebracht.

Die klassische Form des Denguefiebers ist verbunden mit plötzlichem Fieber, Erbrechen, Ausschlag, starken Kopfschmerzen, großen Schmerzen hinter den Augen und brennenden Gelenk- und Muskelschmerzen, besonders im unteren Rückenbereich. Es führt selten zum Tod, schwächt die Betroffenen aber sehr und macht sie *«ungewöhnlich niedergeschlagen»,* oft noch lange nach der Genesung.

DIE SUCHE NACH DEM ERREGER

Der Ursprung des Denguefiebers ist bis heute nicht geklärt. Möglicherweise stammt es aus Afrika und gelangte durch den Sklavenhandel auf die Westindischen Inseln und nach Amerika. Sein Hauptüberträger, die Mücke der Art *Aedes aegypti,* ist wahrscheinlich afrikanisch, aber als die Menschen begannen, die ganze Welt zu bereisen, konnte er sich auch in weit entfernten Gebieten festsetzen. Gegen Ende des 18. Jahrhunderts wüteten gleichzeitig Epidemien in Asien, Afrika und Nordamerika. Auch das gesamte folgende Jahrhundert hindurch gab es viele Ausbrüche des Denguefiebers, vor allem in tropischen

> «Ich pflegte zwei junge Damen, die ihre Krankheit und Schwäche tränenreich beklagten. Eine von beiden machte mir den ... Vorschlag, den Namen der Krankheit zu ändern und sie in ihrer gegenwärtigen Phase statt Knochenbrecher- Herzbrecherfieber zu nennen.»
>
> BENJAMIN RUSH (1746–1813)

wird es von der klassischen Form des Denguefiebers unterschieden und als eigene Krankheit erkannt.

1958 Das DHF sucht fünf Jahre lang die thailändische Hauptstadt Bangkok heim. Es

fordert über 10 000 Krankheitsfälle und 694 Todesopfer.

70er Jahre Denguefieber und DHF tauchen in anderen Teilen Asiens und im Südwestpazifik auf.
1981 Große DHF- und Denguefie-

ber-Epidemie auf Kuba, mit 344 000 Erkrankten und 158 Toten.

Ende 20./Anfang 21. Jahrhundert Schwere Denguefieber-Epidemien in vielen Teilen der Welt, darunter Vietnam (1987), Bra-

silien (2002) und Paraguay (2007).

2010 Seit 1960 haben sich die Zahlen der Dengue-Fieber-Infektionen verdreifigfacht.
2013 Wissenschaftler aus Oxford und Heidelberg berichteten

in der Zeitschrift Nature, dass sich viel mehr Menschen als vermutet - nämlich jährlich rund 390 Millionen Menschen mit dem Erreger des Dengue-Fiebers infizieren.

2015 Der erste Impfstoff „Dengvaxia" von Sanofi wird zugelassen. Er bietet jedoch keinen ausreichenden Schutz und verschlimmert die Symptome bei einer zweiten Infektion wesentlich.

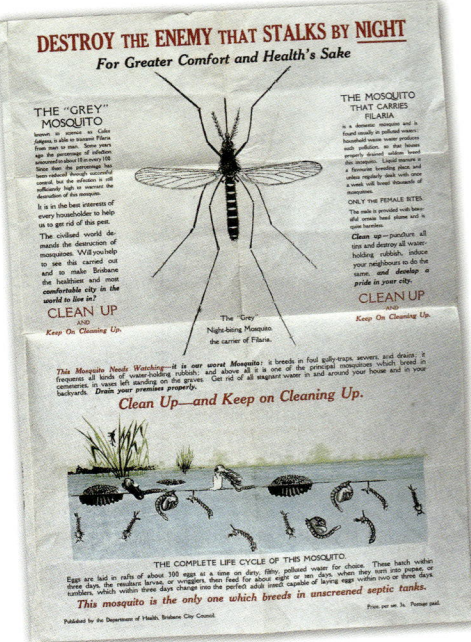

und subtropischen Gegenden, aber gelegentlich auch in den gemäßigten Zonen. Lange Zeit wusste niemand, wie die Krankheit übertragen wird. Erst nachdem man entdeckt hatte, dass Malaria und Gelbfieber durch Mücken übertragen werden, bewies der australische Arzt Thomas Lane Bancroft (1860–1933) im Jahr 1906 anhand seiner Experimente mit Freiwilligen, dass die Gelbfiebermücke *(Aedes aegypti)* auch für das Denguefieber verantwortlich ist. Jahrzehnte später wurde der Erreger als Virus entlarvt.

DIE SUCHE NACH EINER LÖSUNG

Als der Überträger gefunden war, machte sich Optimismus breit. Auf Kuba und am Panamakanal (siehe Seite 150) hatte man von Mücken übertragene Krankheiten praktisch ausgelöscht. Nun hoffte man, dass das auch in anderen Teilen der Welt funktionieren würde. In Amerika startete die Panamerikanische Gesundheitsorganisation in den 50er und 60er Jahren eine Kampagne zur Ausrottung von *Aedes aegypti.*

Oft kam dabei DDT zum Einsatz. Als man in den 60er Jahren erkannte, wie giftig es ist und dass die Mücken teilweise resistent dagegen wurden, verlor es seinen Ruf als Wunderwaffe. In den 70er Jahren ließ man einige der Anti-Mücken-Programme schleifen, und es wurde immer schwieriger, das Denguefieber in den Griff zu bekommen. Mit dem unkontrollierten Wachstum der Ballungsgebiete in den Entwicklungsländern – häufig ohne Wasserversorgungs- und Abwassersysteme – wurden ideale Voraussetzungen für die Verbreitung der Mücken und damit des Denguefiebers geschaffen.

Unzureichende medizinische Versorgung und ein marodes öffentliches Gesundheitswesen in den Ländern, wo das Denguefieber heimisch ist, sorgen für zusätzliche Schwierigkeiten. Auch der zunehmende Luftverkehr hat zur Verbreitung des Denguevirus und einer Vermischung der Subtypen und Arten beigetragen.

NEUE UND TÖDLICHE FORMEN DES FIEBERS

Zum Teil aus diesen Gründen kam es in den vergangenen Jahrzehnten zu einer dramatischen Ausbreitung des Denguefiebers, vor allem in Südostasien, im Pazifikraum, in der Karibik, in Südamerika sowie in Teilen Afrikas und des Nahen Ostens. In den späten 50er Jahren zählte man durchschnittlich 900 Krankheitsfälle pro Jahr, zum Ende des Jahrhunderts war es über eine halbe Million, nach Forschungen von Wissenschaftler aus Oxford und Heidelberg sollen es sogar rund 390 Millionen sein. Noch mehr Sorgen bereitet das Aufkommen tödlicherer Formen der Krankheit: Hämorrhagisches Denguefieber (DHF) und Dengue-Schock-Syndrom (DSS).

Die erste DHF-Epidemie wurde 1953 von den Philippinen gemeldet. Ein kleines, an Denguefieber erkranktes Kind begann unkontrollierbar zu bluten, und auch andere Kinder fielen dieser merkwürdigen neuen Krankheit zum Opfer.

Ein Plakat der australischen Gesundheitsbehörde von 1928 warnt vor Mücken. Ursprünglich war *Aedes aegypti* der Hauptüberträger von Denguefieber, doch heute ist in Asien *Aedes albopictus*, die Asiatische Tigermücke, für die Übertragung verantwortlich. 1985 erreichte sie Amerika, breitete sich rasant über den Osten der USA aus und nährte die Angst vor einem möglichen Wiederaufflammen des Denguefiebers in den USA. Auch in Deutschland kommt die Tigermücke inzwischen vor.

«Die Existenz des *albopictus* erhöht die Wahrscheinlichkeit dramatisch, dass exotische Viren in die Städte Amerikas eindringen … die Tigermücke wird sich überall Nahrung suchen, etwa bei Ratten, um sich dann umzudrehen und einen Menschen zu stechen.»

DUANE GUBLER, SPEZIALISTIN FÜR DENGUEFIEBER AN DER UNIVERSITÄT VON HAWAII

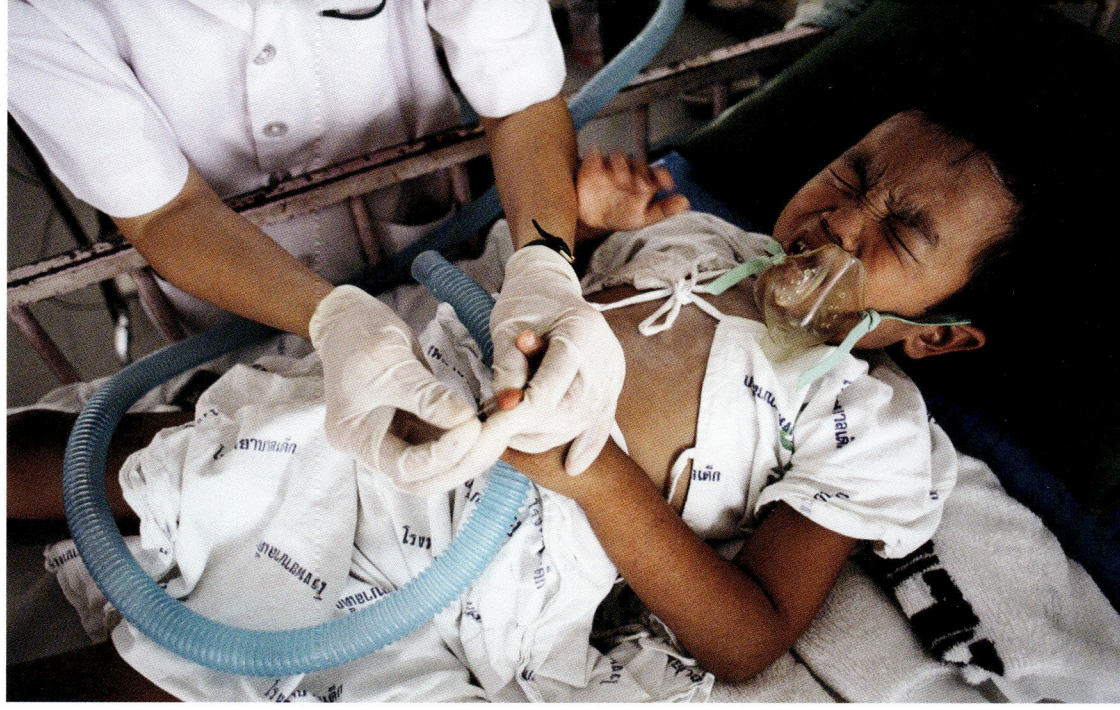

Im Jahr darauf fegte eine DHF-Epidemie über das Land und anschließend durch Thailand und andere Teile Asiens. 1981 gab es eine sechsmonatige Dengue-Welle in Havanna auf Kuba, der 158 Menschen zum Opfer fielen, darunter 51 Kinder. Weitere Ausbrüche wurden in Lateinamerika verzeichnet. Diese scheinbar neue Krankheit entstand wohl während des Zweiten Weltkriegs und danach in Südostasien und im Pazifik-raum, in Verbindung mit Truppen- und Flüchtlingsbewegungen und der Umweltzerstörung. Danach entwickelte sie sich in vielen tropischen und subtropischen Städten im Handumdrehen zu einem ernsten Gesundheitsproblem.

Inzwischen weiß man, dass es vier Dengue-Serotypen gibt. Infiziert sich ein Mensch mit einem zweiten Serotypen ist die Virenlast viel höher als bei der ersten Infektion. Ein Dengue-Hämorrhagisches Fieber (DHF) oder Dengue shock syndrome (DSS) kann entstehen. DHF und DSS sind beängstigende Formen des Denguefiebers. Dadurch vergrößern sich die Blutgefäßwände und es kann zu unkontrollierten Blutungen, Krämpfen und Anschwellen der Leber oder – im Falle der DSS – einen Kreislaufkollaps kommen. Gegenwärtig ist es eine der Hauptursachen für Klinikaufenthalte und den Tod kleiner Kinder in Südostasien. Ein Heilmittel gibt es nicht, aber bei guter medizinischer Versorgung und Flüssigkeitsausgleich kann man die Sterberate niedrig halten, etwa bei ein bis fünf Prozent, bei einzelnen Epidemien aber auch bis zu 15 Prozent.

DIE ZAHL DER OPFER NIMMT ZU

Die Weltgesundheitsorganisation schätzt, dass inzwischen die Hälfte der Weltbevölkerung der Gefahr einer Dengue-Infektion ausgesetzt ist. Inzwischen gibt es nicht nur Fälle in Afrika, Asien und Südamerika, sondern auch immer wieder in Europa. Hier ist der Dengue-Virus noch nicht heimisch, er wird jedoch regelmäßig bei Reisen in die Tropen eingeschleppt – und da auch in Europa die Tigermücke mittlerweile verbreitet ist, steigt das Risiko einer Infektion. Im 21. Jahrhundert wurden schon Milliarden Krankheitsfälle gemeldet, und jährlich gibt es Hunderttausende Fälle von DHF oder DSS. Denguefieber gilt heute als die am weitesten verbreitete von Mücken übertragene Krankheit.

Zurzeit gibt es nur einen Rat zur Vermeidung der Krankheit: den Körper bedeckt halten, Mückenstiche verhindern, mögliche Brutstätten beseitigen, in gefährdeten Regionen Insektenschutzmittel verwenden. Und daran denken, dass *Aedes aegypti* – anders als die Malariamücke, die vornehmlich nachts sticht – tagsüber aktiv ist, vor allem ein paar Stunden nach Sonnenaufgang und einige Stunden vor Sonnenuntergang.

Junge mit Hämorrhagischem Denguefieber im Kinderkrankenhaus von Bangkok in Thailand. In der Regenzeit, wenn überall das Wasser steht, infizieren sich viele Kinder mit Denguefieber. Ein Heilmittel gibt es nicht, aber die Todesrate kann durch medizinische Versorgung und intravenöse Flüssigkeitszufuhr niedrig gehalten werden.

TOLLWUT ist eine akute Viruserkrankung des zentralen Nervensystems, die über den Speichel infizierter Tiere übertragen wird.

Zwar gab es nie verheerende Epidemien wie bei Cholera oder Pest. Aber allein das Wort „Tollwut" beschwört sofort das Bild zähnefletschender Hunde herauf, die mit Schaum vor dem Mund wie wahnsinnig um sich beißen. Eine Infektion bedeutet fast immer den sicheren Tod. Obwohl es wirksame Impfstoffe gibt, ist die Tollwut in manchen Teilen der Welt bis heute eine ernste Bedrohung.

Im 23. Jahrhundert v. Chr. wurde im Babylonischen Reich der Kodex Eschnunna, eine Sammlung von Rechtstexten, verfasst. Er setzte die Geldstrafe fest, die der Besitzer eines „tollwütigen" Hundes zahlen musste, wenn dieser den Tod eines Menschen verursacht hatte. In der Regel waren es 40 Silberschekel, und wenn das Opfer ein Sklave war, 15 Schekel. Heute, im 21. Jahrhundert n. Chr., gibt es die unterschiedlichsten Vorschriften, um sicherzustellen, dass Haustiere geimpft oder in Quarantäne genommen werden, bevor sie in ein tollwutfreies Land einreisen. In den 4000 Jahren dazwischen versuchte man, die Tollwut zu verstehen, einzudämmen und zu vermeiden. Es ist eine Geschichte von Erkenntnissen und Sackgassen, herausragenden wissenschaftlichen Entdeckungen und weltweiter Angst.

TÖDLICHE HUNDEBISSE

In Mesopotamien, China, Indien, Griechenland und Rom kannte man die Folgen des Bisses eines tollwütigen Hundes nur zu gut. Es gab kein Heilmittel, und das Opfer hatte nicht die geringste Überlebenschance. Die Tollwut zählte zu den am leichtesten erkennbaren und am meisten gefürchteten Krankheiten der Antike. Aber warum wurden Hunde und andere Tiere überhaupt tollwütig? Römische und griechische Ärzte versuchten, die Tollwut irgendwie in ihre „Säftelehre" zu integrieren. Diese basierte auf der Vorstellung, dass der Körper aus vier Flüssigkeiten besteht: schwarzer Galle, gelber Galle, Schleim und Blut. Wenn diese sich im Gleichgewicht befanden, war der Mensch gesund, war das Gleichgewicht gestört, wurde er krank. Alles Mögliche konnte solch ein Ungleichgewicht verursachen. Tiere, so glaubte man, bekamen Tollwut, wenn die Mischung der Säfte durch Kälte, Hitze, Vergiftung, übermäßige Belastung oder das Fressen von Leichen

Zeitleiste

23. Jahrhundert v. Chr. Im babylonischen Eschnunna-Kodex wird die Tollwut erstmals erwähnt.

Um 420 v. Chr. Der griechische Philosoph Demo-krit (ca. 460–370 v. Chr.) erwähnt die Tollwut.

1. Jahrhundert n. Chr. Der römische Philosoph Celsus (25 v. Chr.–50 n. Chr.) beschreibt die Tollwut zum ersten Mal genauer.

Anfang 16. Jahrhundert Während der spanischen Eroberung Amerikas beschreibt ein Bischof, wie kleine Tiere Soldaten in die Zehen beißen, was deren Tod zur Folge hat. Möglicherweise wurden die Soldaten von tollwütigen Vampirfledermäusen gebissen.

1708 Erster genau dokumentierter Ausbruch der Hundetollwut in Italien.

1804 Der deutsche Wissenschaftler Georg Gottfried Zinke (gestorben

1813) veröffentlicht ein Büchlein über die Tollwut und führt Experimente durch, bei denen er die Krankheit von Tier auf Tier überträgt.

1885 Louis Pasteur (1822–1895) impft erfolgreich den jungen Joseph Meister, nachdem dieser von einem tollwütigen Hund angegriffen worden war.

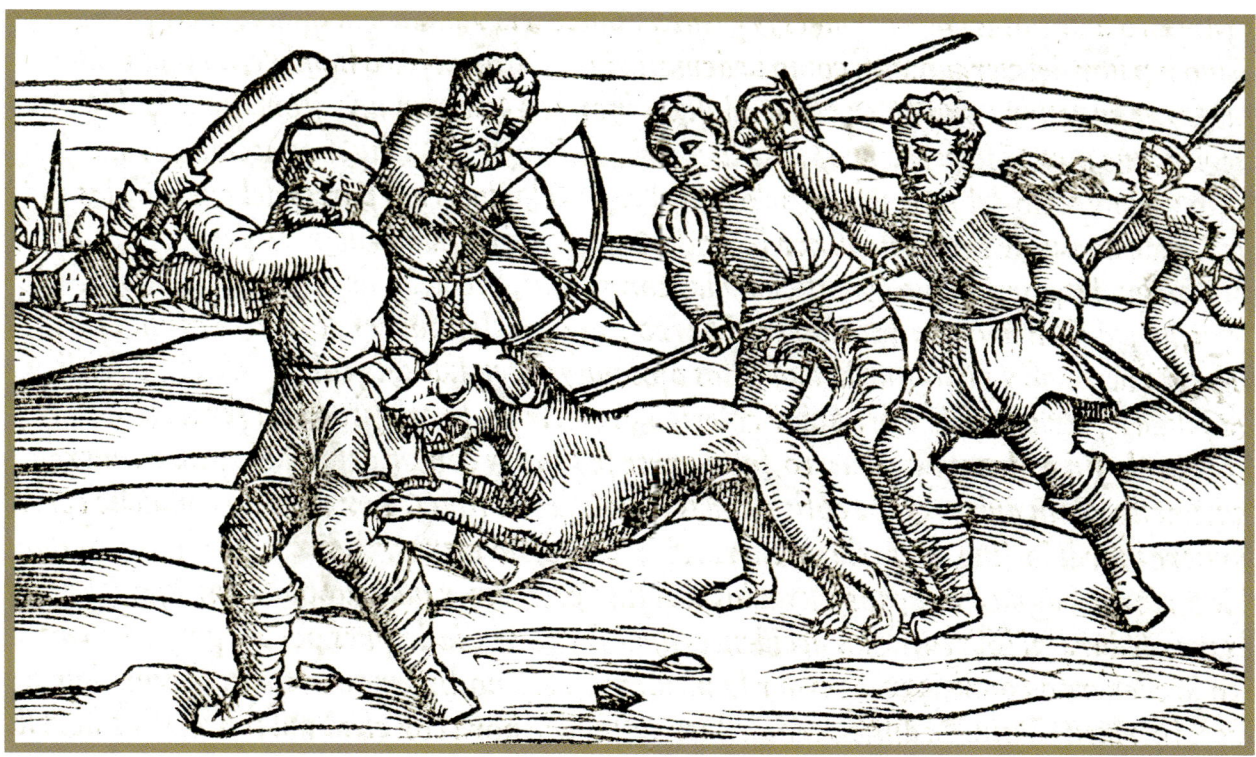

gestört wurde. Die nächste Frage war, wie durch den Biss eines tollwütigen Tieres die Krankheit auf den Menschen übertragen werden konnte.

Im 1. Jahrhundert n. Chr. verwendete der römische Philosoph und Schriftsteller Aulus Celsus (25 v. Chr.–50 n. Chr.) den Ausdruck „Virus" in Verbindung mit Hundebissen. Das lateinische *virus* bedeutet „etwas Schleimiges und Giftiges". Celsus vermutete, dass man nach dem Biss eines tollwütigen Hundes *«das Virus mit einem Schröpfglas herausziehen könnte»*. Er hatte schon das richtige Wort für die Infektion gefunden, doch erst im 20. Jahrhundert konnte man ein Virus – einen winzigen Mikroorganismus, der sich nur innerhalb anderer lebender Zellen vermehren kann – tatsächlich unter einem Elektronenmikroskop sehen.

Viele Jahrhunderte lang beherrschten die antiken Vorstellungen das Denken, verwirrten aber auch. Manche verorteten das Virus ganz richtig im „giftigen" Speichel eines toll-

Ein Holzschnitt aus dem Mittelalter zeigt, wie eine Gruppe von Menschen mit verschiedensten Waffen einen tollwütigen Hund zu töten versucht.

1922 Großbritannien wird für tollwutfrei erklärt.

30er Jahre Wissenschaftler sehen einen Zusammenhang zwischen Fledermausbissen und einer Form der Tollwut,

die zur Lähmung führt.

1996 Bei verschiedenen Flughund- und Fledermausarten Australiens wird ein neues Tollwutvirus entdeckt.

1999 Die Schweiz ist tollwutfrei, gefolgt von anderen europäischen Ländern.

2000 In Deutschland wurden seit 1977 fünf Fälle von Tollwut registriert

worden, von denen drei ihren Ursprung im Ausland hatten.

2006 Der letzte identifizierte Tollwutfall bei einem Wildtier (außer Fledermäusen)

tritt in Deutschland bei einem Fuchs auf.

2007 Der Welt-Tollwuttag am 8. September soll das Bewusstsein für Tollwut schärfen und

Mittel bereitstellen, um sie zu bekämpfen.

2008 Die Weltorganisation für Tiergesundheit erklärt Deutschland für tollwutfrei.

2020 Nach einer Schätzung der WHO sterben jährlich 59.000 Menschen an Tollwut, davon 60 % in Asien und 36 % in Afrika.

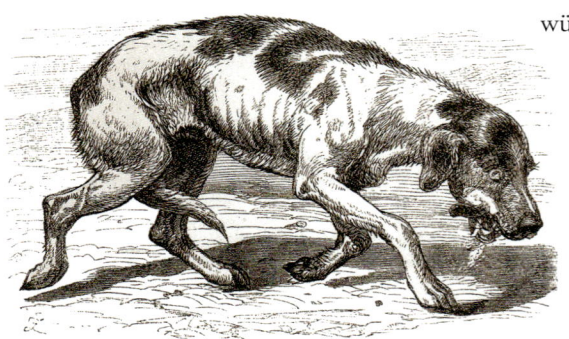

wütigen Tieres. 1735 schrieb ein unbekannter Autor im *London Magazine*, dass Tollwut durch *«winzige Partikel oder Animalcula, vermischt mit Speichel»* durch eine Wunde in den *«Nervensaft»* gelange und dass diese Partikel dann das Gehirn befielen. Andere bezweifelten, dass die Krankheit überhaupt physisch real war, und führten die tödlichen Symptome auf Einbildung und Angst zurück.

HEILEN ODER EINDÄMMEN

Die Ärzte suchten nach Möglichkeiten, diese furchtbare Plage zu heilen – durch Arzneien oder Entschlackung, Aderlass oder Ausbrennen der Wunden mit heißen Eisen, Baden im Meer, Elektroschocks oder den Verzehr der Leber tollwütiger Hunde. Alles vergeblich. In Korea wurden die Medikamente hauptsächlich aus Katzen hergestellt. Offensichtlich glaubte man, auf diese Weise das „Hundegift" neutralisieren zu können. Der französische Arzt Joseph-Ignace Guillotin (1738–1814), Namensgeber des gleichnamigen Enthauptungsapparates, wollte Versuche mit verurteilten Verbrechern durchführen. Sie sollten von tollwütigen Hunden gebissen werden und dann als Versuchsobjekte für verschiedene Heilmittel herhalten. Diese Idee wurde allerdings verworfen.

IMPFSTOFF AUS GETROCKNETEM RÜCKENMARK

Im Juli 1885 erfuhr die Geschichte der Tollwutbekämpfung durch ein Experiment des französischen Chemikers und Mikrobiologen Louis Pasteur (1822–1895) eine Wendung. Als Neunjähriger hatte Pasteur mit ansehen müssen, wie mehrere Bewohner seines Hei-

Tollwut im Endstadium, auf einer Zeichnung von 1872. Über die Jahrtausende gab es alle möglichen Vorschriften, um die Ausbreitung der Krankheit zu verhindern. In Großbritannien gab es Gesetze, die für sämtliche Hunde auf öffentlichen Plätzen Maulkörbe vorschrieben. Und die Polizisten hatten das Recht, jeden Hund ohne Maulkorb zu erschießen. Anderswo feilte man den Hunden die Zähne ab, um tiefe Bisswunden zu vermeiden.

KRÄMPFE, RASEREI UND ANGST VOR WASSER

Das englische Wort „Rabies" für Tollwut hat seinen Ursprung in antiken Sprachen. In Sanskrit bedeutet *rabhas* „Gewalt antun". Die Griechen verwendeten das Wort *lyssa* (Raserei). Das lateinische *rabere* bedeutet „toben" und das dazugehörige Adjektiv *rabidus* „fuchsteufelswild" oder „rasend". Auf Französisch heißt Tollwut *la rage.* All diese Ausdrücke beschreiben die Symptome dieser Krankheit treffend.

Erreger der Tollwut sind Viren der Gattung der Lyssaviren, welche im Speichel tollwütiger Tiere vorkommt. Es wird durch Beißen oder Lecken an Wunden übertragen. Von der Eintrittsstelle wandert es über die Nerven- oder Blutbahnen bis zum Gehirn und löst dort eine Entzün-

dung aus. Etwas später zeigen sich die Symptome. Die Inkubationszeit kann zwischen neun Tagen und zwei Jahren dauern, meist sind es aber ein bis drei Monate. Die Infizierten scheinen tatsächlich „wahnsinnig" zu werden. Sie haben Schaum vor dem Mund, da sie nicht mehr schlucken können, werden wild und aggressiv, leiden an Anfällen, Wahnvorstellungen und unerträglichem Durst. Doch jeder Trinkversuch scheitert an starken Muskelkrämpfen in der Kehle. Trotz ihres verzweifelten Verlangens nach Wasser kann Tollwutkranke der bloße Anblick in Panik versetzen, dann folgen Delirium und Krämpfe. Im Mittelalter nannte man die Krankheit auch „Hydrophobie" („Angst vor Wasser"). Am Ende fällt das Opfer ins Koma und stirbt, häufig an Atemlähmung. Nur eine Handvoll Menschen soll die Tollwut nach Einsetzen der Symptome überlebt haben. Bei ihnen blieben jedoch schwerste Gehirnschäden zurück.

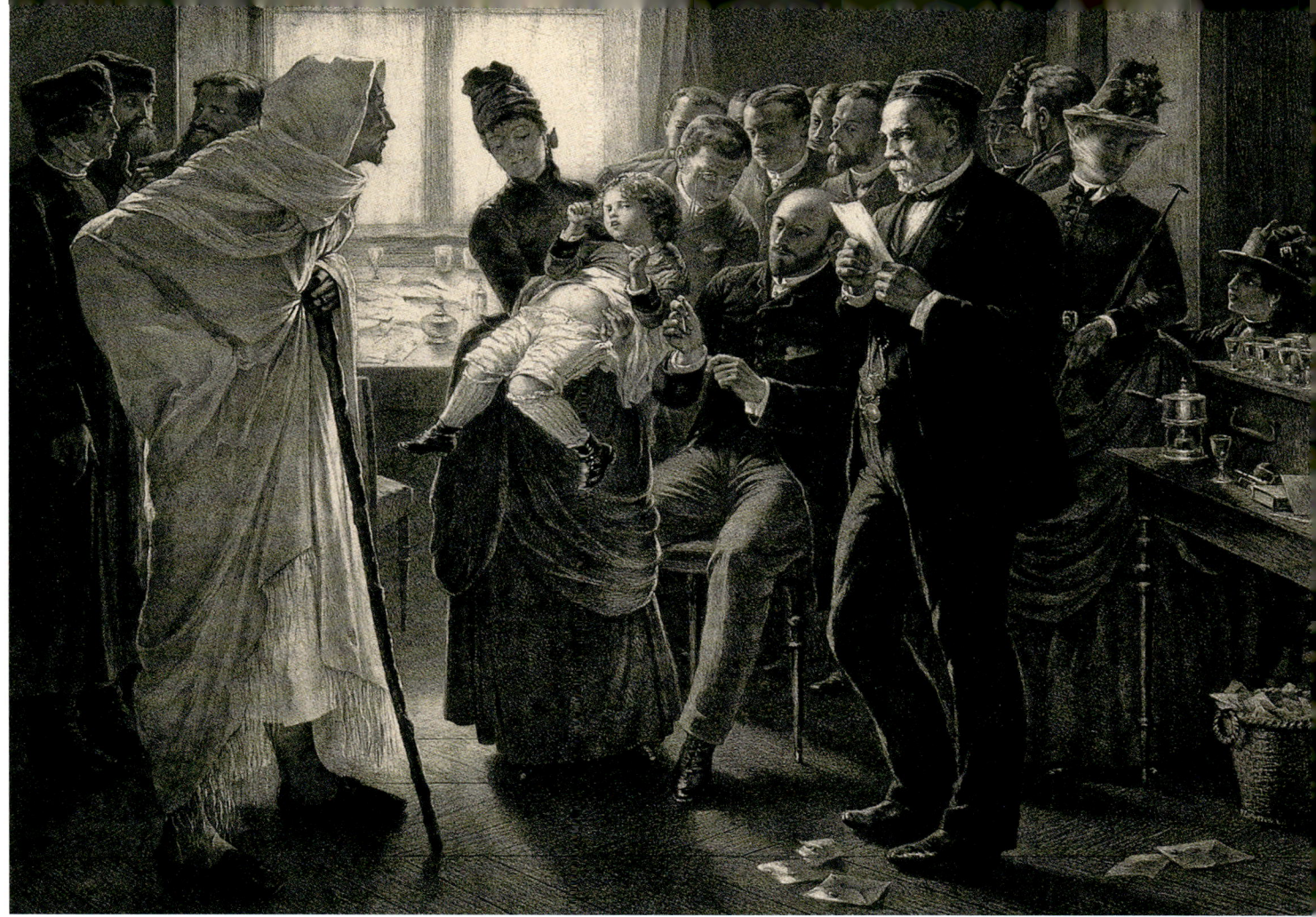

matdorfes im Französischen Jura von einem tollwütigen Wolf verstümmelt und getötet
wurden. Seine Angst vor Tollwut, die er mit Millionen Menschen teilte, ließ ihn seither
nicht mehr los. 1885 war Pasteur ein Wissenschaftler mit internationalem Ruf. Er hatte
die alte Vorstellung von der „Spontanzeugung" (nach der etwa verdorbenes Fleisch aus
sich selbst Maden hervorbringen kann) widerlegt und sie durch die „Keimtheorie" (nach
der Erreger oder Keime dafür sorgen, dass das Fleisch verdirbt, und nicht umgekehrt)
ersetzt. Er hatte es geschafft, Mikroben in der Milch abzutöten („Pasteurisierung"), und
einen Impfstoff gegen Geflügelcholera und Milzbrand entwickelt. Aber eines wollte er
unbedingt noch schaffen: eine Behandlungsmöglichkeit für die Tollwut finden.

Nach Jahren mühsamer Arbeit entwickelte Pasteur
mit einem Forscherteam in Paris einen Impfstoff
aus dem getrockneten Rückenmark von Hasen.
Bei Hunden wirkte er. Aber würde er es auch beim
Menschen tun? Am 6. Juli 1885 wurde Joseph
Meister (1876–1940), ein übel zerbissener Junge
aus dem Elsass, zu Pasteur gebracht. Der Junge
schien dem Tod geweiht, also konnte Pasteur es riskieren. Er impfte ihn innerhalb von zehn Tagen 13
Mal. Dann hatte der Junge die Krankheit überstanden. Im Oktober desselben Jahres impfte Pasteur

«Da der Tod dieses Kindes unaus-
weichlich schien, beschloss ich, nicht
ohne tiefes und starkes Unbehagen, …
an Joseph Meister das Verfahren auszuprobieren, das bei Hunden stets funktioniert hatte.»

LOUIS PASTEUR ÜBER SEINE ENTSCHEIDUNG IM JULI 1885, SEINEN
IMPFSTOFF AN EINEM TOLLWUTOPFER AUSZUPROBIEREN

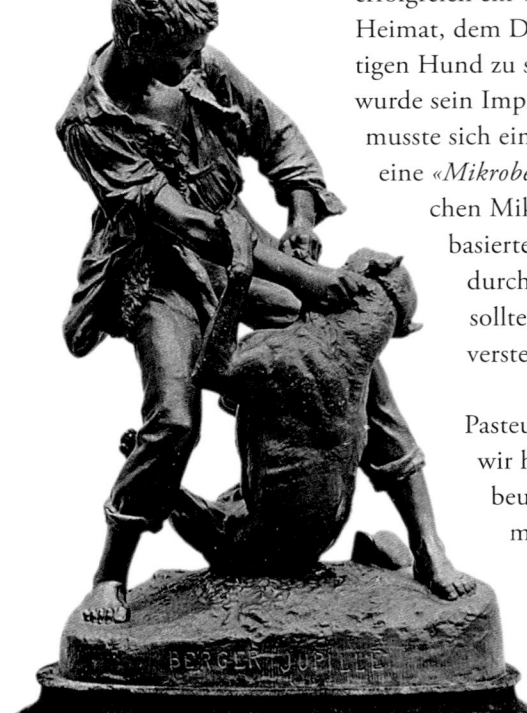

Diese Skulptur stellt Jean-Baptiste Jupille dar, der mit einem tollwütigen Hund kämpft. Der 15-jährige Schäfer war 1885 der zweite Mensch, der erfolgreich mit dem Tollwutimpfstoff des Bakteriologen Louis Pasteur behandelt wurde.

erfolgreich ein weiteres Kind: Jean-Baptiste Jupille. Der 15-jährige Schäfer aus Pasteurs Heimat, dem Département Jura, war bei dem Versuch, andere Kinder vor einem tollwütigen Hund zu schützen, heftig gebissen worden. Ungeachtet dieser anfänglichen Erfolge wurde sein Impfstoff von den Ärzten teilweise misstrauisch beäugt. Und selbst Pasteur musste sich eingestehen, dass er trotz seiner Vermutung, der Erreger der Tollwut sei eine «Mikrobe von ungeheurer Winzigkeit», die fragliche Mikrobe mit den damals üblichen Mikroskopen nicht sehen konnte. Seine Entdeckung eines Tollwutimpfstoffs basierte wie schon ein Jahrhundert zuvor die Entdeckung des Pockenimpfstoffs durch Edward Jenner (siehe Seite 128) auf Vermutungen und Versuchen. Es sollte noch viele Jahre dauern, bis Wissenschaftler das Tollwutvirus sehen und verstehen konnten.

Pasteurs Tollwutimpfstoff unterschied sich von den meisten Impfstoffen, die wir heute kennen. Er wurde nicht verabreicht, um der Krankheit vorzubeugen, sondern um sie zu heilen. Die lange Inkubationszeit der Tollwut machte es möglich, den Ausbruch der Krankheit noch nach dem Biss zu verhindern. 1886 konnten angeblich 35 von 38 russischen Bauern, die von tollwütigen Wölfen angefallen worden waren, durch Pasteurs Injektionen gerettet werden. Und das, obwohl sie erst die Zugreise nach Paris unternehmen mussten, um an den Impfstoff zu kommen.

1888 wurde in Paris das Institut Pasteur, ein Forschungszentrum zu Ehren des großen Mannes eröffnet. Joseph Meister wurde dort Hausmeister. Tragischerweise erschoss er sich 1940 nach der Besetzung Frankreichs durch die Deutschen. Er war verzweifelt darüber, dass er sie nicht davon hatte abhalten können, in die Krypta des Instituts vorzudringen, wo Pasteur begraben lag.

STRENGE REGELN FÜR HAUSTIERE

Pasteurs Impfstoff, den man später noch verbesserte, wurde ein Jahrhundert lang gegen die Tollwut eingesetzt. In jüngerer Zeit wurden jedoch sicherere und wirksamere Impfstoffe zur nachträglichen Behandlung entwickelt sowie ein vorbeugender Impfstoff für gefährdete Personen (z. B. Reisende oder Menschen, die in Risikogebieten leben). Es gibt auch einen Impfstoff für Hunde, Katzen, Schafe, Rinder und Pferde. Die Tollwutbekämpfung bei Haustieren war teilweise sehr erfolgreich. In Großbritannien beispielsweise gibt es seit 1922 keine Hundetollwut mehr. Andere Länder mit strengen Regeln für Haustiere und Kontrollen bei streunenden Tieren haben die Hundetollwut ebenfalls ausgerottet. Und auch die Fuchstollwut, die einst in weiten Teilen Europas verbreitet war, ist in den letzten Jahrzehnten stark zurückgegangen, seit ein Schluckimpfstoff eingesetzt wurde. Damit behandelte man Hühnerköpfe und legte sie auf dem Land aus.

Die WHO schätzt, dass weltweit jährlich 59.000 Menschen an Tollwut sterben, davon 60 % in Asien und 36 % in Afrika. Indien ist das Land mit den meisten Todesfällen. Die Impfung hat jedoch vielen Menschen großes Leid erspart: Weltweit werden jährlich mehr als 15 Millionen Menschen aufgrund des Verdachts einer Tollwutinfektion geimpft. So werden jedes Jahr statistisch etwa 327.000 tollwutbedingte Todesfälle verhindert. Weltweit werden jährlich Millionen Hunde geimpft. Nur in Teilen Afrikas und Asiens ist die Hundeimpfung nicht flächendeckend und der Übertragungskreislauf der Krankheit kann nicht durchbrochen werden.

Die Anzahl der infizierten und getöteten Menschen ist nach wie vor erschreckend hoch. Die meisten erkranken in Afrika und Teilen Asiens, hauptsächlich in Indien. Zu Todesfällen kommt es eigentlich nur noch, wenn nach einem Hundebiss kein Impfstoff zur Verfügung steht.

GEFAHR DURCH WILDE TIERE

Hunde und andere Haustiere können sich ihrerseits durch Bisse von wild lebenden Tieren wie Wölfen, Füchsen, Schakalen, Kojoten, Waschbären, Stinktieren und Mungos anstecken. Diese Tiere können aber auch direkt Menschen infizieren. So sterben in Südamerika heute mehr Menschen an Tollwut nach Wildtierbissen als nach Hundebissen. Auch Fledermäuse wie die australischen Flughunde oder die blutsaugenden Vampirfledermäuse Süd- und Mittelamerikas können das Tollwutvirus übertragen. Seit 1985 gibt es Fälle von Fledermaustollwut in Europa, den USA und Kanada. Die letzten in Nordamerika dokumentierten Todesfälle traten nach Bissen von Silberhaar-Fledermäusen auf.

Wie bei anderen Krankheiten mit wild lebenden Raubtieren als Wirt ist es nicht einfach, den Übertragungskreislauf zu unterbrechen. Wildtiere lassen sich an Grenzen nicht kontrollieren. Man kann nur dazu raten, sich von jedem Tier fernzuhalten, das sich irgendwie auffällig verhält. Besonders vor Flughunden und anderen Fledermäusen sollte man sich in Acht nehmen und nach einem Angriff oder Biss schnell den Arzt aufsuchen.

Stumme Tollwut
Nicht alle mit Tollwut infizierten Tiere zeigen die typischen Alarmsignale wie Schaum vor dem Maul und Wasserscheu. Eine Form der Krankheit, die man als „stumme Tollwut" bezeichnet, lässt das betroffene Tier oder den Menschen völlig teilnahmslos und unbeweglich werden. Um tollwütigen Tieren auszuweichen, muss man also auf jegliches seltsame Verhalten achten, denn sowohl die „rasende" als auch die „stumme" Form führt ohne Impfung fast immer zum Tod.

Eine Aufnahme des Pasteur-Instituts im indischen Kasauli im Jahr 1910 zeigt Patienten vor den Impfräumen. Obwohl das Krankenhaus Impfstoffe gegen alle möglichen Krankheiten bereitstellte, wurde es viele Jahre nur die „Klinik der tollwütigen Hunde" genannt, weil man hier die Tollwut behandelte.

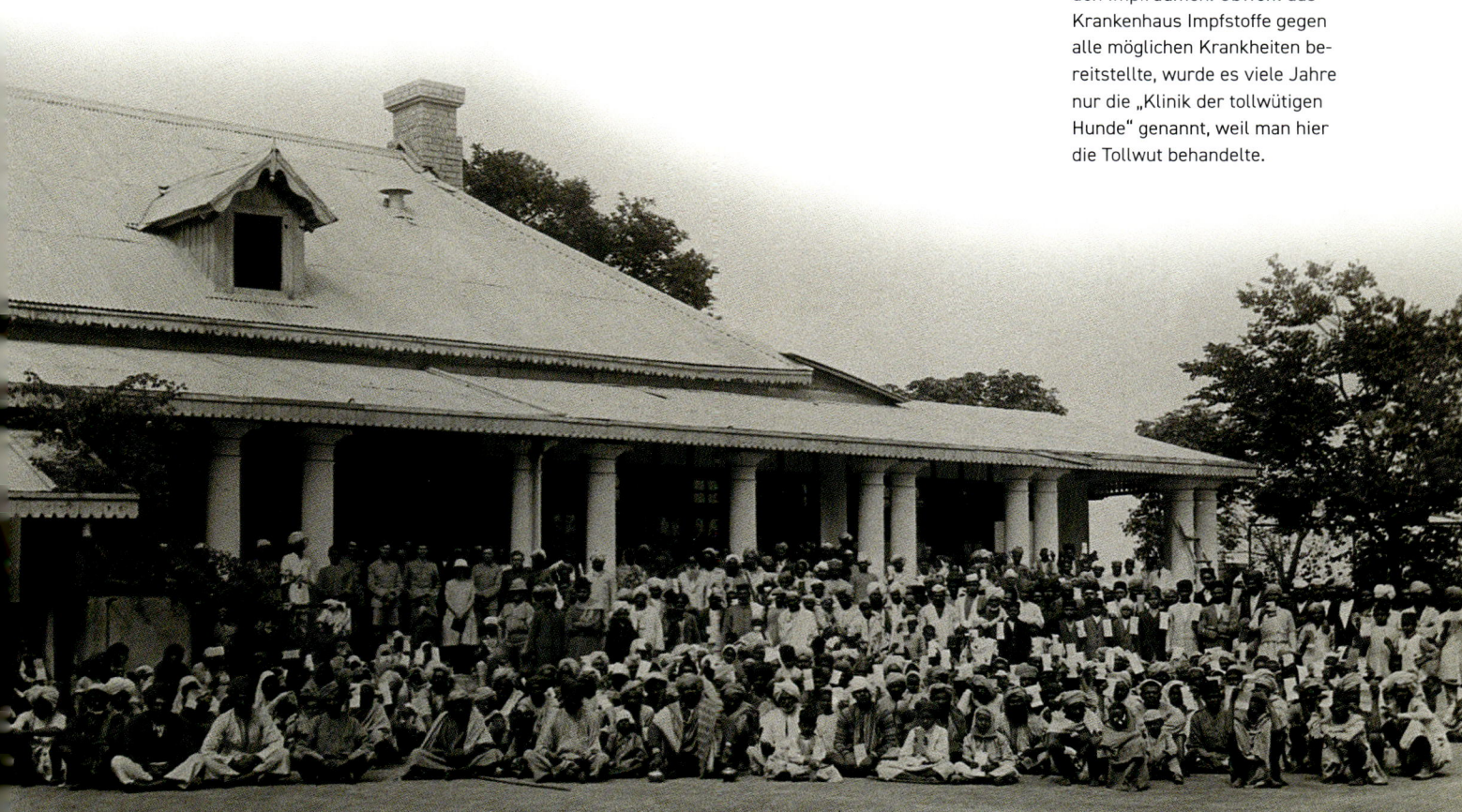

KINDERLÄHMUNG – oder Polio – ist

eine entsetzliche Krankheit, die im 20. Jahrhundert viele Menschen dauerhaft körperlich schädigte, vor allem Kinder. Der Erreger ist ein Virus, das durch ungewaschene Hände oder verunreinigte Lebensmittel und schmutziges Wasser übertragen wird. In den meisten Fällen löst das Virus eine leichte Krankheit aus, aber wenn es ins Zentralnervensystem vordringt, führt es zu Muskelabbau und Lähmungen. Der wissenschaftliche Begriff heißt Poliomyelitis, von griechisch *polios* („grau") und *myelos* („Substanz"), und bezieht sich auf die Entzündung der „grauen Substanz" im Rückenmark. Wahrscheinlich ist die Krankheit uralt. Doch erst Ende des 19. Jahrhunderts wurde sie gefährlich. Impfstoffe wurden Mitte des 20. Jahrhunderts entwickelt, Massenimpfungen senkten die Zahl der Kranken deutlich.

Im Sommer 1916 lag ein kleines New Yorker Mädchen krank im Bett. Es rang nach Luft und kämpfte um jeden Atemzug. Seine verzweifelten Eltern hatten keine Ahnung, was los war. Spätabends riefen sie den Arzt. Der nahm die Hand des Mädchens und fühlte den Puls. Es hatte Fieber, fantasierte und hatte offensichtlich starke Schmerzen. Mit der Zeit konnte es seine Beinchen nicht mehr fühlen oder bewegen. Schweißgebadet lag es da, teilnahmslos und dem Tode nah. Der Arzt ließ es in ein Krankenhaus bringen. Das Kind wurde als Notfall aufgenommen, weil es sämtliche Zeichen und Symptome einer Poliomyelitis oder Kinderlähmung zeigte. Das Mädchen gehörte zu den Tausenden Betroffenen der schlimmsten Kinderlähmungepidemie, die die Welt je sah. Sie fand 1916 bis 1917 in New York statt.

HILFLOSIGKEIT UND DRASTISCHE MASSNAHMEN

1916 ließ die Diagnose Kinderlähmung noch jede Hoffnung schwinden. Es gab keine Behandlungsmöglichkeiten und die Ursache war unbekannt. Viele Kinder starben, andere lagen monatelang im Krankenhaus. Außer zu warten und zu beobachten konnte man kaum etwas tun. 1917 zählte man in New York schon fast 9000 Fälle von Kinderläh-

Zeitleiste

1400 v. Chr. *Eine ägyptische Steinsäule zeigt einen jungen Priester mit einem verkürzten, missgebildeten Bein, wie es typisch ist für Kinderlähmung. Die Krankheit ist vielleicht schon so alt wie die Mensch-*

heit, doch gibt es kaum frühe Beschreibungen.

1789 *Der britische Chirurg und Apotheker Michael Underwood (1736–1820) verfasst die erste bekannte klinische Be-*

schreibung von Kinderlähmung und nennt sie „Schwäche der unteren Gliedmaßen".

1831–1835 *Auf der Insel St. Helena kommt es zu einem der ersten überlieferten Aus-*

brüche von Kinderlähmung. Kleinere Epidemien in England und den USA folgen.

1840 *Kinderlähmung wird vom deutschen Arzt Jakob von Heine (1800–1879) als*

eine einzige Krankheit erkannt. Er nennt sie „Spinale Kinderlähmung".

1890er Jahre bis Anfang 20. Jahrhundert *Weitere Epidemien in Skandinavien und den USA.*

1908–1909 *Der österreichische Biologe und Arzt Karl Landsteiner (1868–1943) zeigt, dass Kinderlähmung ansteckend ist, indem er einem Affen Flüssigkeit aus dem Rückenmark eines Polioopfers spritzt und*

dann das Virus erfolgreich auf einen anderen Affen überträgt.

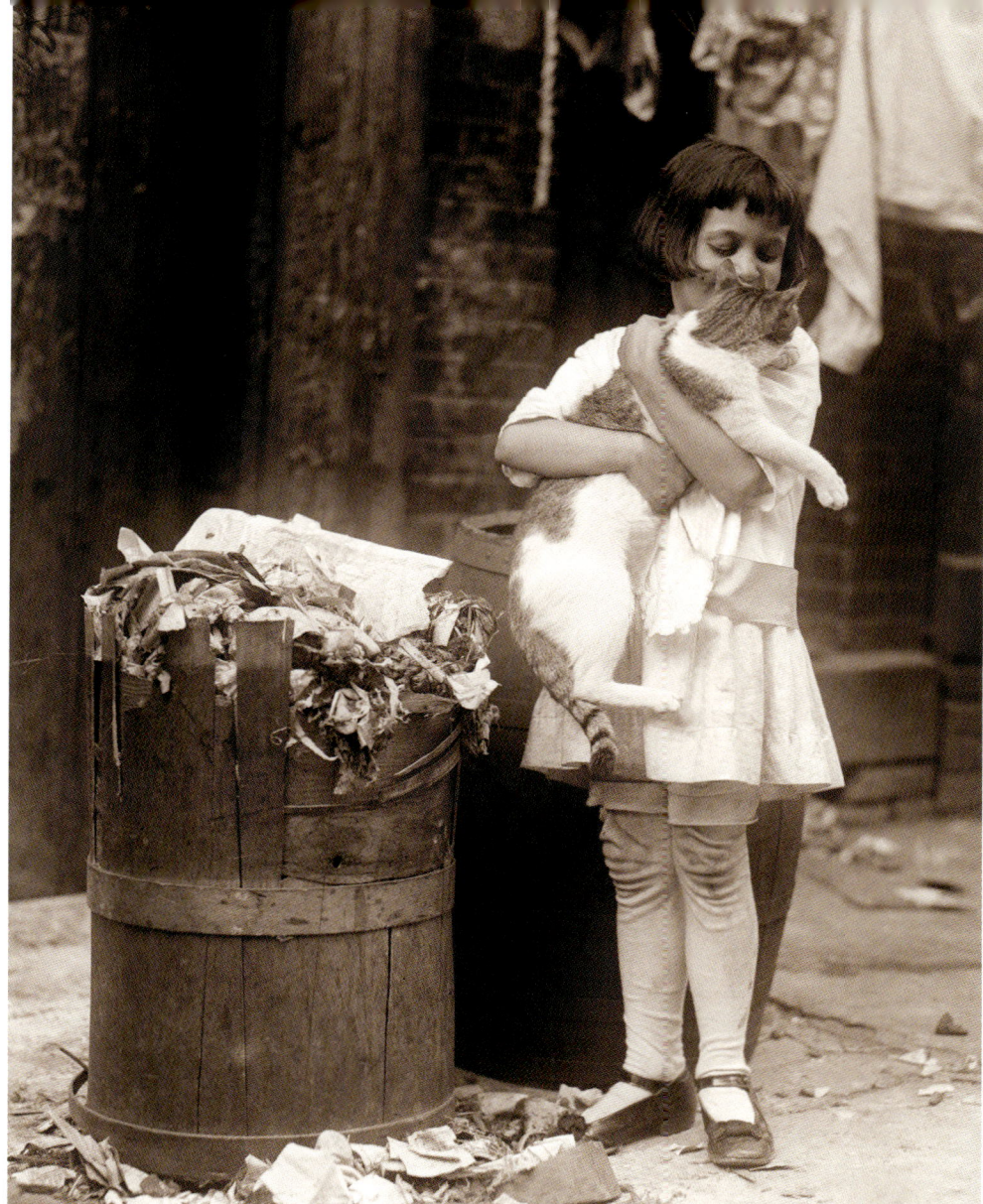

Dieses Bild sollte zeigen, wie Krankheiten wie Kinderlähmung sich ausbreiten: Ein Mädchen streichelt eine streunende Katze, die gerade Abfall gefressen hat.

mung. Einige Opfer blieben für immer gelähmt und ungefähr 2400 Menschen, hauptsächlich Kinder, starben. Viele der Überlebenden verbrachten den Rest ihres oft kurzen Lebens in „Beinschienen" oder Korsetts.

1916 Im New Yorker Rockefeller-Institut beschreibt Simon Flexner (1863–1946) Polioerreger, die er und seine Kollegen unter einem Mikroskop als «unzählige helle, tanzende Punkte ohne klare Größe

oder Form» gesehen haben.

1916–17 In den USA wütet die schlimmste Polioepidemie der Geschichte. Allein in New York werden 9000 Fälle gemeldet, landesweit

über 27 000 Fälle mit 6000 Toten.

1921 Der spätere US-Präsident Franklin D. Roosevelt (1882–1945) erkrankt, vermutlich an Kinderlähmung.

1927–1928 Philip Drinker (1894–1972) und Louis Shaw (1886–1940) entwickeln in Boston eine luftdichte Kammer für gelähmte Polio-Patienten, die Luft in die Lungen saugt und wieder ausstößt. 1923 wird

die „eiserne Lunge" bei einem kleinen Mädchen erstmals angewendet. Einige Jahre später läuft die Massenproduktion an.

20er–50er Jahre In den USA und anderen Industrie-

nationen gibt es regelmäßig große Polioepidemien.

1933 Die australische Krankenschwester Elizabeth Kenny (1880–1952) eröffnet ihre erste Klinik zur

Versorgung von Kinderlähmungsopfern. Zu ihren Methoden gehören Krankengymnastik und Wärmebehandlung.

[Fortsetzung auf Seite 164]

Der Umgang der Behörden mit der Epidemie erinnert stark an die Reaktion auf die Beulenpest Jahrhunderte zuvor. Straßensperren wurden aufgestellt und Fahrzeugen mit Kindern unter 16 Jahren der Zugang zur Stadt verwehrt. Wohlhabende Familien flüchteten aufs Land, aber viele andere, die aus der verseuchten Stadt fliehen wollten, wurden zurückgeschickt. In den ärmeren Vierteln wurden „Poliohäuser" unter Quarantäne gestellt, Warnplakate aufgehängt und „verkrüppelte" Kinder in Isolationskliniken gebracht. Katzen und Hunde als mögliche Überträger wurden getötet, öffentliche Plätze geschlossen. Einwanderer wurden oft für die Schuldigen gehalten und entsprechend gemieden. Die Behörden setzten alles daran, die Stadt keimfrei zu machen und die Ausbreitung dieser geheimnisvollen Sommerkrankheit aufzuhalten. So roch es überall nach Desinfektionsmitteln.

DRECK, KRANKHEIT UND DIE GEFÄHRLICHE STUBENFLIEGE

Zwischen 1916 und 1917 gab es in den USA 27 000 Fälle von Kinderlähmung und über 6000 Todesopfer. Fast alle waren Kinder unter fünf Jahren. Angst und Panik griffen um sich. Es war eine entsetzliche Krankheit, die kleine Kinder befiel und ihnen fürchterliche Schmerzen bereitete. Kinderlähmung gab es wohl schon jahrhundertelang, aber rätselhafterweise scheint sie erst in den letzten 100 Jahren zum ernsten Problem geworden zu sein (siehe Rätsel um die Kinderlähmung, Seite 166).

1916 wusste niemand, wie sich die Krankheit ausbreitete. Durch die Luft oder durch Wasser und Nahrung? An Vermutungen mangelte es nicht, weder von Medizinern noch von Laien. Manche machten Sommerobst, Eiscreme, Süßigkeiten, Maden im Dickdarm, Insekten, Abwasser, Müll, Staub, giftige Raupen, schimmliges Mehl, verunreinigte Milchflaschen und von Taranteln infizierte Bananen verantwortlich. Andere rieten Eltern, engen Kontakt zu ihren Kindern zu vermeiden, weil sie glaubten, die Krankheit würde durch Niesen, Husten, Spucken und Küssen übertragen.

«In einem Haus, das ich besuchte, war nicht nur das einzige Fenster geschlossen, es waren auch alle Ritzen mit Lappen verstopft, damit die „Krankheit" nicht hineinkommen konnte … Die Babys hatten nichts an und waren so nass und heiß, als wären sie durch Öl gezogen worden, und die Fliegen klebten überall an ihnen …»

BRIEF VON EINEM SOZIALARBEITER WÄHREND DER EPIDEMIE,
DER IN EINER ZEITUNG ABGEDRUCKT WURDE

Zeitleiste

1938 Franklin D. Roosevelt gründet die Nationale Stiftung für Kinderlähmung, die erste öffentliche Gesund- heitsorganisation der USA, die auf Spenden aus der Öffentlichkeit basiert. Die jährliche Spendenaktion „March of Dimes"

bringt zwischen 1938 und 1962 etwa 630 Millionen Dollar ein.

1942 In Minneapolis im US-Bundesstaat Minnesota errichtet und leitet Elizabeth Kenny das Schwester-Kenny-Institut.

1948–49 Den amerikanischen Medizinern John Enders (1897–1985), Thomas Weller (geboren 1915) und Frederick Robbins (1916–2003) gelingt es, das Poliovirus in menschlichem Gewebe zu züchten. Damit ebnen sie den

Weg für einen Impfstoff.

1952 In Pittsburgh, USA, erprobt der Arzt Jonas Salk (1914–1995) mit Unterstützung der Nationalen Stiftung für Kinderlähmung seinen inaktivierten Impfstoff

an sich selbst, seinen Mitarbeitern, seiner Frau und seinen Kindern.

1954 Salks Impfstoff wird an fast 1,8 Millionen Schulkindern in den USA getestet.

1955 Salks Impfstoff wird zugelassen. Beim berüchtigten „Cutter-Vorfall" wird er 200 000 Menschen verabreicht. Es stellt sich jedoch heraus, dass er das Virus in nicht abgeschwächter Form enthält: 70 000 Menschen werden krank, 200

Kinder behalten Lähmungen zurück, zehn sterben.

1961–62 Nach erfolgreichen Versuchen z. B. in der UdSSR wird der vom amerikanischen Wissenschaftler Albert Sabin (1

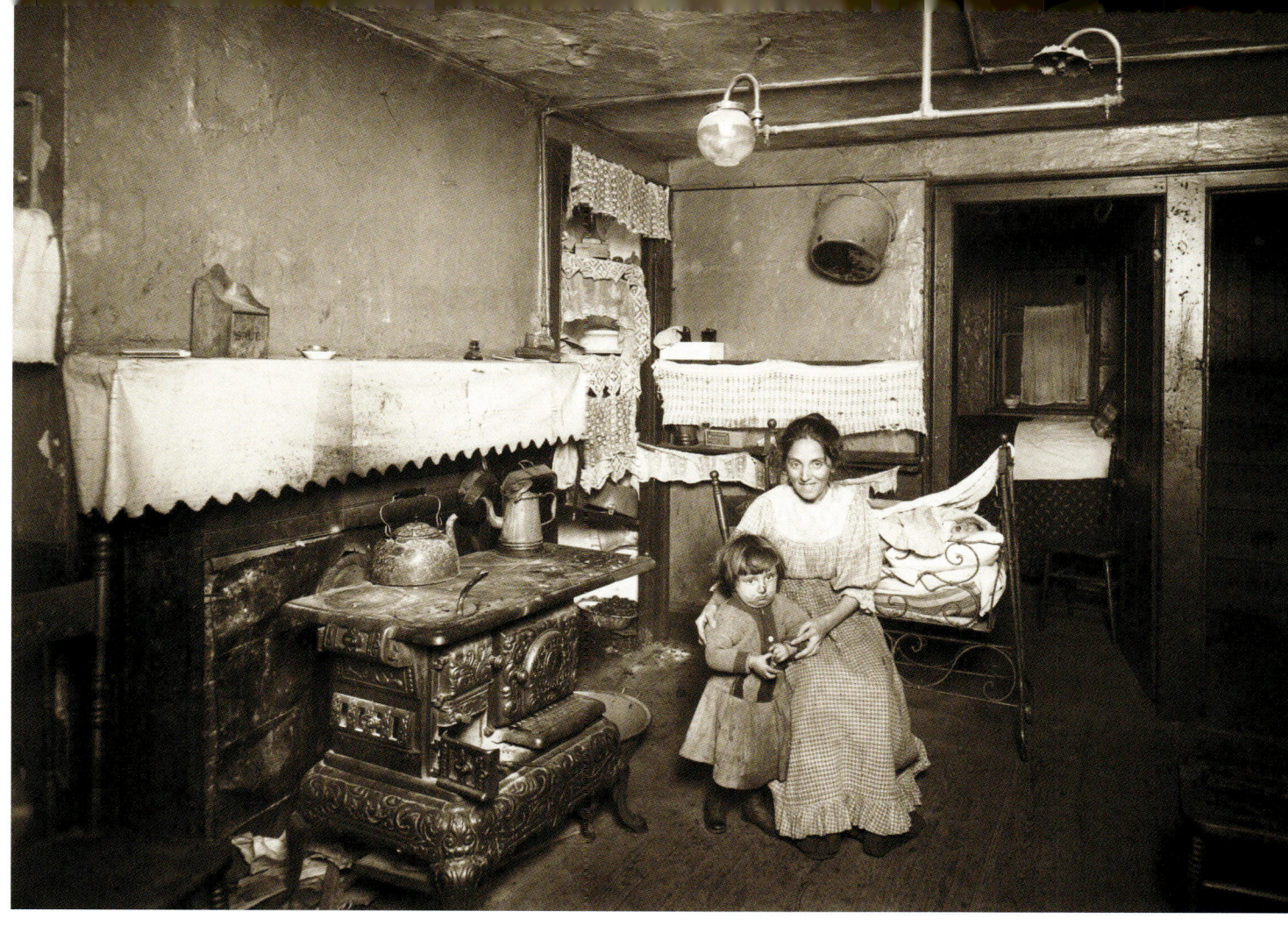

Im späten 19. und frühen 20. Jahrhundert wütete die Kinderlähmung in den USA und Europa vorwiegend im Sommer. Die Ärzte zogen Vergleiche zu „Schmutzkrankheiten" wie Cholera und Typhus und brachten Kinderlähmung, die vorwiegend in heißen, stickigen Sommern auftrat, in Verbindung mit Dreck und mangelnder Hygiene. Nach der Epidemie in New York galten Einwanderer- und Armenviertel als wahrscheinliche Quellen der Krankheit. Aber im Sommer 1916 wurde klar, dass die Epidemie bei Arm und Reich gleichermaßen vorkam und Alteingesessene ebenso traf wie frisch Eingewanderte.

Eine ärmliche New Yorker Mietwohnung von 1911. Elendsquartiere wie dieses galten anfangs als Ursprungsorte des Polioausbruchs im Jahr 1916.

1993) entwickelte Impfstoff in den USA und in den Ländern der Panamerikanischen Gesundheitsorganisation weitgehend akzeptiert. Der Sabin-Impfstoff muss nicht gespritzt, sondern kann geschluckt werden.

1979 In den USA treten die letzten Fälle von Kinderlähmung auf, die durch „wilde" Polioviren übertragen wurden. Alle folgenden Fälle sind eingeschleppt.

1988 Die Globale Initiative zur Ausrottung von Kinderlähmung, angeführt von der Weltgesundheitsorganisation (WHO), Rotary International, der US-Gesundheitsbehörde CDC sowie von UNICEF, star-tet eine Kampagne zur Ausmerzung von Kinderlähmung bis zum Jahr 2000. Es ist eine der größten öffentlichen Gesundheitsinitiativen aller Zeiten.

1994 In Amerika ist Kinderlähmung ausgerottet, bald darauf im Westpazifikraum (2000) und in Europa (2002).

2003 Die Zahl der Fälle sinkt von 350 000 im Jahr 1988 auf unter 700.

2018 Seit 1988 sind die Polio-Fälle weltweit um über 99% zurückgegangen, von geschätzten 350.000 Fällen auf 33 gemeldete Fälle im Jahr 2018.

2020 Afrika wird im August von der unabhängigen Africa Regional Certification Commission für frei von wildem Polio erklärt.

Der Zusammenhang zwischen Dreck und Krankheit führte zu der Idee, dass womöglich die allgegenwärtige Stubenfliege die Polioerreger mit sich trug und sie vom Dreck auf die Nahrung, von „schmutzigen" Einwandererviertel in die „blitzsauberen" Häuser der grünen Vororte transportierte. Tropenmedizinische Entdeckungen des späten 19. und frühen 20. Jahrhunderts hatten ja gezeigt, dass Mücken, Flöhe, Fliegen und Läuse Krankheiten wie Malaria, Gelbfieber, Pest, Schlafkrankheit und Typhus übertragen können. Die Stubenfliege war überall, schwirrte auf dem Pferdemist in den Straßen und in Abfalleimern herum und setzte sich dann auf Babys oder Nahrungsmittel. Also wurde zum Großangriff auf die Stubenfliege geblasen. Mülltonnen und Häuser wurden insektensicher gemacht, Wettbewerbe im Fliegen-Totschlagen veranstaltet und Poster und Flugblätter verteilt mit dem Bild einer riesigen Stubenfliege, die die Kinder der Stadt bedrohte.

> «Wir haben eine Botschaft zu verkünden. Wir müssen Amerika die Kinderlähmung ins Bewusstsein rufen, bis es keine Fälle von Vernachlässigung mehr geben wird.»
>
> FRANKLIN D. ROOSEVELT, 1932

Heute wissen wir, dass die Stubenfliege über 100 Krankheitserreger mit sich führen kann. Das Virus wird meist durch Schmierinfektion (Urin oder Stuhl) übertragen, aber auch Tröpfcheninfektionen sind möglich. Das Poliovirus wird mit der Nahrung aufgenommen, wandert durch den Darm und wird wieder ausgeschieden. Diesen Weg nennt man fäkal-orale Übertragung. Ein großer Teil der Infizierten bekommt nur leichtes Fieber oder zeigt gar keine Symptome, kann die Krankheit aber übertragen. Diese Beobachtung wurde erstmals zu Beginn des 20. Jahrhunderts in Schweden gemacht. Die New Yorker Kampagne von 1916 mit Quarantäne, Säuberungen und Desinfektion war aus Verzweiflung entstanden. Aber einige Maßnahmen waren im Rückblick gar nicht so abwegig.

EIN BERÜHMTES OPFER

Bei einem kleinen Teil der Betroffenen gelangt das Virus aus bis heute ungeklärten Gründen aus dem Verdauungstrakt in den Blutkreislauf und dann ins Zentralnervensystem,

RÄTSEL UM DIE KINDERLÄHMUNG

Es ist ein Rätsel, warum bei nur einem Prozent der Infizierten Lähmungen auftreten, während der Rest keine Symptome zeigt oder nur Fieber bekommt. Ein weiteres Rätsel ist, warum Kinderlähmung gerade in der ersten Hälfte des 20. Jahrhunderts in der westlichen Welt zum Problem wurde. Eine fäkal-oral übertragene Krankheit, die zu Zeiten steigenden Wohlstands und verbesserter Hygiene zuschlägt, ist eigentlich ein Widerspruch in sich. Vermutlich waren Kinder in der Vergangenheit der Krankheit permanent ausgesetzt und konnten schon bei einem leichten Fieber lebenslange Immunität dagegen aufbauen. Erst als die allgemeine Hygiene und das Gesundheitswesen besser wurden, war die schwächere Form der Krankheit kein ständiger Begleiter mehr. Wen sie jetzt traf, der hatte keine Abwehrkräfte, weil er nie zuvor mit ihr in Berührung gekommen war.

also in Gehirn und Rückenmark. Dort verursacht es schwere Schäden und führt zu Muskelschwäche, Lähmung und in manchen Fällen zum Tod. In den ersten Jahrzehnten des 20. Jahrhunderts war es genauso schwierig, den Überlebenden der Kinderlähmung zu helfen, wie deren Ursache zu verstehen. Manche Ärzte empfahlen Massagen und Bewegung der betroffenen Gliedmaßen, andere schlugen vor, sie in Gipsverbänden oder Beinschienen ruhigzustellen, um Missbildungen zu vermeiden. In Krankenhäusern wurden Versuche mit Lumbalpunktion und dem Spritzen eines Anti-Polio-Blutserums gemacht. Hausmittel reichten von Regenwurm-Öl bis zum Bad in Ochsenblut.

Bilder von durch Kinderlähmung verkrüppelten Kindern waren den Menschen bald vertraut. Als im Sommer 1921 aber ein bekanntes Mitglied einer wohlhabenden New Yorker Familie erkrankte, wurde klar, dass Kinderlähmung jeden heimsuchen konnte, egal wie alt oder wie reich. Das Opfer hieß Franklin D. Roosevelt (1882–1945), der später viermal Präsident der USA wurde. 1921 wurde der damals 39-Jährige während der Sommerferien von der Krankheit heimgesucht. Anders als der deutsche Begriff vermuten lässt, können nicht nur Kinder, sondern auch Erwachsene erkranken.

Roosevelt überlebte, kämpfte aber bis an sein Lebensende mit Schmerzen und mit seinen Behinderungen. 1924 brachte ihn ein Besuch in dem Heilbad Warm Springs auf die Idee, Spendenaktionen zu organisieren, um den Ort in ein Hydrotherapie- und Rehabilitationszentrum für Poliokranke zu verwandeln. Außerdem setzte er die Bedürfnisse Behinderter auf die politische Tagesordnung.

DER „MARSCH DER 10-CENT-MÜNZEN"

Als Präsident der Vereinigten Staaten von 1933 bis zu seinem Tode 1945 hatte Roosevelt ausgesprochen schwierige Aufgaben zu bewältigen. Zunächst musste er die schlimmsten Auswirkungen der Weltwirtschaftskrise bewältigen und dann sein Land durch den Zweiten Weltkrieg führen. Zusätzlich musste er mit seiner eigenen körperlichen Behinderung fertig werden, wollte das aber um jeden Preis vor der Öffentlichkeit verbergen. Soviel man weiß, gibt es nur zwei Fotos von ihm im Rollstuhl. Doch obwohl er sein Gebrechen geheim hielt, bemühte er sich stets darum, seinen Leidensgenossen zu helfen.

Aus Roosevelts persönlicher Mission in Warm Springs wurde 1938 die Nationale Stiftung für Kinderlähmung. Ihr Ziel war es, *«den Kampf gegen jeden Aspekt der tödlichen und lähmenden Infektion Poliomyelitis zu führen, zu steuern und zu bündeln».* In einem Aufruf im Radio wurden alle Hörer gebeten, zur Bekämpfung von Kinderlähmung ihre 10-Cent-Münzen („Dimes") zu spenden. Dabei kam über eine Million Dollar zusammen. Zwischen 1938 und 1962 wurden beim jährlichen „March of Dimes" insgesamt 630 Millionen Dollar gesammelt. Die Stiftung tat viel für die

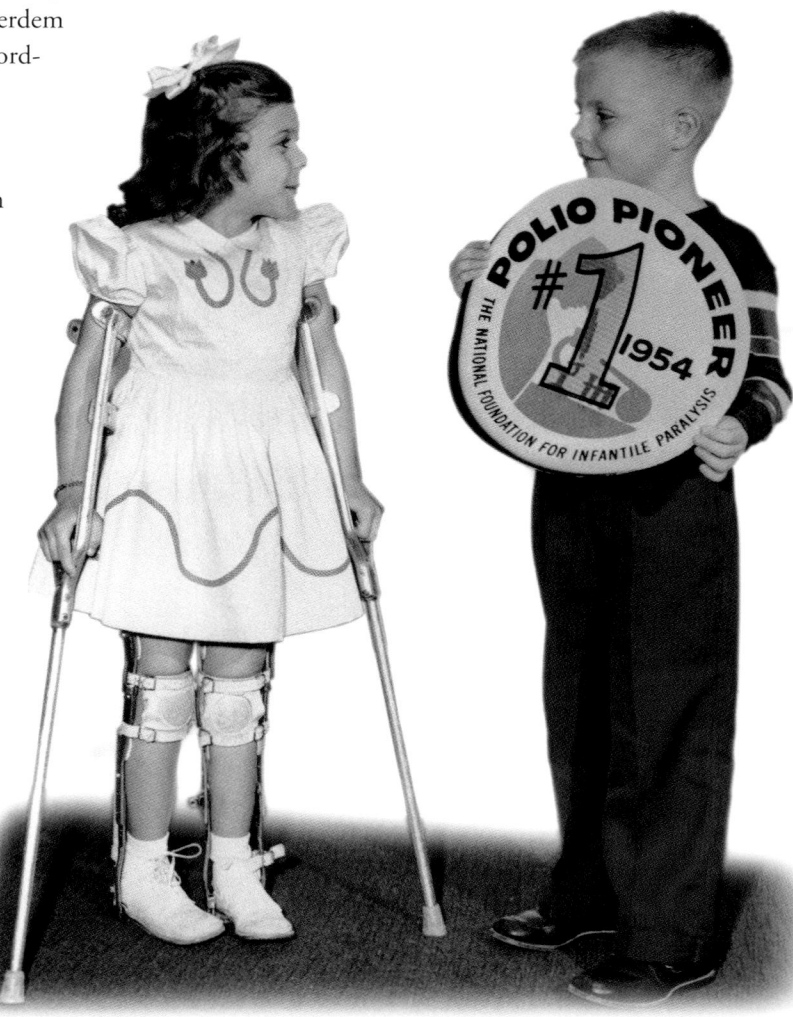

Kinderlähmungsopfer Mary Kosloski, die 1955 das Poster für den „March of Dimes" zierte, zusammen mit Randy Kerr, dem ersten „Poliopionier" der USA, der im Frühjahr zuvor mit dem Salk-Impfstoff behandelt worden war. Sie repräsentierten die zwei Ziele des Marsches: die Behandlung und die Heilung von Kinderlähmung.

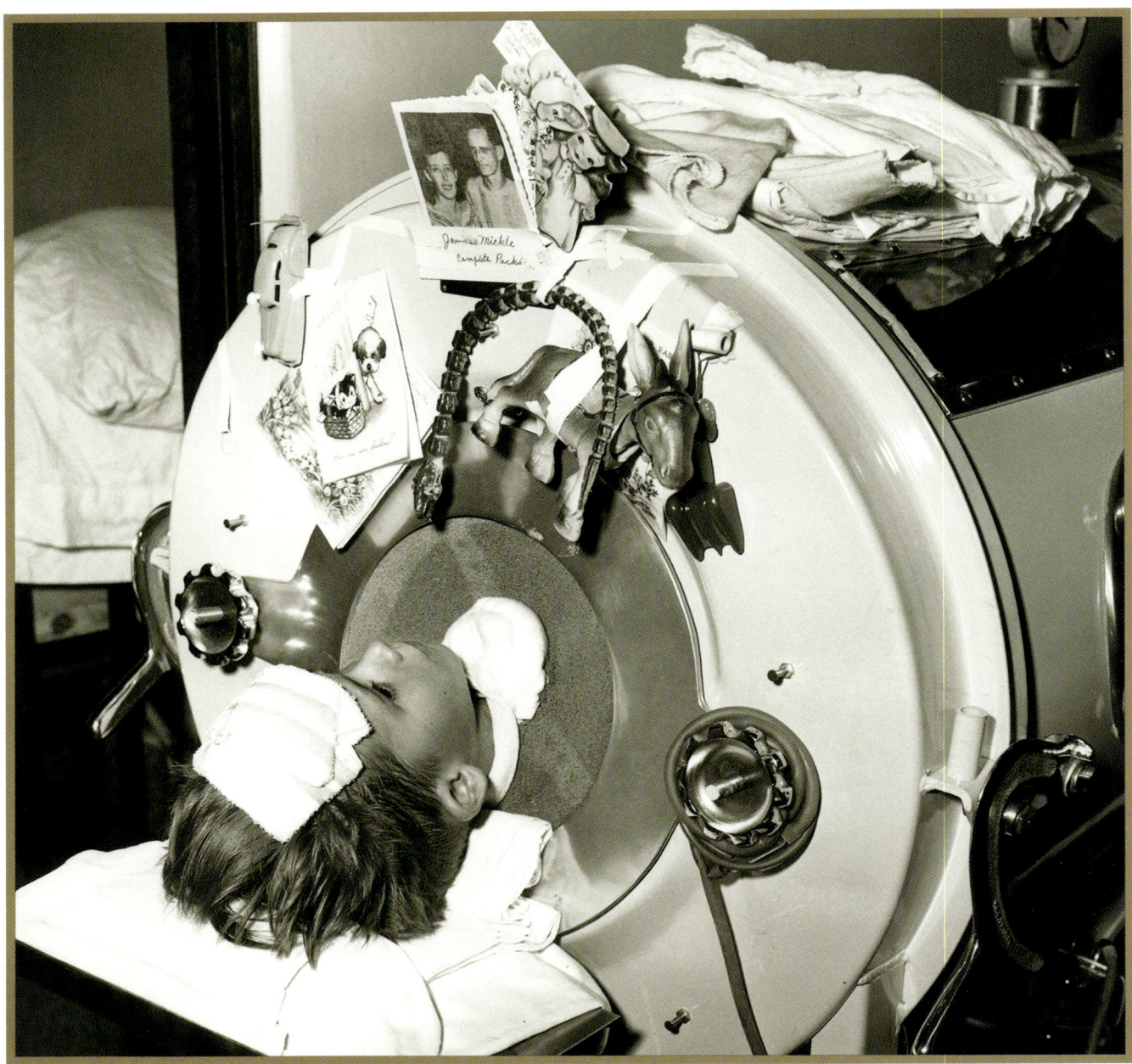

Kinderlähmung kann die Atemmuskulatur lähmen. Daher wurden manche ihrer Opfer abhängig von einem mechanischen Beatmungsgerät, der „eisernen Lunge", die beim Atmen hilft.

Langzeitversorgung der Betroffenen, unterstützte die Forschung und rückte die Krankheit ins Bewusstsein der Menschen. Ihr Werbefilm „Der tägliche Kampf" zeigte eine fast unsichtbare Gestalt, die sich auf eine Krücke stützte. Diese Figur, allgemein bekannt als „Der Verkrüppler", schlich durchs Land und sprach die unheilvollen, aber wahren Worte: *«Und ich habe es besonders auf Kinder abgesehen.»*

EISERNE LUNGEN

Die Thermalbäder von Warm Springs wirkten gut bei Leuten mit eingeschränkter Bewegungsfähigkeit. Aber sie halfen nicht den am schlimmsten Betroffenen, deren Atemmuskulatur gelähmt war. Sie hatten mit Atem- und Schluckbeschwerden zu kämpfen und ihr Leben hing ständig in der Schwebe. In den 30er Jahren kam die künstliche Beatmung durch die „eiserne Lunge" auf. Dies war ein großes, unförmiges und lautes Gerät, in das sich der Patient legen musste. Es zog dessen Brustmuskulatur zusammen, um sie so in Bewegung zu setzen. Manchen Patienten verschaffte die „eiserne Lunge" vorübergehend Erleichterung und half, ihre eigene Atemmuskulatur zu stärken. Andere waren dazu verurteilt, den Rest ihres Lebens in dieser furchterregenden und einsam machenden Maschine zu verbringen. Bei einer der schlimmsten Epidemien in Europa in Kopenhagen 1952 gab es zu wenig „eiserne Lungen". Die Ärzte halfen sich dadurch, dass sie bei ihren Patienten einen Luftröhrenschnitt durchführten, um sie mithilfe von Schläuchen und Gummibeuteln zu beatmen.

SCHWESTER KENNYS METHODE

Eiserne Lungen, Luftröhrenschnitte, Krücken, Korsetts, Schienen und Gipsverbände hatten alle einen entscheidenden Nachteil: Sie schränkten den Gebrauch der gelähmten Gliedmaßen zusätzlich ein oder zwangen die Betroffenen gar zu völliger Bewegungslosigkeit. In den 30er Jahren entwickelte schließlich eine Dame aus dem australischen Outback, Schwester Elizabeth Kenny (1880–1952), eine neue Methode, um überlebende Kinderlähmungsopfer wieder auf die Beine zu bringen. Sie kombinierte Schwitzpackungen und vorsichtiges Training zum Wiederaufbau der Muskeln mit Optimismus und Entschlossenheit. Für die glücklichen Patienten, bei denen diese Methode anschlug, war es wie ein Wunder, dass sie ihre geschwächten Gliedmaßen wieder nutzen konnten und höchstens noch einen Gehstock brauchten. Sie hatten das Gefühl, ein neues Leben geschenkt zu bekommen. Schwester Kennys Methoden waren umstritten, aber sie hielt bis zu ihrem Tod an ihrem Motto fest, dass es lebenswichtig ist, *«das Gehirn daran zu erinnern, wie das Gehen funktioniert»*.

FEHDE DER FACHLEUTE

1952 wurden die USA erneut von einer Poliowelle überrollt. Etwa 58 000 Menschen waren betroffen. 3000 starben und 21 000 blieben gelähmt. Das Geld von Roosevelts „March of Dimes" und der Nationalen Stiftung für Kinderlähmung wurde in erster Linie für die Versorgung der Überlebenden verwendet. Jetzt musste mehr in die Forschung gesteckt werden, um ein Heilmittel oder einen Impfstoff zu finden. Während Antibiotika die Behandlung bakterieller Infektionen möglich machten, hatten die Wissenschaftler noch kein Mittel gegen Viruserkrankungen entdeckt. Tatsächlich gab es nie ein Medikament gegen Kinderlähmung und vielleicht wird es nie eines geben. Aber immerhin konnte man in den USA 1955 den Erfolg einer groß angelegten Impfaktion für über 400 000 Kinder feiern.

Der amerikanische Virologe Jonas Salk (1914–1995) hatte den Impfstoff entwickelt und wurde damit über Nacht zum Nationalhelden. Sein Impfstoff bestand im Wesentlichen aus einem inaktivierten (also toten) Poliovirus, das gespritzt werden musste. Er wurde

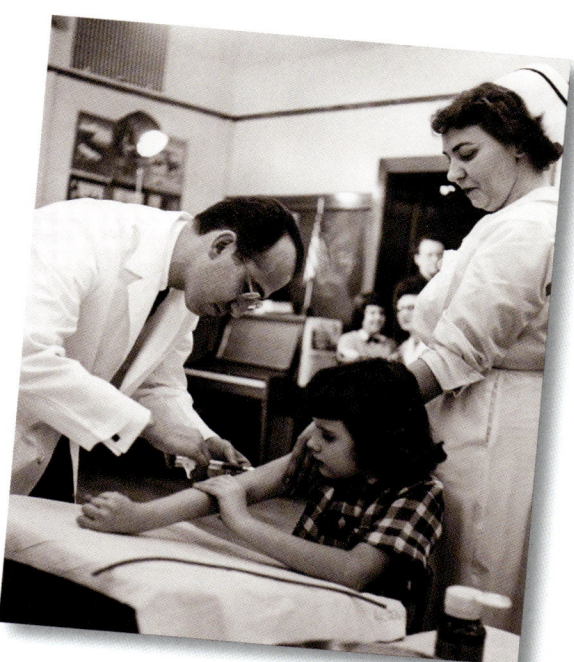

Jonas Salk spritzt während der Feldversuche in Pittsburgh 1954 einem Kind seinen inaktiven Polioimpfstoff. Er wurde größtenteils von Sabins Schluckimpfung abgelöst, wird aber in einigen Ländern bis heute verwendet.

169

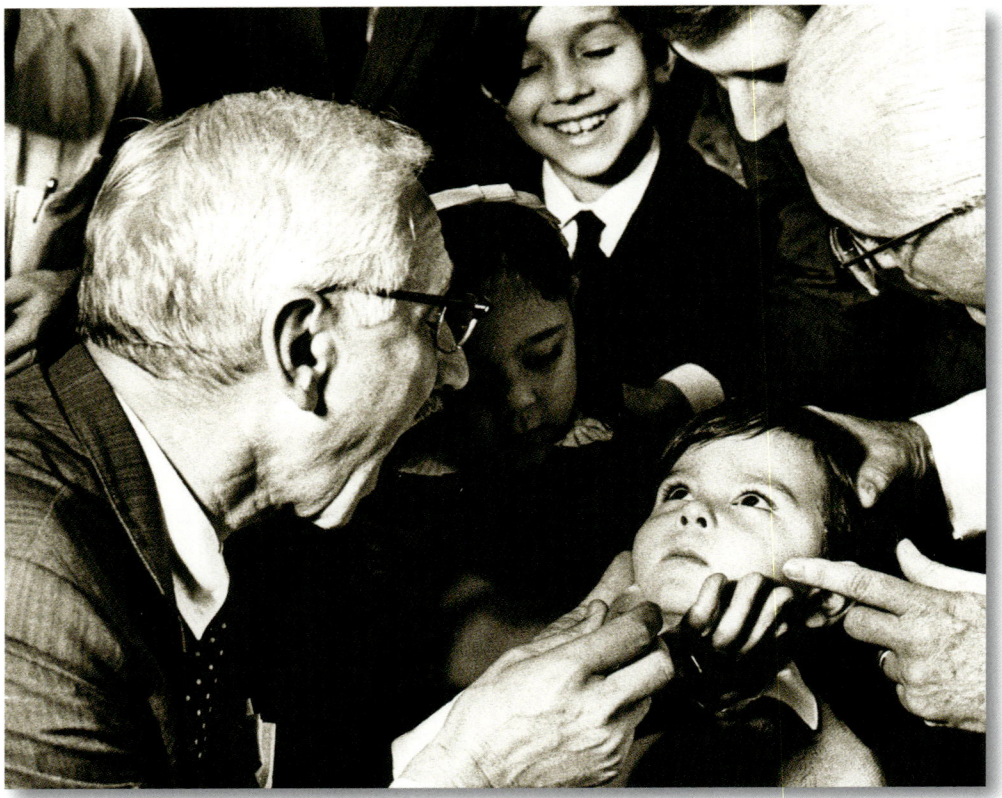

Der amerikanische Wissenschaftler Albert Sabin, hier 1967 bei der Untersuchung eines kleinen Patienten in einer Polioklinik, entwickelte die Form des Polioimpfstoffs, die in fast allen Ländern zum Standard werden sollte.

an fast 1,8 Millionen Kindern, den „Poliopionieren", im Doppelblindversuch getestet. Einige bekamen den Impfstoff gespritzt, andere ein Placebo und der Rest diente als Kontrollgruppe. Ein anderer amerikanischer Wissenschaftler, Albert Sabin (1906–1993), entwickelte einen Lebendimpfstoff, der geschluckt werden konnte und noch weitere Vorteile hatte. Zwischen den jeweiligen Befürwortern der beiden Methoden flammte nun eine Rivalität auf, die zu einer der großen Fehden der Medizingeschichte führte. Die Gegner gingen sich teilweise gegenseitig an die Gurgel oder redeten gar nicht erst miteinander.

Sabin führte Versuche an verschiedenen Testpersonen durch, darunter seine Familie und die Häftlinge verschiedener Gefängnisse. Es folgte einer Massenimpfung an mehreren Millionen Menschen in der Sowjetunion. Zu Beginn der 60er Jahre hatte sich Sabins Impfstoff in den meisten Ländern als Standard durchgesetzt. An sogenannten Sabin-Sonntagen erhielten etwa 100 Millionen Amerikaner den Impfstoff kostenlos. Ein einfaches Stück Zucker, getränkt mit dem lebenden Poliovirus, wurde zur üblichen Impfmethode bei Kleinkindern und trug wesentlich dazu bei, die Krankheit in der westlichen Welt praktisch auszurotten. Hin und wieder gibt es noch vereinzelte Erkrankungen bei nicht Geimpften und noch seltener Poliofälle durch die Schluckimpfung selbst.

AN DER SCHWELLE ZUR WELTWEITEN AUSROTTUNG

Die Kinderlähmung wurde in weiten Teilen der westlichen Welt ausgerottet. Doch in Teilen Afrikas und Asiens stellte sie bis vor Kurzem ein ernstes Problem dar. Gegen Ende der 80er Jahre war die „wilde" Kinderlähmung noch in über 125 Ländern auf fünf Kontinenten zu Hause und befiel täglich mehr als 1000 Kinder. Am häufigsten kam sie auf dem indischen Subkontinent vor. Durch Kinderlähmung verkrüppelte Kinder auf Krücken, die in den Straßen von Kalkutta, Delhi und anderen indischen Städten bettelten, waren ein alltäglicher und beklemmender Anblick. Seither gab es große internationale Anstrengungen im Kampf gegen die Krankheit. Nach der erfolgreichen Ausrottung der Pocken im Jahre 1979 (siehe Seite 136) beschloss die Weltgesundheitsorganisation – angeregt von Rotary International –, die Kinderlähmung bis zum Jahr 2000 endgültig auszumerzen. Etwa zwei Milliarden Kinder auf der ganzen Welt sind seitdem geimpft worden, und trotz aller Schwierigkeiten ist die Krankheit deutlich zurückgegangen.

Auch wenn das Ziel bis zur Jahrtausendwende nicht ganz erreicht wurde, könnte die Kinderlähmung bald weltweit verschwunden sein. Nur noch in Pakistan und Afghanistan tritt sie noch auf. Dort gab es 2018 33 Fälle, zu diesen kamen in Pakistan 2019 72 neue Fälle hinzu.

In einem indischen Dorf im Jahr 2003 werden Kinder beim Puppentheater über Kinderlähmung aufgeklärt. Das Plakat informiert ihre Eltern über die vorbeugende Schluckimpfung.

POST-POLIO-SYNDROM

Für viele, die vor der Impf-Ära die Kinderlähmung schwer geschädigt überlebt hatten, bedeutete das Leben einen sehr harten Kampf. Manche waren auf Betreuung angewiesen. Aber zumindest konnten die Betroffenen sicher sein, dass die Krankheit – im Gegensatz etwa zu Multipler Sklerose oder Muskeldystrophie – nicht weiter fortschritt.

Ende der 1970er Jahre setzte eine beunruhigende und unvorhergesehene Entwicklung ein. Eine Reihe von ehemaligen Kinderlähmungsopfern erlebte besorgniserregende Symptome wie schwere Erschöpfung, Muskelschwäche und eine Reihe schwächender polioähnlicher Symptome. Bei manchen, die mit Hilfe von Gehstock oder Krücken laufen konnten, war die Bewegungsfähigkeit plötzlich stark beeinträchtigt. Dieses Phänomen nennt man Post-Polio-Syndrom (PPS). Es gibt verschiedene Theorien, die versuchen, es zu erklären. Aber man glaubt nicht, dass das Virus selbst nachwirkt. Also bleibt dieser Zustand ein Rätsel.

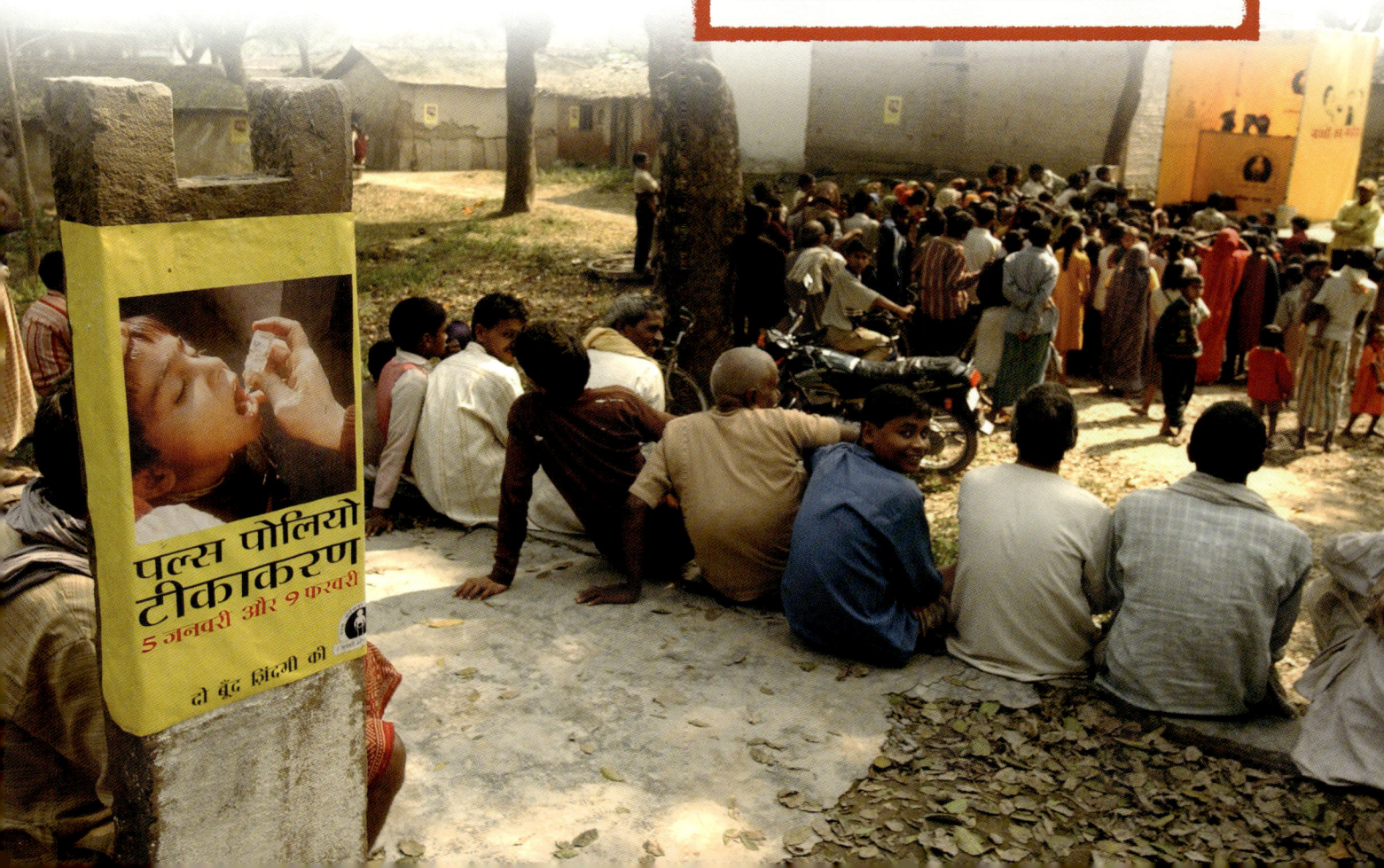

GRIPPE

– oder „echte" Grippe, wissenschaftlich Influenza – ist eine hoch ansteckende Viruserkrankung, die die Atemwege angreift. Regelmäßige Grippewellen im Winter und Frühling sind seit etwa 500 Jahren bekannt. Ein Rätsel bleiben bis heute die Pandemien – die weltweiten Epidemien. Im 18. Jahrhundert glaubte man an einen göttlichen Einfluss, weil die Grippe oft so viele Menschen in so kurzer Zeit in so großen Gebieten befiel. Deshalb nannte man die Krankheit auch Influenza, abgeleitet vom lateinischen *influere* („einfließen"). Die Pandemie von 1918 bis 1919, die sogenannte Spanische Grippe, tötete weltweit 50 Millionen Menschen. Mehr Menschen fielen niemals einer einzigen Pandemie zum Opfer. Auch andere Virenstämme – Varianten des Influenza-A-Virus – wie die „Vogelgrippe" und die „Schweinegrippe" bedrohen die Menschheit – in den vergangenen Jahren gab es mehrere Epidemien.

D ie Grippe der Jahre 1918 bis 1919 galt als *«der größte demographische Schock, der die Menschheit jemals erfasst hat»*. Als die Leichenbestatter rund um den Erdball die vielen Millionen Toten begruben, sangen die Kinder folgendes Lied:

«I had a little bird
And its name was Enza
I opened a window
And in-flu-enza.»

Oft, wenn wir uns krank fühlen, sagen wir leichtfertig, wir hätten eine „Grippe". Und bis vor Kurzem, wenn wir mit etwas Fieber zum Arzt gingen, zuckte der mit der Schulter und sagte: *«Das ist nur ein Virus.»* Grippe, die gewöhnlich durch Husten, Niesen oder Kontakt mit infizierten Gegenständen von Mensch zu Mensch übertragen wird, kann sehr unangenehm sein. Aber trotz Schmerzen, Fieber, Husten und Halsschmerzen reichen zur Heilung oft etwas Aspirin, eine Woche Bettruhe und jede Menge Taschentücher. Es gibt aber Formen der Grippe – wie die von 1918 bis 1919 –, die viel schlimmer verlaufen und sogar tödlich enden können. Jahrhundertelang gab es weder Heilmittel noch Impfstoffe und niemand verstand, wie diese Krankheit so schnell so viele Menschen anstecken konnte.

Während der Grippepandemie 1918 bis 1919, der „Spanischen Grippe", testete man alle möglichen Schutzmaßnahmen. Dieser medizinische Mitarbeiter trägt eine Maske und hält eine Anti-Grippe-Sprühpumpe für Busse in der Hand.

Zeitleiste

1173 Wahrscheinlich erste Grippewelle in Europa.

1493 Die Ureinwohner der Insel Hispaniola vor der amerikanischen Küste werden von einer Epidemie heimgesucht.

Manche Historiker meinen, dass das Virus von Schweinen auf Kolumbus' Schiffen eingeschleppt wurde.

1510 Eine Grippewelle «wütete auf einmal in ganz Europa, verschonte

keine Familie und kaum einen Menschen». Auch in den folgenden Jahrhunderten breiten sich Epidemien über riesige Gebiete aus.

1878 Die „Geflügelpest", eine

Krankheit, an der Geflügel eingeht, wird in Italien identifiziert.

1889–1890 Die Russische Grippe mit einer Million Toten ist die erste genau dokumentierte Pandemie.

1892 Der deutsche Arzt Richard F. J. Pfeiffer (1858–1945) glaubt, den Grippe-„Bazillus" entdeckt zu haben. Tatsächlich wird Grippe durch ein Virus verursacht.

1918–1919 Die Spanische Grippe mit vermutlich über 50 Millionen Todesopfern ist die größte Grippe-pandemie aller Zeiten.

1930–1931 Amerikanische Wissenschaftler

übertragen mittels Nasenflüssigkeit eine grippeähnliche Krankheit von einem kranken Schwein auf ein gesundes.

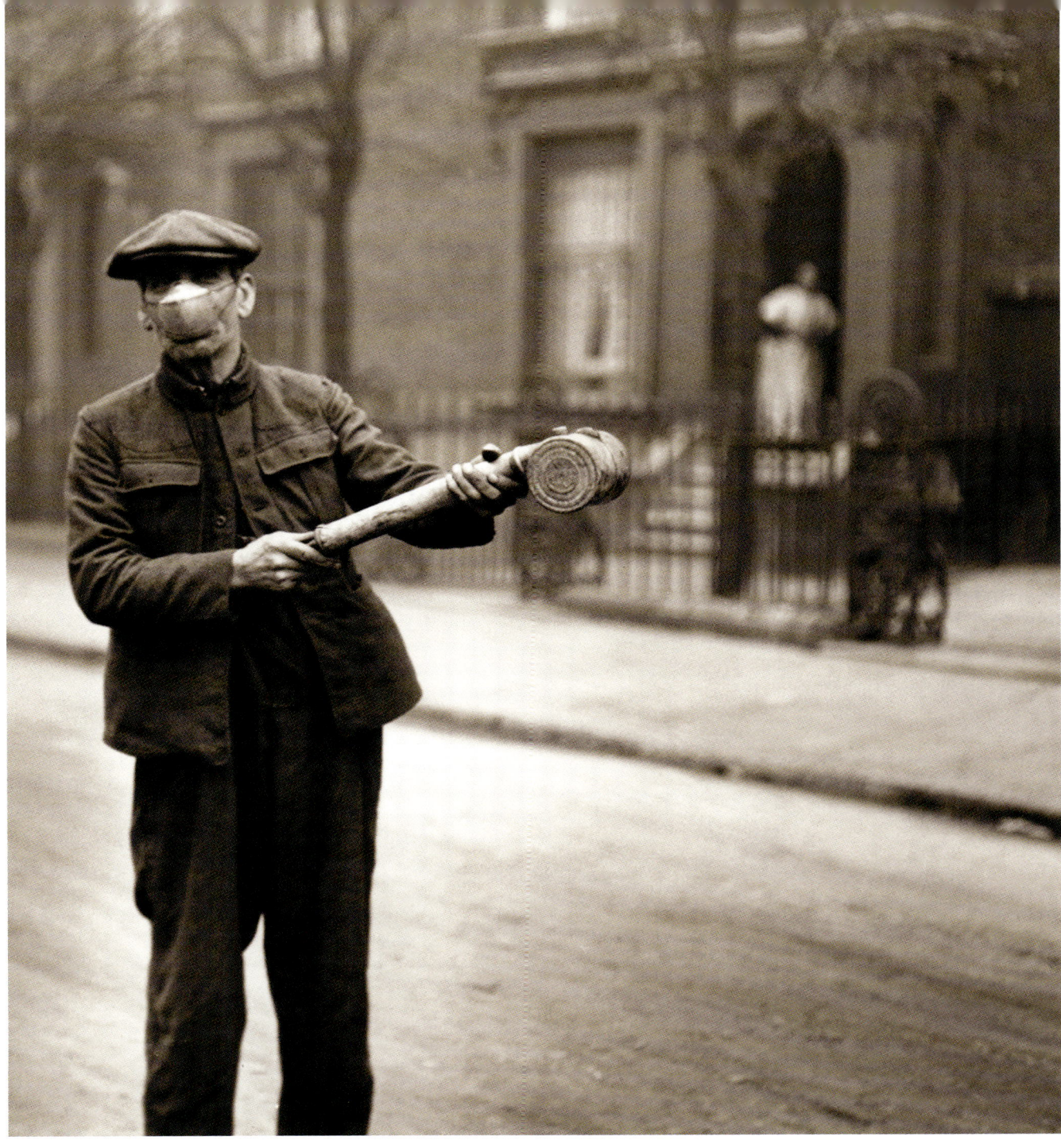

1933 Wissenschaftlern vom National Institute for Medical Research in London gelingt es, die Grippe vom Menschen auf Frettchen zu übertragen. Damit haben sie die Möglichkeit, Versuche anzustellen.

30er Jahre Neue Elektronenmikroskope erlauben es, Grippeviren zu erkennen und zu fotografieren. In den folgenden Jahren werden die Typen A, B und C isoliert und identifiziert.

40er Jahre Erste Massenproduktion von Grippeimpfstoffen.

1948 Die Weltgesundheitsorganisation (WHO) errichtet ein internationales Netzwerk zur Grippeüberwachung und -bekämpfung, um mögliche neue Stämme zu erkennen und damit auch die jeweils anzuwendende Zusammensetzung des Impfstoffs festzustellen.

1957–1958 Die Asiatische Grippe, später als H2N2 bestimmt, breitet sich in Windeseile von China um die Welt aus. Ihr fallen schätzungsweise zwei Millionen Menschen zum Opfer.

1968–1969 Die Hongkong-Grippe, bezeichnet als H3N2, fordert schätzungsweise eine Million Tote.

[Fortsetzung auf Seite 174]

EIN FLUCH DER STERNE

Im April 1658 nach einem ungewöhnlich strengen Winter tauchte plötzlich in vielen Teilen der Welt eine neue „Krankheit" auf. Für den englischen Arzt Thomas Willis (1621–1675) war es, als

> *«... wäre irgendein Fluch von den Sternen gesandt worden, der sehr viele auf einmal erfasste, sodass in manchen Städten innerhalb einer Woche über 1000 Menschen gleichzeitig erkrankten. Das besondere Symptom, das die Kranken zeigten, war ein beschwerlicher Husten mit beträchtlichem Auswurf sowie ein Katarrh, der Gaumen, Hals und Nasenlöcher befiel. Dazu kamen Fieber, verbunden mit Hitze und Durst, Appetitlosigkeit, spontane Erschöpfung sowie starke Rücken- und Gliederschmerzen ... von jenen mit geschwächten Körpern oder Männern im vorgerückten Alter, die von dieser Krankheit betroffen waren, starben nicht wenige. Doch die Stärkeren und nahezu alle mit einer gesunden Verfassung erholten sich.»*

Die Krankheit verbreitete sich schnell, und es hieß, dass *«fast ein Drittel der Menschheit innerhalb eines Monats mit derselben „Unpässlichkeit" daniederlag».* Eine Epidemie im Winter 1732/1733 wurde beschrieben als die *«weltumfassendste Krankheit, die jemals aufgezeichnet wurde».* Sie wütete in ganz Europa, in Amerika und in der Karibik. *«Die Gleichartigkeit der Symptome der Krankheit an allen Orten war höchst bemerkenswert»,* schrieb der schottische Arzt John Arbuthnot (1667–1735). 1781/1782 wurden innerhalb von nur sechs Wochen etwa drei Viertel der britischen Bevölkerung von einer weiteren Welle erfasst, die auch nach Amerika und in viele andere Teile der Welt übergriff.

Diese „universelle" Krankheit trug Namen wie „epidemischer Katarrh" oder „epidemisches Fieber", „Modekrankheit" oder „Frühlingsfieber". Die Italiener nannten sie *influenza.* Die Franzosen führten den Namen *la grippe* ein, unter dem sie heute bekannt ist. Es schien wirklich so, als könnte nur ein Fluch der Sterne oder etwas Überirdisches so plötzliche und verstreute Erkrankungen erklären.

HERKUNFT UND ÜBERTRAGUNG – LANGE ZEIT EIN RÄTSEL

Für die Ärzte, die einige dieser frühen Ausbrüche überlieferten, war es ähnlich beeindruckend, wie sich die Grippe auf Schwache, Alte und Kranke auswirkte. Zwar erkrankten zahllose Menschen und kaum eine Familie blieb verschont. Aber meist nur

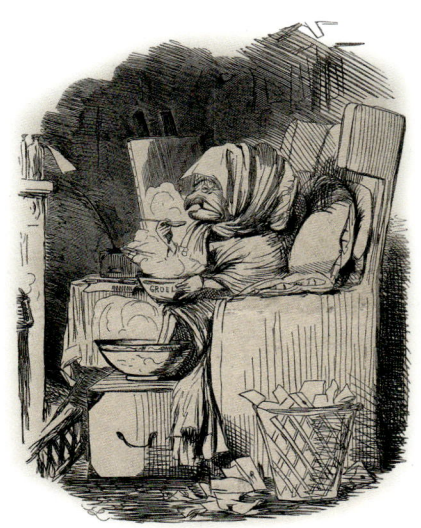

Karikatur mit dem Titel „Die aktuelle Epidemie" aus einer Ausgabe der Zeitschrift Punch von 1847. Mr. Punch, vor seinem Kamin in Decken gehüllt, isst seinen Haferschleim, hat die Grippe und klagt: «Na, du hast gut lachen, Junge. Aber es ist nicht lustig, über die Grippe Witze zu machen!»

Zeitleiste

1976 In den USA lassen sich aus Angst vor einer neuen Form der Schweinegrippe 50 Millionen Menschen impfen. Der befürchtete Ausbruch bleibt aus, aber der Impfstoff verursacht schmerzhafte Lähmungs-

erscheinungen bei 500 Menschen. 25 von ihnen sterben, viele andere ziehen vor Gericht.

1996 Bei einigen Gänsen in China wird der neue Grippevirenstamm H5N1 entdeckt, bekannt als Vogelgrippe.

1997 Auf Märkten in Hongkong breitet sich die Vogelgrippe aus. Hier gibt es die ersten dokumentierten Fälle von H5N1 mit 18 Erkrankten und 6 Toten.

2003 Zwei weitere Fälle und ein Todesopfer

infolge H5N1 in Hongkong.

2005 Mehr als 6000 mit H5N1 infizierte Zugvögel sterben. Die Epidemie geht vom Qinghai-See in China aus. Das Virus befällt Geflügel und Wildvögel in Russland und

Kasachstan. Gegen Ende des Jahres kommt es zu weiteren Ausbrüchen in Rumänien, Kroatien, der Türkei und der Ukraine.

2007 Bis Juni wurden in den vergangenen zehn Jahren 315 Fälle von Vogelgrippe

beim Menschen aus mehreren Ländern gemeldet, darunter Aserbaidschan, Kambodscha, China, Dschibuti, Ägypten, Indonesien, Irak, Laos, Nigeria, Thailand, die Türkei und Vietnam. 191 Fälle gingen tödlich aus.

2017/2018 Heftigste Grippe-Epidemien des 21. Jahrhunderts: Etwa 334.000 Menschen erkranken in Deutschland.

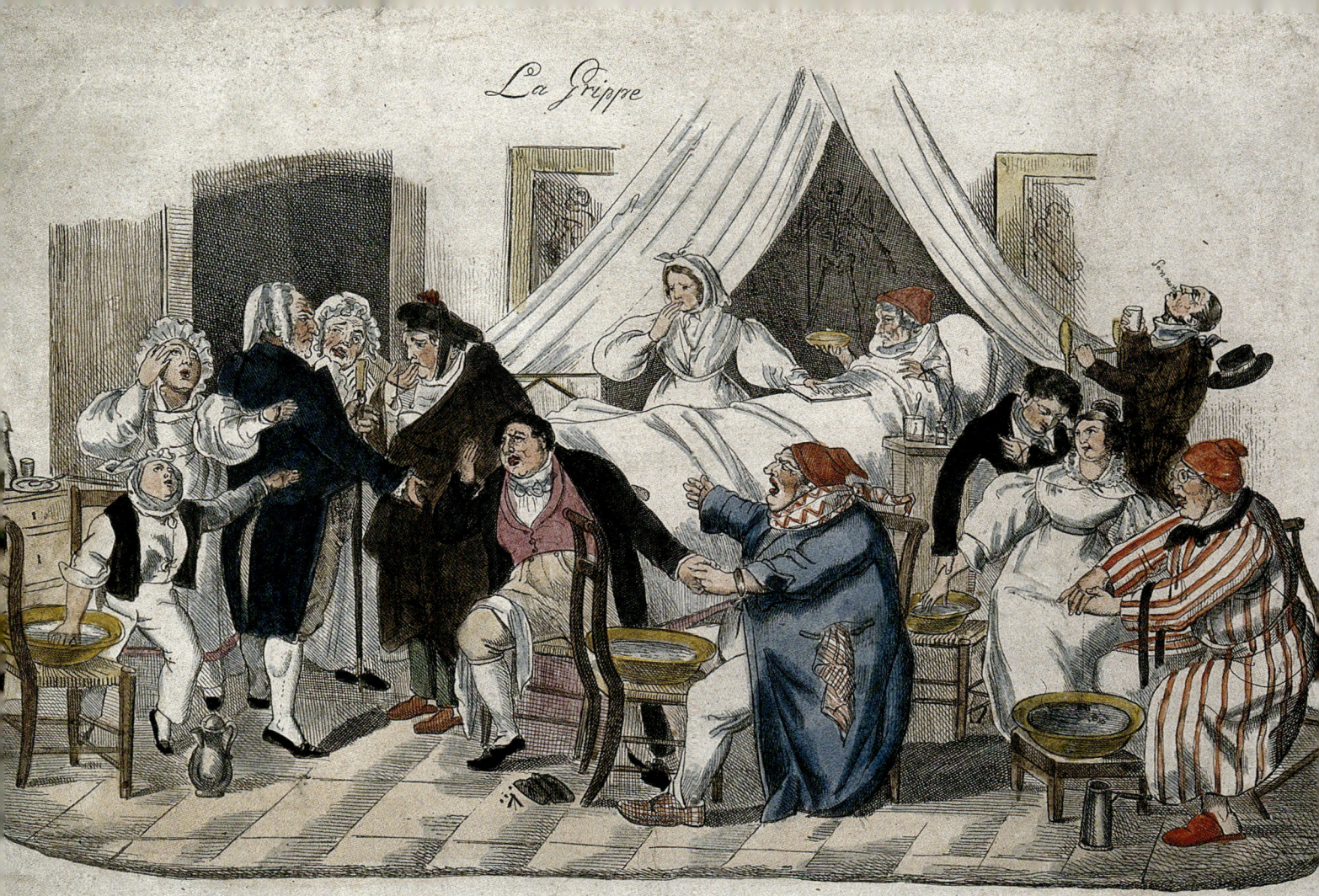

La Grippe

«schwindsüchtige alte Männer, Asthmatiker, ausgemergelte, phlegmatische und dicke Menschen» starben an der Krankheit, außerdem jene, die kurz zuvor von einem der vielen anderen Fieber jener Zeit heimgesucht worden waren. Die Gesunden und Robusten fühlten sich zwar unwohl, erholten sich aber meist wieder.

Während des 19. Jahrhunderts gingen noch weitere Grippepandemien um die Erde. Die bösartigste und am weitesten verbreitete von allen war die sogenannte Russische Grippe, die im Dezember 1889 in St. Petersburg auftrat und bis zum darauffolgenden Frühling Hunderte Millionen von Menschen auf der ganzen Welt heimsuchte. Auch wenn es zahlreiche Todesopfer zu beklagen gab – etwa eine Viertelmillion Menschen allein in Europa –, starb insgesamt nur ungefähr ein Prozent aller Infizierten. Es traf offensichtlich nur die sehr Jungen und sehr Alten besonders schwer.

Wir wissen nicht, wie alt die Grippe tatsächlich ist. Fest steht aber, dass man sich erst seit diesen ersten Epidemien und Pandemien – vom 15. bis zum 19. Jahrhundert – ernsthaft Gedanken über diese Krankheit machte. Ihre Herkunft war genauso ein Rätsel wie ihre Übertragung, vor allem in einer Zeit, als die Menschen noch nicht mit schnellen Transportmitteln die ganze Welt bereisten. Sicher verursachten die kurzen Grippeanfälle große Qualen, Leid und manchmal sogar den Tod – gerade unter der älteren Bevölkerung. Aber alles in allem schien die Krankheit nicht so gefährlich oder furchteinflößend zu sein wie

Eine Familie, von einem Grippeausbruch bedroht, bereitet sich auf eine große Aderlass-Sitzung vor. Der Aderlass war eine beliebte, aber unwirksame Behandlungsmethode für eine Reihe von Krankheiten.

175

andere große Seuchen der Vergangenheit. Doch diese Auffassung sollte sich schlagartig ändern, als die Pandemie von 1918 bis 1919 ausbrach und viele Millionen Menschen in der Blüte ihres Lebens tötete.

EINE GLOBALE KATASTROPHE

1976 schrieb der Medizinhistoriker Alfred Crosby ein Buch über die Geschichte der Grippe mit dem Titel „Epidemic and Peace, 1918". Es erinnerte daran, was für eine gewaltige Zahl von Menschenleben die Grippepandemie von 1918 bis 1919 gekostet hatte.

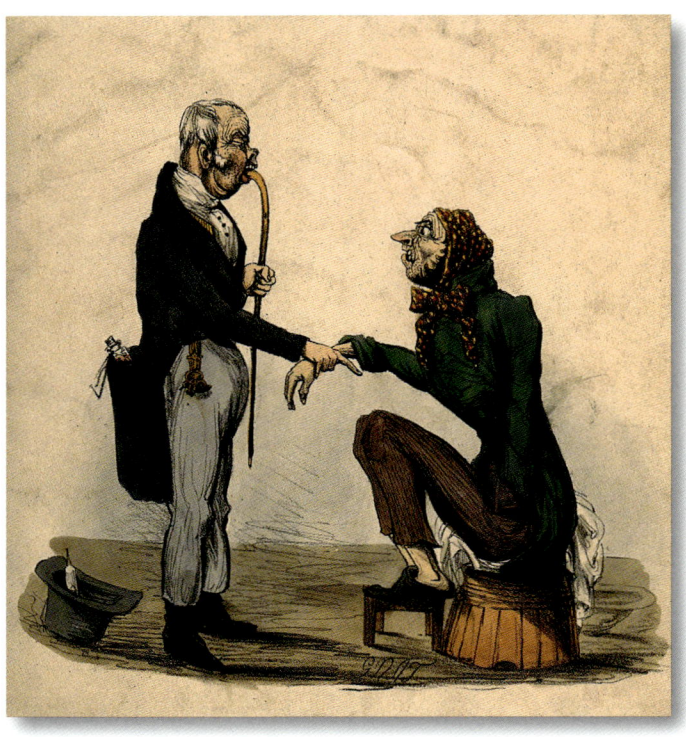

Humorvolle Farblithographie aus den 1840er Jahren mit der Bildunterschrift: *«Nun, Pat – was macht die Grippe? Speist du Blut?» «Gut speisen! Wie zum Teufel soll ich mir was zu essen besorgen, ohne eine Münze in der Tasche?»*

Der Schwarze Tod (siehe Seiten 8–19) hatte Mitte des 14. Jahrhunderts innerhalb von vier bis fünf Jahren 25 Millionen Menschen dahingerafft. Die „Spanische Grippe" von 1918 bis 1919 tötete Millionen von Menschen in ungefähr sechs Monaten. Alfred Crosby und andere schätzen, dass die Zahl der Opfer bei etwa 20 Millionen lag. Damit übertraf sie die Zahl der Menschen, die im Ersten Weltkrieg umgekommen waren. Außerdem war die Hälfte der Grippeopfer zwischen 20 und 40 Jahre alt. Die Spanische Grippe tötete also nicht nur die Alten und Schwachen, sondern traf mitten ins Herz der Gesellschaft. Crosbys Buch war eine Aufforderung an die Historiker, die großen bekannten Grippewellen der Vergangenheit genauer zu untersuchen.

Außerhalb von Gelehrten- oder Wissenschaftlerkreisen ist die Pandemie von 1918 bis 1919, wie eine Zeitung es ausdrückte, eine *«globale Katastrophe, die die Welt vergessen hat»*. Doch sie ist brandaktuell. Die Bedrohung durch die Vogelgrippe und die Angst vor einer weiteren gigantischen Grippepandemie sind Grund genug, diesen Fall noch einmal genauer zu beleuchten. Heute glaubt man, dass womöglich 50 Millionen Menschen während dieser einen Pandemie sterben mussten, manche sprechen sogar von 100 Millionen. Auch ist die Spanische Grippe durch die Corona-Pandemie wieder in den Fokus gerückt: Verbreitung und Gefährlichkeit des Virus sowie Opferzahlen werden ständig miteinander verglichen.

Besonders stark hat sich dieses Ereignis des vergangenen Jahrhunderts allerdings nicht ins Gedächtnis der Menschen eingebrannt. Verschiedene Historiker meinen, die Menschen wüssten über die Pest im mittelalterlichen Europa besser Bescheid als über diese fürchterliche Tragödie, die so viele ihrer eigenen Großeltern und Urgroßeltern getötet hat. Aber es gibt keine Denkmäler und kaum literarische Werke, die an das große Leid erinnern, weder Gedenkgottesdienste noch lange Totenlisten. Anders als die Zerstörungen und die Grausamkeit zweier Weltkriege ist die Entfesselung eines der tödlichsten Krankheitserreger aller Zeiten fast in Vergessenheit geraten – bis Corona über die Welt hereinbrach und sich viele wieder an die letzte Pandemie erinnerten.

DIE VIELEN NAMEN DER GRIPPE

Der Ausdruck *una influenza* wurde erstmals von den Italienern verwendet. Die lateinische Entsprechung *influentia coeli* (wörtlich „himmlischer Einfluss") machte eine unheilvolle Stellung von Planeten und Sternen für die damals rätselhafte Krankheit verantwortlich. Die Engländer übernahmen Mitte des 18. Jahrhunderts den Begriff *influenza*, die Franzosen sprachen von *la grippe*. Es gibt auch einen ähnlichen arabischen Ausdruck, *anfal-'anza*, was so viel heißt wie „die Nase einer Ziege". Ziegen galten als Überträger der Krankheit.

Seit der Russischen Grippewelle 1889 gibt man den großen Pandemien Ortsnamen – manchmal um anzuzeigen, wo die Krankheit zuerst ausgebrochen war, manchmal um die Verantwortung für den Ausbruch einem anderen Land zuzuschieben. Die Pandemie von 1918 bis 1919 wurde „Spanische Grippe" genannt, weil sie in Spanien nicht durch staatliche Zensur vor der Öffentlichkeit verleugnet wurde.

In der zweiten Hälfte des 20. Jahrhunderts wurde die Bezeichnung von Grippeausbrüchen und den auslösenden Organismen um ein Vielfaches komplizierter, da man nun erkannte, dass sich die Viren ständig verändern können. Die drei Haupttypen A, B und C haben viele Untertypen wie H5N1 (Hämagglutinin 5, Neuraminidase 1). Hämagglutinin und Neuraminidase sind Moleküle des Virus.

VON DEN SCHLACHTFELDERN EUROPAS BIS ZU INSELN IM SÜDPAZIFIK

Das neu entflammte Interesse an der Grippepandemie von 1918 bis 1919 hat erschreckende Fakten und Zahlen ans Licht gebracht. Heute ist wissenschaftlich erwiesen, dass es sich tatsächlich um „echte" Grippe handelte. Dennoch gibt diese kurze, Tod bringende Periode Historikern und Virologen noch immer viele Rätsel auf. Die Krankheit wurde damals nicht etwa „Spanische Grippe" genannt, weil sie in Spanien zuerst aufgetreten war. Vielmehr gab es in Spanien, das nicht am Ersten Weltkrieg teilgenommen hatte, keine Zensur. Und so hinderte niemand die Presse daran, Alarm zu schlagen, als im Mai 1918 die Grippe ausbrach. Eigentlich weiß niemand genau, wo die Krankheit das erste Mal auftrat. Manche glauben, sie sei zuerst bei den alliierten Truppen in Frankreich aufgetaucht, wo sie von den Briten „Flanderngrippe" oder „eitrige Bronchitis" und von den Deutschen „Blitz-Katarrh" genannt wurde. Andere vermuten, dass sie in den Militärlagern in den USA entstand. In jüngerer Vergangenheit wurde auch die Theorie aufgestellt, dass sie wie die aktuelle Vogelgrippe aus China oder Hongkong kam.

Doch egal woher die erste Welle stammte – Ende August 1918 schlug eine zweite, noch bösartigere Epidemie gleichzeitig in weit voneinander entfernten Gebieten zu. Betroffen waren Boston in

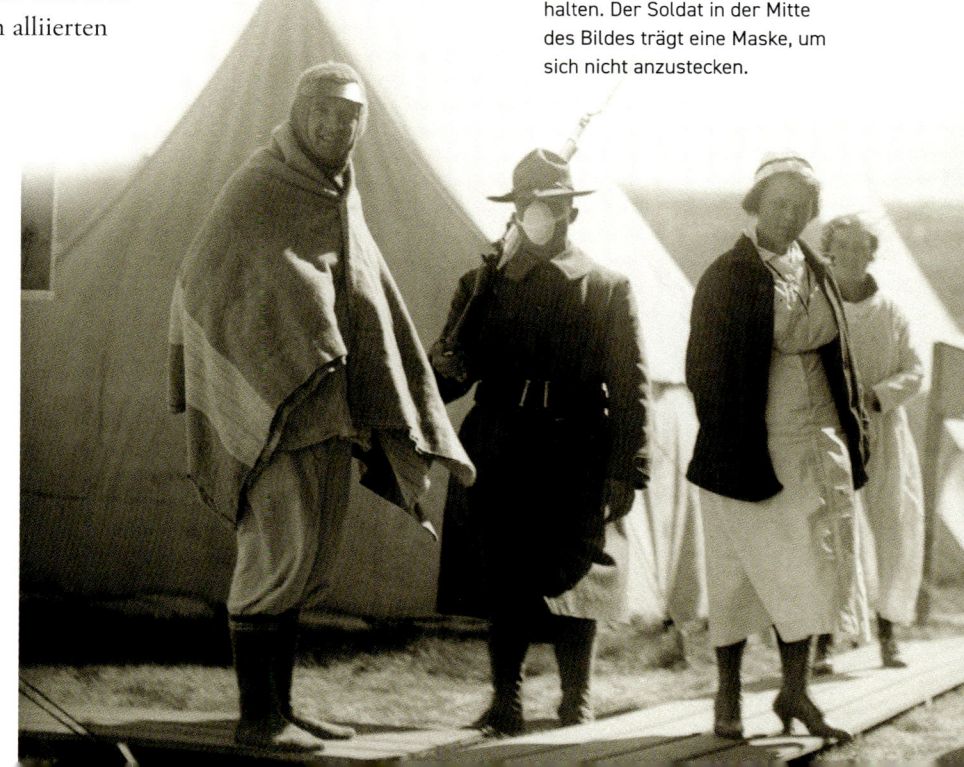

1918 grassierte in vielen amerikanischen Militärlagern die Grippe. Dies ist ein Grippelager in Maine, wo die Patienten Frischluftbehandlungen bekamen. Auf diese Weise versuchte man, die Epidemie im Zaum zu halten. Der Soldat in der Mitte des Bildes trägt eine Maske, um sich nicht anzustecken.

den USA, Brest in Frankreich und Freetown in Sierra Leone an der Westküste Afrikas. In diesen drei Hafenstädten wurden Truppen und Vorräte für die Westfront eingeschifft. Als am 11. November 1918 der Waffenstillstand unterzeichnet war, der den Weltkrieg beendete, hatte sich die Krankheit wie ein Lauffeuer über die ganze Welt verbreitet: von den blutigen Schlachtfeldern Europas zu den einsamen Inseln im Südpazifik, vom Nordpol nach Australien und Asien, von den Tropen bis zur russischen Tundra. Überall streckte der „Gevatter Tod" des frühen 20. Jahrhunderts Soldaten wie Zivilisten, junge Männer und Frauen, gesunde Kinder, schwangere Mütter und ältere Menschen dahin.

Fast jeder Mensch auf der Welt war auf irgendeine Weise von der Grippe betroffen. Unzählige Kinder wurden zu Halb- oder Vollwaisen. In Indien kamen mindestens 17 bis 20 Millionen Menschen um, in Samoa im südwestlichen Pazifik starben im November und Dezember 1918 rund 7500 von insgesamt 38 000 Bewohnern. Anscheinend blieben nur St. Helena im Südatlantik, Neuguinea und ein paar Inseln im Pazifik von der Grippe verschont. Nur Australien erwischte es, möglicherweise aufgrund besonders strenger Quarantänemaßnahmen, nicht so schwer wie andere Kontinente.

WARUM TÖTETE DIE GRIPPE VON 1918 BIS 1919 SO VIELE MENSCHEN?

«Sie lag auf einer schmalen Klippe über einem Schacht, der bodenlos war, wie sie wusste ... Als sie sich von ihrer schmalen Klippe wieder erhob ... kam der Schmerz wieder, ein schrecklicher, überwältigender Schmerz, der ihr wie flüssiges Feuer durch die Adern rann. Der Gestank von Fäulnis stieg in ihre Nase, der süße, ekelhafte Geruch von verwesendem Fleisch und Eiter. Sie öffnete die Augen und sah durch ein grobes weißes Tuch über ihrem Gesicht ein fahles Licht und wusste, dass der Geruch des Todes in ihrem Körper war ...»

Dieser Abschnitt stammt aus der Novelle „Fahles Pferd, Fahler Reiter" (1939) der amerikanischen Autorin Katherine Anne Porter (1890–1980). Sie war eine der wenigen, die die Schrecken der Grippe von 1918–1919 literarisch verarbeiteten. Ihr Verlobter war gestorben und sie selbst fast.

Die Symptome der Spanischen Grippe waren sehr viel schwerer als bei jeder anderen Grippe-pandemie davor und danach. Das schlimmste Anzeichen, das den unmittelbar bevorstehenden Tod ankündigte, nannte man „heliotrope Zyanose". Wenn die Lungen keinen Sauerstoff mehr bekamen, lief der Patient violett, schwarz oder blau an. Die Ärzte versuchten verzweifelt, die Ursache dieses „violetten Todes" zu finden.

Seither wurden verschiedene Erklärungen für die hohe Sterblichkeit vorgebracht. Der Erste Weltkrieg mit seinen Truppenbewegungen mag eine Schlüsselrolle bei der Ausbreitung des Virus gespielt haben. Vielleicht war sie wegen der Folgekomplikationen durch eine sekundäre bakterielle Lungenentzündung oder durch massive Abwehrreaktionen so extrem gefährlich.

In den vergangenen Jahren durchforsteten Wissenschaftler Aufzeichnungen, untersuchten aufbewahrtes Gewebe und gruben sogar Grippeopfer aus, die im Dauerfrostboden Norwegens und Alaskas gut erhalten geblieben waren. Aus all dem ergab sich, dass für die Pandemie von 1918–1919 ein Subtyp des Grippe-A-Virus namens H1N1 verantwortlich war, ein Vogelvirus, das sich auf den Menschen übertragen hatte.

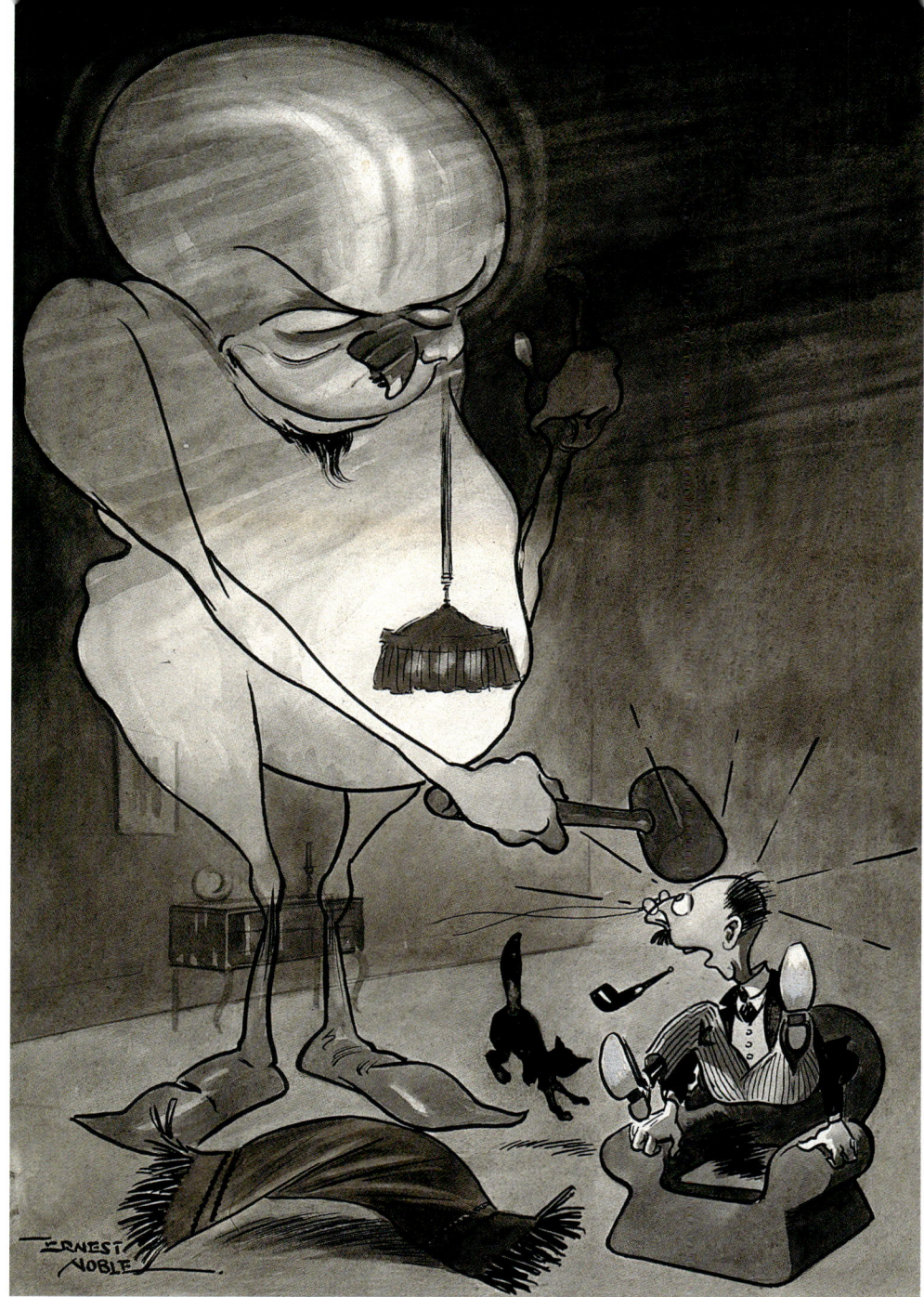

Eine Karikatur von 1918 zeigt ein Monster, das die Grippe symbolisiert. Es schlägt mit einem Hammer auf einen Mann ein. Die Bildunterschrift lautet: *«Hatschi!! Guten Abend, ich bin die neue Grippe!»*

Zeitgenössische Beschreibungen der Krankheit zeigen ein sehr düsteres Bild. Die Menschen starben schnell, oft nur 48 Stunden nach Ausbruch der Krankheit. Manche scheinen an ihrem eigenen Schleim erstickt zu sein, als sich ihre Lungen mit Flüssigkeit füllten. Blut trat aus Nasen, Ohren und Lungen. Einige fielen plötzlich auf der Straße tot um, andere stürzten vornüber, während sie Straßenbahnen lenkten, oder kippten von Pferden und Kutschen. In überfüllten Militärlagern und auf Truppentransportern brachen die Soldaten im Fieberwahn zusammen. Bestatter arbeiteten rund um die Uhr. Krankenschwestern und Ärzte erlagen der Krankheit reihenweise, und verzweifelt wurden freiwillige Helfer gesucht, um mit der Katastrophe Schritt halten zu können.

«Niemals seit der Pest ist eine solche Seuche über den Erdball gefegt; und wohl niemals ist eine Seuche so stoisch akzeptiert worden.»

DIE LONDONER „TIMES" AM 18. DEZEMBER 1918

Um die Ausbreitung der Krankheit zu stoppen, wurden öffentliche Versammlungen verboten, Straßen und Häuser desinfiziert, Brunnen sterilisiert, Spucken und Händeschütteln streng verboten sowie Schiffe unter Quarantäne gestellt. Außerdem mussten Atemmasken getragen werden. Manche setzten auf volkstümliche Heilmittel wie das Tragen von Knoblauch, Schwefel, Gurken oder Kartoffeln. Alle möglichen obskuren Mittelchen wurden als „sichere Heilmittel" angepriesen, nur leider hatten die meisten keinerlei Wirkung.

Die Spanische Grippe brach Ende 1918 mit voller Wucht aus, wanderte einmal um die Erde, flammte im folgenden Winter noch einmal kurz auf und verschwand im Frühling 1920 wieder. Für ihr grausames Werk hatte sie nur gut sechs Monate gebraucht. Die Reaktionen waren sehr unterschiedlich. Anfänglich wurde ihre Existenz geleugnet (etwas, was einem in der Corona-Pandemie ebenfalls wieder begegnete), Zeitungsberichte wurden sogar zensiert. Die Menschen ergaben sich fassungslos in ihr Schicksal. Aus bis heute unverständlichen Gründen kam weit weniger Panik auf als bei vielen anderen großen Seuchen der Vergangenheit – vielleicht weil sie von den Schrecken des Ersten Weltkrieges überschattet wurde. Nur eine einzige umfangreichere Novelle verarbeitete das Geschehene später: „Fahles Pferd, Fahler Reiter" von Katherine Anne Porter (1890–1980), die selbst eine Überlebende der Epidemie war (siehe Warum tötete die Grippe von 1918 bis 1919 so viele Menschen?, Seite 178). Die Grippepandemie verschwand so schnell und unerklärlich, wie sie gekommen war.

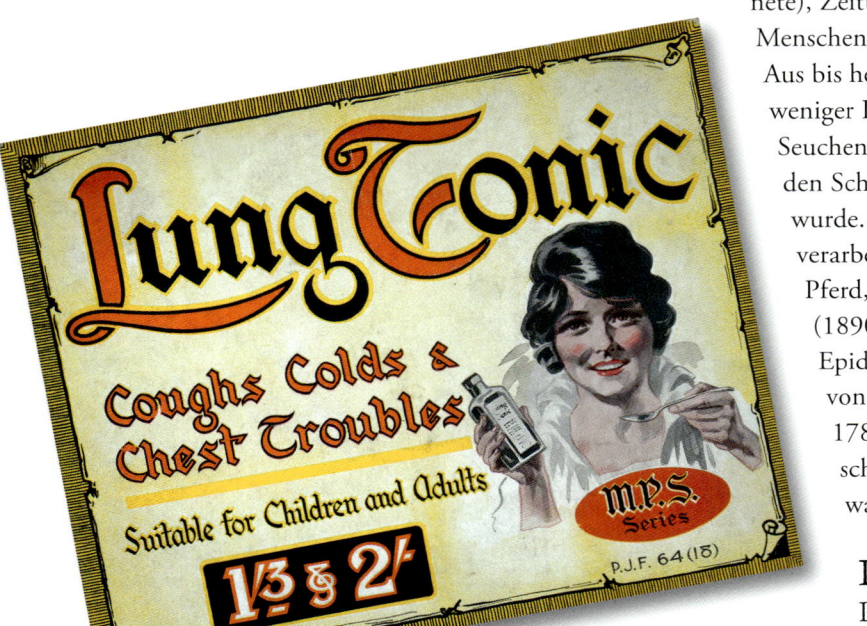

Während der Grippepandemie von 1918 bis 1919 wurde Werbung für Arzneien wie Lungentonikum gemacht.

DIE NÄCHSTE GRIPPE-PANDEMIE?

Im 20. Jahrhundert gab es 1957 bis 1958 und 1968 bis 1969 noch zwei schwere und mehrere kleinere Grippeepidemien. Die sogenannte Asiatische Grippe breitete sich 1957 bis 1958 über den Erdball aus und infizierte ein Drittel der Weltbevölkerung. Obwohl es viele Todesfälle gab, lag die Sterberate bei nur 0,25 Prozent. Die Hongkong-Grippe von 1968 bis 1969 war ähnlich weit verbreitet und befiel allein in den USA 30 Millionen Menschen. Aber die Todesrate lag zum Glück weit unter der von 1918 bis 1919. In den 30er Jahren hatten Wissenschaftler entdeckt, dass Grippe von Viren übertragen wird. Und wenn es auch keine Arzneien gegen Viruserkrankungen wie Grippe gab, so konnten doch alle, die im Zuge der Asiatischen bzw. Hongkong-Grippewelle an bakterieller Lungenentzündung erkrankt waren, wenigstens auf Antibiotika zurückgreifen.

Als Wissenschaftler das Grippevirus identifiziert hatten und in den 40er Jahren die ersten Massenimpfstoffe herstellten, wurde ihnen nach und nach die Vielschichtigkeit dieser Krankheit klar. Es heißt ja oft, dass Grippe nicht nur eine einzige Krankheit sei,

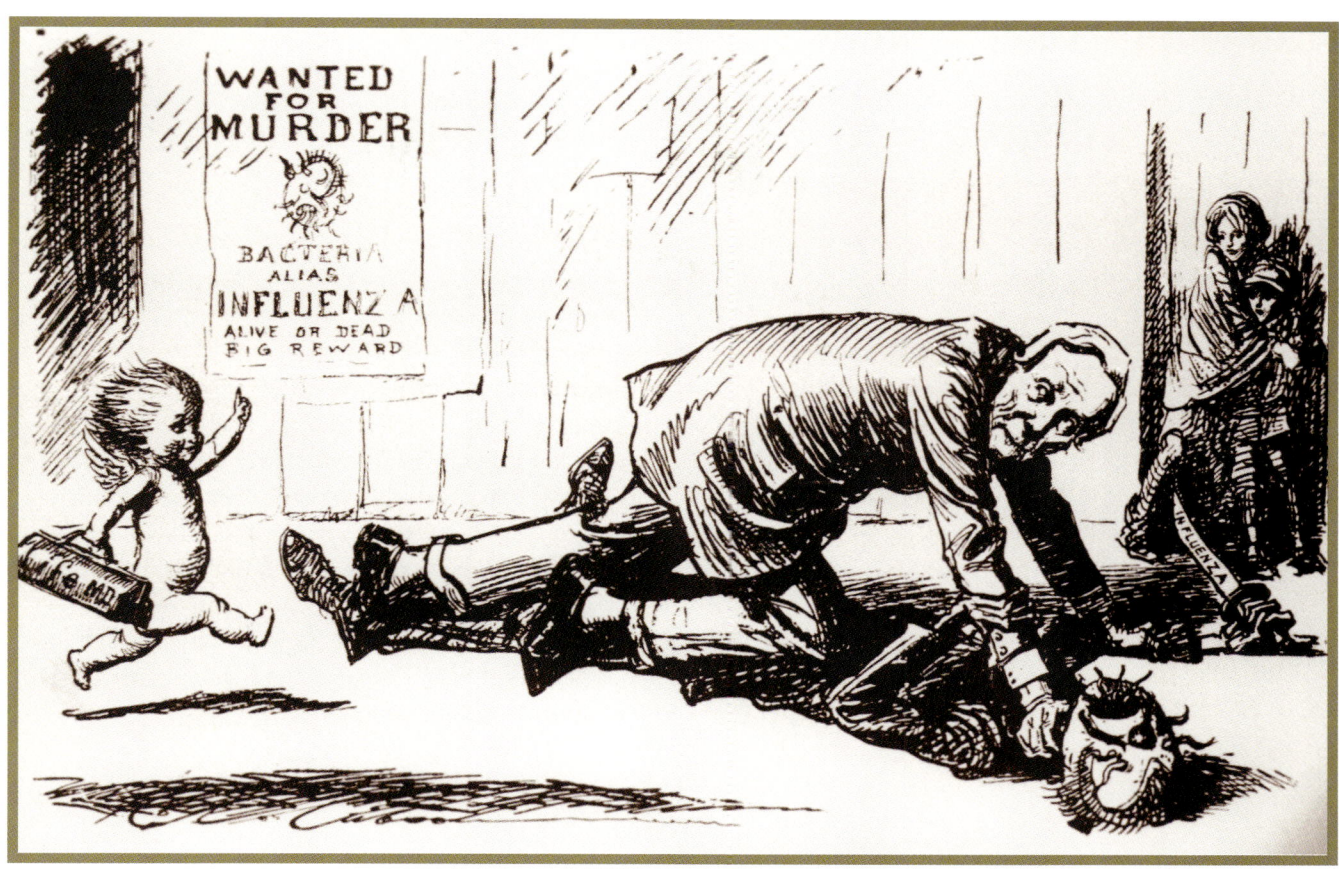

sondern ein Bündel sich rasch verändernder Erreger. Es gibt drei Haupttypen: A, B und C. Der Virustyp A verursacht die schwersten Erkrankungen und die großen Pandemien. Es gibt aber auch viele Subtypen oder Stämme, von denen einige als sanft und andere als hochgradig krankheitserregend oder schlichtweg tödlich gelten. Mit einem Grippestamm in Kontakt gekommen zu sein bietet keinen ausreichenden Schutz vor einem anderen. Inzwischen weiß man, dass das Grippevirus von Saison zu Saison mutiert und jedes Jahr ein angepasster Impfstoff verabreicht werden muss. Daher sollten sich gefährdete Personen auch jedes Jahr im Oktober erneut impfen lassen.

Zur Zeit der Grippepandemie von 1918 bis 1919 hielten manche – wie auf dieser Karikatur dargestellt – ein Bakterium für den Erreger. Heute wissen wir, dass die Grippe eine Viruserkrankung ist. Möglicherweise haben aber Folgekomplikationen wie bakterielle Lungenentzündung zur hohen Sterberate während dieser Pandemie beigetragen.

VOGELGRIPPE (H5N1) IM ANMARSCH

In den vergangenen Jahren hat die Angst wieder zugenommen. 1996 entdeckte man bei Gänsen in der chinesischen Provinz Guangdong (Kanton) das neue Grippevirus H5N1. Die Krankheit, die es hervorruft, wurde als Vogelgrippe bekannt. Kaum jemand interessierte sich für das Virus, bis es im Mai 1997 auf den Geflügelmärkten von Hongkong auf den Menschen übersprang und sechs von 18 Infizierten tötete. Die Behörden ergriffen strenge Maßnahmen, um den Ausbruch zu stoppen. Die Vogelmärkte mussten desinfiziert werden, Enten und Gänse durften nicht mehr verkauft werden und Millionen von Vögeln wurden getötet, darunter das gesamte Geflügel in Hongkong.

Durch das schnelle Handeln in diesem sehr frühen Stadium wandten die Behörden von Hongkong möglicherweise eine globale Grippepandemie ab. Seitdem haben Wissenschaftler viele neue Erkenntnisse über die Grippe zusammengetragen. Jahrhundertelang

«Die Uhr tickt weiter. Nur weiß niemand, wie spät es ist.»

AUSBLICK EINES EXPERTEN AUF DIE ZUKUNFT,
ZITIERT IN JOHN BARRYS „THE GREAT INFLUENZA: THE EPIC
STORY OF THE GREATEST PLAGUE IN HISTORY" (2004)

wusste man, dass nicht nur Menschen an Grippe erkranken, sondern auch Wildvögel, Geflügel, Schweine, Pferde und andere Tiere. Heute hat man herausgefunden, dass Vögel und Säugetiere – zum Beispiel Schweine – für einige Subtypen des Virus als Wirt in Frage kommen. Mal leben diese Subtypen harmonisch mit ihrem Wirt zusammen, mal machen sie ihn krank. Während sich das Virus beim Menschen im Atemapparat fortpflanzt, tut es das bei Vögeln im Verdauungstrakt. Es wird also mit Exkrementen, Speichel und Nasenflüssigkeit ausgeschieden und kann so Käfige, Wasser und Vogelfutter verunreinigen.

Seit 2005 hat sich die Vogelgrippe durch Hausgeflügel und Wildvögel weiter verbreitet und Geflügelhalter in vielen Teilen der Welt geschädigt. Wissenschaftlern gelang es, mit den Erkenntnissen, die sie bei der Untersuchung der H5N1-Vogelgrippe gesammelt hatten, einige Rätsel vergangener Pandemien zu lösen. Auch damals war das Grippevirus womöglich von Vögeln auf den Menschen übergesprungen und hatte dabei Schweine als Zwischenwirt genutzt.

Ein kroatischer Landarbeiter desinfiziert ein Auto in der Nähe eines Fischteiches im ostkroatischen Dorf Zdenci. Dort wurde 2005 bei wilden Schwänen Vogelgrippe entdeckt. Kroatien verhängte daraufhin ein sofortiges Jagd- und Transportverbot von Wild- und Hausgeflügel.

Mit diesem Wissen wurden neue Grippemedikamente entwickelt, die bei Vogel-, Schweine- oder Menschengrippe eingesetzt werden können. Trotzdem kann heute niemand mit Sicherheit sagen, ob der H5N1-Stamm, der Wildvögel, Hühner, Truthähne und Enten tötet, sich in Zukunft auch unter den Menschen ausbreiten wird.

Zwischen 2003 und 2020 infizierten sich laut WHO 861 Menschen mit der H5N1-Vogelgrippe, 455 von ihnen starben. In den meisten Fällen verlief die Ansteckung wahrscheinlich über infizierte Tiere oder deren Exkremente. Zu einer Übertragung von Mensch zu Mensch in großem Umfang kam es nicht. Für die Zukunft gibt es zwei Möglichkeiten: Zum einen könnte sich das Vogelgrippevirus, wenn es in den menschlichen Körper eindringt, verändern und dann ohne Weiteres von Mensch zu Mensch übertragen werden. Mit dem Flugverkehr rund um die Erde könnte es dann durchaus „wie ein Fluch der Sterne" auf die Erde herabfallen. Zum anderen könnte sich ein Mensch, der an einer schwachen Form der Grippe leidet, zusätzlich mit H5N1 oder einem anderen Stamm anstecken, der in unseren gefiederten Freunden oder auf unseren Höfen lauert. Die beiden Viren könnten sich vereinen oder kreuzen und sich in einen „neuen", für Menschen tödlichen Stamm verwandeln.

Das sind natürlich die schlimmstmöglichen Szenarien. Es gibt Medikamente, um die Grippe zu behandeln. Die Weltgesundheitsorganisation (WHO) und die Länder, die es sich leisten können, haben Tamiflu (Oseltamivir) und Relenza (Zanamivir) in riesigen

Mengen gehortet. Ein von der WHO organisiertes weltumspannendes Netzwerk von 146 nationalen Grippezentren in 123 Ländern beobachtet die Situation genau. Historiker und Mediziner bündeln ihr Wissen, um die Muster vergangener Grippepandemien zu verstehen, besonders das der heute nicht mehr vergessenen „großen Grippepandemie" von 1918 bis 1919. Das für die Spanische Grippe verantwortliche Virus H1N1 weist anscheinend verstörende Ähnlichkeiten mit dem H5N1-Vogelgrippevirus auf. Für Geflügelfarmen und Märkte, auf denen die Krankheit auftritt, gibt es Quarantänebeschränkungen, und für den Fall, dass die Vogelgrippe beim Menschen ausbricht, gibt es Atemschutzmasken, Desinfektionsmittel und Flughafenkontrollen (die während der Sars-Hysterie eingeführt wurden; siehe Seiten 202–207). Schließlich gibt es H5N1 seit drei Jahrzehnten und es hatte genug Zeit und Möglichkeiten, die Grenze zwischen den Arten zu überwinden und sich in einen pandemischen Stamm zu verändern. Doch bislang ist das nicht passiert … Einstweilen können wir nur warten und auf der Hut sein und hoffen, dass kein Vogel namens Enza eine neue Pandemie auslöst.

Rumänische Arbeiter entsorgen Plastiktüten mit totem Hausgeflügel, das 2005 in einem Dorf östlich von Bukarest wegen des Verdachts auf Vogelgrippe getötet wurde. Beim Menschen kann die Vogelgrippe zur massiven Zerstörung des Lungengewebes führen. Die meisten Menschen, die bisher an der Krankheit gestorben sind, hatten engen Kontakt mit infizierten Vögeln.

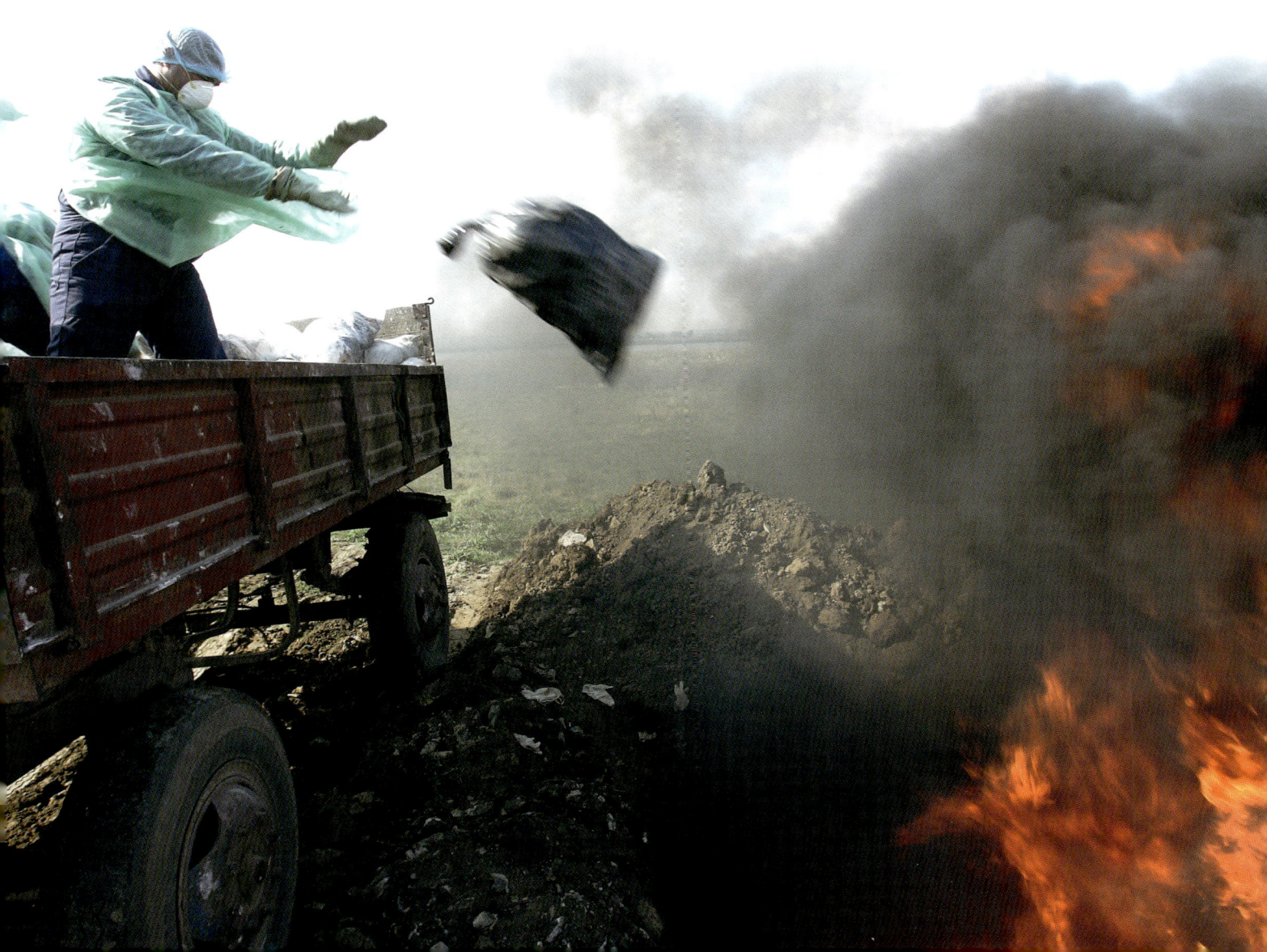

EBOLA

EBOLA – ein hämorrhagisches Fieber – ist eine hochansteckende Viruserkrankung und eine der schlimmsten Krankheiten, die in den vergangenen Jahrzehnten aufgetaucht sind. Das erste Mal trat es 1976 in Afrika auf, in der Nähe des Flusses Ebola in der Demokratischen Republik Kongo. Seitdem gab es im subsaharischen Afrika vereinzelte lokale Ausbrüche der Krankheit. Charakteristisch für Ebola sind starke innere und äußere Blutungen. In etwa 50 bis 90 Prozent aller Fälle setzt der Tod durch Schockreaktionen des Körpers und Atemstillstand ein. Das Risiko für jeden, der mit dem Ebolavirus in Kontakt kommt, ist so groß, dass es als Erreger der Biologischen Schutzstufe 4 gilt, die bei Laboruntersuchungen strengste Sicherheitsvorkehrungen erfordert. Seit 2015 wird der Impfstoff VSV-EBOV getestet, der zu 100 Prozent vor dem Virus schützen soll. Es sind aber noch weitere Tests nötig, bis er einsatzfähig ist.

Ende August 1976 bekam der Lehrer Mabalo Lokela aus Yambuku, einer abgelegenen Stadt im Norden Zaïres, Fieber. Im örtlichen Missionskrankenhaus hielt man zuerst Malaria für die Ursache, doch mit Chloroquin ließ sich das Fieber nicht lindern. Eine Woche später kam er erneut ins Krankenhaus. Jetzt war sein Zustand schon sehr kritisch. Unkontrollierbares Erbrechen, akuter Durchfall und starke Kopfschmerzen waren hinzugekommen. Außerdem hatte er viel Wasser verloren und das Atmen fiel ihm schwer. Dann fing er an, aus Nase, Zahnfleisch und Augen zu bluten. Auch sein Stuhl war blutig. Einen Arzt gab es in dem Krankenhaus nicht, die Krankenschwestern taten für ihn, was sie konnten. Sie hatten jedoch keine Ahnung, was mit Mabalo Lokela wirklich los war. Er starb am 8. September 1976.

FAMILIEN, FREUNDE UND MEDIZINISCHES PERSONAL

Lokelas Körper wurde in einer traditionellen Zeremonie für das Begräbnis vorbereitet. Bald darauf zeigten viele Familienmitglieder und Freunde, die an der Zeremonie teilgenommen hatten, dieselben Symptome, und auch mehrere Mitarbeiter des Missionskrankenhauses wurden schwer krank. Panik machte sich breit, die Leute verbluteten buchstäblich. Am 30. September wurde das Krankenhaus von Yambuku geschlossen und die ganze

Zeitleiste

1976 Zwischen Juni und November infiziert das Sudan-Ebolavirus 284 Menschen im Sudan; 151 davon sterben. Beim ersten Ausbruch in der Demokratischen Republik Kongo, dem damaligen Zaïre, im September und Oktober erkranken 318 Personen am Zaïre-Ebolavirus;

280 von ihnen sterben.

Ein Forscher in einem englischen Hochsicherheitslabor entgeht knapp dem Tod, nachdem er sich an einer verunreinigten Nadel mit dem Virus angesteckt hat.

1979 Sudan erlebt einen zweiten Ausbruch mit 34 Erkrankten und 22 Toten.

1989 Durch importierte Javaneraffen gelangt das Reston-Ebola-Virus von den Philippinen nach Virginia in eine Quarantänestation in Reston. Vier Menschen

entwickeln Antikörper gegen das Reston-Ebolavirus, erkranken aber nicht.

1989–1990 Auf den Philippinen sterben viele Javaneraffen, die in die USA verkauft werden sollten, durch Reston-Ebola.

1990–1996 Das Reston-Ebola-virus gelangt mit von den Philippinen importierten Affen erneut in die Quarantänestation von Reston sowie nach Alice, Texas. 1992 tritt Ebola auch bei Laboraffen im italienischen Siena auf. Viele der infizierten Affen sterben.

1994 In der westafrikanischen Elfenbeinküste (Côte d'Ivoire) treten bei Schimpansen Fälle von Côte-d'Ivoire-Ebola auf. Eine Wissenschaftlerin steckt sich bei der Untersuchung eines toten Schimpansen an. Sie wird behandelt und erholt sich wieder.

1994 In Goldgräberlagern in den Wäldern von Gabun wird Ebola dokumentiert. Zunächst hält man es für Gelbfieber, doch bald erkennt man, dass es sich um Ebola handelt. Von 52 Erkrankten sterben 31.

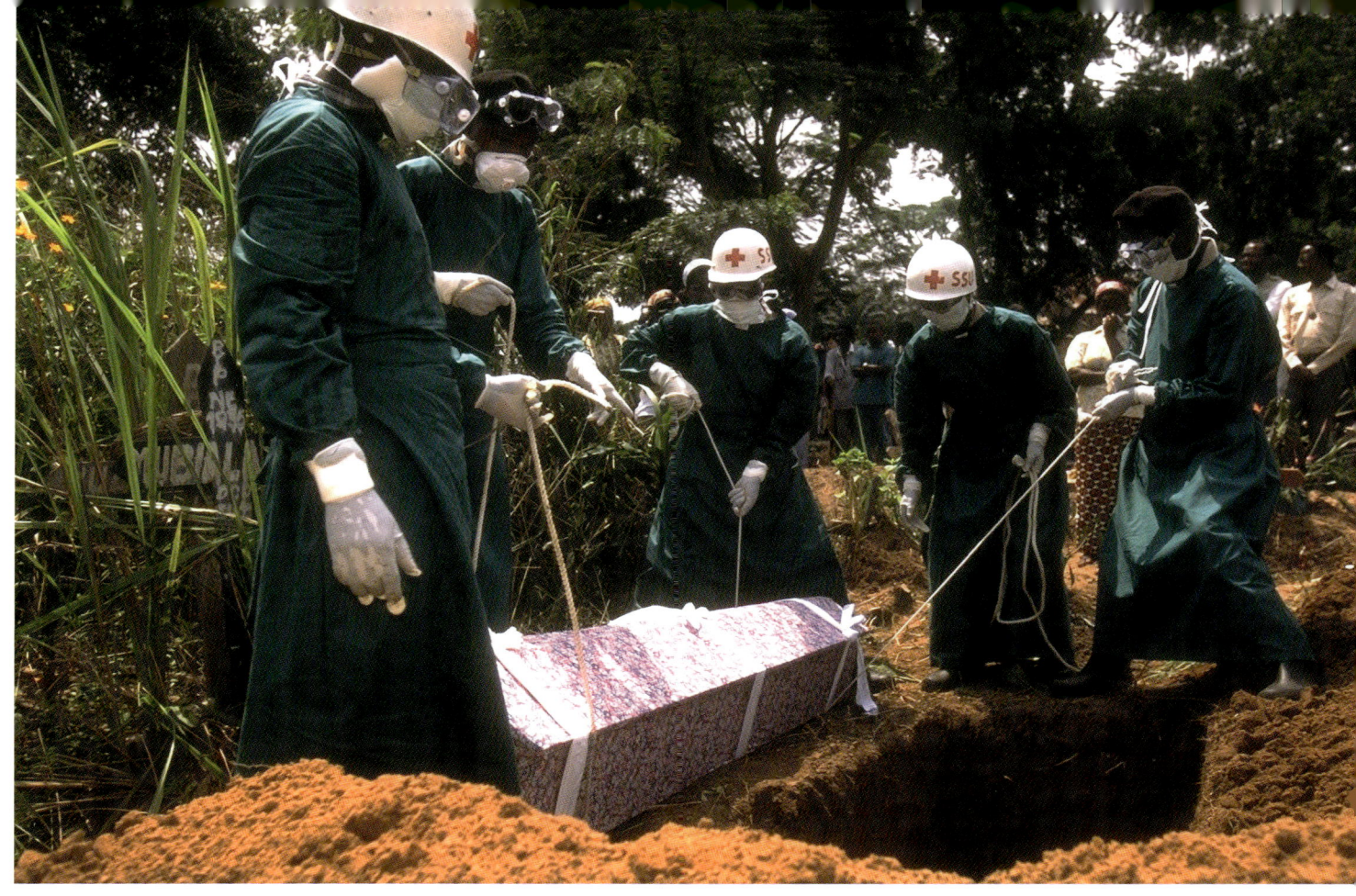

In Schutzkleidung beerdigen Beamte ein Ebolaopfer. Diese extreme Vorsicht ist ein Muss, denn Ebola kann sich sogar beim Berühren einer infizierten Leiche übertragen.

Gegend von der Armee abgeriegelt. Man schickte einen Mikrobiologen und einen Epidemiologen von der Staatlichen Universität, um die Epidemie zu erforschen. Die Krankheit hatte sich inzwischen auf über 50 Dörfer rund um Yambuku und bis in die Hauptstadt Kinshasa ausgebreitet. Insgesamt erkrankten 318 Menschen, von denen 280 starben – eine Todesrate von fast 90 Prozent.

Etwa zwei Monate zuvor war in Nzara und Maridi im südlichen Sudan, einem Nachbarland von Zaïre, eine ähnlich geheimnisvolle Krankheit ausgebrochen. Dabei waren bei 284 Krankheitsfällen 151 Todesopfer zu beklagen, eine Sterberate von 53 Prozent. Das örtliche Krankenhaus verwandelte sich bald in ein Leichenschauhaus. Die Patienten starben, ihre Verwandten und das Krankenhauspersonal.

1995 Eine Epidemie in der Stadt Kikwit in der Demokratischen Republik Kongo lässt sich bis zu einer einzigen Person zurückverfolgen, die im Wald nahe der Stadt gearbeitet hat. Die Seuche greift auf Familien und Krankenhäuser über. Insgesamt 315 Menschen werden krank, 250 davon sterben.

1996 In Gabun entdecken Menschen im Wald einen toten Schimpansen und essen ihn. 21 Personen sterben. Ein an Ebola erkrankter Mediziner reist von Gabun nach Johannesburg in Südafrika, nachdem er mit Ebola infizierte Patienten behandelt hat. Er kommt ins Krankenhaus und wird wieder gesund. Eine Krankenschwester, die ihn gepflegt hat, infiziert sich mit Ebola und stirbt.

1996 bis heute Weitere Ausbrüche von Ebola in Gabun, Uganda, der Demokratischen Republik Kongo, der Republik Kongo und Sudan. Seit 1976 haben sich mehr als 28.000 Menschen mit dem Virus infiziert, 11.000 Menschen starben.

2004 Es gibt zwei Fälle von Ebola in Labors, einen in der Russischen Föderation und einen in den USA. Einer davon verläuft tödlich.

2014 bis 2016 In Westafrika brach die bislang verheerendste Ebola-Epidemie aus, ab 2018 bis 2020 auch in der Demokratischen Republik Kongo und Uganda.

2015 Der Impfstoff VSV-EBOV wird erfolgreich bei einem Feldversuch mit 4000 Guineer getestet, er schützte die Probanden nach 10 Tagen hundertprozentig vor dem Virus. Doch bis zu einer breiten Verwendung des Impfstoffes sind weitere Studien notwendig.

2020 Mit Inmazeb wird das erste Ebola-spezifische Therapeutikum zugelassen, es enthält die drei monoklonalen Antikörper Atoltivimab, Maftivimab, und Odesivimab.

AFFEN-ALARM

1967 waren die Ärzte eines Krankenhauses in Marburg schockiert, als mehrere Patienten schwer an einem Fieber erkrankten, das von quälenden Schmerzen und Blutungen begleitet war. Es stellte sich heraus, dass alle betroffenen Patienten für dasselbe Pharmaunternehmen gearbeitet und sich bei afrikanischen Grünen Meerkatzen mit dem Virus angesteckt hatten. Die Affen, von denen die Hälfte schon bei der Ankunft aus Uganda tot war, brauchte man zur Herstellung von Zellkulturen für Impfstoffe. Sieben der infizierten Labormitarbeiter starben. Weitere Fälle traten in Belgrad und in Frankfurt am Main auf. Eine neue tödliche Krankheit war auf der Bildfläche erschienen: das Marburg-Fieber.

1989 schrillten die Alarmglocken schon wieder, dieses Mal in den USA. Zu Forschungszwecken waren 100 Javaneraffen von den Philippinen an ein Quarantänelabor in Reston im Bundesstaat Virginia geschickt worden. Doch die Affen begannen zu sterben. Mitarbeiter des Medizinischen For-

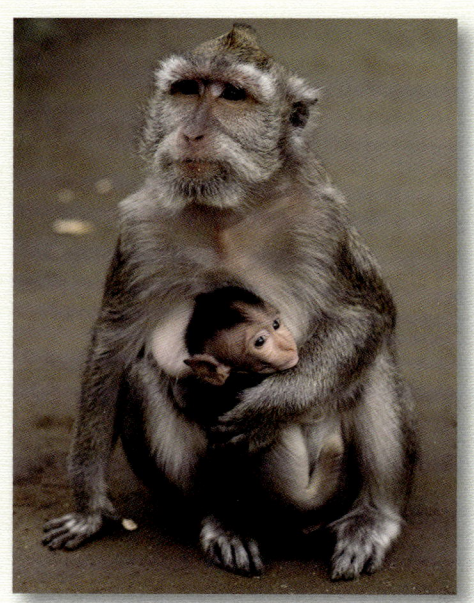

Krabben fressende Javaneraffen, die von den Philippinen in die USA und nach Italien importiert wurden, entpuppten sich als Träger des tödlichen Ebolavirus.

schungsinstituts der US Army stellten fest, dass sie an einer Form der Ebola gelitten hatten. Diese Form wurde von diesem Zeitpunkt an als Reston-Ebola bezeichnet. Während sie für Affen meistens tödlich war, wurden Menschen nicht infiziert, wobei vier Tierbetreuer spezifische Antikörper gegen diese Form von Ebola entwickelten. Die übrigen Affen wurden getötet und das Labor sterilisiert. Damit war der Schrecken aber leider noch nicht vorüber. In den darauffolgenden Jahren entdeckte man sowohl in den USA als auch in Italien, dass mehrere Affen von den Philippinen mit Reston-Ebola infiziert waren, woran sie schließlich auch zugrunde gingen.

Während es außerhalb von Afrika bisher keine vor Ort erworbenen Ebolafälle beim Menschen gegeben hat, macht das Vorkommen des Virus bei Affen in Asien immer noch große Sorgen. In welcher Wildnis der weiten Welt treibt diese tödliche und rätselhafte Krankheit sonst noch ihr Unwesen und wartet darauf, die Artengrenze zu überspringen?

Die Menschen hatten schreckliche Angst. Anscheinend rissen sich einige der Opfer in der Endphase dieser furchtbaren Krankheit die Kleider vom Leib und taumelten nackt auf die Straße. Die überlebenden Krankenhausmitarbeiter flüchteten in Panik.

FAHNDUNG NACH DEN URSACHEN

Zunächst erregte der Ausbruch im Sudan keinerlei internationales Interesse. Erst als die Nachricht von den entsetzlichen Todesfällen in Zaïre die Weltgesundheitsorganisation (WHO) in Genf erreichte und gleichzeitig Berichte aus dem Sudan eintrafen, schrillten die Alarmglocken. Blutproben wurden an Labors in Europa und den USA geschickt, die Suche nach den Ursachen lief an.

Als die Wissenschaftler in ihren Hochsicherheitslabors in ihre Elektronenmikroskope schauten, um das Blut eines Patienten aus Yambuku zu untersuchen, waren sie schockiert und ratlos. Zunächst stach die Ähnlichkeit mit dem Marburg-Fieber ins Auge, einem anderen „neuen" hämorrhagischen Fieber. Dieses Fieber war zehn Jahre zuvor erstmals identifiziert worden. In Marburg hatten damals Grüne Meerkatzen aus Uganda die Labormitarbeiter eines Pharmaunternehmens (siehe Affenalarm, links) infiziert. Zu den gemeinsamen Merkmalen gehörten die hohe Sterberate und das schwere hämorrhagische Fieber. Der Begriff „hämorrhagisch" kommt von griechisch *haima* („Blut"), und *rhegnumai* („hervorbrechen"). Beide Krankheiten wurden anscheinend von einem Virus ausgelöst, das aussah wie sehr feine Fäden. In einigen Details aber unterschieden sich die beiden Viren. Das „neue" hochgradig krankheitserregende Virus bekam im November 1976 den Namen „Ebola" nach einem kleinen Fluss in der Nähe von Yambuku.

EBOLA SCHOCKIERT DIE WELT

Die westliche Medizin war in den 1950er und 60er Jahren sehr optimistisch gewesen. Es erschienen medizinhistorische Bücher mit Titeln wie „Der Aufstieg und Niedergang von …", „Die Bezwingung von …" oder „Die Ausrottung von …". Infektionskrankheiten epidemischen Ausmaßes schienen der Vergangenheit anzugehören. Besonders die Ausmerzung der Pocken im Jahr 1979 galt als Wendepunkt (siehe Seite 136).

Doch von den 50er Jahren bis zum Ende des 20. Jahrhunderts tauchten in verschiedenen Teilen der Welt unbekannte tödliche Krankhei-ten auf, darunter verschiedene hämorrhagische Fieber. Die Tragweite dieser Krankheiten wurde im Westen allerdings erst erkannt, als die Auswirkungen in Europa und den USA spürbar wurden. Marburg-Fieber, das erstmals 1967 in Deutschland identifiziert wurde; Lassa-Fieber, 1969 in Lassa in Nigeria entdeckt, als eine amerikanische Krankenschwester starb; die Lyme-Krankheit, erstmals 1975 in der Stadt Old Lyme in den USA beobachtet; die Legionärskrankheit,1976 verantwortlich für den Tod von 29 Mitgliedern der American Legion, einer US-Veteranenorganisation; ebenfalls 1976 Ebola und in den 80er Jahren HIV/ Aids (siehe Seiten 192–201) und 2020 der neuartige Corona-Virus Sars-CoV-2 – all diese Krankheiten

> «Entkräftete, ausgemergelte Männer und Frauen lagen in dem verschmutzten Raum und sahen mit Geisteraugen die weißen Männer an. Das Virus war so giftig, dass Haare, Fingernägel und ganze Hautteile abfielen. Den Überlebenden wuchs neue Haut.»
>
> BESCHREIBUNG DES AUSBRUCHS IM SUDAN 1976, AUS „DIE KOMMENDEN PLAGEN: NEUE KRANKHEITEN IN EINER GEFÄHRDETEN WELT" (1994) VON LAURIE GARRETT

untergruben die westliche Selbstzufriedenheit bald. In den 90er Jahren erschienen eher Bücher unter Titeln wie „The New Killer Germs", „Tödliche Viren aus dem Regenwald" und „Die kommenden Plagen" und erinnerten die Leser daran, dass Pocken, Pest und Seuchen keinesfalls bezwungen waren. Schon im 17. Jahrhundert hatte der englische Chemiker und Physiologe John Mayow (1640–1679) beobachtet:

> «In der Regel kann Krankheit
> mit dem Verlangen, darüber zu schreiben, kaum Schritt halten.»

Die bloße Vorstellung von Ebola, der wohl unheimlichsten dieser neuen Seuchen, jagte der Öffentlichkeit, so ein Wissenschaftler, *«kalte Schauer über den Rücken»*. Sie war nicht nur Thema der Nachrichten, sondern auch von Gruselromanen und Horrorfilmen. Die Bilder von Wissenschaftlern in Weltraumschutzanzügen, die die tödlichen Viren aus afrikanischen Dörfern in ihre Hochsicherheitslabors brachten, erschreckten viele zu Tode. Ganz zu schweigen von den anschaulich dargestellten grässlichen Symptomen und dem qualvollen Sterben. Trotz der übertriebenen Berichte von inneren Organen, die sich zu Brei zersetzten, und Kranken, denen das Blut aus allen Körperöffnungen spritzte, war Ebola, als es gegen Ende der 70er Jahre die Schlagzeilen eroberte, zweifellos die meistgefürchtete und verheerendste der neu aufkommenden Krankheiten.

DIE VIRENJÄGER

Während sich Wissenschaftler in Hochsicherheitslabors in Atlanta, Georgia, dem englischen Porton Down und anderswo abmühten, das Ebolavirus zu identifizieren und zu verstehen, versuchten andere in entlegenen Teilen des Sudans und Zaïres zu verhindern, dass sich die Krankheit ausbreitete. Diese medizinischen De-

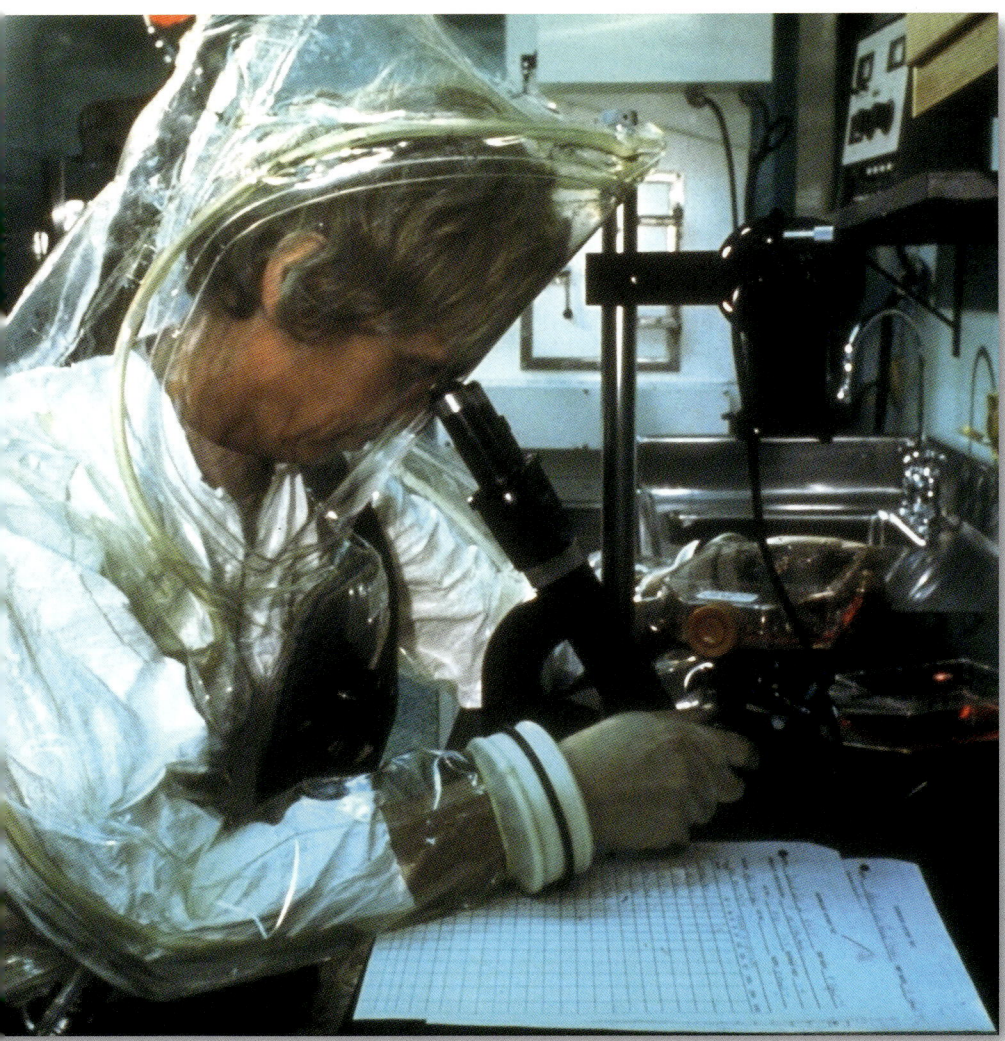

Ein Wissenschaftler in Schutzkleidung untersucht das Ebolavirus. Dieses gilt als Erreger der Biologischen Schutzstufe 4, also als extrem gefährlich. Das Risiko einer lebensbedrohlichen Krankheit ist hoch. Zusätzlich besteht die Gefahr, dass solche Krankheiten von Terroristen als Biowaffen eingesetzt werden.

tektive stießen jedoch auf nahezu unüberwindliche Hindernisse, als sie versuchten, den Albtraum unter Kontrolle zu bringen.

Joe McCormick und Susan Fisher-Hoch erzählen in ihrem 1996 erschienenen Buch „The Virus Hunters: Dispatches from the Front Line" von den Folgen dieses tödlichen Virus in Teilen Afrikas, wo es unzureichende medizinische Einrichtungen und Sicherheitsvorkehrungen gab und die Bevölkerung von Trauer und Entsetzen erfüllt war. Jonathan Mann (1947–1998) beschrieb die internationalen und lokalen Teams aus Wissenschaftlern und Mitarbeitern des Gesundheitswesens in seinem Vorwort zu Laurie Garretts Buch „Die kommenden Plagen" als:

> «… ganz besondere Helden: Sie verbinden Wissenschaft, Neugier
> und humanitäre Besorgnis mit einer äußerst praktischen Einstellung …
> die rausgingen, bewaffnet nur mit … Willen, Intelligenz und der
> Zuversicht, dass ein Weg nach vorn gefunden werden würde.»

Ihre Geschichten hätten auch vor 100 Jahren über ihre Vorgänger in der Tropenmedizin geschrieben werden können, die versucht hatten, Krankheiten wie Malaria, Gelbfieber und die Schlafkrankheit zu verstehen und einzudämmen.

Während der ersten Ausbrüche wurden viele wichtige Entdeckungen zu Ebola gemacht. Anscheinend wüteten die Epidemien in Sudan und Zaïre rein zufällig zur selben Zeit aus und hatten nichts miteinander zu tun. Doch beide verbreiteten sich rasend schnell durch menschliche Kontakte – gerade innerhalb von Krankenhäusern –, über Körperflüssigkeiten, Blut, Gewebe und Organe. Der traditionelle Umgang mit Leichen trug zur Ausbreitung bei. Auch die mehrfache Verwendung unsterilisierter Spritzen hatte einen wichtigen Anteil. In Yambuku sollen nach dem Tod Mabalo Lokelas täglich 300 bis 600 Menschen mit denselben fünf Spritzen behandelt worden sein. Manche Patienten waren mit leichten Beschwerden gekommen und verließen das Haus mit dem tödlichen Virus im Blut.

Seit dem ersten gemeldeten Fall 1976 haben sich mehr als 28.000 Menschen mit dem Virus infiziert, 11.000 Menschen starben. Die Sterberaten der verschiedenen Ausbrüche schwankten zwischen 50 und 90 Prozent. Außerhalb von Afrika infizierte sich kein Mensch vor Ort. Ebola wurde mit dem Marburg-Fieber in eine neue Virenkategorie eingeordnet, die Filoviridae oder Filoviren, abgeleitet von lateinisch *filo,* „Faden".

BUSCHFLEISCH UND MENSCHENAFFEN

In manchen afrikanischen Ländern haben politische Instabilität, Bevölkerungswachstum und große Armut dazu geführt, dass die Menschen von sogenanntem Buschfleisch (dem Fleisch von Wildtieren) abhängig wurden. Sie verkaufen es entweder oder essen es selbst. Die Jäger verwenden Drahtschlingen als Fallen oder erschießen die Tiere.

Während Naturschützer sich um die Bedrohung der Tierwelt sorgen, warnen Epidemiologen vor dem Risiko, dass infizierte Wildtiere Krankheiten wie Ebola auf Menschen oder Menschenaffen übertragen könnten. Forscher nehmen an, dass Gorillas in der Grenzregion zwischen Gabun und der Republik Kongo mit dem Ebola-Virus infiziert sein könnten und dass die Krankheit von Gorilla zu Gorilla übertragen wird. Doch auch nach einem großangelegten Forschungsprojekt, das seit 13 Jahren nach toten Gorillas sucht, konnte keine Ebolainfektion bei einem Tier festgestellt werden.

Fünf Subtypen des Ebolavirus konnten identifiziert werden: Ebola-Zaïre-Virus, Ebola-Sudan-Virus, Ebola-Tai-Forest-Virus, Ebola-Bundibugyo-Virus und Ebola-Reston-Virus. Bei den ersten vier stellten sich als Auslöser hämorrhagischer Fieber bei Menschen und Tieren heraus. Die letzte Form wurde 1989 bei Javaneraffen festgestellt, die von den Philippinen nach Reston in den USA verschickt worden waren. Viele der Affen starben und sorgten für weltweite Panik. Reston-Ebola ist allerdings die einzige Form, die bislang beim Menschen zu keiner Erkrankung geführt hat (siehe Affenalarm, Seite 186). Der Stamm Zaïre-Ebola ist die tödlichste Form mit Sterberaten von unfassbaren 90 Prozent, während Sudan-Ebola in etwa der Hälfte der Fälle tödlich verläuft. Diese Unterschiede und die Frage, warum manche Menschen die Krankheit überleben, sind noch nicht erforscht.

WOHER KAM EBOLA?
Viele Rätsel um das Ebolavirus sind bislang ungelöst, besonders das seiner Herkunft. Wo kam es her, und warum infizierte es plötzlich Menschen? Während der ersten Ausbrüche wurden von den Virenjägern zahlreiche Tiere eingefangen und untersucht, um dem Wirt

KÜNFTIGE AUSBRÜCHE VERMEIDEN

Seit den 1980er Jahren sind sich Gesundheitsbehörden der ernsten Bedrohung durch „neue" Krankheiten und das Wiederaufflammen „alter" Krankheiten wie Malaria und Tuberkulose bewusst. Die Suche nach Impfstoffen oder Medikamenten gegen Krankheiten wie Ebola haben oberste Priorität. Ein oder zwei vielversprechende Kandidaten gibt es schon.

Für die Eindämmung möglicher Ausbrüche ist eine schnelle Diagnose am wichtigsten, gefolgt von Isolation. Krankenhauspersonal, das mit Infizierten in Berührung kommt, muss Schutzkleidung und Wegwerfkittel tragen sowie Wegwerfmasken, -schutzbrillen und -handschuhe. Außerdem müssen alle verwendeten medizinischen Instrumente sowie verschmutzte Bettwäsche und Kleidung sterilisiert werden. Patienten haben die besten Überlebenschancen, wenn ihr Flüssigkeits- und Mineralienhaushalt ausgeglichen wird. Lebensbedrohlich Erkrankte mit Blutungen sind auf Blut- und Plasmakonserven angewiesen. Um eine Ausbreitung von Ebola zu verhindern, ist die rasche und sichere Entsorgung der Leichen sowie sämtlicher Abfälle sehr wichtig. Einheimische Jäger müssen davor gewarnt werden, dass sie sich bei Waldtieren anstecken können. In vielen armen und abgelegenen Tei-

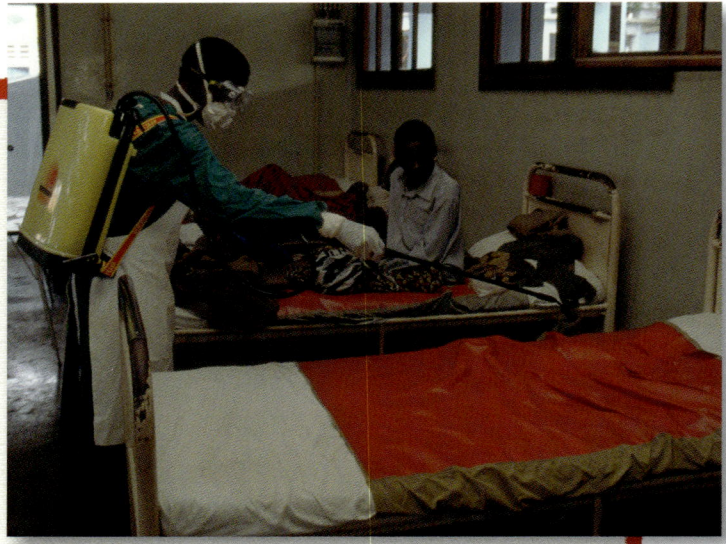

Ein Arbeiter benutzt eine Sprühvorrichtung, um während der Ebolaepidemie 1995 im Krankenhaus von Kikwit in Zaïre das Bett eines Opfers zu desinfizieren. Innerhalb weniger Monate forderte dieser Ausbruch 250 Todesopfer.

len Afrikas ist es allerdings schwierig, solche Maßnahmen durchzuführen.

Für die betroffenen Nationen Afrikas, darunter die Demokratische Republik Kongo, der Sudan, die Republik Kongo, Uganda und Gabun sowie Liberia, Nigeria, Guinea ist Ebola nur eine weitere erbarmungslose Mikrobe, die sich auf einem Kontinent verbreitet, der ohnehin schon weltweit die schwerste Last an Krankheiten zu tragen hat. Ebola ist bis jetzt nicht mit Malaria oder HIV/Aids vergleichbar. Aber als hochansteckende Krankheit kann Ebola Leben vernichten, Familien und Gemeinschaften zerstören und im Rest der Welt Angst und Schrecken verbreiten.

des Virus auf die Spur zu kommen. Doch weder Wanzen oder Mücken noch Schweine, Kühe, Fledermäuse, Affen, Eichhörnchen oder andere Nagetiere zeigten Anzeichen des Ebolavirus. Im Nachhinein stellte sich heraus, dass Primaten wie Schimpansen und Gorillas, aber auch andere Affen für das Virus empfänglich sind, ebenso wie Waldantilopen und Stachelschweine. Diese Tiere können die Krankheit anscheinend auch auf den Menschen übertragen. Mabalo Lokela hatte kurz vor dem Auftreten der ersten Symptome Antilopenfleisch gegessen und war, wie auch ein anderer Patient, mit frischem Affenfleisch in Berührung gekommen. 1994 zog sich eine Wissenschaftlerin in der Elfenbeinküste die Krankheit während der Untersuchung eines infizierten toten Schimpansen zu. 1996 aßen Jäger in Gabun in Westafrika einen Schimpansen, den sie tot gefunden hatten. 19 von ihnen sowie einige Verwandte erkrankten an Ebola.

Die hohe Todesrate unter den mit dem Reston-Ebolavirus infizierten Affen in den USA lässt vermuten, dass diese Primaten ebenso wie der Mensch „neu" für das Virus waren. Die Krankheit hat ihren Ursprung wohl nicht bei Affen, Schimpansen oder Antilopen, sondern in einem Wirt: Es wird vermutet, dass Flughunde das natürliche Reservoir des Erregers bilden. Im Unterschied zu vielen anderen tropischen Infektionen ist eine Übertragung des Ebola-Virus durch Mückenstiche bisher nicht bekannt.

Zu den ersten Ebolaopfern 1976 im Sudan gehörte ein Mann, der in einer Baumwollfabrik arbeitete. Dort lebten auch viele Flughunde. Die Vereinten Nationen warnen immer wieder davor, Flughunde und andere Wildtiere zu jagen und zu verzehren. Nach Angaben der UNO-Ernährungsorganisation FAO werden die Tiere in Westafrika getrocknet oder auch in scharfen Suppen gegessen. Dabei geht es nach Angaben der Forscher vor allem um drei Flughund-Arten: den Hammerkopf (*Hypsignathus monstrosus*), den Franquet-Epauletten-Flughund (*Epomops franqueti*) und den Schmalkragen-Flughund (*Myonycteris torquata*). Der Übertragungsweg des Virus auf den Menschen, so vermuten die Wissenschaftler, verläuft zwar in erster Linie über den Verzehr von Affen, die sich zuvor mit Früchten infiziert hatten, an denen wiederum Kot von Flughunden haftete. So spielen die Säugetiere eine entscheidende Rolle bei der Erhaltung des Virus im tropischen Regenwald. Doch noch immer ist der genaue Übertragungs- und Verbreitungsweg von Ebola nicht ganz geklärt.

Mai 1995: Ein Beamter der Weltgesundheitsorganisation überwacht die Verteilung von Informationen über Ebola an die Einwohner von Kikwit. In der Stadt in Zaïre (heute Demokratische Republik Kongo) war Ebola ausgebrochen.

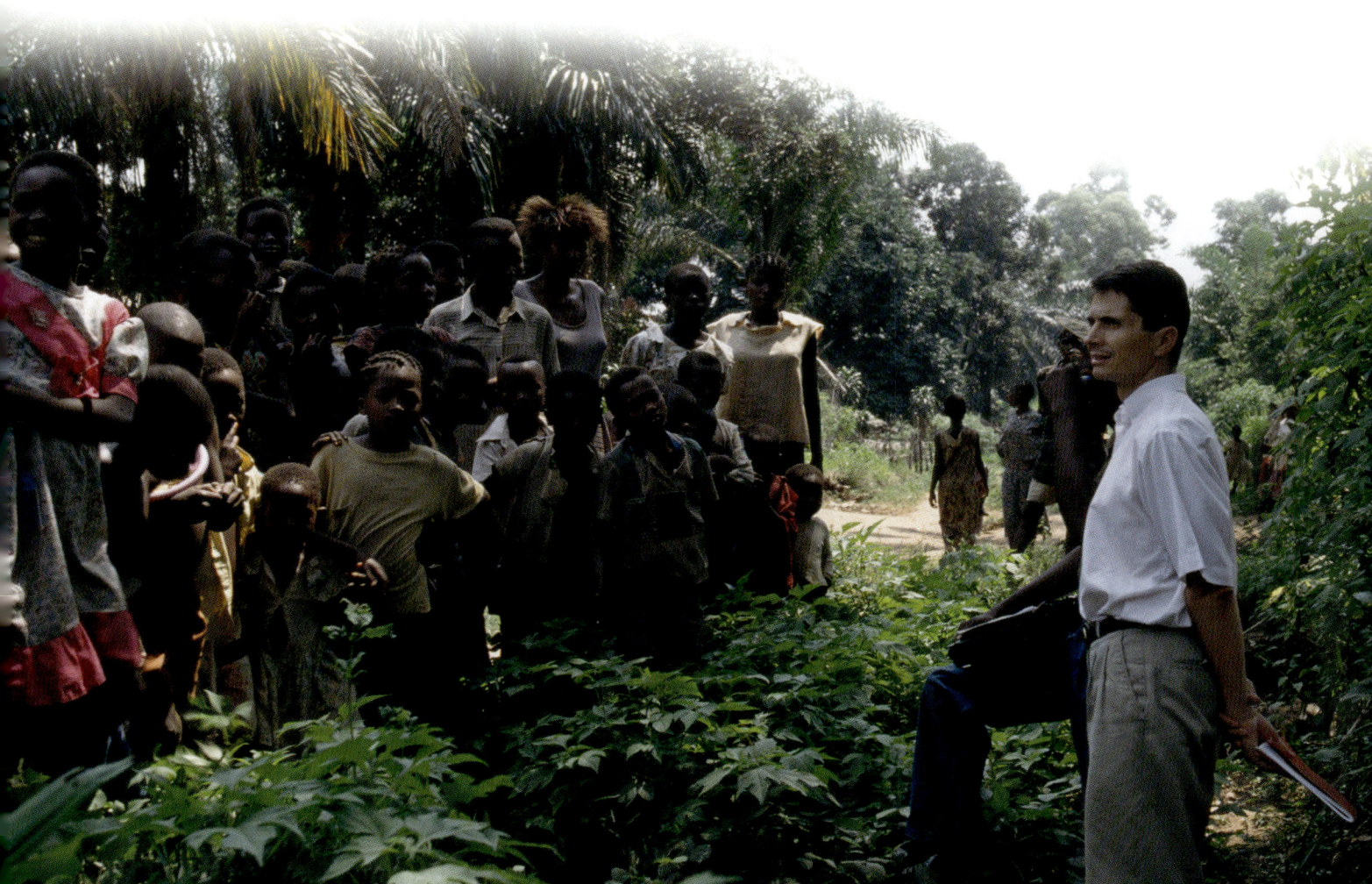

AIDS

AIDS ist die Abkürzung für „Acquired Immune Deficiency Syndrome", auf Deutsch "Erworbene Immunschwächekrankheit". Sie gehört zu den Haupttodesursachen des 21. Jahrhunderts und ist eine der größten Tragödien der Neuzeit. 1984 wurde der Verursacher, das Humane Immundefizienzvirus (HIV), identifiziert. HIV ist ein Retrovirus, das durch Geschlechtsverkehr, verunreinigte Spritzen oder infiziertes Blut von Mensch zu Mensch übertragen wird. Es kann auch von einer Mutter an ihr ungeborenes Kind oder über die Muttermilch an einen Säugling weitergegeben werden. HIV führt zu einem Zusammenbruch des Immunsystems, der sich ohne Behandlung zu Aids weiterentwickelt. Inzwischen sind schätzungsweise 35 Millionen Menschen an der Krankheit gestorben. Der HI-Virus stammt von verschiedenen Aids-Erreger von Viren afrikanischer Menschenaffen ab.

Selma Dritz vom Gesundheitsamt in San Francisco warnte 1980 vor dem Auftreten einer Krankheit unter den Homosexuellen der Stadt:

> *«Zu viel wird übertragen, all diese Krankheiten können ungehindert wüten. Es gibt so viele Übertragungswege, dass wir, wenn sich etwas Neues Bahn bricht, unser blaues Wunder erleben werden …»*

In den späten 70er und frühen 80er Jahren verzeichneten Ärzte in den USA bei jungen homosexuellen Männern immer häufiger die Hautkrebsart Kaposi-Sarkom (siehe Das Kaposi-Sarkom, Seite 199). Zugleich stieg die Zahl von Infektionskrankheiten, darunter seltene Formen von Lungenentzündung. Ärzte in San Francisco, Los Angeles, New York und Miami fanden heraus, dass einige Patienten eine stark verringerte Anzahl von weißen Blutkörperchen hatte. Diese spielen eine Schlüsselrolle im körpereigenen Abwehrsystem. Etwas zerstörte das Immunsystem dieser Männer, sodass sie leicht zu Opfern opportunistischer Infektionen wurden. Zunächst nannte man das Syndrom „GRID" von „Gay-Related Immune Deficiency" (auf Deutsch etwa „Immundefizienz unter Schwulen"), zum Teil auch „Schwulenseuche". Die Zentren für Seuchenkontrolle und -vorbeugung in den USA veröffentlichten am 5. Juni 1981 im „Wochenbericht über Krankheitsfälle und Sterblichkeit" die ersten fünf Fälle.Als weitere Berichte von diesem seltsamen neuen Syndrom in den USA, der Karibik, Europa und bei Reisenden aus Af-

Zeitleiste

1981 Die Zentren für Seuchenkontrolle und -vorbeugung in den USA berichten von fünf Patienten mit ungewöhnlicher Immundefizienz.

1982 In den USA wird der Begriff „Aids" geprägt. Er steht für Acquired Immune Deficiency Syndrome.

In San Francisco, Los Angeles, New York und London werden Aids-Projekte gegründet.

1982–1983 Erste Fälle von Aids bei Blutern, die mit Präparaten aus verunreinigtem Blut behandelt wurden.

1983 In Afrika zeichnet sich eine Aids-Epidemie unter Heterosexuellen ab.

1984 In den USA und Frankreich wird das Virus identifiziert. Später wird es HIV genannt, Humanes Immundefizienzvirus.

1985 HIV-Antikörper-Tests werden zugelassen, und Blutbanken in den USA testen Blut auf HIV. Hollywoodstar Rock Hudson (1925–1985) stirbt an Aids.

Simbabwe ist das erste Entwicklungsland, das jedes Blut vor einer Transfusion testet. Dennoch fordert HIV/Aids Todesopfer in dem Land. 1990 beträgt die Lebenserwartung bei der Geburt 52 Jahre, 2003 sind es nur noch 34 Jahre.

In Atlanta in den USA findet die erste Internationale Aids-Konferenz statt.

1986 Das Internationale Komitee für die Taxonomie von Viren empfiehlt den Begriff HIV. Präsident Reagan spricht das Wort Aids erstmals öffentlich aus.

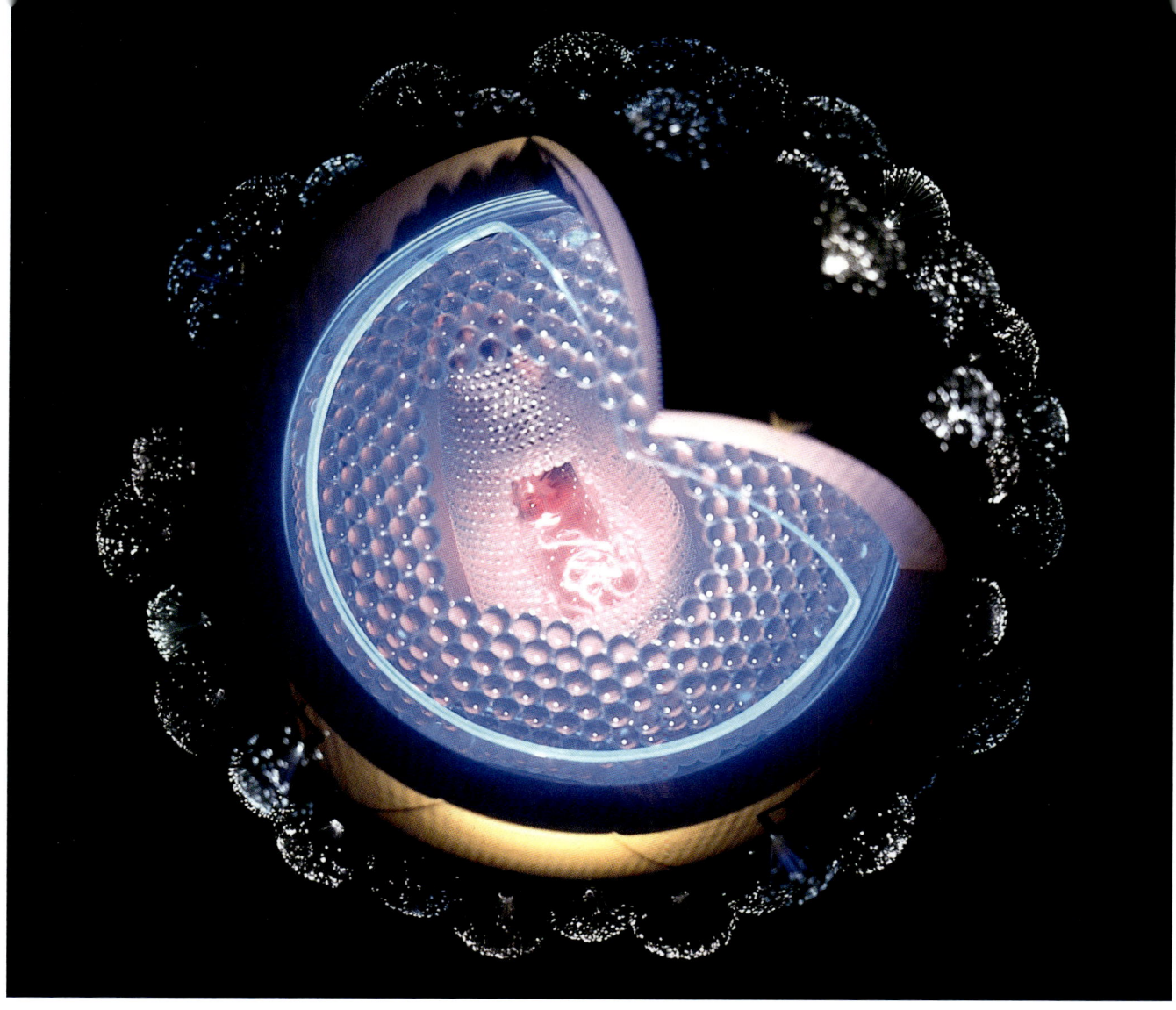

rika auftauchten, suchte man zaghaft nach Verbindungen. Obwohl sich Wissenschaftler über die Ursache noch nicht im Klaren waren, nannte man die Krankheit 1982 Aids. Die Geschichte von Aids hatte offiziell begonnen, nachdem es jahrzehntelang unbemerkt gewütet hatte. Niemand wusste wann, wo und wie das tödliche Virus auf den Menschen übergesprungen war (siehe Der rätselhafte Ursprung von HIV/Aids, Seite 196). Zu vieles lag damals noch im Dunkeln.

Schnittmodell des Humanen Immundefizienzvirus (HIV), des Verursachers von Aids. Das HIV ist ein Retrovirus, das heißt, dass genetische Informationen für seine Vermehrung dauerhaft in den Wirtszellen eingelagert werden.

In Großbritannien wird ein Kabinetts-komitee für Aids eingesetzt und eine Möglichkeit geschaffen, gebrauchte Spritzen gegen neue einzutauschen.

Eine Blutprobe aus der Demokratischen Republik Kongo von 1959 wird positiv auf HIV getestet.

1987 Bislang sind 71 751 Aids-Fälle bei der WHO gemeldet, 47 022 davon in den USA.

Die WHO geht von weltweit fünf bis zehn Millionen Menschen mit HIV aus und startet ihr Globales Aids-Programm.

In den USA und Europa starten „Stoppt Aids"-Kampagnen.

In den USA wird mit AZT (Azidothymidin) das erste antiretro-virale Medikament gegen HIV/Aids, zugelassen.

Der Amerikaner Robert Gallo (geboren 1937) und der französische Wissenschaftler Luc Montagnier (geboren 1932) werden als gemein-same Entdecker von HIV anerkannt.

1988 Weltweit steigen die Aids-Erkrankungen um 56 Prozent an. Die WHO erklärt den 1. Dezember zum Welt-Aids-Tag.

1991 Freddie Mer-cury (1946–1991), Sänger der Rock-band Queen, stirbt an Aids. Im selben Jahr wird die rote Schleife zum inter-nationalen Symbol des Bewusstseins für Aids.

1992 Aids wird zur Haupttodesursache bei US-amerika-nischen Männern zwischen 25 und 44 Jahren.

[Fortsetzung auf Seite 194]

Stigma und Wissenschaft

In den letzten vier Jahrzehnten wurden Menschen, Familien und Gemeinschaften auf der ganzen Welt von der Aids-Pandemie zerstört, Millionen mussten sterben. Kaum jemand hatte die sich anbahnende Aids-Krise vorhergesehen, vor allem wegen der langen Inkubationszeit von vier bis 16 Jahren, während der die meisten Betroffenen kaum Symptome zeigen.

1979 gab die Weltgesundheitsorganisation (WHO) die Ausrottung der Pocken bekannt (siehe Seiten 136–137). Selbst in einigen ärmeren Ländern stieg die Lebenserwartung. Es herrschte allgemein große Zuversicht, und niemand glaubte, dass Infektionskrankheiten in der Zukunft eine große Rolle spielen würden. Als nun die ersten Aids-Fälle auftraten, nahm man zunächst an, dass nur bestimmte Risikogruppen betroffen wären, vor allem Schwule und Drogenkonsumenten, die Spritzen verwendeten. Politiker begriffen die enorme Tragweite der bevorstehenden Krise nur langsam. Daher war den Engagement von Aktivistengruppen umso wichtiger. Sie leisteten Lobbyarbeit, um mehr öffentliche Gelder zu erhalten, versuchten Vorurteile aus der Welt zu schaffen und forderten mehr Bewusstsein für den Ernst der Krankheit.

«Wenn die menschliche Zivilisation weiter besteht und sie sich weiter ausbreitet, wird die Zahl der Infektionskrankheiten in allen Teilen der Erde zunehmen. Austausch und Wanderung werden die … Krankheiten sämtlicher Gegenden in jedes Land bringen.»

CHARLES NICOLLE, „THE DESTINY OF INFECTIOUS DISEASES" (1932)

1982 bis 1983 wurde Aids bei Blutern diagnostiziert, die mit Blutgerinnungspräparaten aus verseuchtem Blut behandelt worden waren. Die Öffentlichkeit begann zwischen „unschuldigen Opfern" und „schuldigen Verursachern" zu unterscheiden. Man sprach von einer „4-H-Krankheit", da sie vor allem Homosexuelle, Heroinabhängige, Hämophile (Bluter) sowie Haitianer befiel. Da anfangs viele Haitianer betroffen waren, wurden sie irrtümlicherweise beschuldigt, die Krankheit in die USA eingeschleppt zu haben.

Eifrig suchten die Wissenschaftler nach einer Erklärung für die Krankheit. Die seltsamen Symptome, die enormen Auswirkungen auf das Immunsystem und die mutmaßliche Übertragung durch Geschlechtsverkehr oder Blutprodukte lieferten Anhaltspunkte. Zwischen 1983 und 1984 entdeckten Wissenschaftler in den USA und am Institut Pasteur in Paris unabhängig voneinander das Aids-Virus. Es war tatsächlich ein vollkommen „neues" Virus, ein Retrovirus, das nie zuvor beim Menschen entdeckt worden war. 1986 bekam

Zeitleiste

1993 Der afroamerikanische Tennisspieler Arthur Ashe (1943–1993) stirbt an Folgeerkrankungen von Aids. Er wurde bei einer Bluttransfusion während einer Operation infiziert.

1995 In den USA wird die hochaktive antiretrovirale Therapie (HAART) zugelassen. Die WHO meldet, dass seit Ausbruch der Epidemie eine Million Aids-Fälle gemeldet wurden und sich 19,5 Millionen Menschen mit HIV infiziert haben.

1996 Das Gemeinsame Programm der Vereinten Nationen für HIV/Aids (UNAIDS) wird gestartet.

Die 11. Internationale Aids-Konferenz in Vancouver hat das Motto: «Eine Welt, eine Hoffnung». In New York wird die International AIDS Vaccine Initiative (IAVI) gegründet, um die Suche nach einem Impfstoff zu beschleunigen. Zu diesem Zeitpunkt leben 90 Prozent aller HIV-Infizierten in Entwicklungsländern.

1997 In den USA sinkt die Zahl der Aids-Toten im Vergleich zu 1996 um über 40 Prozent, größtenteils dank HAART.

1998 In den USA beginnt der erste Versuch mit einem HIV-Impfstoff.

2000 Die 13. Internationale Aids-Konferenz findet in Südafrika und damit erstmals in einem Entwicklungsland statt. Sie schafft mehr Bewusstsein für die weltweite Bedrohung durch Aids. Eines der Millenniumsziele der UN besteht darin, die Verbreitung von HIV/Aids, Malaria und Tuberkulose zu stoppen.

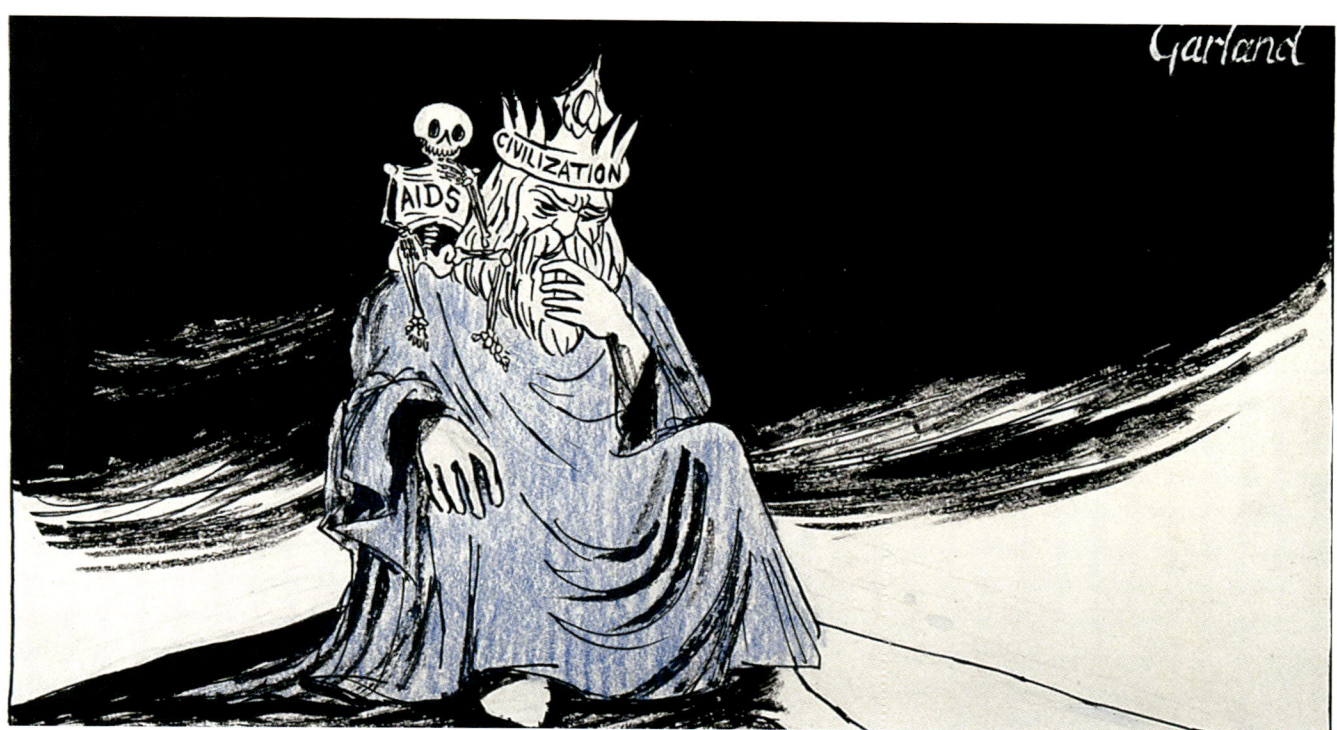

es den Namen HIV, abgekürzt für Humanes Immundefizienzvirus. Nun brach ein erbitterter Streit darüber aus, wer das Aids-Virus zuerst entdeckt hatte und wer das Patent für einen HIV-Antikörper-Bluttest erhalten sollte. Zur gleichen Zeit kam Hoffnung auf, dass die Wissenschaft – da sie nun den Erreger kannte – bald ein Mittel gegen die Krankheit entwickeln würde.

Die Nachricht von der Entdeckung des Aids-Virus drang Mitte der 80er Jahre nur langsam in die Öffentlichkeit vor. Schlagzeilen machte erst der Aids-Tod des Hollywoodstars Rock Hudson 1985. 1987 startete die WHO ihr Globales Aids-Programm, und in vielen Ländern gründete man Selbsthilfe- und Wohltätigkeitsorganisationen, um mit der Epidemie fertig zu werden und gegen die öffentliche Diskriminierung von HIV/Aids-Kranken vorzugehen. Aber für viele war es schon zu spät. Das HI-Virus hatte sich bereits in allen Gesellschaftsschichten in vielen Teilen der Welt eingenistet. Auf Selbstgefälligkeit, Verleugnung und Schuldzuweisungen folgten Schock, Angst, Hysterie und anhaltende

Diese Karikatur von 1988 zeigt das auf der Schulter der Zivilisation sitzende Aids. Die lange Inkubationszeit, während der die meisten Infizierten keinerlei Symptome zeigen, gehört zu den Hauptgründen, warum der Aids-Schock erst kam, nachdem sich das HI-Virus jahrelang heimlich, still und leise über große Teile der Welt verbreitet hatte.

2002 Ein Globaler Fonds zur Bekämpfung von Aids, Tbc und Malaria wird eingerichtet.

2003 Am Welt-Aids-Tag starten WHO und UNAIDS eine Initiative zur Versorgung von drei Millionen Menschen in Entwicklungsländern mit antiretroviralen Medikamenten bis zum Jahr 2005.

2005 HIV/Aids soll bekämpft werden. Das Konzert „Live 8" in London soll das Bewusstsein für HIV/Aids schärfen.

Auf einer Pressekonferenz geben WHO, UNAIDS, die US-Regierung und der Global Fond to Fight AIDS, TB and Malaria die Ergebnisse ihrer Bemühungen zur besseren Versorgung der Entwicklungsländer mit antiretroviralen Medikamenten bekannt.

2006 Der Generalsekretär der Vereinten Nationen, Kofi Annan, mahnt die internationale Gemeinschaft, den «Kampf fortzusetzen, um die weltweite Aids-Epidemie unter Kontrolle zu bringen».

2019 Laut dem Gemeinsamen Programm der Vereinten Nationen für HIV/Aids (UNAIDS) lebten im Jahr 2019 weltweit etwa 37,9 Millionen HIV-positive Menschen. 2019 kam es zu etwa 1,7 Millionen HIV-Neuinfektionen (4650 pro Tag), und etwa 0,77 Millionen Menschen starben an den Folgen von HIV/AIDS.

2020 Durch die effektivere Behandlung von HIV-Infizierten mit neuen Medikamenten ist AIDS in Mitteleuropa seltener geworden. Eine Schutzimpfung steht noch nicht zur Verfügung.

DER RÄTSELHAFTE URSPRUNG VON HIV/AIDS

Viele Menschen rätseln seit Jahren über die Herkunft des HI-Virus. Einer der ersten und umstrittensten Theorien zufolge kam es aus Afrika. Viele protestierten dagegen, dass Afrika „beschuldigt" wurde, ein tödliches Virus auf die Welt losgelassen zu haben. Anfangs zeigten auch manche Leute mit dem Finger auf Haitianer. Einige Forscher behaupteten sogar, die Krankheit bis zum „Patienten 0" zurückverfolgt zu haben. Angeblich war es ein kanadischer Flugbegleiter namens Gaetan Dugas, der seine vielen Sexualpartner überall auf der Welt mit dem HI-Virus infizierte.

In seinem 1999 erschienenen Buch „The River: A Journey back to the source of HIV and Aids" gab Edward Hooper westlichen Wissenschaftlern die Schuld. Er behauptete, dass HIV/Aids gegen Ende der 1950er Jahre in US-Labors entstanden war, als Forscher einen Polio-Impfstoff entwickelt und dabei versehentlich infizierte Nierenzellen eines Schimpansen verwendet hatten. Der Impfstoff war zwischen Februar 1957 und Juni 1960 einer Million Menschen in den damaligen belgischen Kolonien Kongo und Ruanda-Urundi verabreicht worden.

Hoopers Hypothese wurde jedoch widerlegt, als man in dem Original-Polioimpfstoff keinerlei gefährliche Formen des Virus fand. Gut möglich ist dagegen, dass die mehrmalige Verwendung von nicht sterilisierten Spritzen während der Kampagnen zur Ausrottung von Polio und Pocken sowie bei Bluttransfusionen eine entscheidende Rolle bei der Ausbreitung des Virus gespielt hat.

Gestützt auf Berichte über ungewöhnliche Krankheitsbilder in der Mitte des 20. Jahrhunderts, Untersuchungen von Blutproben aus den 50er Jahren sowie auf computergenerierte „Stammbäume" des HI-Virus glaubt man heute, dass die Krankheit irgendwann zwischen den 30er und 50er Jahren im Westen Zentralafrikas das erste Mal auf den Menschen übersprang. Das HIV-1, das erste identifizierte menschliche Virus, ist eng verwandt mit dem harmlosen Immundefizienzvirus SIV bei Schimpansen. Vermutlich exitiert es bereits seit bis zu 75.000 Jahren. Man unterscheidet vor allem das afrikanische SIVcpz (von chimpan-

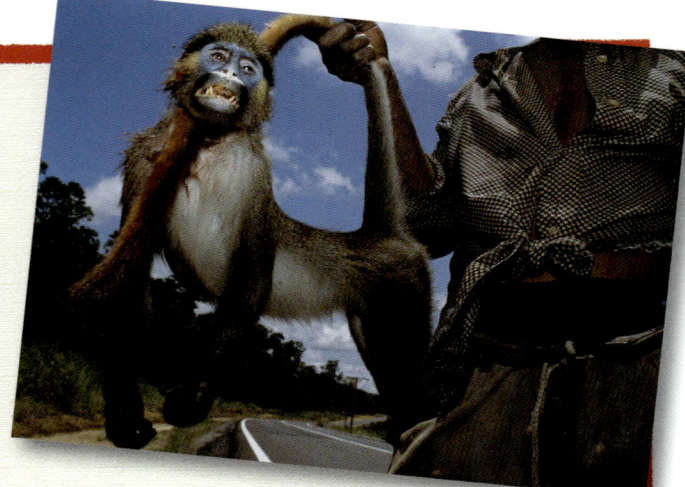

Buschfleisch wird in Gabun am Straßenrand zum Kauf angeboten. Forscher untersuchen, wie das Aids-Virus von Tieren wie diesem Affen auf den Menschen übergesprungen sein könnte – möglicherweise beim Jagen, beim Schlachten oder beim Essen.

zee), von dem HIV-1 abstammt, und das asiatische SIVmac (von macaque), von dem das seltenere HIV-2 abstammt. Genetische Analysen von amerikanischen Virologen aus dem Jahre 2003 zeigen, dass SIVcpz eine Kombination aus zwei Virusstämmen ist, die in Weißnasenmeerkatzen und Halsbandmangaben vorkommen. Da diese Affenarten von Schimpansen gefressen werden, könnten sich die Schimpansen mit den zwei Virusstämmen infiziert haben. In ihrem Körper hat sich dann eventuell das SI-Virus gebildet.

Vermutlich in den 1930er Jahren (oder noch früher) übersprang das Virus dann die Artengrenze. Jäger infizierten sich beim Schlachten von Affen über Wunden oder durch den Verzehr des Fleisches.

Die älteste Blutprobe, die nachgewiesenermaßen HIV-Antikörper enthält, wurde 1959 im Kongo von einem erwachsenen Mann genommen. Auch in alten DNA-Proben wurden bei einer im Jahr 1960 im Kongo gestorbenen Frau, einem amerikanischen Jugendlichen 1969 und einem norwegischen Matrosen 1976 HIV-Gene gefunden.

Wenn die Krankheit in Afrika ihren Anfang nahm – Jahrzehnte vor den ersten festgestellten Aids-Fällen bei Homosexuellen in den USA in den 80er Jahren –, dann hatte sie sich schon unbemerkt in ihren neuen menschlichen Wirten entwickelt, bevor überhaupt irgendjemand von ihrer Existenz wusste oder sich vorstellen konnte, welche Ausmaße sie annehmen würde.

Verwirrung. Die Krankheit HIV/Aids konnte nicht länger ignoriert werden. Sie war ein Problem, das die ganze Welt betraf.

AIDS WÜTET IN AFRIKA

Die dokumentierten Fälle von HIV/Aids in den USA waren von null im Jahr 1980 auf 7699 im Jahr 1984 gestiegen. Und von diesen Patienten starben 3665. In Europa gab es Ende 1984 etwa 762 Infizierte. Noch beschränkte sich Aids auf Homosexuelle und Drogenabhängige. Arme städtische Minderheiten und zunehmend auch Frauen trugen die Hauptlast.

Während die Zahl der Aids-Infizierten in den USA und Europa weiter anstieg, trat die weltweite Verbreitung immer deutlicher zu Tage. Besonders beunruhigend war die langsame Durchdringung der heterosexuellen Bevölkerung Schwarzafrikas mit der Krankheit. In Uganda starben die Menschen an einer rätselhaften Krankheit namens „Slim" („dünn"), die mit extremem Gewichtsverlust verbunden war. Ärzten in Uganda und Sambia fielen Fälle des Kaposi-Sarkoms auf und sie vermuteten einen Zusammenhang mit Aids. 1985 wurden viele Patienten, die an „Slim" litten, positiv auf HIV getestet.

«Erst war es nur ein Gerücht. Dann merkten wir, dass es sich um eine Krankheit handelte. Dann erkannten wir, dass es eine Epidemie war. Jetzt haben wir es als Tragödie akzeptiert.»

EIN EPIDEMIOLOGE AUS UGANDA, ZITAT AUS „THE AFRICAN AIDS EPIDEMIC" (2006) VON JOHN ILIFFE

Am Anfang reagierte man in Afrika wie auch im Westen mit Verleugnung, Schuldzuweisungen und einer Mischung aus moralistischen und wissenschaftlichen Erklärungen. Die Regierungen erkannten das Ausmaß der Krise nur sehr langsam. Die lange Inkubationszeit sowie das Fehlen eindeutiger Symptome machten es schwierig, die Krankheit zu erkennen und zu begreifen, was wirklich passierte. Innerhalb weniger Jahre hatte sie sich in Schwarzafrika entlang der großen Straßen ausgebreitet. Sie erhielten daher bald den Spitznamen „Aids-Highway". Von den Raststätten mit Prostitution übertrug sich die Seuche auf die heterosexuelle Bevölkerung, von den Städten auf die Dörfer, von Männern auf Frauen, von Frauen auf Männer, von Alten auf Junge und von Müttern auf ihre Babys. Am Ende des 20. Jahrhunderts hatte HIV/Aids in Subsahara-Afrika ein unvorstellbares Ausmaß erreicht. Anfang des 21. Jahrhunderts breitete sich die Krankheit weiter nach Nordafrika, Asien, in den Nahen Osten, nach Osteuropa und in die Pazifikregion aus. Weltweit forderte Aids etwa 35 Millionen Todesopfer.

DIE WELT REAGIERT: „STOPPT AIDS!"

Als die Welt begann, auf die neue globale Krankheit zu reagieren, wurden zunächst einmal viele Fragen und düstere Prognosen gestellt. Woher kam die Krankheit? Wie konnte man sie eindämmen oder gar stoppen? Welche langfristigen Auswirkungen waren zu erwarten?

Die Fragen rund um HIV/Aids berührten medizinische, politische, ethische und ethnische Probleme. Der Versuch, den Ursprung der Krankheit zu enträtseln, führte zu noch mehr Schuldzuweisungen. Er lag vermutlich in Afrika, wo Aids irgendwann zwischen den 1930er und 50er Jahren die Artgrenze vom Schimpansen zum Menschen übersprungen hatte. Wie Jahrhunderte zuvor bei der Syphilis (siehe Seiten 28–30) wollte auch jetzt kein Land die Schuld auf sich nehmen. Der Vergleich von Aids mit Seuchen und Pandemien der Vergangenheit führte zu endlosen Debatten, wie man die Ausbreitung verhindern könnte. In Kuba versuchte man es mit Pflichtuntersuchungen junger Erwachsener und

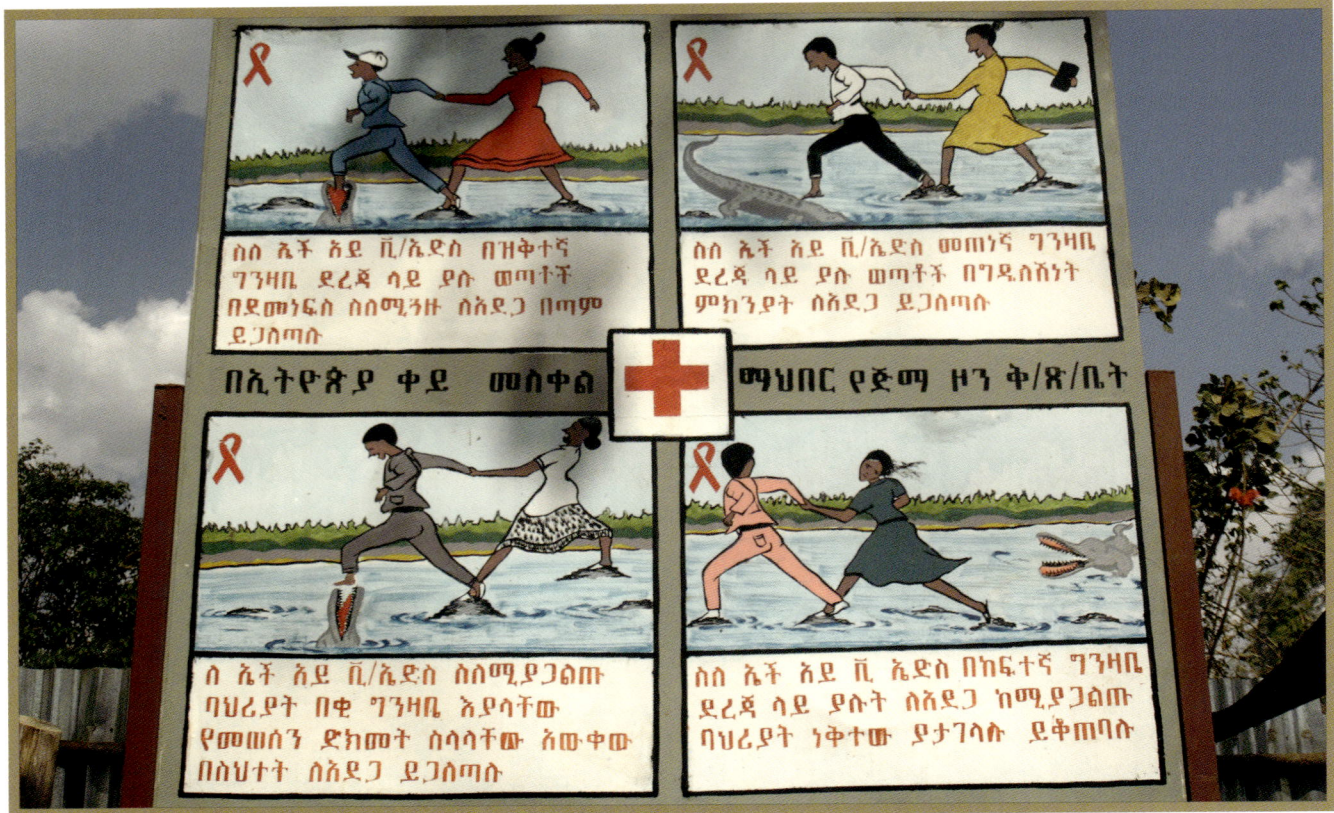

Ein Aufklärungsplakat über Aids in Äthiopien illustriert das Risiko, sich die Krankheit zuzuziehen. Es zeigt junge Leute bei der Überquerung eines Flusses, die versuchen, den lauernden Krokodilen auszuweichen.

der Quarantäne von HIV-Infizierten. Die meisten Aktivistengruppen und Regierungen sowie die WHO hielten aber nichts von Zwangsmaßnahmen, die aufgrund der langen Inkubationszeit von vier bis 16 Jahren langjährige Isolierungen zur Folge gehabt hätten. Schnell war klar, dass Aids mit keiner anderen Krankheit in der Geschichte vergleichbar war – höchstens vielleicht mit der Syphilis bei ihrem ersten Ausbruch im 15. Jahrhundert. Die Erfahrungen von damals nützten allerdings wenig für das ausgehende 20. Jahrhundert. Die Menschenrechte durften nicht angetastet werden, ein „polizeiartiges" Vorgehen erschien weder passend noch Erfolg versprechend und man erkannte die Notwendigkeit, die Risikogruppen zu unterstützen. Daher entschieden sich viele, wenn auch leider nicht alle Länder, für einen menschlichen Umgang mit den Opfern der neuen Epidemie.

Während der Aids-Krise in der zweiten Hälfte der 80er Jahre wollte man aber auch Taten sehen. Nationale und internationale Gesundheitsorganisationen starteten Kampagnen zur Vorbeugung und zur Änderung von Verhaltensweisen. Überall auf der Welt klärte man die Menschen über die Risiken einer Ansteckung mit HIV/Aids sowie über Möglichkeiten, eine Ausbreitung zu verhindern, auf. Plakate, Wurfsendungen und die elektronischen Medien verbreiteten die Botschaft von „Safer Sex" oder Enthaltsamkeit und forderten dazu auf, Kondome und saubere Spritzen zu verwenden. Die Kampagne „Stoppt Aids!" wurde zu einem der größten Werbefeldzüge in Sachen Gesundheitserziehung aller Zeiten.

MEDIKAMENTE WERDEN ENTWICKELT
Als die Kampagne ins Rollen kam, gelang 1987 mit der Zulassung des ersten anti-retroviralen Medikaments namens AZT (Azidothymidin) ein medizinischer Durchbruch.

AZT war kein Wundermittel, aber ein Anfang. Bald jedoch stellte sich heraus, dass das Medikament sehr teuer und so für den größten Teil der Welt unerreichbar war. Außerdem hatte es starke Nebenwirkungen. Es konnte das Leben HIV-positiver Menschen verlängern und eine Übertragung von Müttern auf Kinder verhindern. Doch es würde nach Ansicht von Epidemiologen auch einen Anstieg der Anzahl infizierter Menschen zur Folge haben, die das Virus auf andere Weise übertragen könnten. Wissenschaftler diskutierten über die Rechte des Einzelnen gegenüber den Forderungen der Volksgesundheit.

Fast zehn Jahre später bekam ein „Cocktail" aus drei oder mehr starken antiretroviralen Medikamenten grünes Licht, genannt HAART, „hochaktive antiretrovirale Therapie". In Nordamerika und Europa wurde die Wirkung dieser Therapie als „Lazarus-Effekt" bekannt. HIV-Infizierte, die früher an Aids gestorben wären, konnten wieder ein normales Leben führen. In den USA und Kanada sank 1996 bis 1997 die Sterberate infolge von HIV/Aids erheblich. Auch in Westeuropa verbesserte sich die Situation. Die Medikamente heilen die Krankheit nicht, aber sie verlangsamen das Fortschreiten des Virus, unterdrücken seine Vermehrung und halten es davon ab, das Immunsystem in Windeseile zu zerstören. Der HI-Virus ist meist nicht mehr nachweisbar. Auch Antibiotika und Schmerzmittel, kombiniert mit Impfstoffen und langfristiger ärztlicher Betreuung, können verhindern, dass opportunistische Infektionen zum Tod führen. In wohlhabenderen Ländern bedeutete HIV am Ende des 20. Jahrhunderts nicht mehr das unausweichliche Todesurteil. Im Gegenteil: Wird die Behandlung rechtzeitig begonnen, bestehen gute Chancen auf eine normale Lebenserwartung bei guter Lebensqualität.

Die Medikamente sind außergewöhnlich teuer und müssen ein Leben lang täglich eingenommen werden. Mit HIV infizierte Menschen müssen getestet, diagnostiziert, beraten, behandelt und überwacht werden. Die Medikamente können das Leben der Betroffenen ungeheuer erleichtern. Aber wie können sie die Menschen in den ärmeren Ländern erreichen?

1996 wurde UNAIDS, ein Programm der Vereinten Nationen, ins Leben gerufen. Es ist die erste UN-Organisation, die sich ausschließlich mit Aids befasst. Im Jahr 2000 unterzeichneten mehrere Tausend Wissenschaftler aus 189 Nationen eine Erklärung, in der sie ihrer Hoffnung Ausdruck verliehen, dass «die Wissenschaft eines Tages über Aids triumphieren wird wie einst über die Pocken ...».

JEDES JAHR FAST 700.000 TOTE – TENDENZ FALLEND

Die Vereinten Nationen haben sich ein heeres Ziel gesetzt: Im Jahr 2030 soll niemand mehr an Aids erkranken müssen. Im Detail heißt das: 90 Prozent aller Menschen mit HIV sollen eine Diagnose bekommen haben, die Zahl der unerkannten Erkrankungen soll also minimiert werden. 90 Prozent der Menschen mit einer HIV-Diagnose sollen eine lebensrettende antiretrovirale Therapie bekommen. Und 90 Prozent der behandelten Menschen sollen eine Viruslast unter der Nach-

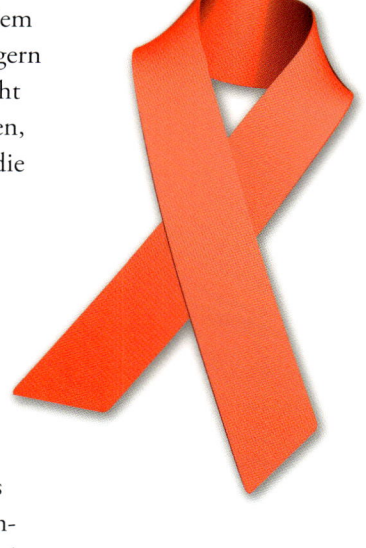

Die rote Aids-Schleife wurde 1991 vorgestellt und wird seitdem als Zeichen der Solidarität mit HIV-Infizierten getragen.

DAS KAPOSI-SARKOM

Der österreichische Arzt Moritz Kaposi (1837–1902) hatte maßgeblichen Anteil an der Erforschung verschiedener Hautkrankheiten. 1872 veröffentlichte er einen Artikel über den Fall eines Mannes aus Burma, dessen Körper fast vollständig von Ausschlag bedeckt war, sogar an den Genitalien. 1876 beschrieb er diese Hautkrebsart, die bis heute seinen Namen trägt: Kaposi-Sarkom. Die Krankheit war recht selten, bevor sie in den späten 70er und frühen 80er Jahren bei homosexuellen Männern in den USA auftrat. Das Kaposi-Syndrom ist eine durch das Humane Herpesvirus 8 ausgelöste Hautkrebsart und ein Kennzeichen von Aids. Das Auftreten des Kaposi-Syndroms in Verbindung mit Aids ist jedoch durch die verbesserte Medikamenten-Therapie zurückgegangen.

weisgrenze haben – HIV kann dann auch beim Sex nicht mehr übertragen werden. Mehr Menschen sollen daher Zugang zu HIV-Tests und Medikamenten bekommen. Die Ziele der UN nennen sich daher: 90-90-90-0. Die Zahl 0 steht dabei für null Diskriminierung.

Deutschland ist auf einem guten Weg dieses Ziel zu erreichen. Ende 2017 lagen die Zahlen hierzulande laut Robert Koch-Institut bei 87-92-95. Sorgen macht die Versorgung von Migranten. Im Jahr 2016 wurden etwa mehr als ein Drittel der HIV-Neudiagnosen bei Migranten gestellt, und unter ihnen ist auch die Zahl der sogenannten late presenters – Menschen, die erst bei fortgeschrittenem Immundefekt von ihrer HIV-Infektion erfahren – sehr hoch.

International ist das Ziel in noch weiterer Ferne: 2019 haben sich nach Schätzungen 1,7 Millionen Menschen weltweit mit dem Virus angesteckt, wie das Programm der Vereinten Nationen für HIV/Aids (UNAIDS) berichtete. Auch die Corona-Pandemie hat die Versorgung der Erkrankten mit lebensnotwendigen Medikamenten und Kondomen zum vorbeugenden Schutz erschwert. Gleichzeitig steigt die Zahl der Todesfälle infolge von Tuberkulose. Die Kombination aus HIV und Tbc ist tödlich. Menschen mit latenter Tbc entwickeln zehnmal häufiger eine klinische Tuberkulose, wenn sie mit HIV infiziert sind. Nach Schätzungen sind ein Drittel der weltweit 40 Mio. mit einer HIV-Infektion lebenden Menschen zugleich mit Tuberkulose infiziert. Ohne sachgemäße Behandlung sterben zudem ca. 90% der HIV-Infizierten wenige Monate nach einer Ansteckung mit Tuberkulose. Dieses Zusammenspiel hat in den vergangenen 20 Jahren zu einem fünf- bis zehnfachen Anstieg von Tbc-Erkrankungen geführt. In manchen Teilen der Welt leiden 10 bis 15 Prozent der Erwachsenen unter einer Doppelinfektion.

Die Auswirkungen dieser beiden Pandemien auf die ärmeren Länder der Welt sind vernichtend. Vor allem in Afrika wütete Aids schrecklich. Aber auch nicht-afrikanische Staaten stehen weit oben auf der Liste der Länder: Asien und der Pazifik folgen auf Platz zwei. Es gibt jedoch auch gute Nachrichten: Langsam gehen die Erkrankungsraten zurück, von 2000 bis 2014 hat die Anzahl der Neuinfektionen um 41 Prozent abgenommen. Sank die Lebenserwartung in einigen Ländern durch die

Aids ins Gesicht sehen: Puleng Hlalele mit einem Bild ihrer Mutter Sarah Hlalele an deren Grab. Hlalele war Aktivistin bei einer Kampagne, die allen Infizierten Zugang zu HIV-Medikamenten verschaffen wollte, starb aber tragischerweise an einer sehr seltenen Nebenwirkung der Medikamente, die sie wegen ihrer Aids-Erkrankung eingenommen hatte.

Immunschwäche um mehr als 20 Jahre, steigt sie nun langsam wieder. Zum Beispiel in Südafrika: Hier beträgt die durchschnittliche Lebenserwartung wieder 61 Jahre (vorher 52 Jahre).

Hinter den Zahlen verbergen sich zahllose Tragödien: eine dezimierte Generation auf dem Höhepunkt ihrer Leistungsfähigkeit; knappe Mittel für langfristige Versorgung; teure Medikamente und hohe Begräbniskosten; verlassene Farmen, Häuser und Schulen; Waisen ohne Hoffnung; verarmte Großeltern, die versuchen, die zurückgelassenen Kinder großzuziehen; von Jugendlichen geführte Haushalte, Verwandte, die an den Leichenhäusern Schlange stehen, um ihre Toten abzuholen und zu begraben; die Sorge um Familien und Mitarbeiter des Gesundheitswesens sowie Millionen bedürftiger, diskriminierter Menschen, die mit der Bedrohung leben müssen.

Eine Welt, eine Hoffnung

Die 11. Internationale Aids-Konferenz 1996 in Vancouver stand unter dem Motto „One World, One Hope". Hoffnung gibt es immer. In Europa kostet eine antiretrovirale Therapie zwischen 10.000 und 15.000 US-Dollar pro Person und Jahr – vor allem aufgrund von Patentrechten. Viel zu teuer für die Menschen in Entwicklungsländern. In den letzten Jahrzehnte hat sich hier jedoch viel bewegt: Pharmaunternehmen haben die Medikamentenpreise für ärmere Länder gesenkt, es gibt billigere Nachahmerpräparate und nun auch Fabriken in Südafrika, Indien, Brasilien, Thailand und China, die die Medikamente selbst herstellen. So ist es möglich, in einigen afrikanischen Ländern Generika für 140 US-Dollar pro Person und Jahr auszugeben. Private Organisationen wie die Bill-&-Melinda-Gates-Stiftung stellen beträchtliche Mittel für die Aids-Forschung bereit, Rockstars wie Bono haben die Aids-Krise ins Bewusstsein der Menschen gerückt, ebenso Konzerte wie das von Bob Geldof organisierte „Live 8" im Jahr 2005. Die größte Hoffnung auf ein Ende der Aids-Pandemie lag lange in der Entwicklung eines Impfstoffs. Doch trotz langjähriger Versuche wird es vermutlich nie einen Impfstoff geben: Zu schnell verändert sich der Virus. Außerdem ist inzwischen die medikamentöse Therapie derart wirksam, dass sich die Entwicklung einer Impfung für die Pharmafirmen nicht mehr finanziell lohnt.

Als Selma Dritz warnte, dass wir, *«wenn sich etwas Neues Bahn bricht, unser blaues Wunder erleben werden ...»*, sprach sie prophetische Worte. Hier hat sich etwas Neues Bahn gebrochen – mit katastrophalen Auswirkungen. Wie Kofi Annan, ehemaliger UN-Generalsekretär, sagte:

> *«Was zunächst als wenige Fälle einer rätselhaften Krankheit gemeldet wurde, ist jetzt eine Pandemie, die im 21. Jahrhundert eine der größten Bedrohungen des globalen Fortschritts darstellt ... Wir brauchen viel mehr politisches Engagement, Mut und Geld. Wir müssen gemeinsam handeln, in einer nie da gewesenen Größenordnung.»*

DIE ZAHLEN

SCHÄTZUNGEN VON UNAIDS AUS DEM JAHRE 2006

- Weltweit leben etwa 38 Millionen Menschen mit HIV. In Deutschland sind 90.700 Menschen infiziert, in Afrika 20,7 Millionen Menschen.
- Noch lange nicht alle haben Zugang zu den Medikamenten, die ihr Leben retten können: lediglich 67 Prozent der Infizierten.
- Im Jahr 2018 starben weltweit 690.000 Menschen an cen Folgen von Aids.
- Seit Beginn der Epidemie sind 32,7 Millionen Menschen an den Folgen von Aids gestorben.
- Die Infektionszahlen steigen wieder – vor allem in Osteuropa und Zentralasien. Gründe hierfür ist die sinkende Akzeptanz von Kondomen.
- 2019 haben sich in Deutschland 2.600 Menschen neu mit HIV infiziert. Tendenz: sinkend.
- 96% der Deutschen mit HIV-Diagnose nehmen HIV-Medikamente – im Rest der Welt sind es meist viel weniger.
- Rund 10.800 Menschen in Deutschland wissen nichts von ihrer Infektion und erhalten deswegen keine Behandlung.

«Es macht mir nichts aus zu sterben, aber zu sterben, ohne ein Kind zu hinterlassen, ist sehr schmerzhaft, weil sich niemand an meinen Namen erinnern wird.»

EINE FRAU AUS EINEM DORF IN UGANDA KURZ VOR IHREM AIDS-TOD, AUS „THE AFRICAN AIDS EPIDEMIC" (2006)

SARS

Im Frühjahr 2003 gab die WHO eine eindringliche weltweite Warnung aus. Aus Asien wurde von einer potenziell tödlichen Krankheit berichtet namens Schweres Akutes Respiratorisches Syndrom, kurz Sars. Rund um den Erdball brach Panik aus. Auf den Flughäfen überprüfte man die Passagiere, der internationale Verkehr wurde gestoppt. Überall hielten die Menschen wegen dieser rätselhaften, einer Lungenentzündung ähnelnden Erkrankung den Atem an – oder setzten sich Masken auf. Blitzschnell erreichte Sars alle Kontinente und infizierte über 8000 Menschen in 29 Ländern. 800 starben. Im Juli 2003 war die Epidemie, die durch das Corona-Virus SARS-CoV-1 verursacht wird, schon wieder vorbei – eine böse Vorahnung auf die Corona-Pandemie mit SARS-CoV-2 fast zwanzig Jahre später.

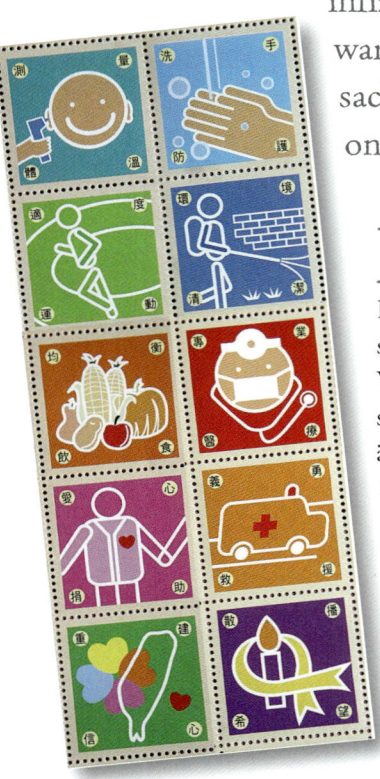

Das Geld aus dem Verkauf dieser Sondermarken, die 2003 in Taiwan herausgegeben wurden, setzte man zum Kampf gegen Sars ein.

Mitte Februar 2003 erschien eine kleine Notiz im Epidemiologischen Wochenbericht der WHO über eine rätselhafte Atemwegsinfektion, die in der südchinesischen Provinz Guangdong aufgetreten war. Fünf Menschen waren daran gestorben. Eine Woche später rief der WHO-Spezialist für Infektionskrankheiten in Hanoi, Carlo Urbani, im Westpazifikbüro der WHO an. Im französischen Krankenhaus von Hanoi war eine besorgniserregende, nicht identifizierbare Krankheit mit schweren, einer Lungenentzündung ähnlichen Symptomen ausgebrochen. Menschen waren gestorben, vor allem Krankenhauspersonal. Im Mittelpunkt seines Berichts stand der chinesisch-amerikanische Geschäftsmann Johnny Chen, der am 26. Februar ins Krankenhaus eingeliefert worden war. Nachdem er sich drei Wochen lang mit der Krise befasst hatte, reiste Urbani am 11. März zu einer Ärztetagung nach Bangkok. Bei der Ankunft ging es ihm nicht gut. Er bat den Freund, der ihn erwartete, ihn nicht zu berühren, sondern einen Krankenwagen zu rufen. Am 29. März starb er auf einer Isolations-Intensivstation.

Zwischen dem ersten Bericht aus China über eine „atypische Lungenentzündung" und Urbanis Tod war die WHO hellhörig geworden. Aus Hongkong, Singapur, Kanada, China und Hanoi waren Meldungen von einer seltsamen neuen Krankheit gekommen. Am 15. März warnte die Generaldirektorin der WHO Gro Harlem Bruntland (geboren 1939) die Welt vor einer neuen Krankheit und gab gleichzeitig eine dringliche Reisewarnung aus.

Zeitleiste

16. November 2002 Erster Fall einer „atypischen Lungenentzündung" in der chinesischen Provinz Guangdong. Sie wird erst später mit Sars in Verbindung gebracht.

22. Januar 2003 Erster Fall in Hongkong: Eine Frau erkrankt nach einem Besuch in China und stirbt am 3. Februar.

30. Januar Der erste „Superspreader" Zhou Zuofeng kommt im südchinesischen Guangzhou ins Krankenhaus. „Superverbreiter" werden extrem ansteckende Personen genannt.

14. Februar Der Epidemiologische Wochenbericht der WHO erwähnt 305 Fälle eines akuten Atemwegssyndroms und fünf Todesfälle in Südchina.

21. Februar Prof. Liu Jianlun aus Guangdong besucht Hongkong, wo er im Hotel Metropole absteigt. Er infiziert unwissentlich mehrere Menschen.

23.–26. Februar Gäste des Hotels Metropole tragen Sars nach Singapur, Kanada und Vietnam.

28. Februar Der Arzt Carlo Urbani in Hanoi alarmiert

die WHO wegen einer ungewöhnlichen Atemwegsinfektion bei einem Patienten aus Shanghai. Johnny Chen hatte auf dem Weg nach Hanoi im Hotel Metropole übernachtet. Die Krank-

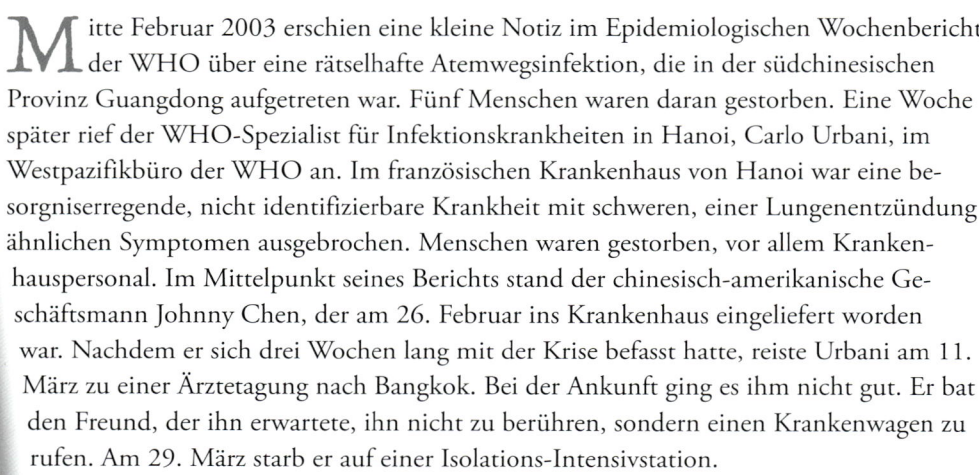

„SUPERSPREADER"

Sars war wahrscheinlich nicht erst im Februar 2003, sondern schon im November 2002 in China zum ersten Mal aufgetreten. Anfangs erkannte niemand die Neuartigkeit und das mögliche weltweite Ausmaß der Krankheit. Der erste Kranke war vermutlich ein Mann aus der chinesischen Stadt Foshan. Er wurde am 16. November 2002 mit einer ungewöhnlichen Atemwegserkrankung ins Volkskrankenhaus Nr. 1 in Foshan eingeliefert. Wie und warum er sich mit der Krankheit infiziert hatte, bleibt ein Rätsel. Der junge Mann erholte sich und wurde aus dem Krankenhaus entlassen, gab aber die Infektion weiter. Sie breitete sich darauf in China und Hongkong und später im Rest der Welt mit unglaublicher Geschwindigkeit aus.

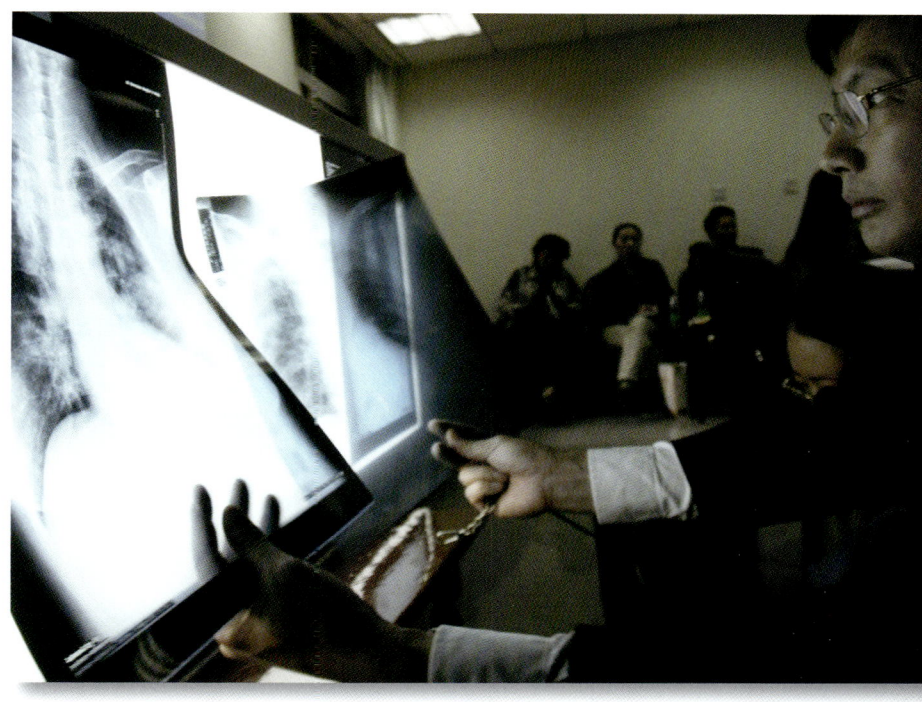

Ein chinesischer Experte betrachtet Röntgenbilder von Sars-Patienten während eines Treffens der Weltgesundheitsorganisation (WHO) am 5. April 2003 in Guangzhou, der Hauptstadt der südchinesischen Provinz Guangdong. In der Gegend, wo die Krankheit zuerst aufgetreten war, trug man Ideen zu ihrer Erforschung zusammen.

Im Frühling 2003 rekonstruierte die WHO alle Ereignisse. Dabei stellte sich heraus, dass die Krankheit meist an einzelne Personen weitergegeben wurde. Es gab aber auch einige sogenannte Superspreader, die die Infektion mit beunruhigender Geschwindigkeit an unverhältnismäßig viele Menschen weitergaben, die das Virus dann um die Welt trugen.

Der erste „Superverbreiter" in China war Zhou Zuofeng, ein Fischhändler, der sich im Januar 2003 in Guangzhou in der Provinz Guangdong angesteckt hatte. Er infizierte nicht nur Angestellte und Patienten in drei örtlichen Krankenhäusern, sondern übertrug die Krankheit auch auf Liu Jianlun, einen älteren Professor für Nierenkrankheiten. Dieser fuhr am 21. Februar mit seiner Frau nach Hongkong und übernachtete mit ihr im Hotel Metropole – im Zimmer 911 (Nährboden für einige Verschwörungstheorien). Zehn Tage später war der Professor tot. Ende Februar hatten sich mehrere Gäste des Hotels infiziert, die wie der Professor ihre Zimmer in der neunten Etage hatten. Manche kamen in Hongkong ins Krankenhaus, andere, die gar nicht wussten, dass sie krank waren, besuchten ihre Familie in Hongkong oder flogen nach Vietnam, Singapur oder Toronto.

heit breitet sich unter dem Klinikpersonal aus.

5. März Eine Frau, die im Februar im Hotel Metropole abstieg, stirbt im kanadischen Toronto – wie sich später herausstellt, an Sars. Ihr Sohn erkrankt ebenfalls und stirbt, nachdem er eine Reihe von Krankheitsfällen ausgelöst hat.

11. März Der WHO-Spezialist Carlo Urbani reist nach Thailand und kommt ins Krankenhaus.

12. März Gesundheitsbehörden in Hongkong berichten der WHO vom Ausbruch eines „akuten Atemwegssyndroms".

15. März Die WHO warnt vor der Bedrohung durch eine mögliche neue Infektionskrankheit unbekannter Herkunft. Die Krankheit wird Sars genannt, Schweres Akutes Respiratorisches Syndrom. Inzwischen ist die Krankheit schon in Indonesien und auf den Philippinen aufgetaucht.

17. März Die WHO startet eine weltweite Zusammenarbeit zur Erforschung von Sars und der Entwicklung zuverlässiger Diagnosetests.

[Fortsetzung auf Seite 204]

Eine Spezialkamera auf dem Internationalen Flughafen von Inchon in Südkorea misst Ende 2003 die Körpertemperatur von Reisenden aus China, um mögliche Sars-Infektionen zu erkennen. Eine Sars-Infektion geht meist mit hohem Fieber einher. Kontrolle ist außerordentlich wichtig, wenn es darum geht, Krankheiten einzudämmen und die Übertragungsketten zu durchbrechen. Zu dem schnellen Verschwinden des Sars-Virus trugen aber sicher auch Glück und ein geringes Ansteckungsrisiko als bei anderen Krankheiten bei. Nur bei nahem und direktem Kontakt mit einem Infizierten steckt man sich an.

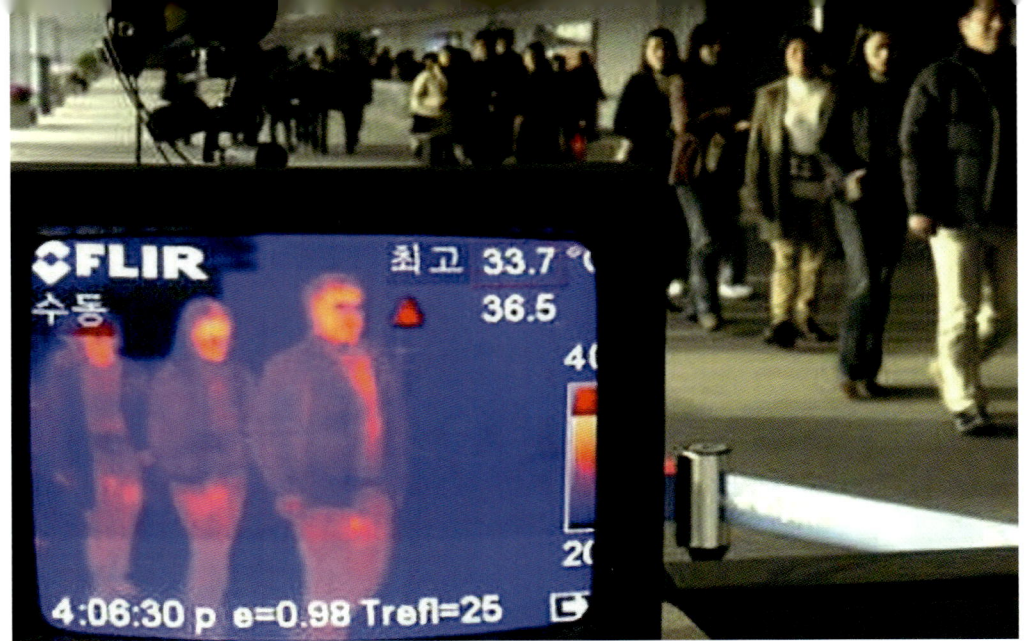

Auch Johnny Chen gehörte zu den unglücklichen Opfern des „Superspreaders". Der Geschäftsmann aus Shanghai legte auf dem Weg nach Hanoi einen Zwischenstopp im Hotel Metropole ein – im neunten Stock. In Hanoi angekommen, erkrankte er. Die Symptome ließen an Lungenentzündung denken. Am 25. Februar wurde er ins französische Krankenhaus eingewiesen. Dort steckte er das Personal und andere Patienten an. Unter ihnen war auch Carlo Urbani, der die WHO als Erster vor der potenziellen Tragweite dieser neuen Krankheit warnte. Johnny Chen wurde von seinen Verwandten nach Hongkong zurückgeholt, wo er am 13. März auf einer Isolierstation starb.

DIE ERFORSCHUNG DER KRANKHEIT

Als die WHO am 15. März ihre weltweite Reisewarnung ausgab, ahnte noch niemand, wie tödlich die Krankheit war. Sie hatte noch nicht mal einen Namen, abgesehen von „atypischer Lungenentzündung" (Pneumonie). Zuerst dachte man an ein Grippevirus. Die Anfangssymptome wie Fieber, Muskelschmerzen, Schüttelfrost und Husten ähnelten denen der Influenza, aber bald widerlegten Untersuchungen diese Theorie. In schweren Fällen wurden die Lungen stark beschädigt, sodass manche sogar an Lungenpest dachten. Doch die Krankheit sprach nicht auf Antibiotika an, was eine bakterielle Infektion ausschloss. Innerhalb weniger Wochen gelang es, den Erreger der rätselhaften Infektion zu ermitteln, und es wurde klar, dass es sich um die erste schwere „neue" Krankheit des 21. Jahrhunderts handelte.

Zeitleiste

19. März 2003 Sars erreicht die USA und Europa. Aus Großbritannien, Spanien, Deutschland und Slowenien werden Fälle gemeldet.

26. März Die kanadische Provinz Ontario ruft wegen Sars den Notstand aus.

29. März Carlo Urbani stirbt an Sars.

8. April In Hongkong identifizieren Wissenschaftler ein neues Coronavirus (Sars-CoV-1) als Erreger von Sars. Ihre Erkenntnis ist das Ergebnis internationaler Zusammenarbeit.

Mai–Juni Höhepunkt der Epidemie mit täglich etwa 200 neu gemeldeten Fällen.

17.–18. Juni Die WHO unterstützt eine weltweite Sars-Konferenz in der malaysischen Hauptstadt Kuala Lumpur mit über 900 Teilnehmern aus 44 Ländern.

23.–24. Juni China und Hongkong bekommen Entwarnung von der WHO.

2. Juli Toronto wird nach 20 aufeinanderfolgenden Tagen ohne neue Fälle für Sarsfrei erklärt. Das geschah im April schon einmal, allerdings etwas voreilig.

5. Juli Die WHO verkündet, dass alle Länder, die von Sars betroffen waren, von der Krankheit wieder frei sind.

19. Mai 2004 Nach langer Wartezeit und zahlreichen Tests erklärte die WHO das Ende der Pandemie, da sie auch in China besiegt sei.

Man nannte die Krankheit „Severe Acute Respiratory Syndrome", zu Deutsch „Schweres Akutes Respiratorisches Syndrom", abgekürzt Sars. Am 17. März startete die WHO eine Initiative und brachte führende Mikrobiologen, Virologen, Kliniker und Epidemiologen zusammen. Die Wissenschaftler tauschten sich täglich aus. Anfang April stellte sich der Erreger als völlig neues „Coronavirus" heraus, das noch nie zuvor bei Menschen oder Tieren aufgetaucht war. Ironischerweise gehört Sars zur selben Familie wie die gewöhnliche Erkältung, eine der meistverbreiteten und harmlosesten Krankheiten der Welt. Warum das neuartige Virus so plötzlich auftrat, ist noch nicht bekannt. Forscher vermuten, dass ein bei Tieren harmloses Virus durch die Übertragung auf Menschen und die darauf folgende Mutation so gefährlich geworden sei.

DIE AUSBREITUNG VON SARS VERHINDERN

Bis zum Höhepunkt der Epidemie im Mai 2003, als täglich über 200 neue Fälle gemeldet wurden, gab es weder Medikamente noch einen Impfstoff. Um zu verhindern, dass sich die Krankheit ausbreitete, musste man klassische epidemiologische Methoden anwenden: Isolierung von Patienten, Zurückverfolgung von Kontakten, Quarantäne, Reisebeschränkungen, Kontrollen auf internationalen Flughäfen und Maßnahmen zur Infektionsvermeidung in den Krankenhäusern.

Diejenigen aufzuspüren, die das Virus in sich tragen konnten, hieß herauszufinden, wer in den vorangegangenen zehn bis zwanzig Tagen mit Sars-Patienten in Berührung gekommen war, und zwar genau wo und wann. In Singapur stellte man Menschen, die vermutlich oder sicher mit einem Sars-Patienten zu tun gehabt hatten, unter Quarantäne. In den Häusern der Betroffenen wurden zur Überwachung Webcams aufgestellt. Wer die Vorschriften missachtete, wurde bestraft. In Hongkong, wo in einem Wohnblock 320 Menschen erkrankt waren, hielt man diese zunächst in Hausquarantäne, bevor man sie für zehn Tage in ein Isolationslager brachte. Nach dem ersten Todesfall in Toronto am 5. März wurden Krankenhäuser in ganz Ontario monatelang unter Quarantäne gestellt. Einige wurden ganz geschlossen. Die WHO riet davon ab, nach Toronto zu reisen, wenn es nicht unbedingt nötig war. Zu den strengen Präventivmaßnahmen in Krankenhäusern gehörten Masken, Handschuhe, Augenschutz, Wegwerfkittel und leicht zu reinigendes Schuhwerk. Das Personal wurde angewiesen, sich vor und nach dem Kontakt mit infizierten Patienten die Hände zu waschen, Desinfektionsmittel und Einweginstrumente zu benutzen. Auf vielen Flughäfen setzte man neben Metalldetektoren auch hochempfindliche Temperaturscanner ein, um Passagiere mit Fieber herauszufiltern. Die Angst vor Sars war ebenso groß wie die Angst vor Terrorismus.

DIE WELT WIRD KLEINER

SARS HAT GEZEIGT, WIE SCHNELL SICH INFEKTIONSKRANKHEITEN WELTWEIT AUSBREITEN KÖNNEN.

Ende des 18. Jahrhunderts brauchte man mit dem Schiff von Großbritannien nach Australien ein Jahr, sodass viele Infektionskrankheiten schon wieder vorüber waren, wenn die Siedler ihr Ziel erreichten. Seit der Einführung von Dampfschiffen Mitte des 19. Jahrhunderts dauerte es nur noch drei Monate, sodass die Neuankömmlinge oft ansteckende Krankheiten mitbrachten. Mitte des 20. Jahrhunderts schafften Schiffe die Überfahrt in weniger als sechs Wochen.

Vor allem aber beschleunigte der Luftverkehr die Verbreitung von Krankheiten. 1925 brauchte man auf dem Luftweg 16 Tage von England nach Australien, heute nur noch einen Tag. Die meisten Großstädte der Welt liegen dadurch nur noch Stunden voneinander entfernt. Sars hat gezeigt, dass ein Virus, das an einem Tag in Hongkong wütet, in drei bis vier Stunden zu jedem Punkt Südostasiens gelangen kann, in 12 Stunden nach Europa und in 18 Stunden nach Nordamerika. Fast 5 Milliarden Menschen reisen jährlich mit dem Flugzeug und geben Krankheiten dadurch viele Möglichkeiten, sich in der ganzen Welt auszubreiten.

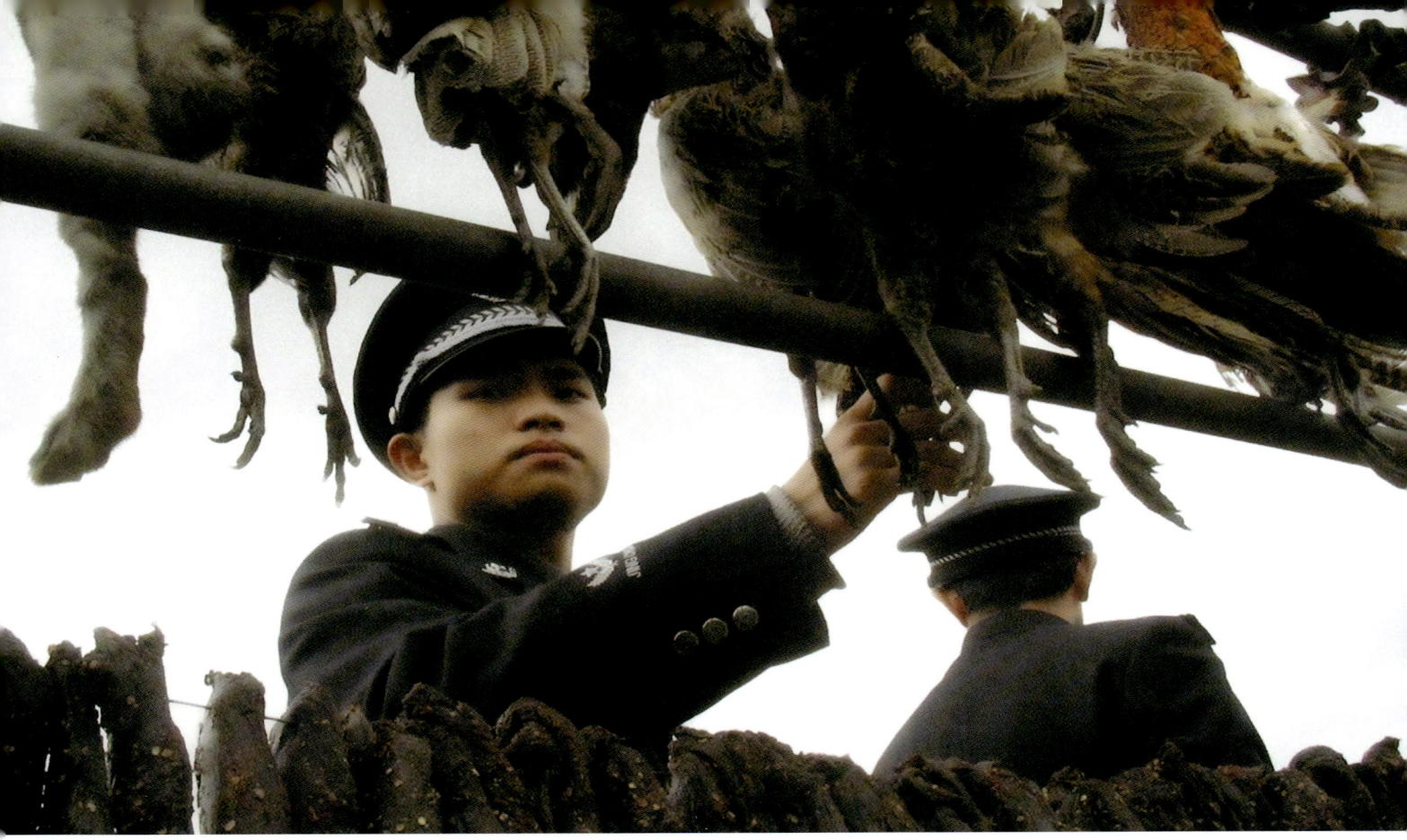

Chinesische Polizisten mit beschlagnahmten Wildtieren. Man vermutete, dass Sars von Schleichkatzen, von in Restaurants verzehrtem Fleisch oder auf Lebendtiermärkten in Südchina geschlachteten Tieren auf die Menschen übergesprungen sei. Daraufhin schlachteten die Chinesen 10 000 Schleichkatzen und andere Tiere, die im Verdacht standen, das Sars-Virus in sich zu tragen.

Nach einem schweren Ausbruch in Beijing, bei dem letztendlich über ein Viertel aller Sars-Fälle weltweit gezählt wurden, erkannte die chinesische Regierung das Ausmaß des Problems und reagierte mit erstaunlicher Geschwindigkeit. Schulen, Internetcafés, Diskotheken, Kinos und Theater wurden geschlossen, Hochzeiten verschoben. Auf öffentlichen Plätzen wurde das Spucken verboten. Trotzdem waren die Auswirkungen enorm. Hunderte Ärzte, Pflegekräfte, Krankenwagenfahrer und andere Mitarbeiter steckten sich an. Am 27. April begannen die Arbeiten an einem neuen Sars-Krankenhaus mit 1000 Betten außerhalb von Beijing. 7000 Bauarbeiter errichteten es in nur acht Tagen.

Das neue Xiaotangshan-Krankenhaus behandelte 680 Patienten, von denen lediglich acht starben. Schon Ende Juni wurde es für die Behandlung von Sars-Opfern nicht mehr gebraucht. Am 24. Juni 2003 erhielt China Entwarnung von der WHO. Und am 5. Juli 2003 erklärte die WHO alle 29 Länder, die von Sars betroffen waren, für frei von der Krankheit. Das tödliche Virus war auf mysteriöse Weise „verschwunden". Das nächste Coronavirus sollte 16 Jahre später hingegen nicht mehr so schnell verschwinden …

RÄTSEL UM SARS

Einen Anhaltspunkt zum Ursprung der Epidemie fand man auf einem Markt in Südchina. Dort trugen einige Tierarten wie Larvenroller (eine Schleichkatzenart), Marderhund und Chinesischer Sonnendachs ein Virus in sich, das mit dem Sars-Virus identisch war. Bei den Händlern entdeckte man eine hohe Konzentration von Antikörpern. Auch Berichte in der singapurchinesischen Tageszeitung Lianhe Wanbao stützten die These, wonach die Krankheit vom Koch eines Spezialitätenrestaurants für wilde Tiere in Shenzhen in Südchina ausgegangen sein könnte. Auch Virologen eines WHO-Teams halten diese Theorie für plausibel. Doch wie gelangten die Viren zum Menschen? Hierfür stellten Forscher Kakerlaken als Überträger fest.

Im Jahr 2005 untersuchte man verschiedene wildlebenden Tieren im Hongkonger Großraum und stellte fest, dass das SARS-Coronavirus auch von Fledermäusen übertragen wird - genauer gesagt von den Chinesische Hufeisennasen (Rhinolophus sinicus). Bei 40 Prozent der Tiere wurden Coronaviren gefunden, die große Ähnlichkeit mit dem beim Menschen und bei Larvenrollern festgestellten SARS-Erreger hatten. Nicht klar ist, ob Fledermäuse oder Schleichkatzen der ursprüngliche Wirt des Virus sind. Die Fledermäuse könnten auch direkter Überträger sein, weil sie wie die Schleichkatzen in China eine Delikatesse sind und ihr Kot in der traditionellen chinesischen Medizin (TCM) verwendet wird.

NUR EINE FUSSNOTE IN DER MEDIZINGESCHICHTE?

Die Sars-Panik war schnell vorbei und vorerst war die kurze Epidemie nur als Fußnote in die Geschichte eingehen. Die WHO aber hat weiterhin ein Auge auf verdächtige Krankheitsfälle. Seit Juli 2003 gab es noch vereinzelte Erkrankungen, meist in Verbindung mit Laborunfällen. Und dann schreckten im Dezember 2019 die Weltbevölkerung erste Meldungen von einer weiteren Lungenerkrankung in China – SARS-CoV-2 hielt die Welt, wie wir alle wissen, noch viel stärker und länger in Atem als sein Vorgänger.

Aus der Sars-Erfahrung hat man viel gelernt. Wie WHO-Experten bemerkten, *«hat Sars auf dramatische Weise die weitreichenden Folgen aufgezeigt, die eine neue Krankheit in einer eng verbundenen und überaus mobilen Welt haben kann. Es hat auch die Wichtigkeit einer koordinierten globalen Reaktion hervorgehoben, geprägt durch enge Zusammenarbeit und offenen Austausch von Daten und Erfahrungen».*

Genauso wie der zunehmende weltweite Kontakt zwischen Menschen tödlich sein kann, kann sich weltweite wissenschaftliche Zusammenarbeit als lebenswichtig erweisen. Niemand weiß, ob Sars noch irgendwo schlummert oder ob die Übertragungskette unterbrochen wurde. Ist dies das Ende dieser Geschichte? Die Antwort darauf hat der neuartige Coronavirus Sars-CoV-2 gegeben.

SARS UND FLE-DERMÄUSE

Fledermäuse spielen im Übertragungskreislauf vieler Krankheiten eine Rolle. Möglicherweise dienen sie auch dem Sars-Virus als Zwischenwirt. Einige Fledermäuse kauen Früchte, um den Zucker herauszuziehen, und lassen den Rest zu Boden fallen. Fledermäuse, die sich von Insekten ernähren, spucken die harten Teile der Körper aus. Manche vermuten, dass diese unverdauten Teile Viren in sich tragen, die dann von Tieren am Boden, wie etwa den Schleichkatzen, aufgenommen und auf den Menschen übertragen werden. Als mögliche Quelle von Sars gilt die Chinesische Hufeisenfledermaus.

«Die Kriegsmetapher durchzog die gesamte Sars-Krise. Es war der Angriff eines unsichtbaren Eindringlings, auf den die Nationen reagieren mussten wie auf jeden anderen Angriff: mit der Mobilisierung aller Kräfte. Vielen Ländern wurde bewusst, dass ihre Sicherheit in Wahrheit nicht von eindringenden Armeen, sondern von unbekannten Mikroben bedroht war.»

THOMAS ABRAHAM, „TWENTY-FIRST CENTURY PLAGUE: THE STORY OF SARS" (2005). DIE SARS-EPIDEMIE FIEL MIT DEM BEGINN DES IRAK-KRIEGS ZUSAMMEN.

CORONA

Im Januar 2020 wurden rätselhafte Lungenerkrankungen in der chinesischen Millionenstadt Wuhan bekannt.

Kurz drauf schockierten Blogger-Videos aus den dortigen Krankenhäusern die Welt, Wuhan wurde abgeriegelt. Bereits 58 Tage später verzeichnete jeder Kontinent Infektionen mit dem neuartigen Corona-Virus SARS-CoV-2, Reisende hatten es um die Welt getragen. Eine verheerende Pandemie in Zeiten der Globalisierung.

Es warte wie eine tickende Zeitbombe, bis es eine Person finde „und einfach auslöscht". So beschrieb der Infektionsmediziner Michael Callahan von der Harvard University in Boston die neue Viruserkrankung. Man sollte meinen, dass den erfahrenen Mediziner so leicht nichts erschüttern könnte. Callahan hatte bereits viel erlebt: Ausbrüche von Ebola und SARS oder Grippeepidemien. Doch Callahan hatte Anlass zur Sorge: Ein neuartiges Virus, SARS-CoV-2, bedrohte die gesamte Welt. Der Seuchenexperte wurde auf die Kreuzfahrtschiffe „Grand Princess" und „Diamond Princess" gerufen, auf denen das Virus im Februar und März 2020 ausgebrochen war und teils schwere Lungenerkrankungen bei zahlreichen Passagieren verursacht hatte. Die Schiffe wurden wochenlang unter Quarantäne gestellt, die Passagiere und Crewmitglieder durften nicht von Bord gehen. Vieles erinnert an die ersten Eroberer vor vielen Jahrhunderten, die bei Ausbrüchen von Skorbut und der Pest die

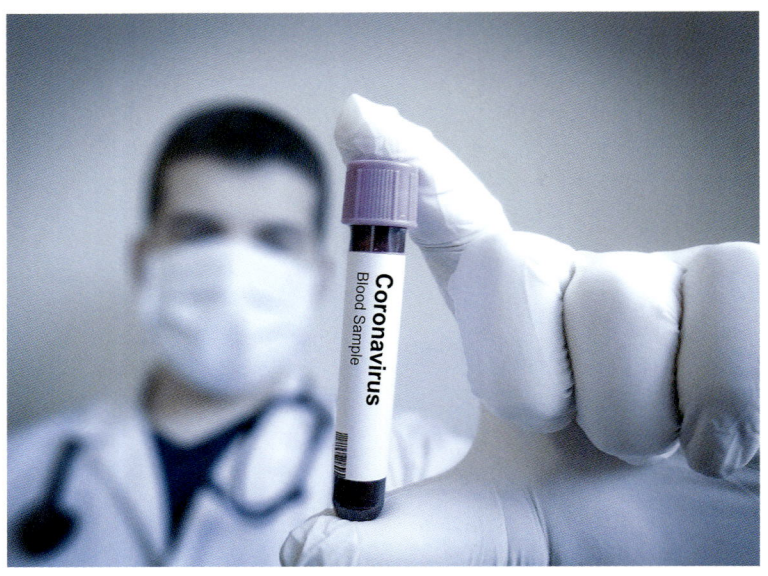

Blutprobe eines mit Corona infizierten Patienten

gelbe Fahne hissten, um die lokale Bevölkerung nicht zu infizieren. Doch anders als damals hatte die Pandemie die Welt in Kürze im Griff – durch die bevorzugte Reiseart des Fliegens wurde sie viel schneller um den Erdball getragen.

Zeitleiste

November / Dezember 2019: Vermutlich erste Infektion von Patient 0 mit dem neuartigen Coronavirus, eventuell aber auch schon früher.

31. Dezember 2019: Die Gesundheitsbehörde im chinesischen

Wuhan meldet 27 Fälle von Infektionen mit einer unbekannten Lungenerkrankung.

6. Januar 2020: Die Weltgesundheitsorganisation WHO beschäftigt sich erstmals mit dem neuartigen Virus. In Deutschland berichten

die ersten Medien über die Infektion.

9. Januar 2020: Chinesische Wissenschaftler identifizieren den Erreger als neuartigen Coronavirus, sie nennen ihn noch „Novel Coronavirus" (nCoV).

11. Januar 2020: Erster Todesfall in Wuhan

14. Januar 2020: Erster nachgewiesener Fall einer Infektion mit dem neuartigen Coronavirus in Thailand

20. Januar 2020: Chinesische Experten berichten, dass das Virus von Mensch zu Mensch übertragbar ist. Schnell wird klar,

dass damit eine neue Dimension erreicht ist.

22. Januar 2020: Wuhan wird abgeriegelt, der Flug- und Zugverkehr eingestellt.

24. Januar 2020: Das Virus wird in Europa nachgewiesen. Eventuell gab

es jedoch bereits im September oder November 2019 Infektionen in Italien.

27. Januar 2020: Erster Fall in Deutschland

30. Januar 2020: Die WHO erklärt den Ausbruch zum globalen Gesundheitsnotfall.

11. Februar 2020: Der neuartige Virus wird mit SARS-CoV-2 benannt, die durch in ausgelöste Krankheit COVID-19 (Corona Virus Disease 2019).

12. März 2020: Die WHO erklärt den Ausbruch zur Pandemie.

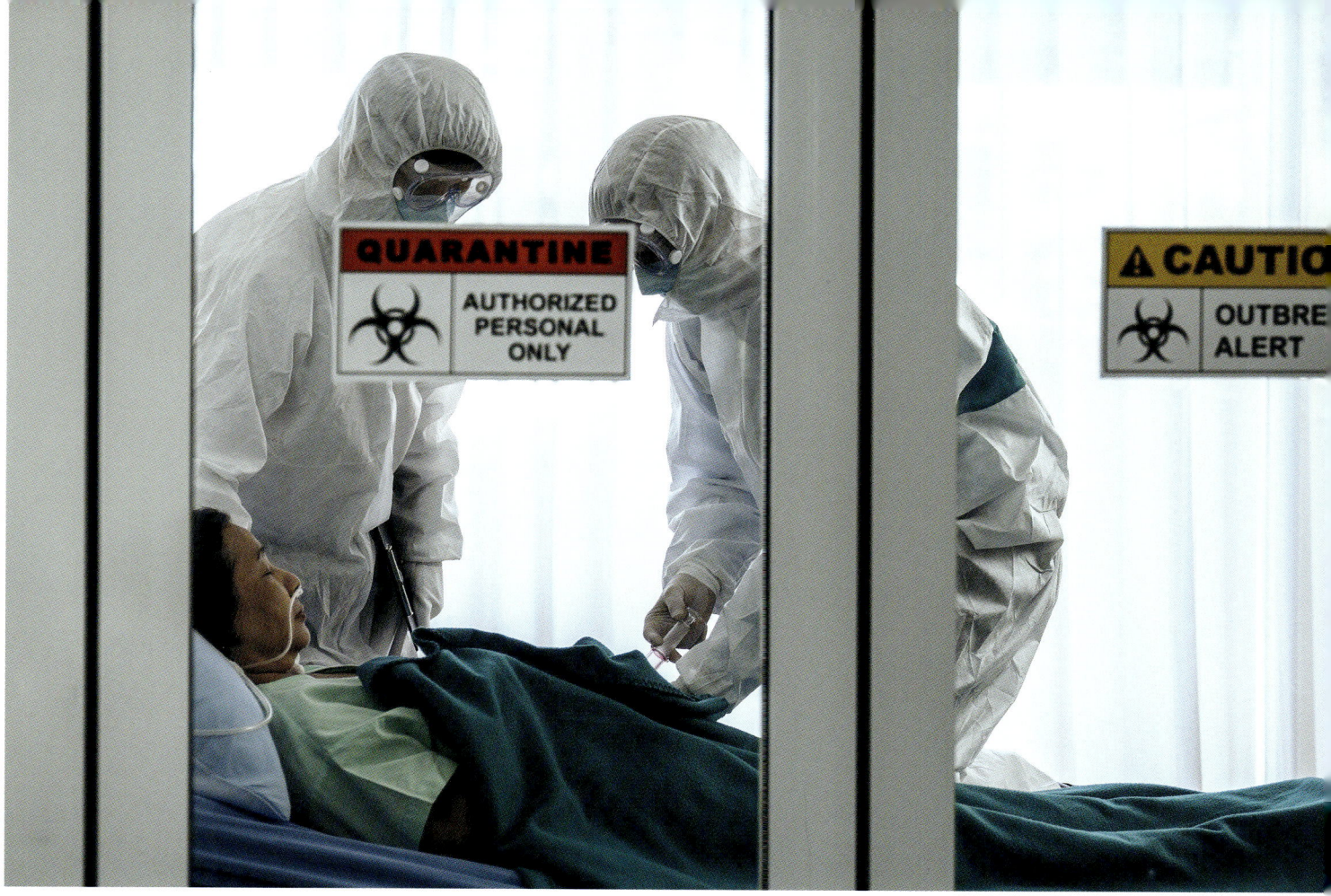

DIE FIEBERHAFTE SUCHE NACH DEM URSPRUNG

Die Schreckensherrschaft des neuartigen Virus begann vermutlich irgendwann zwischen September und Dezember 2019. Ein Forscherteam der Universität Cambridge verfolgte den Ursprung zurück und kam zu dem Schluss, dass das Virus aus China oder einem angrenzenden Land stammt. Gehäuft traten die ersten Infektionen mit der neuen rätselhaften Lungenerkrankung im Umkreis um einen Tiermarkt in der chinesischen Millionen-Metropole Wuhan auf. Dort werden neben Fleisch, lebenden Tieren und Fischen auch Wildtiere verkauft. Am 31. Dezember meldete die Gesundheitsbehörde in Wuhan 27 Infizierte, schnell wurden es mehr. Das totalitäre Regime ergriff schnell umfassende Maß-

Mit Corona infizierte Person wird in einem Quarantäne Raum versorgt.

15. März 2020: *Erster Todesfall in Deutschland.*

16. März 2020: *In Deutschland werden Kitas, Schulen und die meisten Geschäfte geschlossen – Lockdown Nummer 1. Die USA wird zum Hotspot der Corona-Infektionen.*

2. April 2020: *Weltweit mehr als eine Million Infizierte.*

Mai 2020: *Erste Demos von Gegnern der Coronamaßnahmen finden statt. Am 6. Mai wird der Lockdown gelockert – Geschäfte dürfen wieder öffnen. Die*

Infektionszahlen sinken in Deutschland, dafür steigen sie in Lateinamerika stark an.

Ende August 2020: *Indien meldet die höchste Zahl an Neuinfektionen an einem Tag.*

29. September 2020: *Die WHO*

meldet 33 Millionen bestätigte Infizierte über eine Million bestätigte COVID-Tote weltweit (die Dunkelziffer dürfte weitaus höher liegen).

Oktober 2020: *Die Infektionszahlen steigen wieder rasch.*

Dezember 2020: *In Großbritannien wird die aggressivere Virus-Variante*

November 2020: *Die Gastronomie und Kulturstätten werden wieder geschlossen. Mitte Dezember auch wieder die Schulen und meisten Geschäfte.*

VOC-202012 / 01 gemeldet, in Südafrika verbreitet sich die Mutation 501.V2.

26. Dezember 2020: *Die erste Deutsche wird mit dem Impfstoff von BioNTech / Pfizer geimpft.*

«Corona ist eine Katastrophe. Corona ist eine Katastrophe, die unser Leben mehr betrifft, als jede Krise, die wir in den letzten 50 Jahren zuvor hatten.»

MARKUS SÖDER (BAYERISCHER MINISTERPRÄSIDENT, 13.12.20)

nahmen und riegelte erst Wuhan, dann andere Metropolen ab. Keine drei Wochen später wurden ähnliche Fälle in Thailand, Japan und Südkorea bestätigt. Die USA und Europa folgten kurze Zeit später.

Bishop Gerald Glenn, 66, ein bekannter evangelikaler Pastor in Chesterfield, im US-Bundesstaat Virginia, rief zu diesem Zeitpunkt seine Gemeinde auf, das Virus nicht zu fürchten. Wie viele religiöse Führer missachtete Glenn die Warnungen vor Versammlungen von mehr als zehn Personen. *"Ich glaube fest daran, dass Gott größer ist als das gefürchtete Virus"*, sagte Glenn seinen Gemeindemitgliedern. *"Wenn ich meine eigene Grabrede halten müsste, würde ich sagen: ‚Gott ist größer als jede Herausforderung, der du und ich gegenüberstehen.‘ Das wäre meine Grabinschrift."* Drei Wochen später starb Glenn an COVID-19 – bis zuletzt stark im Glauben, aber hilflos gegenüber der tödlichen Kraft des Virus.

DIE LIST DES VIRUS

Die Erkrankung – das wurde schnell klar – überträgt sich vor allem durch virushaltige Tröpfchen und Aerosole, ausgestoßen beim Atmen, Husten, Sprechen, Singen. Fatal dabei: Ein Mensch ist infektiös, lange bevor er Symptome verspürt. Auch Patienten, die sich infiziert haben, dies aber aufgrund eines milden Verlaufs nicht bemerken, tragen das Virus weiter. Von Mensch zu Mensch, Stadt zu Stadt und schließlich um die ganze Welt. Nach 58 Tagen waren alle Kontinente betroffen, nur die Antarktis blieb verschont. Am 3. April gab es weltweit bereits mehr als eine Million bestätigte Fälle. Viele Staaten ergriffen Maßnahmen, um die Verbreitung von SARS-CoV-2 einzudämmen – mit teils verheerenden Folgen für Gesellschaft, Bildung und Wirtschaft.

„Seinen schlimmsten Albtraum", nannte Anthony Fauci, Direktor des US-amerikanischen National Institute of Allergy and Infectious Diseases, das Virus. Doch aus der Geschichte der Menschheit – gespickt mit Epidemien und Pandemien – hatte man zumindest etwas gelernt: Schnell wurden sogenannte AHA-Regeln ausgerufen: Abstand halten – Hygienemaßnahmen beachten – Alltagsmaske tragen. Später kam auch noch das L für Lüften hinzu. Bereits bei der Spanischen Grippe hundert Jahre zuvor wurden diese einfachen Regeln zum Sinnbild für eine einfache, aber wichtige Eindämmung der Pandemie.

Mikroskopische Aufnahme des Corona Virus

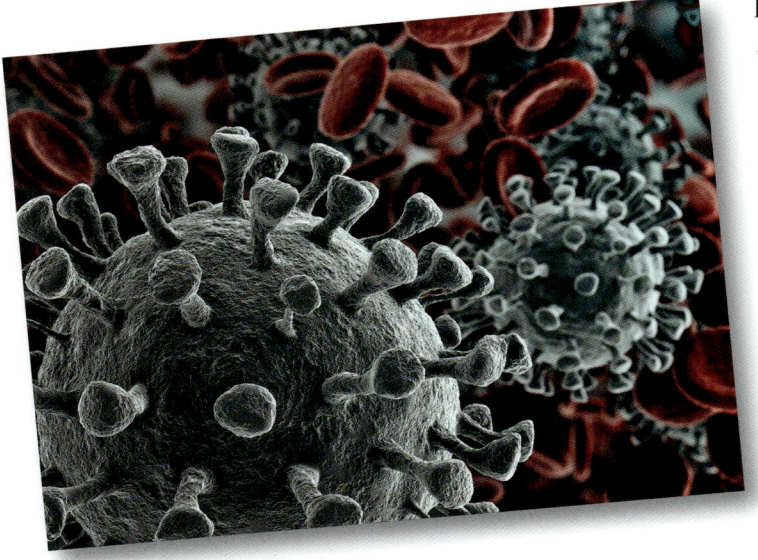

AUS DEM TIERREICH ODER AUS DER PETRISCHALE?

Bis heute wird viel spekuliert, wie das Virus auf den Menschen übergesprungen ist. Grundsätzlich gibt es zwei Möglichkeiten: durch eine natürliche Mutation eines verwandten Coronavirus in einem Tier oder Menschen. Oder durch eine künstliche Züchtung in der Petrischale. Letztere Theorie ist vor allem bei China-Kritikern und Verschwörungstheoretikern beliebt. Bis heute gibt es keinerlei Beweise dafür. Die

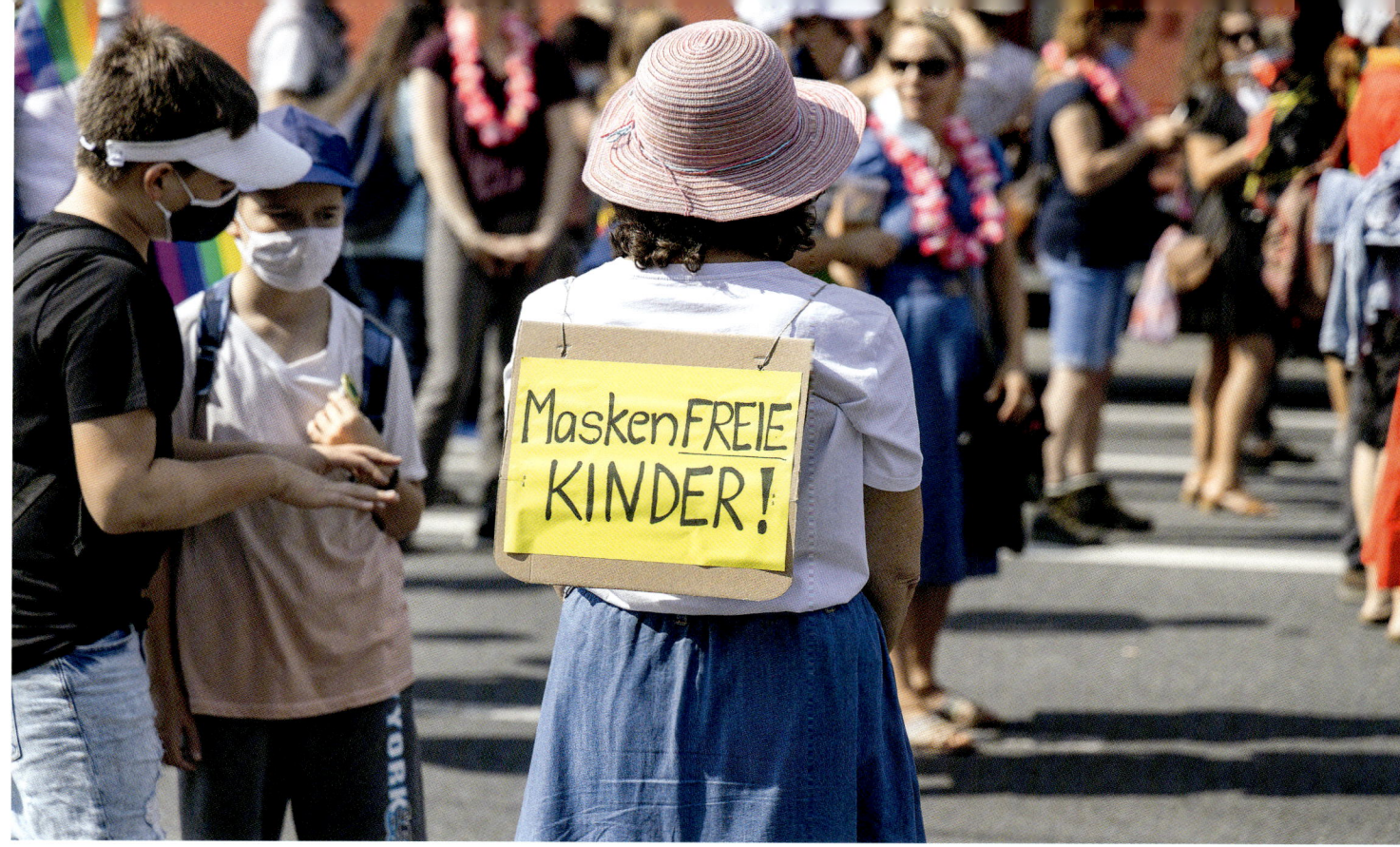

Protest gegen Corona-Regulierungen auf dem Odeonsplatz in München: Eine Frau ist gegen das Maskentragen bei Kindern.

meisten Wissenschaftler gehen davon aus, dass die Übertragung von SARS-CoV-2 von einer Rhinolophus-Fledermaus (Hufeisennase) und einem weiteren Zwischenwirt – wahrscheinlich einem Pangolin oder einem Marderhund – auf den Menschen stattgefunden hat. Untersuchungen zeigen, dass SARS-CoV-2 eng verwandt ist mit Coronaviren, die in bestimmten Fledermäusen vorkommen. Die Genanalyse stimmte zu 96 Prozent überein. Wie in diesem Buch bereits gezeigt, gehen mehrere Epidemien mit Coronaviren wie SARS und MERS auf Fledermäuse zurück (siehe S. 202–207). Eventuell wurde eine infizierte Fledermaus auf dem Markt in Wuhan verkauft, verspeist und so das Virus übertragen.
SARS-CoV-2 ist ein sehr raffiniertes Virus, das verschiedene Schwachstellen der Men-

VON VERSCHWÖRUNGS-THEORETIKERN UND CORONALEUGNERN

Mit einer weiteren Begleiterscheinung der Pandemie hatte man bereits während der Spanischen Grippe Bekanntschaft gemacht: mit Krankheitsleugnern und Verschwörungstheorien. Auch 1918 wollten viele Menschen die Gefahr der Grippewelle anfangs nicht wahrhaben und hielten sich nicht an die Abstands- und Hygieneregeln. Ein Jahrhundert später behaupteten sogenannte Corona-Leugner, dass die Pandemie „Fake News" und von einer unbekannten Machtelite erdacht worden seien. Wahlweise Bill Gates, eine jüdische Elite oder Superreiche gerieten unter Beschuss. Dann wurde wieder behauptet, dass das Virus nur ein harmloser Schnupfen sei und nicht mehr Menschen starben als in anderen Jahren. Es kam zu vielen Demonstrationen und verfälschenden Informationen in sozialen Medien. Angesichts der weltweit zirkulierenden Verschwörungstheorien, Fehl- und Desinformation erklärte die Weltgesundheitsorganisation schließlich, dass die Menschheit mit zwei Ausbrüchen konfrontiert sei: der eigentlichen Pandemie sowie einer „Infodemie" gefährlich fehlgeleiteter Ideen.

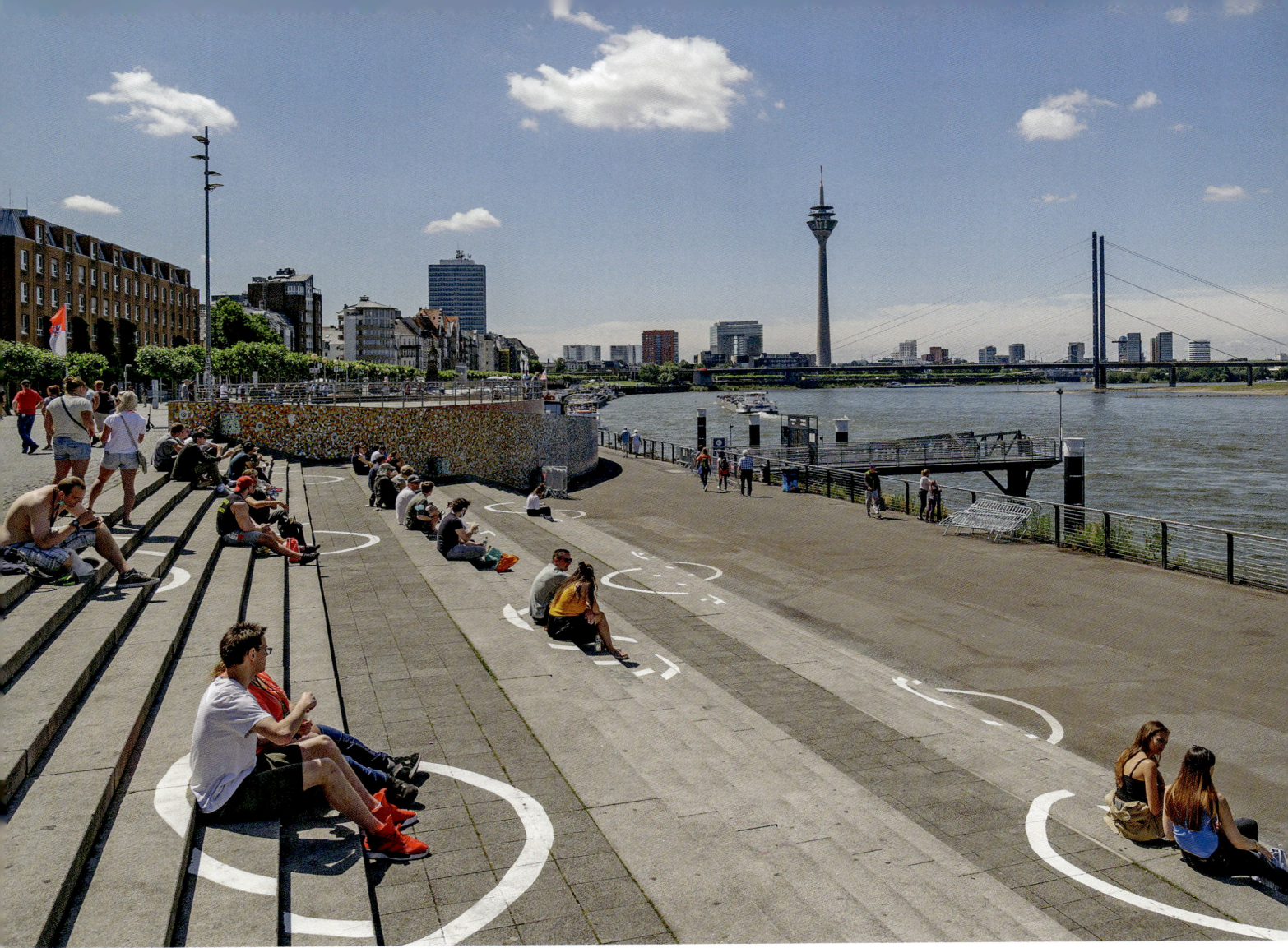

Die Stadt Düsseldorf erinnert die Menschen mit weißen Kreisen an die Abstandsregeln auf Grund der Corona-Pandemie.

schen ausnutzt. Es verbreitet sich vor allem über Aerosolpartikel in der Luft. Die Infektion beginnt im Nasengang, dann wandert sie in den tiefsten Teil der Lunge, in die Alveolen. Diese Lungenbläschen, in denen der Austausch von Sauerstoff und Kohlendioxid ins Blut stattfindet, sind der Angriffsort für den Virus. Da der Körper durch eine Immunreaktion zum Gegenangriff gegen das Virus ausholt, sammelt sich Flüssigkeit in der Lunge, was zu Kurzatmigkeit und einer Lungenentzündung führt. Das Virus greift weitere Zellen an, Schäden und Entzündungen können zu akuter Atemnot, verminderter Blutgerinnung, Organversagen und letztlich zum Tod führen.

Ein Jahr nach Beginn der Pandemie im Januar 2021 hatten sich weltweit 100 Millionen Menschen mit dem Virus infiziert, 2 Millionen waren daran gestorben. Die Dunkelziffer liegt vermutlich noch viel höher.

«Wir werden einen langen Atem brauchen, um diese Pandemie hinter uns zu lassen.»

JENS SPAHN (BUNDESGESUNDHEITSMINISTER, 23.12.20)

ANGST VOR MUTANTEN

Tückisch ist auch die scheinbare Wandelbarkeit des Virus. Es mutierte mehrfach – vor allem die britische und südafrikanische Mutante sind noch aggressiver und infektiöser zu sein. Auch die Symptome bei den Infizierten sind oft unterschiedlich: Geschmacks- und Geruchsverlust, verstopfte Nase, trockener Husten, Hautausschlag, Durchfall, Magenschmerzen, Glieder- und Gelenkschmerzen, rasende Kopfschmerzen, Atemnot, Abgeschlagenheit und Fieber. In seiner Wandelbarkeit gleicht das Coronavirus der Aids-Pandemie in den Achtzigerjahren (siehe S. 192–201). Auch damals wurden die Mediziner in der Anfangsphase mit wechselnden Ausprägungsformen überrascht.

Doch die vereinten Anstrengungen der Forschung und Medizin brachten im Gegensatz zum HI-Virus in kurzer Zeit eine beachtliche Menge an Informationen hervor. Schon wenige Wochen nach dem ersten Auftreten hatten Wissenschaftler das vollständige Genom des Virus sequenziert. Bis zum Sommer 2020 wurden in den USA und Europa mehr als 270 potenzielle COVID-19-Medikamente getestet. Und auf der Suche nach einem Impfstoff hatte eine internationale Phalanx von Forschern aus den USA, China, Großbritannien, Indien, Deutschland, Spanien, Kanada, Thailand und weiteren Ländern bis Anfang August an die 200 Kandidaten identifiziert. Es gab so rasante Fortschritte, dass sogar Anthony Fauci, Direktor des US-amerikanischen National Institute of Allergy and Infectious Diseases, erklärte, er sei „vorsichtig optimistisch", dass Anfang 2021 ein Impfstoff zur Verfügung stehen könnte. Er sollte Recht behalten:

WAS KÖNNEN WIR VON CORONA LERNEN?

Krankheitserreger werden gefährlich, wenn der Mensch in neue Ökosysteme eindringt und die Viren auf Reisen rund um den Globus verteilt – weil sie in Massentierhaltungen oder Wohnblocks mit schlechter Hygiene leichtes Spiel bei der Verbreitung haben. Eine Lehre, die die Menschheit eigentlich aus vielen Pandemie vorher gelernt haben müsste. Fast immer waren die Ursachen schlechte hygienische Zustände oder eine Übertragung vom Tier auf den Menschen.

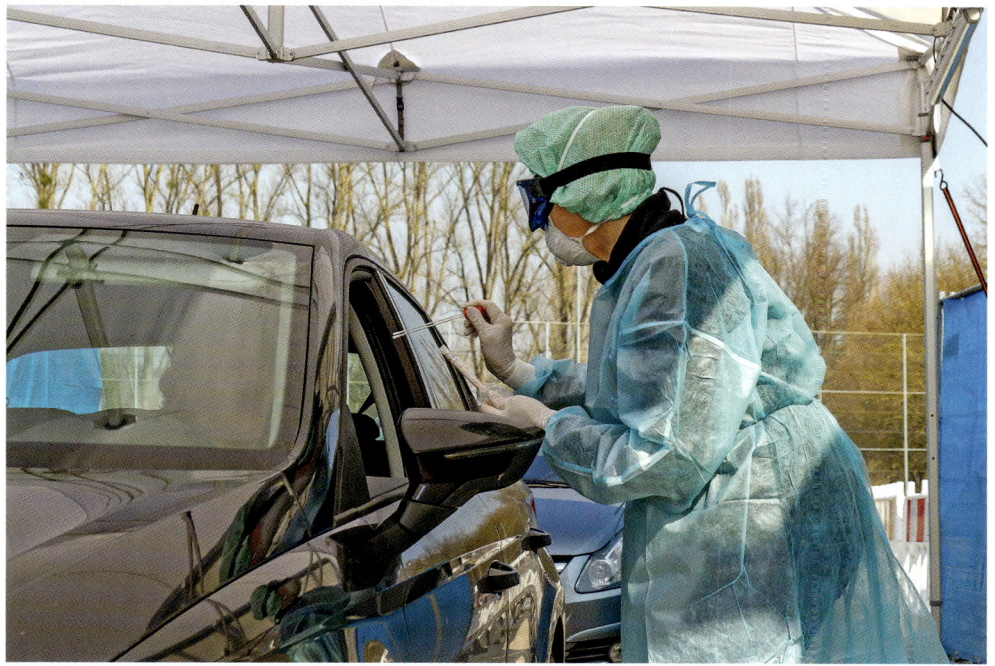

Corona-Teststation in Deutschland: Ein Arzt führt PCR-Tests bei einem Autofahrer durch.

Am 26. Dezember 2020 wurden in Deutschland die ersten Menschen mit dem neuen mRNA-Impftstoff geimpft. Eine echte Erfolgsgeschichte der Medizin. Auch wenn die Produktion und Verteilung des Impfstoffs danach schleppend voranging, war es die schnellste Impfstoffentwicklung in der Geschichte der Medizin.

DAS JAHRHUNDERT DER EPIDEMIEN

Laut Howard Markel, Leiter des Center for the History of Medicine an der University of Michigan, ist das 21. Jahrhundert bereits jetzt zum „Jahrhundert der Epidemien" geworden: SARS im Jahr 2003, Influenza A/H1N1 (Schweinegrippe) im Jahr 2009, MERS im Jahr 2012, Ebola von 2014 bis 2016 und SARS-CoV-2 von 2019 bis 2021 oder darüber hinaus. Fünf Epidemien in 20 Jahren, jede ein wenig schlimmer als ihre Vorgängerin – und die aktuelle sogar um ein Vielfaches als alle anderen vier zusammen.

Das Virus hat nicht nur eine unglaubliche Zahl von Opfern gefordert, es hat den Menschen weltweit auch die Sicherheit genommen. In diesem dramatischen Ausmaß hatte kaum einer bereits eine Pandemie erlebt. Routinen in Arbeit, Bildung oder Familienleben veränderten sich drastisch, alltägliche Gewohnheiten wurden über den Haufen geworfen. Plötzlich tätigten die Menschen Hamsterkäufe oder diskutierten mit Wildfremden über Sinn und Notwendigkeit des Maskentragens in der Öffentlichkeit.

Bundeskanzlerin Angela Merkel setzt für eine Pressekonferenz ihre FFP2-Maske auf.

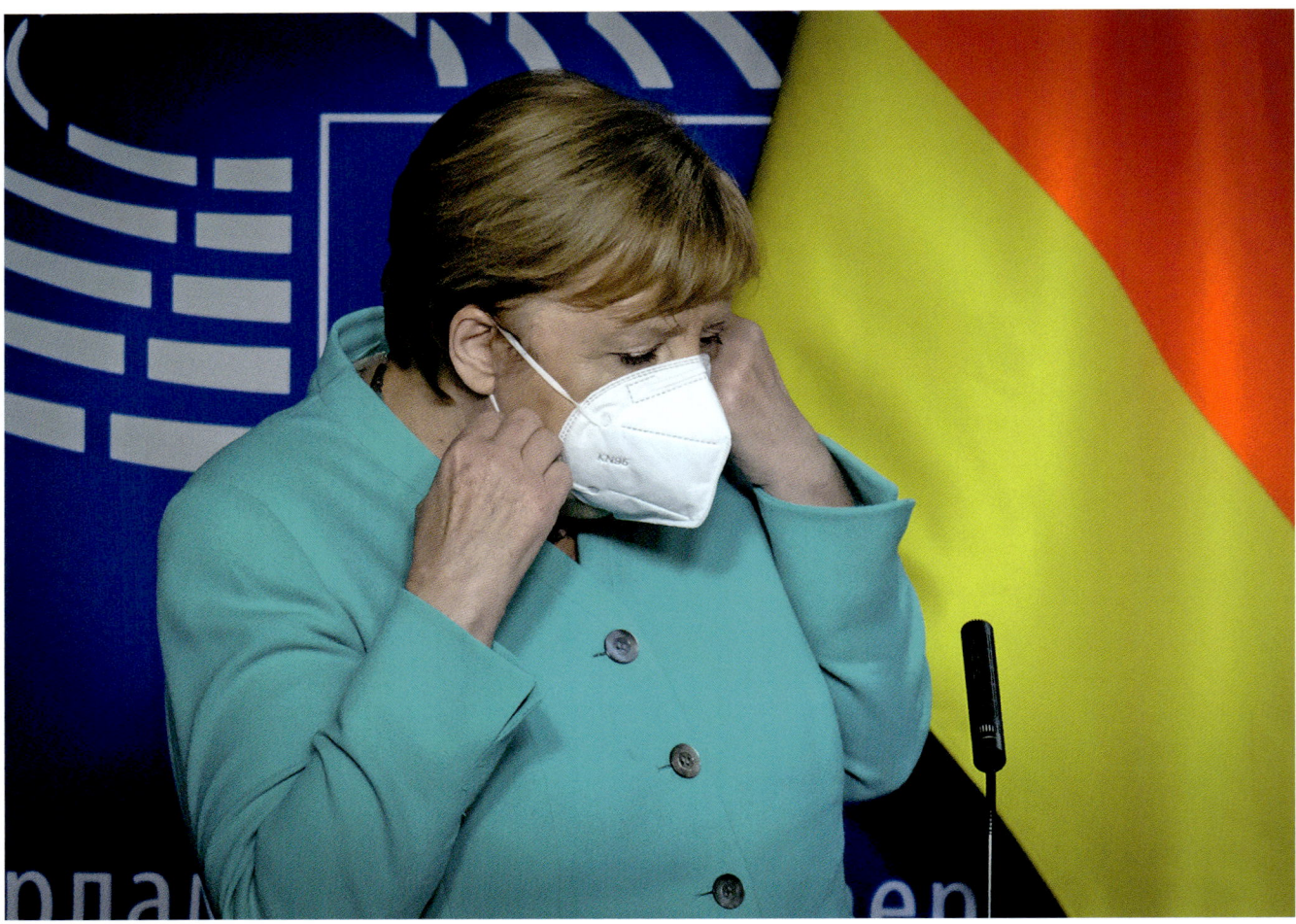

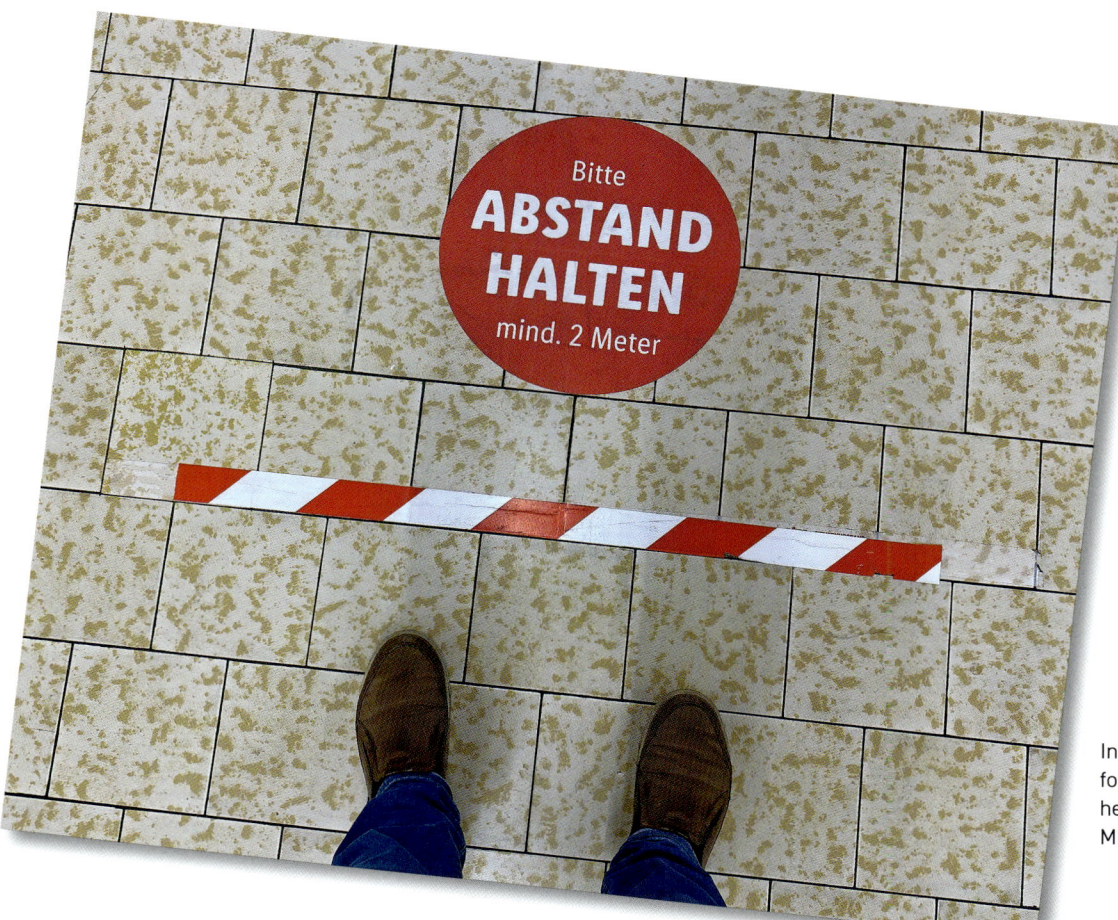

In deutschen Supermärkten fordern Aufkleber und Sicherheitsband zur Einhaltung des Mindestabstandes auf.

Doch was wird die Menschheit aus der Corona-Pandemie lernen? Stellen wir uns vor, wir schreiben das Jahr 2040 und die Generation Corona ist erwachsen geworden. Plötzlich tritt eine neue Pandemie auf. Aufgrund der Erfahrungen, die die jungen Erwachsenen in einem prägenden Lebensalter gewonnen haben, erkennen sie die Gefahr des Ausbruchs und ignorieren Behauptungen, es handle sich um eine Falschmeldung. Sie tragen Masken, halten Abstand zu ihren Mitmenschen, lassen sich impfen, sobald ein Impfstoff entwickelt worden ist. Sie befolgen die Empfehlungen von Experten, denn sie wissen, dass es die beste Möglichkeit ist, um sich und ihre Nachbarn vor einer Seuche zu schützen, die der ähnelt, mit der sie aufgewachsen sind. Generation Corona übersteht die neue Pandemie mit relativ wenigen Todesopfern und wirtschaftlichen Beeinträchtigungen, denn sie hat schon im Kindesalter einige entscheidende Lektionen gelernt: dass Ratschläge der Gesundheitsbehörden sich auf die besten verfügbaren Daten stützen, dass diese Empfehlungen sich mit neuen Erkenntnissen ändern können

> «Wie viele Tote sind uns ein Shoppingerlebnis wert, wie viele ein Restaurantbesuch, wie viele Tote ein Kinobesuch? Mir ist die Gesundheit der Berliner wichtiger als ein Restaurantbesuch.»
>
> MICHAEL MÜLLER (REGIERENDER BÜRGERMEISTER VON BERLIN, 10.12.20)

und dass Wissenschaft in einem Lernprozess besteht, der sich nur wenig beschleunigen lässt. So kommt diese Generation relativ unbeschadet und mit wenig Todesfällen durch die neue Pandemie. Es ist nur zu hoffen, dass die Leiden durch das Coronavirus nicht umsonst waren und die Menschheit erneut aus dieser Seuche gelernt hat.

SKORBUT

Als die europäischen Seefahrer im 15. Jahrhundert begannen, ausgedehnte Entdeckungs- und Handelsreisen zu unternehmen, begegneten ihnen viele neue Gefahren. Zu den tückischsten gehörte der Skorbut, von dem wir heute wissen, dass er durch Vitamin-C-Mangel verursacht wird. Oft waren die Seeleute wochen- oder gar monatelang ununterbrochen auf See und mussten sich mit Dreck, Enge und einer eintönigen, nährstoffarmen Kost aus Rum, fauligem Wasser, ranzigem Pökelfleisch, Seevögeln, schimmligem Zwieback voller Maden und vereinzelten Ratten abfinden. Mit Zahnfleischbluten, Blutflecken auf der Haut und stinkendem Atem war ein Seemann mit Skorbut kein schöner Anblick. Wenn die Krankheit nicht behandelt wurde, endete sie mit einem qualvollen Tod. In der Mitte des 18. Jahrhunderts wies der schottische Arzt James Lind (1716–1794) nach, dass eine tägliche Dosis Zitrusfrüchte der Krankheit vorbeugt. Zum Glück kommt Skorbut heute kaum noch vor.

Von allen Gefahren auf hoher See – Stürmen, Schiffsunglücken, Schlachten und Infektionen – hat keine so viele Todesopfer gefordert wie Skorbut. Man schätzt, dass zwischen dem 15. und 19. Jahrhundert zwei Millionen europäische Seeleute an dieser furchtbaren und schmerzhaften Krankheit starben. Skorbut war die Geißel der Meere.

Die Krankheit begann langsam und heimtückisch. Erste Symptome waren Gelenkschmerzen und Trägheit. Seeleute mit diesen Symptomen wurden häufig wegen „Faulheit" ausgepeitscht. Einige Wochen später überzogen Vorboten des Todes den Körper: schwarze, blutige Flecken unter der Haut, wackelnde Zähne, schwammiges und geschwollenes, violettes Zahnfleisch und nässende Wunden. Hatte sich die Krankheit festgesetzt, verbreiteten die Betroffenen außerdem einen unerträglichen Verwesungsgestank – noch ein Gestank mehr neben all den fürchterlichen Gerüchen nach faulenden Nahrungsmitteln, Urin, Fäkalien und Erbrochenem unter Deck. Nach ihrem Tod nähte man die Opfer in ihre Hängematten ein. Niederländer und Engländer bestatteten ihre Toten auf dem Meer, indem sie die Leichen über Bord warfen, Franzosen und Spanier brachten ihre Verstorbenen zur Beerdigung nach Hause.

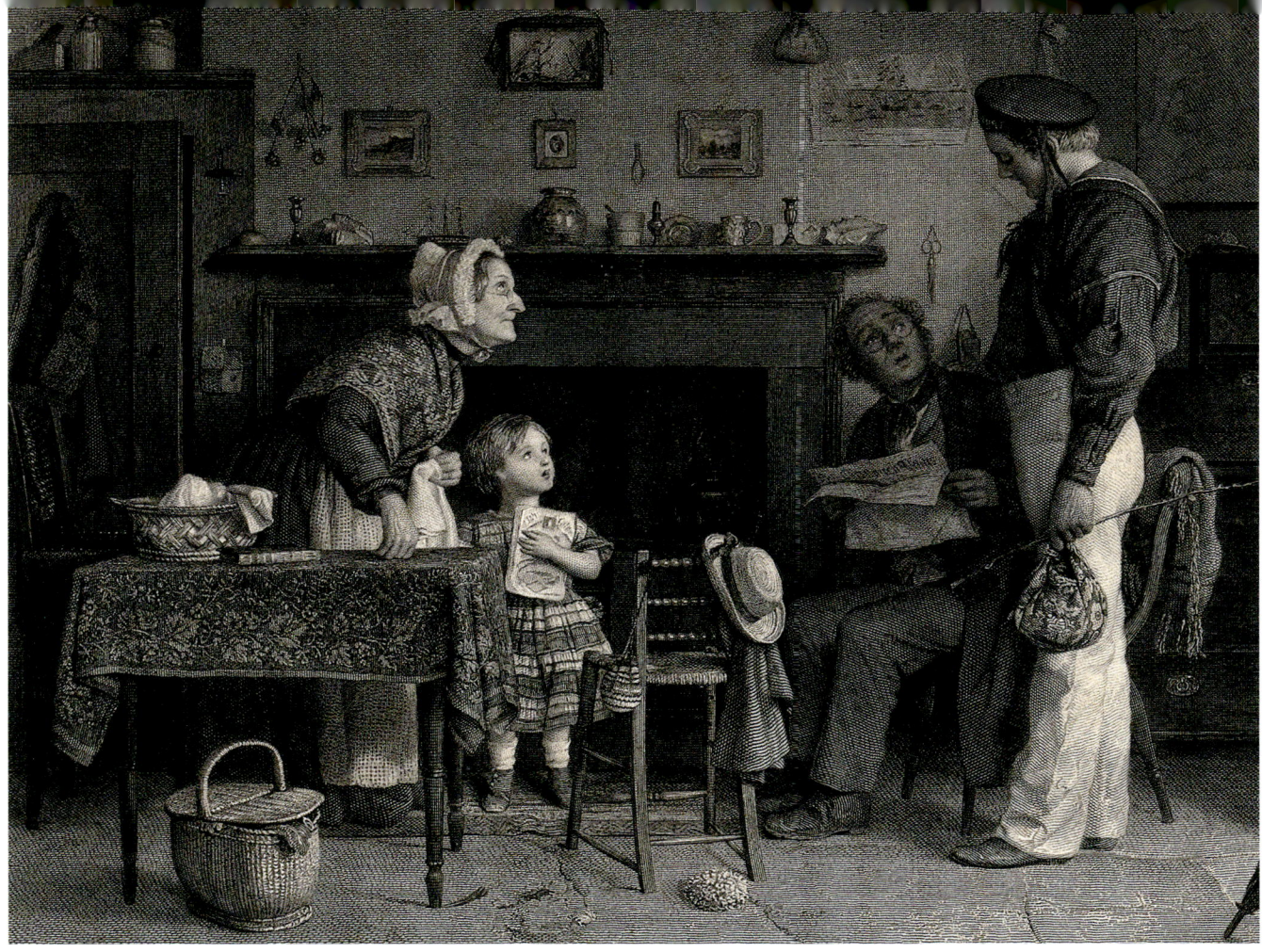

Auch an Land kam Skorbut vor, aber vor allem war er auf langen Seereisen weit verbreitet. 1593 schrieb der englische Seefahrer und Entdecker Admiral Sir Richard Hawkins (1562–1622):

> «In den zwanzig Jahren, in denen ich auf See war, wage ich zu behaupten, dass zehntausend Männer von dieser Krankheit dahingerafft wurden.»

1596 beschrieb der Marinearzt William Clowes (1544–1604) die Symptome:

> «Ihr Zahnfleisch war bis an die Wurzeln ihrer Zähne verfault, ihre Wangen hart und geschwollen, die Zähne waren locker und kurz vor dem Herausfallen … ihr Atem roch ekelhaft. Ihre Beine waren lahm und so schwach, dass sie kaum die

Viele Seeleute starben an Skorbut, bis endlich ein Heilmittel gefunden wurde. Dieser heimkehrende Seemann gehörte zu den glücklichen Überlebenden.

1601 Von vier Schiffen der Englischen Ostindien-Kompanie, die zu den Gewürzinseln unterwegs sind, bleibt nur ein einziges frei von Skorbut. Sir James Lancaster (um 1554–1618), Kapitän der „Red Dragon", versorgt seine Mannschaft mit Orangen und Zitronen.

1740–1744 Unter dem Befehl Admiral George Ansons (1697–1762) segelt eine britische Flotte zum Pazifik. Ein Großteil der Besatzungen wird von Krankheiten dahingerafft.

1747 Der schottische Mediziner James Lind (1716–1794) weist nach, dass Orangen und Zitronen Skorbut vorbeugen. Seine Erkenntnisse veröffentlicht er 1753. 1762 erscheint seine „Abhandlung über die besten Mittel, um die Gesundheit der Seeleute der Königlichen Marine zu erhalten".

1756–1763 Während des Siebenjährigen Krieges sterben fast zehnmal mehr Männer an Krankheiten – vor allem an Skorbut – als auf den Schlachtfeldern.

1768–1771 James Cook (1728–1779) verliert während seiner Weltumsegelung keinen einzigen Mann wegen Skorbut, weil er seine Mannschaft regelmäßig mit frischem Obst und Gemüse versorgt.

1795 Gilbert Blane (1749–1834), Vorsitzender der Kommission für kranke und verwundete Seeleute, rät der britischen Marine, jedem Seemann täglich eine Ration Zitronensaft zu geben. Nelsons Flotte auf dem Mittelmeer verbraucht daraufhin über 50 000 Gallonen Zitronensaft. In den folgenden 20 Jahren kommt Skorbut in der britischen Flotte fast nicht mehr vor.

[Fortsetzung auf Seite 210]

217

Körper tragen konnten. Zudem litten sie unter starken Schmerzen und zeigten bläuliche und rötliche Flecken und Pusteln, teils großflächig und teils klein wie Flohbisse.»

Admiral Hawkins wiederum wünschte sich, dass *«gelehrte Männer darüber schreiben mögen, weil es die Seuche der Meere ist, die so viele Seemänner raubt».*

Orangen, Zitronen und jede Menge Skorbutkraut

Hawkins hatte während seiner Expedition in die Südsee Ende des 16. Jahrhunderts Erfahrungen mit Skorbut gemacht. Er empfahl *«saure Orangen und Zitronen»* als *«wirksamstes Mittel gegen diese Krankheit».* Dabei war er nicht der Erste, der frisches Obst als Heilmittel vorschlug. Zu Beginn des 17. Jahrhunderts häuften sich die Berichte, die Orangen-, Zitronen- und Limettensaft als ein Mittel zur *«sicheren Vorbeugung und Heilung»* von Skorbut priesen. Tatsächlich aber war es so gut wie unmöglich, auf lange Fahrten verderblichen Proviant wie frisches Obst mitzunehmen. Lief das Schiff in einen Hafen ein, konnten vielleicht die Offiziere eine Weile frische Nahrungsmittel essen. Für den Großteil der Mannschaft aber waren Zitrusfrüchte ein eher seltenes Vergnügen.

Eine weitere beliebte Arznei, die in den mittelalterlichen Kräutergärten wuchs, war eine als Skorbutkraut *(Cochlearia officinalis)* bekannte Pflanze. William Clowes beschrieb *«die Heilung von zwei Seeleuten, die auf See an Skorbut erkrankt waren».* Die Heilung verdankten sie einem Becher frischem Bier, gewürzt mit Pfeffer, Zimt, Ingwer, Safran, Brunnenkresse und *«jeder Menge Skorbutkraut, einfach gepflückt und gewaschen».* Ein Text aus dem 17. Jahrhundert erzählt von einem Schiff, das vor Grönland von Skorbut heimgesucht wurde. Ein Matrose war dem Tod so nah, dass seine Gefährten ihn zum Sterben an Land brachten, wo er *«wie ein Tier im Skorbutkraut graste»* und überlebte.

Wie wir heute wissen, kann man Skorbutkraut nicht mit frischem Obst vergleichen. Aber es war um Längen besser als manch anderes „Heilmittel" wie Aderlass, Abführmittel, Schwefelsäure oder Essig. Besonders Quecksilberpaste, die man auf eiternde Wunden strich, war oft genauso gefährlich wie die Krankheit selbst.

Im 16. und 17. Jahrhundert galt die Muskatnuss als Mittel gegen die Pest. Die Fahrt zu den Banda-Inseln westlich von Neuguinea, wo die Pflanze wuchs, dauerte ganze zwei Jahre. Und sie forderte einen hohen Tribut von den Seeleuten, denn Skorbut war unterwegs eine der häufigsten Erkrankungen.

Zeitleiste

1808 Die amerikanische Marine beginnt, auf langen Fahrten Zitronensaft auszugeben.

1845–1847 Die Kartoffelknappheit in Irland führt zu einer weiten Verbreitung von Skorbut.

1846 Amerikanische Seeleute, die während des Mexikanisch-Amerikanischen Kriegs Mexiko blockieren, leiden stark unter Skorbut.

1848–1850 Während des kalifornischen Goldrauschs erkranken Menschen auf abgelegenen Goldfeldern an Skorbut.

1854–1856 Britische und französische Soldaten leiden während des Krimkrieges an Skorbut.

1861–1865 Während des Amerikanischen Bürgerkriegs sterben viele Soldaten an Skorbut, vor allem in den Gefangenenlagern.

1867 In Großbritannien lässt Lauchlin Rose seine Methode zur Konservierung von Zitronensaft patentieren und bringt „Rose's Lime Juice" auf den Markt.

1870–1871 Während der Belagerung von Paris leiden viele Menschen an Skorbut.

1912 Der Begriff „Vitamine" wird geprägt.

1928 Entdeckung von Vitamin C. Nur 10 Milligramm Vitamin C am Tag können Skorbut vermeiden.

Währenddessen rätselten die Ärzte über die Ursache dieser entsetzlichen Krankheit. War es das gepökelte und geräucherte Fleisch, der gammelige und madige Schiffszwieback oder der Mangel an frischem Obst? Vielleicht war es die kalte feuchte Seeluft, Bewegungsmangel, die „Faulheit" der Matrosen, der Gestank unter Deck, ein Überschuss an „schwarzer Galle" oder irgendein unbekannter Stoff?

DER ERSTE KLINISCHE VERSUCH

Johann Friedrich Bachstrom (1686–1742), ein polnischer Pfarrer, der in Holland lebte, schrieb 1734 in seinen „Observationes circa scorbuticum":

> *«Seine Ursachen wurden gemeinhin, wenn auch fälschlicherweise, in der kalten Seeluft im nördlichen Klima, dem Verzehr von Pökelfleisch etc. vermutet, wohingegen dieses Übel einzig auf den vollkommenen Verzicht auf frische Pflanzenkost und grünes Gemüse zurückzuführen ist, was die alleinige Hauptursache der Krankheit darstellt.»*

Viele wiesen auf die Bedeutung eines „fehlenden Faktors" in der Nahrung hin und empfahlen frisches Obst und Gemüse als Heilmittel. Doch wie konnte man diese Spekulationen beweisen? James Lind (1716–1794), ein Arzt aus Edinburgh, der 1747 auf der HMS „Salisbury" anheuerte, fand den Beweis – zumindest teilweise.

Der Fluch des Skorbuts hatte kurz vorher einen dramatischen Höhepunkt erreicht. Während einer Fahrt über den Pazifik unter Admiral George Anson (1697–1762) waren 997 von 2000 britischen Seeleuten an der Krankheit gestorben. Als Lind an Bord der HMS „Salisbury" ging, die damals den Ärmelkanal befuhr, litten bereits viele Matrosen ernsthaft an Skorbut. Lind fand, es wäre an der Zeit, einige Theorien zu testen und die Annahmen auf „objektive Tatsachen" zu gründen. So ließ er zwölf Männer mit ähnlichen Symptomen ins Schiffslazarett bringen und führte seinen heute berühmten Versuch durch. 14 Tage lang verabreichte er je zwei Männern zusätzlich zur normalen Kost eine Extraration Apfelwein, Schwefelsäure, Essig, Meerwasser, Orangen und Zitronen oder eine Paste aus Knoblauch, Meerrettich, „Perubalsam" und „Zahnfleischmyrrhe", dazu Gerstenwasser. Die Ergebnisse waren verblüffend. Die beiden, die je zwei Orangen und eine Zitrone täglich bekamen, erholten sich, noch bevor nach sechs Tagen die knappen Obstvorräte zur Neige gingen. Lind hatte ein Mittel gegen Skorbut gefunden. Zumindest hoffte er das. Er veröffentlichte seine Erkenntnisse 1753.

EIN REZEPT FÜR „ROB"

Lind hatte bewiesen, dass man Skorbut mit Zitrusfrüchten heilen konnte. Doch da er wusste, dass es quasi unmöglich war, frisches Obst auf lange Seereisen mitzunehmen, erfand er „Rob", ein lange haltbares, sirupartiges Gebräu aus Orangen und Zitronen. Über die Ursache der

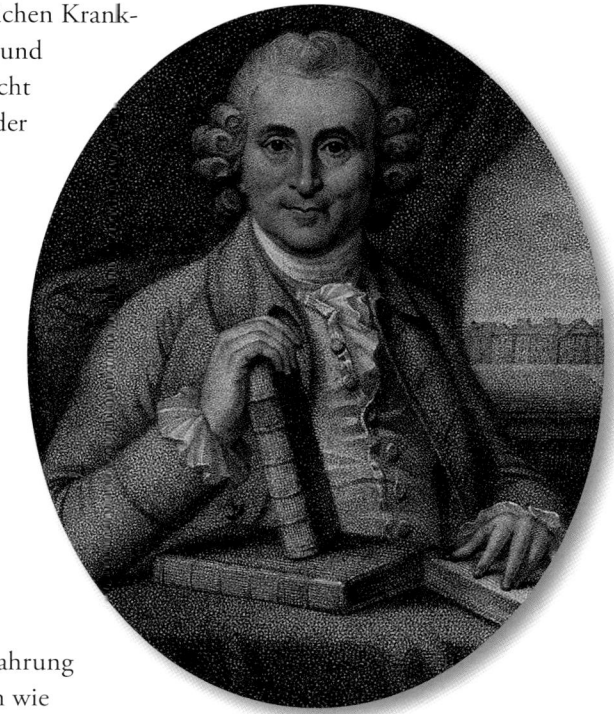

James Lind, ein früher Pionier der Skorbutbehandlung, half die Bedeutung von frischem Obst im Kampf gegen die Krankheit zu beweisen.

«Doch von allen Dingen, ob Medizin oder Nahrungsmittel, zeigen bei der Heilung von Skorbut Zitronen und Orangen die allergrößte Wirkung … sie sind die richtigen Heilmittel … das wurde erstmals festgestellt von James Lind.»

GILBERT BLANE (1749–1834)

219

Krankheit war sich Lind allerdings noch im Unklaren. Er hielt sie für eine Folge der feuchten, ungesunden Luft und der Fäulnis auf den Schiffen.

Als James Cook (1728–1779) und der junge Naturforscher Joseph Banks (1743–1820) 1768 in den Südpazifik fuhren, nahmen sie mehrere mögliche Heilmittel gegen Skorbut mit: Malz, Sauerkraut, Karotten, Senf und eine geringe Menge von Linds „Rob" aus Orangen und Zitronen. Wo immer es möglich war, gingen sie an Land und füllten ihre Vorräte an frischem Obst, Gemüse und Wasser auf. Als sie 1771 wieder in Großbritannien anlegten, konnten sie berichten, dass fast niemand an Skorbut gestorben war. Doch war weder Cook noch den Lesern seiner früheren Berichte klar, welches der „Skorbutmittel" tatsächlich gewirkt hatte. Aber ohne jeden Zweifel verbesserte die Zusatznahrung, neben Cooks Drängen auf Sauberkeit und frische Luft, den Gesundheitszustand der Matrosen deutlich.

DIE BRITISCHEN „LIMEYS"

Manche glauben, dass der Amerikanische Unabhängigkeitskrieg (1775–1783) anders ausgegangen wäre, wenn die Briten die Ratschläge von James Lind und Captain Cook beherzigt hätten. Sie verloren mehr Männer durch Skorbut als bei Gefechten auf See. Aber die Briten lernten dazu. Während der Napoleonischen Kriege (1804–1815) behielten sie wohl nicht zuletzt deswegen auf See die Oberhand über die Franzosen, weil sie begonnen hatten, den Skorbut zu bekämpfen. 1795 erließ die Britische Admiralität auf Empfehlung des Flottenarztes Sir Gilbert Blane (1749–1834) die Vorschrift, dass nach zwei Wochen auf See jeder Matrose eine Tagesration von einer Unze Zitronensaft und eineinhalb Unzen Zucker bekommen sollte.

«Mein Zahnfleisch schwoll an und kleine Pickel bildeten sich in meinem Mund, die drohten, sich zu Geschwüren zu entwickeln. Da griff ich zum Zitronensaft … In weniger als einer Woche war mein Zahnfleisch wieder so fest wie zuvor …»

JOSEPH BANKS, NATURFORSCHER AN BORD VON CAPTAIN COOKS SCHIFF „ENDEAVOUR", GESCHRIEBEN 1769

Zitronen aus dem Mittelmeerraum waren teuer und in den benötigten Mengen schwer zu beschaffen. Daher griff die Königliche Marine auf Limetten von den britisch beherrschten Westindischen Inseln zurück. Von da an wurden die britischen Seeleute „Limeys", Limetten, genannt. Leider wirkte der Limettensaft lange nicht so gut wie Zitronensaft. Also begann die ganze Debatte wieder von vorn. Auch Linds lange haltbarer „Rob" aus Orangen und Zitronen war nicht der Weisheit letzter Schluss, weil bei der Zubereitung viele Vitamine verloren gingen. So begannen einige Ärzte an der Wirksamkeit des Zitrusfruchtgebräus zu zweifeln. Doch Mitte des 19. Jahrhunderts und mehrere Millionen Gallonen Zitronensaft später war Skorbut aus der britischen Flotte verschwunden.

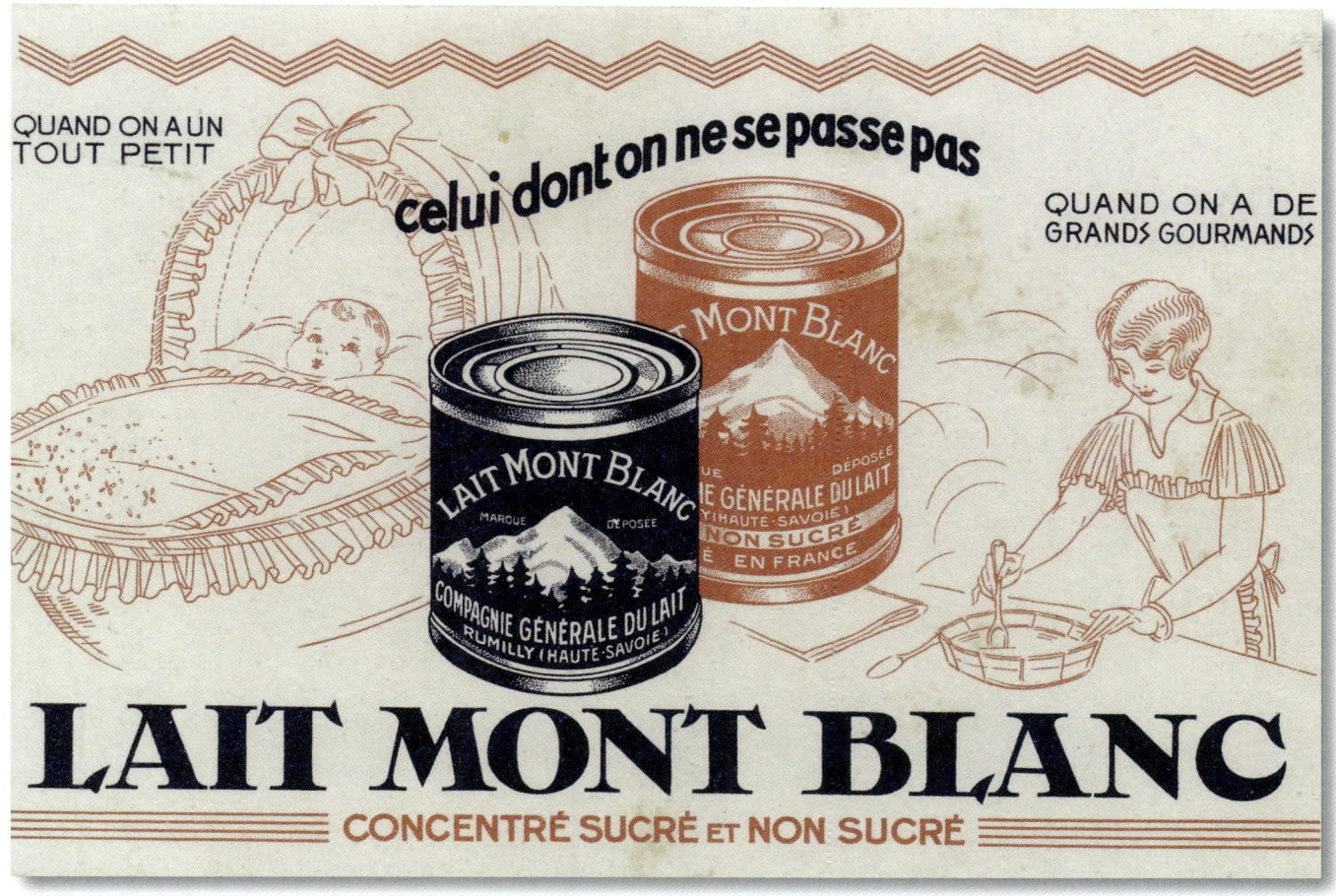

celui dont on ne se passe pas

QUAND ON A DE
GRANDS GOURMANDS

LAIT MONT BLANC

MARQUE   DÉPOSÉE

COMPAGNIE GÉNÉRALE DU LAIT
RUMILLY (HAUTE·SAVOIE)

T MONT BLANC

IE GÉNÉRALE DU LAIT
Y(HAUTE·SAVOIE)
ON SUCRE
É EN FRANCE

LAIT MONT BLANC

CONCENTRÉ SUCRÉ ET NON SUCRÉ

Gleichzeitig wütete Skorbut weiter in Gefängnissen, Armen- und Waisenhäusern. Als Mitte des 19. Jahrhunderts aufgrund einer fast völlig zerstörten Kartoffelernte in Irland eine Hungersnot ausbrach, war auch Skorbut weit verbreitet. Denn die irische Landbevölkerung deckte einen Großteil ihres Vitamin-C-Bedarfs durch Kartoffeln. Im selben Jahrzehnt suchte die Krankheit die Goldgräber in Kalifornien mit voller Wucht heim. Auch geschwächte Armeen fielen dem Skorbut zum Opfer, vor allem während Belagerungen. Weitere Opfer waren immer wieder Polarforscher. Ende des 19. und Anfang des 20. Jahrhunderts breitete sich in den Oberschichten Europas und der USA Säuglingsskorbut aus. Mütter, die nicht stillen wollten, sondern ihren Nachwuchs mit Milchkonserven fütterten, enthielten ihren Sprösslingen, ohne es zu wissen, das in der Muttermilch enthaltene Vitamin C vor.

DIE ENTDECKUNG DES VITAMIN C

Seit dem Aufkommen der „Keimtheorie" in den 1870er Jahren suchte man nach einer bakteriellen Ursache für Skorbut. Ein Marinearzt war der Ansicht, dass Zitronensaft nur half, weil er als antibakterielle Mundspülung wirkte. Erst biochemische Studien Anfang des 20. Jahrhunderts überzeugten Wissenschaftler wie Frederick Gowland Hopkins (1861–1947) und Christiaan Eijkman (1858–1930) davon, dass ein schlechter Ernährungszustand auf einem Mangel an wichtigen Bestandteilen bzw. an „zusätzlichen Nahrungsfaktoren" beruhte.

Die erste Konservenmilch für Babys, die man in den 20er Jahren als Muttermilchersatz anpries, enthielt Kuhmilch, Weizen und Malz. Lebenswichtige Elemente wie Vitamin C fehlten dagegen.

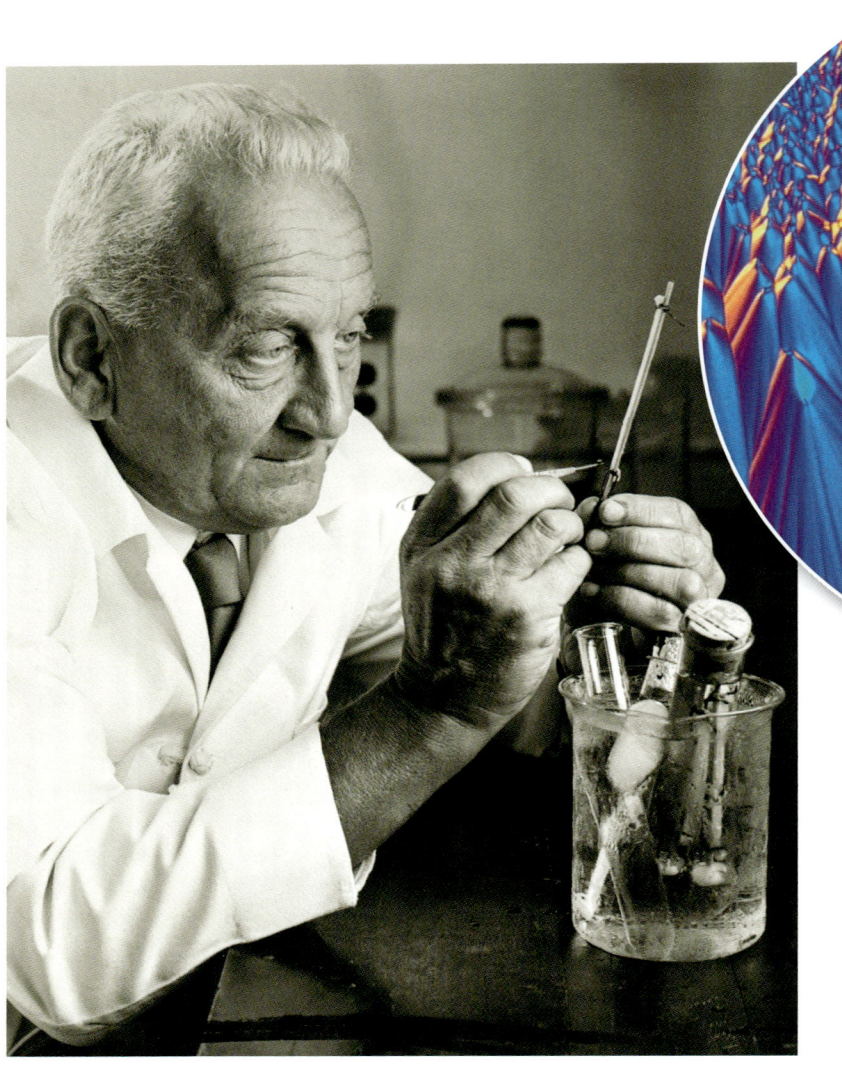

Albert von Szent-Györgyi, der Wissenschaftler, der Vitamin C isolierte, auf einem Foto von 1955. Kleines Bild: kristallines Vitamin C unter einem Polarisationslichtmikroskop.

Langsam wurde klar, dass Mangelernährung für einige Krankheiten verantwortlich war. Dazu gehörten Skorbut (Vitamin-C-Mangel), Pellagra (Mangel an Niacin, einem Vitamin des B-Komplexes), Beriberi (ebenfalls Vitamin-B-Mangel), Rachitis (Vitamin-D-Mangel durch schlechte Ernährung oder zu wenig Sonne) sowie Anämie (Blutarmut durch Eisenmangel). Der Begriff „Vitamin", zusammengesetzt aus dem lateinischen *vita,* „Leben", und „Amine", einer Gruppe chemischer Elemente, wurde 1912 von dem Londoner Biochemiker Casimir Funk (1884–1967) geprägt.

Albert von Szent-Györgyi (1893–1986), ein ungarischer Wissenschaftler von der Universität Cambridge, isolierte Vitamin C. Er fand 1928 eine unbekannte chemische Verbindung in Nebennierengewebe sowie in Kohl und Orangen. Er hielt sie für einen Zucker, wusste aber nicht, um was für eine Art es sich handelte. Die chemischen Bezeichnungen für Zucker (wie Glukose, Fruktose oder Saccharose) enden alle auf „-ose". Und so nannte Szent-Györgyi die Verbindung „Ignose", wodurch er seine eigene Unwissenheit bekannte.

Als der Herausgeber des *Biochemical Journal* von der Entdeckung erfuhr, die ihm 1937 den Nobelpreis einbrachte, schlug er vor, die Verbindung umzubenennen. Daraufhin nannte Szent-Györgyi sie „Godnose", auf Deutsch etwa „Gott weiß es". Der entnervte Herausgeber nannte sie schließlich „Hexuronsäure", weil sie sechs Kohlenstoffatome enthielt. Später wurde sie „Ascorbinsäure" getauft; sie ist heute weithin als Vitamin C bekannt.

Später gelang es zu beweisen, dass Vitamin C für die Biosynthese von Kollagen notwendig ist, einem Protein im Bindegewebe. Daher führt Vitamin-C-Mangel zu Blutungen, schlechter Wundheilung und schließlich zu Skorbut. Seit den 1930er Jahren entwickelten sich der Handel mit künstlich hergestellten Vitaminen und der Zusatz von Vitaminen zu Nahrungsmitteln zu einem einträglichen Geschäft.

EINE EPIDEMIE DER FETTLEIBIGKEIT

Die Geschichte von Skorbut ist aber noch nicht aus. Die Krankheit taucht nach wie vor da auf, wo es an Obst und Gemüse mangelt, oder auch bei Menschen, in deren Nahrung aus verschiedenen Gründen zu wenig Vitamin C enthalten ist.

Die westliche Welt hingegen sieht sich gegenwärtig mit einer „Epidemie der Fettleibigkeit" konfrontiert. Ernährungsspezialisten und Wissenschaftler werden nicht müde, daran zu erinnern, dass Kinder wie Erwachsene täglich frisches Obst und Gemüse brauchen. Sie warnen vor übermäßigem Zuckerkonsum und fettem Essen, den schlimmen Folgen von Übergewicht, den Gefahren hoher Cholesterinwerte, den Problemen, die durch Bewegungsmangel entstehen, sowie vor dem erhöhten Risiko von Diabetes und Herzkrankheiten. Pommes und Burger schmecken sicher besser als mad ger Zwieback und Pökelfleisch. Aber eine ausgewogene und nährstoffreiche Kost bleibt auch in Zukunft für unsere Gesundheit lebenswichtig. Mehr dazu auf den Seiten über Diabetes (S. 256–259).

SUDEL PARTYS

Pellagra (abgeleitet vom italienischen Wort für „raue Haut") ist eine Mangelernährungskrankheit, die durch die „drei Ds" Dermatitis, Diarrhöe und Demenz gekennzeichnet ist. Sie endet in den meisten Fällen mit dem Tod und tritt vor allem dort auf, wo fast ausschließlich Mais auf dem Speiseplan steht. Zu Beginn des 20. Jahrhunderts war sie besonders im armen und ländlichen Süden der USA verbreitet.

1916 wollte der in Ungarn gebürtige Joseph Goldberger (1874-1929), ein Epidemiologe der US-Gesundheitsbehörde, beweisen, dass Pellagra auf Mangelernährung zurückzuführen und keine Infektionskrankheit ist. Um seine Kritiker endgültig von seiner These zu überzeugen, unternahm er einen atemberaubenden Selbstversuch.

Goldberger und sein Assistent George Wheeler spritzten sich Blut von einem Pellagra-Patienten. Dann entnahmen sie Flüssigkeit aus Nase und Rachen eines Betroffenen und rieben sie sich in ihre eigenen Nasen und Rachen. Sie schluckten sogar Kapseln mit Schorf und Hautausschlagspartikeln von Pellagra-Kranken. Auch andere Freiwillige nahmen an Goldbergers „Sudelpartys" teil. Keiner von ihnen erkrankte an Pellagra.

1937 war endgültig bewiesen, dass Pellagra durch Mangelernährung verursacht wurde. Heute weiß man, dass sie durch einen gleichzeitigen Mangel am B-Vitamin Niacin und an Tryptophan, einer wichtigen Aminosäure, entsteht.

KURU & CJK

Kuru ist der Name einer rätselhaften und tödlichen Krankheit, die Mitte des 20. Jahrhunderts in Papua-Neuguinea erstmals beobachtet wurde. Untersuchungen ließen auf eine Verbindung mit dem rituellen Verzehr der Gehirne Verstorbener schließen. Die Creutzfeldt-Jakob-Krankheit (CJK) ist eine seltene degenerative Gehirnerkrankung (Subakute spongiforme Enzephalopathie), die weltweit auftritt und in den 20er Jahren zum ersten Mal beschrieben wurde. Sowohl Kuru als auch CJK werden von Prionen verursacht. Dies sind Proteine, die im Körper – vor allem im Hirngewebe – ganz normal, aber auch gesundheitsschädigend vorkommen. Die Prionen spielen auch bei einigen Tierkrankheiten eine Rolle: bei BSE oder „Rinderwahnsinn", Scrapie bei Schafen und der Chronisch Zehrenden Krankheit (CWD) bei Rehen und Elchen. Bei Menschen wie Tieren können Prionenkrankheiten schwerste Symptome auslösen. Das Gehirn verwandelt sich in ein „schwammartiges" Gewebe. Die geistige Fähigkeit baut stark ab, was zu Demenz, unwillkürlichen Muskelzuckungen (Myoklonie) und torkelndem Gang führt.

In den frühen 50er Jahren begegnete J. R. McArthur, der australische Regierungsbeauftragte für das Gebiet der Fore im Hochland von Papua-Neuguinea, einer seltsamen Krankheit unter den Einheimischen. 1953 notierte er in seinem Tagebuch:

> *«Als ich mich einer der Behausungen näherte, fiel mir ein Mädchen auf, das an einem Feuer saß. Es zitterte heftig und der Kopf ruckte krampfartig hin und her. Man sagte mir, sie sei ein Opfer von Hexerei und würde so weitermachen, zitternd und unfähig zu essen, bis der Tod sie in wenigen Wochen holen würde.»*

Die Fore verwendeten das Wort *kuru*, übersetzt „zittern" oder „Angst", für das, was McArthur gesehen hatte und was sie selbst für eine Folge von Hexerei hielten. Der Stamm war bis in die späten 1940er Jahre praktisch vom Rest der Welt abgeschnitten gewesen. Sie sagten, dass diese nicht behandelbare Krankheit, die sie dem böswilligen Treiben der Zauberer in ihrer Mitte zuschrieben, ein recht neues Leiden war und sich seit Menschen-

TÖDLICHER LEI-CHENSCHMAUS

Vom Ende des 19. Jahrhunderts an war es bei den Fore in Papua-Neuguinea Brauch, ihre Toten auf die Beisetzung vorzubereiten, indem man Teile ihrer Körper während des Bestattungsrituals kochte und verspeiste. Die Frauen und Kinder zerlegten die Leichen, entnahmen das Gehirn und aßen es. Mediziner und Anthropologen nahmen an, dass Kuru so von Mensch zu Mensch übertragen wurde. Die wichtige Rolle der Frauen bei dem Ritual erklärte, warum sie sich so viel häufiger ansteckten als Männer. Dieser rituelle Kannibalismus wurde Ende der 50er Jahre durch ein Verbot beendet, woraufhin die Zahl der Krankheitsfälle stark zurückging.

Lange war der Ursprung von Kuru ein Rätsel. Heute weiß man, dass die Krankheit durch atypische Eiweiße, sogenannte Prionen, ausgelöst wird. Es sind dieselben Erreger wie bei der Creutzfeldt-Jakob-Krankheit (CJK). Die Forscher nehmen an, dass die Eiweiße sich aufgrund von Genmutationen oder Infektionen verändern und so zu den gefährlichen Varianten werden. Hat sich ein Eiweiß atypisch verändert, kann es andere Eiweiße in ebenfalls fehlerhafte, gefährliche Formen umwandeln.

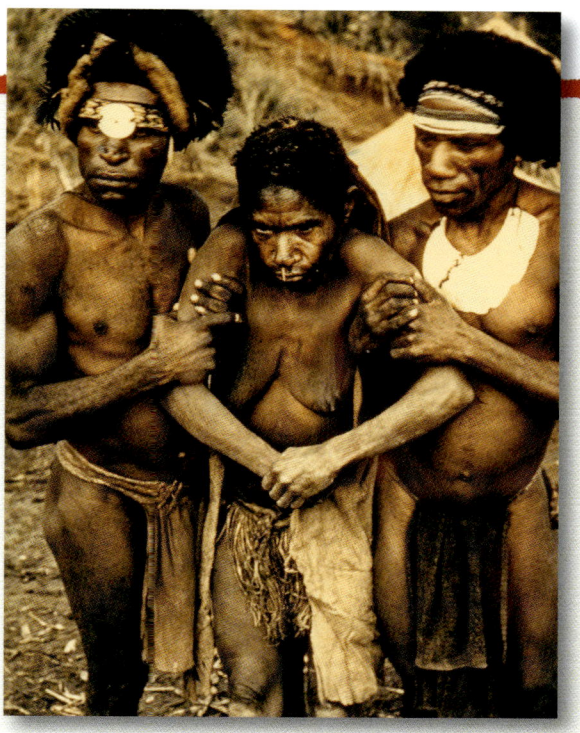

Ein Stammesmitglied der Fore auf Papua-Neuguinea leidet an der als Kuru bekannten Krankheit. Nach der Abschaffung des Kannibalismus sank die Zahl der Fälle rasch.

Daher begann der Körper eines Fore, der das Hirn eines infizierten Opfers gegessen hatte ebenfalls damit gesunde Eiweiße in kranke umzuwandeln. Die Inkubationszeit ist extrem lange: Symptome machen sich erst nach drei oder sogar 50 Jahren bemerkbar.

gedenken nur langsam verbreitete. McArthur erkannte, dass er auf ein großes Rätsel gestoßen war, das nun nach einer Lösung verlangte.

1959 Der amerikanische Veterinärwissenschaftler William Hadlow veröffentlicht seine Beobachtungen zu den Ähnlichkeiten zwischen Scrapie und Kuru.

Späte 50er Jahre Die Kuru-Epidemie bei den Fore in Papua-Neuguinea erreicht ihren Höhepunkt.

Zweite Hälfte der 60er Jahre Carleton Gajdusek und seine Kollegen in den USA wollen beweisen, dass Kuru eine Infektionskrankheit ist, vermutlich ein „langsames Virus". Andere Forscher wie Michael Alpers, Robert Glasse und Shirley Lindenbaum, die das Volk der Fore in Papua-Neuguinea ebenfalls studiert haben, sehen einen Zusammenhang zwischen dem Kuru-Erreger und dem rituellen Kannibalismus.

1967 Tikvah Alper (1909–1995) und seine Londoner Kollegen entwickeln die Theorie, dass Scrapie durch einen Erreger verursacht wird, der ausschließlich aus Protein besteht und keine Nukleinsäure enthält. Der Mathematiker J. S. Griffith aus Cambridge greift diese Idee auf.

1976 Carleton Gajdusek erhält den Nobelpreis für seine Entdeckung «neuer Mechanismen der Entstehung und Verbreitung von Infektionskrankheiten».

[Fortsetzung auf Seite 218]

«Das auffallendste Symptom der ersten Krankheitsphase ist eine Art Ungestüm. Betroffene Schafe scheinen viel wilder als üblich ... In der zweiten Phase ist das entscheidende Symptom das Scheuern an Bäumen, Pfählen usw. ... mit solch einer Heftigkeit, dass das Schaf die Wolle verliert und sich verletzt ... In der letzten Phase wirkt das arme Tier ganz irrsinnig ... bis der Tod eintritt.»

BERICHT VON THOMAS COMBER ÜBER DIE „TRABERKRANKHEIT"
IN ENGLAND IM 18. JAHRHUNDERT

KURU – DER ZITTERNDE TOD

In den folgenden Jahren arbeiteten der australische Arzt Vincent Zigas und der amerikanische Virologe Carleton Gajdusek (geboren 1923) daran, das Geheimnis um Kuru zu lüften. Zunächst hielten sie es für eine Erbkrankheit. Sie zogen Hunderte von Meilen durch abgelegene Gebirge und Urwälder, um die von Kuru betroffenen Dörfer zu erfassen und zu dokumentieren. Sie beobachteten folgende Symptome: Zuckungen, unkontrollierbares Lachen, Koordinationsverlust, Auszehrung und schließlich Tod. Sie sprachen mit den Fore, beobachteten Ernährungsmuster, Bräuche und Rituale. Sie sammelten Blut- und Urinproben, nahmen Hirn-Rückenmarksflüssigkeit und schickten sie zur Untersuchung nach Australien und in die USA. Frauen und Kinder starben offensichtlich sehr viel häufiger an Kuru als Männer. Doch es wurden ausnahmslos Männer verdächtigt, für den Tod der „verhexten" Opfer verantwortlich zu sein. Diese „Zauberer" wurden dann oft von ihren Stammesgenossen in einem *tukabu* genannten Ritual erschlagen. Die Kombination aus Kuru und *tukabu* drohte Dörfer zu vernichten und das soziale Gefüge der Fore zum Einsturz zu bringen.

DIE VERBINDUNG ZU SCRAPIE

Wissenschaftlern am anderen Ende der Welt in Großbritannien, Island und den USA, die versucht hatten, die Ursache einer als Scrapie oder Traberkrankheit bekannten Störung aufzudecken, fielen die Gemeinsamkeiten mit Kuru auf. Scrapie gab es in Europa vom Beginn des 18. Jahrhunderts an. Der Begriff, abgeleitet vom englischen *scrape* für kratzen oder schaben, bezieht sich auf den starken Juckreiz, der die kranken Schafe dazu bringt, sich an Mauern, Bäumen, Felsen oder Zäunen zu schaben.

Betroffene Schafe und Ziegen verlieren erst die Körperkontrolle, taumeln umher und sterben schließlich an einer langsam fortschreitenden Auszehrung. Der isländische Wissenschaftler Björn Sigurdsson (1913–1959) kam 1954 auf die Idee, dass es sich bei dem Er-

Zeitleiste

1979 Forscher aus Edinburgh vermuten einen „neuen" Typ von Erreger hinter Scrapie. Sie nennen ihn „Virino".

1982 Stanley Prusiner (geboren 1942) stellt in der Zeitschrift Science seine Theorie vor,

Scrapie werde durch ein „Prion" verursacht, eine bisher unbekannte Art von Erreger.

1984 In Großbritannien wird das erste „wahnsinnige Rind" gesichtet. Die Krankheit wird erst 1986 als BSE identifiziert.

1988 Die britische Regierung verbietet, Rinder mit Fleischabfällen zu füttern. Alle von BSE betroffenen Rinder müssen geschlachtet werden.

1992 Höchststand der BSE-Erkrankungen in Großbritannien.

1996 Epidemiologen vermuten eine Verbindung zwischen BSE bei Rindern und vCJK, einer neuen Variante der Creutzfeld-Jakob-Krankheit, bei Menschen.

Die Europäische Union verhängt einen Ausfuhrstopp

für britisches Rindfleisch.

1997 Prusiner erhält den Nobelpreis für seine Entdeckung der Prionen, «eines neuen biologischen Prinzips der Infektion».

21. Jahrhundert Die britische BSE-Epidemie geht zu Ende und der Ausfuhrstopp für britisches Rindfleisch wird aufgehoben. Hin und wieder tritt BSE in verschiedenen Ländern auf, zum Beispiel in Kanada und den USA. In Deutschland gab

es zuletzt 2014 zwei BSE-Fälle. Bis 2018 werden 231 Fälle von vCJK bei Menschen gemeldet. 178 davon in Großbritannien und Nordirland.

reger um ein „langsames Virus" handeln könnte. Zufällig besuchte einige Jahre später der amerikanische Tiermediziner William Hadlow, der ebenfalls über Scrapie forschte, in London eine Ausstellung zur Geschichte von Kuru. Es traf ihn wie ein Blitz: *«Die Kuru-Gehirne hatten Löcher … dieselben wie die Scrapie-Gehirne.»* 1959 veröffentlichte er ein Papier, in dem er nachwies, dass Scrapie und Kuru teilweise gleiche Symptome aufwiesen.

Davon inspiriert, begann Carleton Gajdusek, nach Beweisen für die Idee eines „langsamen Virus" bei Kuru zu suchen. Er entnahm Menschen, die in Papua-Neuguinea an der Krankheit gestorben waren, Hirngewebe und spritzte es Schimpansen. Innerhalb von zwei oder drei Jahren entwickelten die Schimpansen ganz ähnliche Symptome wie die von Kuru. Daraus schloss er, dass der Kuru-Erreger zwar ansteckend war wie ein Virus, die Krankheit aber eine lange Inkubationszeit hatte und sich die Symptome beim Menschen nach vielen Jahren zeigte. Heute weiß man, dass es vier bis sogar 50 Jahre dauert, bis die Krankheit ausbricht. 1976 erhielt Gajdusek den Nobelpreis für seine Entdeckung *«neuer Mechanismen der Entstehung und Ausbreitung von Infektionskrankheiten».*

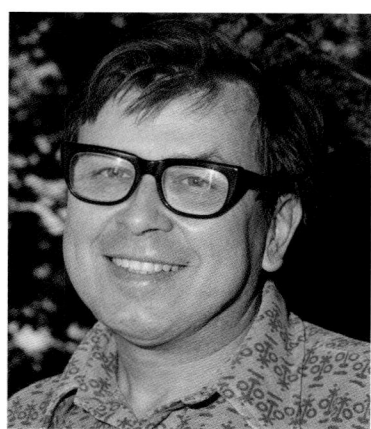

Carleton Gajdusek auf einem Foto von 1976, nachdem er erfahren hatte, dass er für seine Arbeit an der Übertragung von Kuru den Nobelpreis für Physiologie oder Medizin erhalten sollte.

Während Gajdusek und seine Kollegen ihre Theorie vom langsamen Virus weiter verfolgten, kamen in den 60er Jahren andere Forscher zu dem Schluss, dass Kuru mit dem Verzehr der Gehirne von Angehörigen zu tun hatte, die an der Krankheit verstorben waren (siehe Tödlicher Leichenschmaus, Seite 217).

Die Zahl der Kuru-Fälle erreichte Ende der 50er Jahre ihren Höchststand. In der Mitte der 60er Jahre erkrankten so gut wie keine Kinder mehr. Dieser Rückgang hatte mit dem Ende des rituellen Kannibalismus in der zweiten Hälfte der 50er Jahre zu tun. Dies ging auf ein Eingreifen der Regierung, die den rituellen Kannibalismus verbot, und von Missionaren zurück.

CJK UND DIE ENTDECKUNG DER PRIONEN

Das hätte das Ende der Geschichte sein können. Doch wie sich herausstellte war es erst der Anfang einer der faszinierendsten medizinischen Entdeckungen des späten 20. Jahrhunderts. An der University of California in San Francisco war der Arzt und Forscher Stanley Prusiner (geboren 1942) schockiert von den Symptomen eines Patienten, der 1972 an der CJK starb. Die Krankheit ist nach den zwei deutschen Ärzten Hans G. Creutzfeldt (1885–1964) und Alfons

> «Die Geschichte der Prionen ist eine Odyssee, die uns von der Ketzerei zur Orthodoxie geführt hat.»
>
> STANLEY PRUSINER, REDE BEI DER NOBELPREISVERLEIHUNG, 1997

M. Jakob (1884–1931) benannt, die in den 1920er Jahren erstmals eine merkwürdige Form von Demenz bei Menschen beschrieben hatten. Die sporadische Creuzfeldt-Jakob-Krankheit ist eine extrem seltene neurologische Erkrankung mit jährlich nur einem oder zwei Fällen auf eine Million Menschen. Doch für die Betroffenen sind die Folgen verheerend. In der klassischen Form der Krankheit zeigt der Patient zunächst Anzeichen von Demenz, danach wird das Gehirn zerstört. Prusiner hatte erfahren, dass ein „langsames Virus" als mögliche Ursache der CJK galt. Fasziniert erforschte er in den folgenden zehn Jahren die möglichen Verbindungen zwischen CJK, Scrapie und Kuru.

1982 veröffentlichte Prusiner eine Arbeit in der angesehenen Zeitschrift *Science,* die *«einen Feuersturm auslöste».* Durch Tierversuche war es ihm gelungen zu beweisen, dass die Ursache dieser Krankheiten nicht wie vermutet ein *«eigenwilliges langsames Virus»,* sondern eine völlig andere Art von Erreger war. Es handelte sich um ein Protein, das er „Prion" nannte als Kurzform für „proteinartiges infektiöses Partikel". Obwohl sie sich selbst vermehren können, enthalten Prionen anders als Erreger wie Bakterien, Viren, Parasiten und Pilze anscheinend keine Nukleinsäure. 1997 wurde Prusiner für seine Entdeckung mit dem Nobelpreis geehrt.

ENGLÄNDER UND WAHNSINNIGE RINDER

Zwischen Prusiners Veröffentlichung seiner Prionen-Hypothese und seiner Auszeichnung mit dem Nobelpreis trat ein weiterer erstaunlicher und alarmierender Teil des Rätsels ins Rampenlicht. In Großbritannien brach bei Rindern BSE aus, Bovine Spongiforme Enzephalopathie.

1984 fiel einem britischen Farmer auf, dass sich seine Rinder merkwürdig verhielten. Sie torkelten und waren aggressiv. Die Symptome waren besorgniserregend und erinnerten an Scrapie und Kuru. Als eines der Tiere starb, stellte man bei der Obduktion fest, dass das Gehirn durchlöchert war. Immer mehr Rinder in ganz Großbritannien zeigten ähnlich Symptome und starben. Sofort machten sich Wissenschaftler daran, die Ursachen dieses „Rinderwahnsinns" zu erforschen.

Der Ursprung von BSE ist noch nicht abschließend geklärt, wahrscheinlich ist der Grund aber die Verfütterung von nicht ausreichend erhitztem Tiermehl. Seit den 1970er Jahren werden in der professionellen Rinderhaltung dem Futter alle möglichen Substanzen zugesetzt. Dazu gehören auch Proteine, die aus den Innereien von Schafen und Rindern hergestellt werden, inklusive Hirn und Rückenmark. Anscheinend hatte die

Die Verbrennung infizierter Rindskadaver wurde während der BSE-Krise im Großbritannien der 90er Jahre zum gewohnten Anblick.

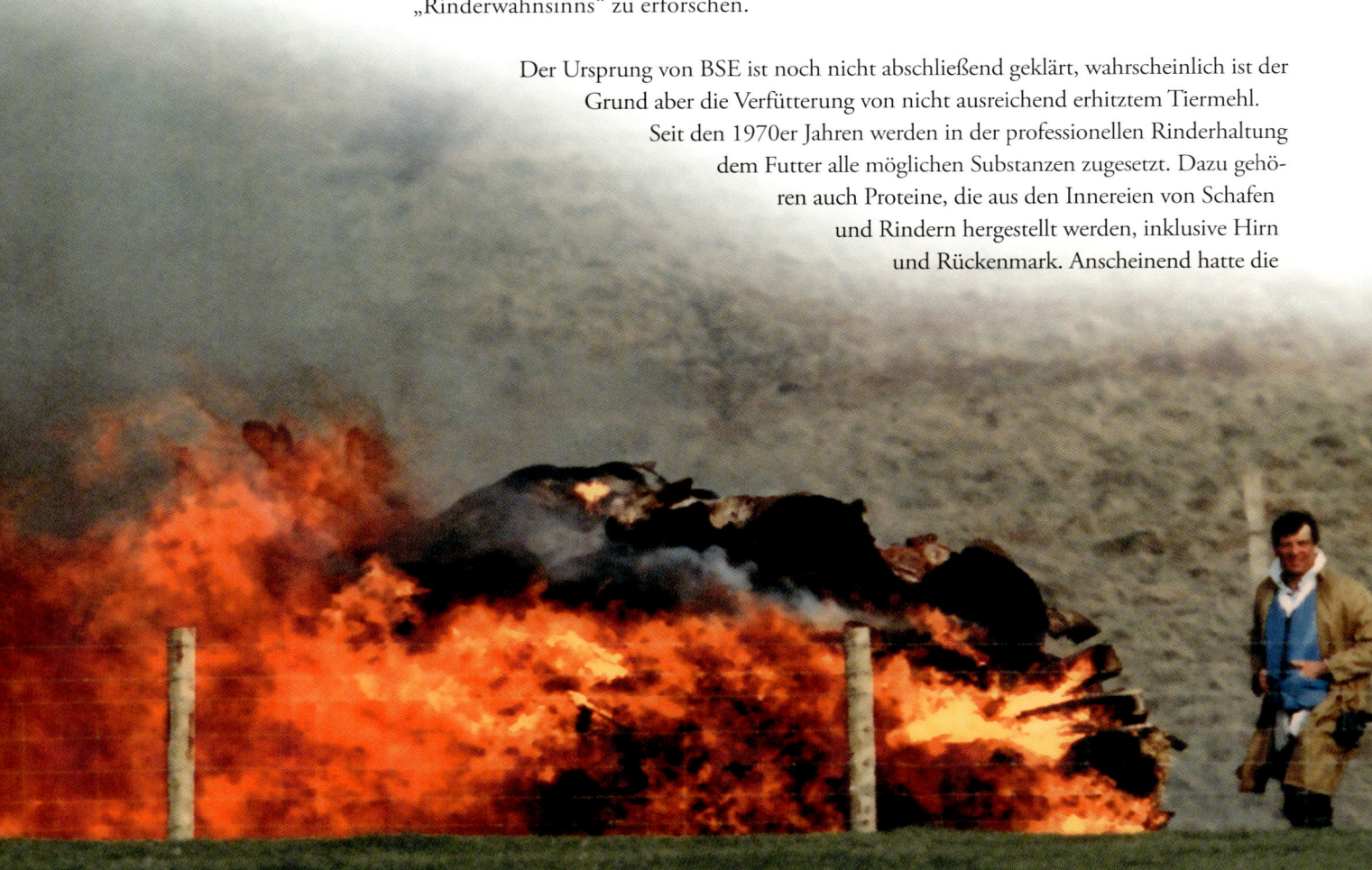

Prionenkrankheit Scrapie die Artengrenze übersprungen und
war bei Rindern als BSE aufgetreten. Nachdem sie einmal
Fuß gefasst hatte, breitete sie sich in den Herden Großbritanniens rasant aus. Manche fühlten sich an Kuru erinnert,
wobei es sich in diesem Fall um „High-Tech"-Kannibalismus
handelte. Auch wenn Politiker versuchten gegenzusteuern,
machte sich Angst breit. Wenn Rinder sich womöglich
durch den Verzehr von Schafsgewebe infiziert hatten, könnten sich dann nicht auch Menschen durch den Verzehr von
Fleisch „wahnsinniger Rinder" anstecken?

EINE NEUE VARIANTE VON CJK

1996 brachte ein Artikel in einem britischen Fachblatt für
Mediziner erstmals die ernsthafte Besorgnis über die Auswirkungen von BSE auf die menschliche Gesundheit zum
Ausdruck. Das CJK-Kontrollzentrum in Edinburgh hatte
in den Jahren zuvor mehrere CJK-Todesfälle beobachtet
und bei einigen davon große Unterschiede zu den „klassischen" Formen der Krankheit festgestellt. Die Menschen
waren jünger (das durchschnittliche Sterbealter lag bei 28
Jahren, bei den klassischen Formen bei 68 Jahren) und
der Krankheitsverlauf war anders und zog sich von den ersten Symptomen bis zum Tod
länger hin.

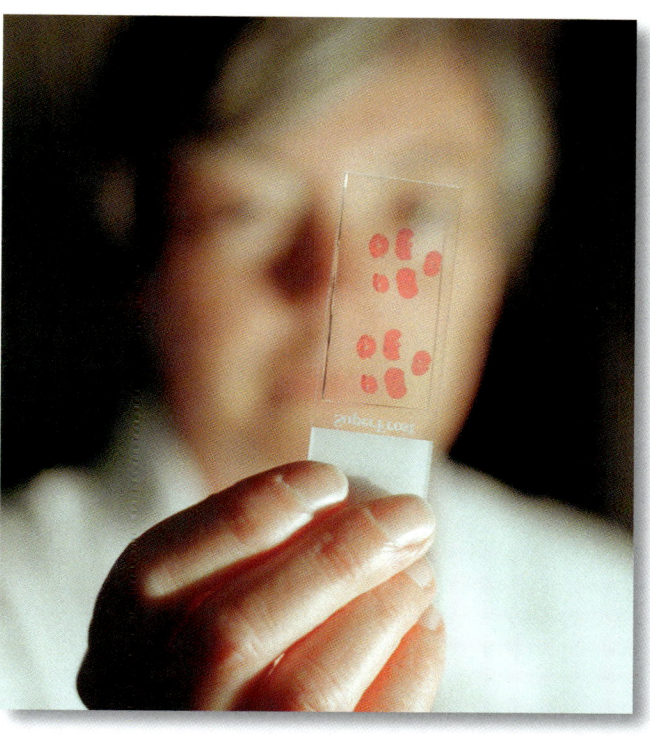

Erforschung der neuen Variante
der Creutzfeld-Jakob-Krankheit.
Ein Wissenschaftler der Universität von Edinburgh bei der
Forschungsarbeit in einer Spe-
zialabteilung.

Man nahm an, dass diese neue Variante der Creutzfeld-Jakob-Krankheit, „vCJK" genannt, mit dem Verzehr von Rindfleisch zusammenhing. Erst Ende der 80er Jahre war es
in Großbritannien verboten worden, Rinder mit Fleischabfällen zu füttern. Von offizieller
Seite räumte man vorsichtig ein, dass die Theorie, vCJK «würde durch Kontakt mit dem
BSE-Erreger verursacht, wohl die wahrscheinlichste Erklärung» war. In der Presse las sich
das so: «Rinderwahnsinn tötet Menschen.»

Aus Angst, dass unter den Menschen, die verseuchtes Rindfleisch gegessen hatten, eine
Epidemie von vCJK kurz vor dem Ausbruch stand, schlachtete man immer mehr Rin-
der. Die Ausfuhr von britischem Rindfleisch wurde gestoppt und strengere Vorschriften
sollten vermeiden, dass infiziertes Fleisch im Rinderfutter oder in Supermärkten landete.
Mehrere Hunderttausend BSE-Fälle wurden in Großbritannien gezählt und etwa zwei
Millionen weitere Rinder wurden aus Sicherheitsgründen geschlachtet. Bis heute gab es
219 vCJK-Fälle bei Menschen, hauptsächlich in Großbritannien. In Deutschland ist kein
Fall bekannt. Die Überwachung wird dennoch fortgesetzt, denn es gilt festzustellen, ob
die Zahl der vCJK-Fälle ihren Höhepunkt überschritten hat, seit BSE-infizierte Rinder
aus der menschlichen Nahrungskette entfernt wurden, oder ob bei so langer Inkubationszeit die Möglichkeit neuer Erkrankungen besteht.

So führte das, was als rätselhafte Krankheit in Papua-Neuguinea und als Diskussion unter
Wissenschaftlern begonnen hatte, zu der revolutionären Entdeckung «eines neuen biologischen Infektionsprinzips». In Kombination mit der BSE-Krise wurde daraus eines der
großen Gesundheitsthemen des 21. Jahrhunderts.

KREBS

ist der Oberbegriff für Hunderte miteinander verwandte Krankheiten. Er kann an vielen Stellen des Körpers entstehen und unterschiedlichste Ursachen haben. Manche von ihnen sind bekannt, andere sind noch immer unbekannt. Übergreifendes Merkmal ist eine Störung des Zellzyklus. Dies führt zu einer Vermehrung missgebildeter Zellen, die häufig Tumoren bilden. Krebs ist keine neue Krankheit, sondern lässt sich bis in die Antike zurückverfolgen. Durch die Jahrhunderte haben die Menschen versucht, Krebstumoren zu entfernen, zu heilen oder einzudämmen. Im vergangenen Jahrhundert konnten große Fortschritte in der Krebserkennung und dem Verständnis der Krankheit erzielt werden. Auch neue Möglichkeiten der Therapie wurden entdeckt. Doch trotz aller Erfolge fordert Krebs – sowohl in den Industrienationen als auch in zunehmendem Maße in Entwicklungsländern – jährlich weltweit knapp 10 Millionen Todesopfer. Rund 18 Millionen erkranken jedes Jahr neu an Krebs.

Im Jahr 1811 unterzog sich die an Brustkrebs erkrankte englische Schriftstellerin Fanny Burney (1752–1840) einer Brustamputation. Ihr Bericht über den Schock der Operation ist eine bedrückende Erinnerung an die Qualen, die mit Krebs verbunden sind (siehe Fanny Burneys Mastektomie, Seite 226). Zu Beginn des 19. Jahrhunderts gab es kaum wirkungsvolle Krebstherapien oder -behandlungen. Ursachen und Wesen der Krankheit waren rätselhaft. Wie Fanny Burneys Fall zeigt, war eine solche Operation nur der allerletzte Ausweg für Chirurgen, wenn sich die Krankheit schon ausgebreitet hatte. Was Narkose anging, hatten die Patienten wenig zu erwarten. Die Schmerzen eines solchen Eingriffs waren kaum zu betäuben.

KRANKHEIT AUF DEM VORMARSCH

Obwohl es heute weit mehr wirkungsvolle Behandlungsmöglichkeiten für Krebs gibt, fordert die Krankheit weiterhin einen fürchterlichen Tribut. Das vergangene Jahrhundert hindurch wurde Krebs immer „sichtbarer" und berührte das Leben vieler Menschen – sei

Zeitleiste

3000–1500 v. Chr. In dem ägyptischen Papyrus Edwin Smith werden acht Fälle von Tumoren oder Geschwüren in der Brust beschrieben. Es handelt sich um die ältesten bekannten Beschreibungen von Krebs.

5. Jahrhundert v. Chr. Der griechi-sche Arzt Hippokrates (ca. 460–370 v. Chr.) ist vermutlich der Erste, der den Unterschied zwischen bösartigen und gutartigen Tumoren erkennt.

Ca. 1 n. Chr. In seinem Werk „De medicina" beschreibt der römische Autor Aulus Cornelius Celsus (25 v. Chr.–50 n. Chr.) Krebs in Gesicht, Mund, Kehle, Brust und Penis sowie Leber-, Milz- und Dickdarmkrebs.

1. Jahrhundert Galen (129–210) beschreibt 61 Arten von Tumoren. Seine Säftelehre, nach der Krebs die Folge eines Überschusses an schwarzer Galle ist, hält sich die nächsten 1500 Jahre.

16. Jahrhundert Der Schweizer Arzt und Alchemist Paracelsus (1493–1541) rät, Krebs mit chemischen Verbindungen wie Quecksilber und Arsen zu behandeln.

1543 Der flämische Arzt Andreas Vesalius (1514–1564) veröffentlicht „De humani corporis fabrica libri septem" mit Zeichnungen vom Aufbau des Körpers. Sie basieren auf der Untersuchung von Leichen.

1622 Der italienische Arzt Gaspare Aselli (1581–1625) entdeckt das Lymphsystem und läutet damit das Ende von Galens Theorie ein.

1665 Der britische Naturphilosoph Robert Hooke (1635–1703) prägt den Begriff „Zelle", um Strukturen in Kork zu beschreiben, die er unter dem Mikroskop gesehen hat.

1775 Der britische Chirurg Percivall Pott (1714–1788) erkennt eine Verbindung zwischen Hodenkrebs und der Arbeit als Schornsteinfeger. Er hält Ruß für den Auslöser.

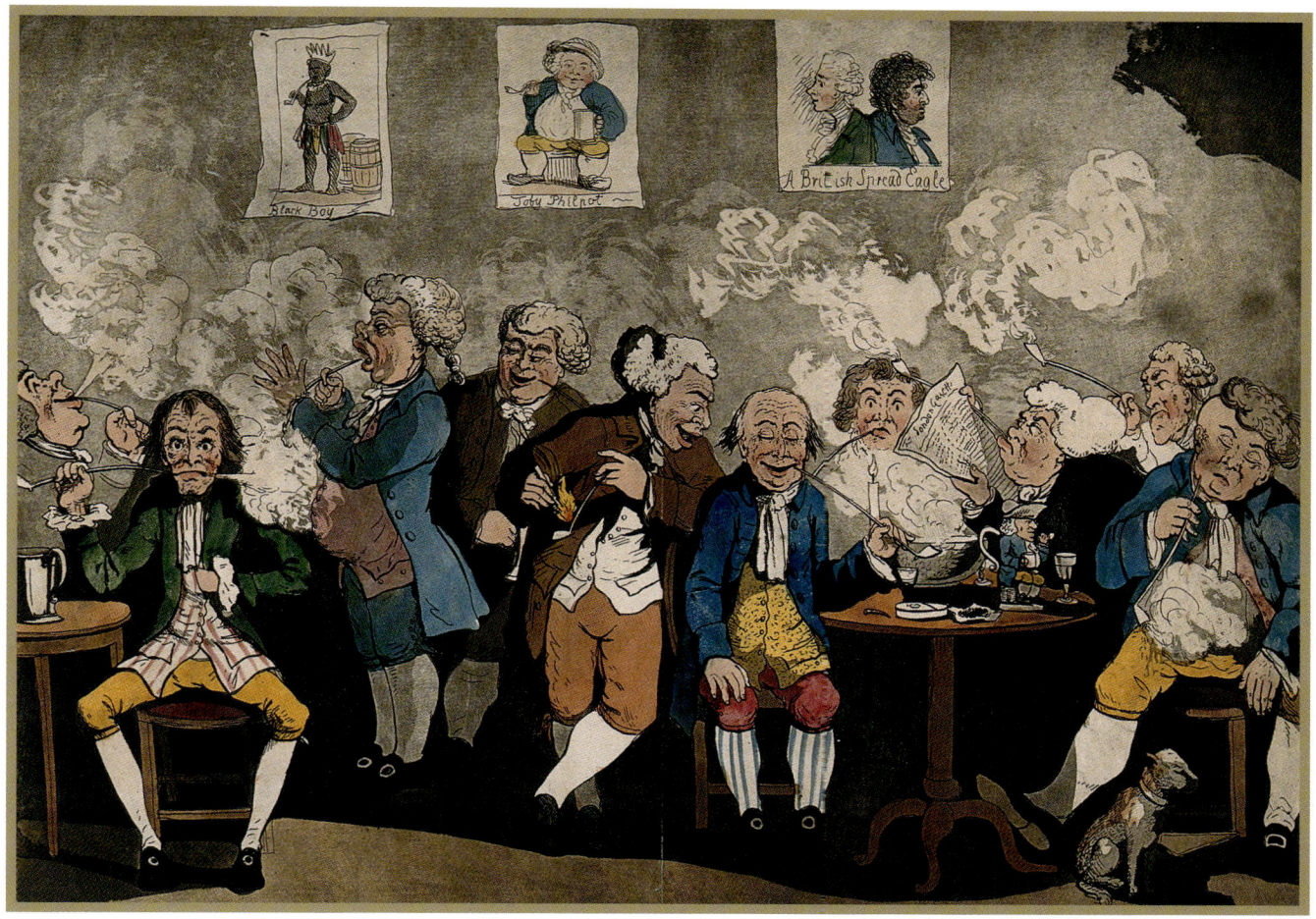

es als Betroffene, Pflegende oder durch den Verlust nahestehender Menschen. In der westlichen Welt bekommt jeder Dritte oder Vierte irgendwann Krebs. Die Krankheit ist heute aus vielen Gründen weiter verbreitet als früher. Mit der steigenden Lebenserwartung in den westlichen Gesellschaften hat sich Krebs zu einer der verbreitetsten Krankheiten der mittleren und älteren Jahrgänge entwickelt, wobei manche Krebsarten auch kleine Kinder befallen. Der Alterungsprozess ist ein wichtiger Faktor bei der Entstehung vieler Krebsarten. Wenn Menschen altern, lassen Reparatur- und Kontrollfähigkeit der Zellen nach.

Herren des 18. Jahrhunderts rauchen in ihrem Club. Das Rauchen in öffentlichen Einrichtungen, Verkehrsmitteln und Gastronomien ist heute in Deutschland weitestgehend verboten oder mit Auflagen verbunden.

1776 Bernard Peyrilhe (1735–1804), ein französischer Arzt, vermutet, dass Krebs über Atemluft, Speichel und andere Körperflüssigkeiten übertragen wird.

1824–1827 Der britische Chirurg Sir Astley Cooper (1768–1841) spricht sich in bestimmten Fällen für Brustamputation aus. Der amerikanische Chirurg William Halsted (1852–1922) achtet bei Amputationen auf sterile Umgebung und Instrumente

1830 Joseph Jackson Lister (1786–1869) baut Objektive für Mikroskope. Das ist der Beginn der Gewebelehre (Histologie). Jetzt ist es möglich, zwischen normalen und Krebszellen zu unterscheiden.

1832 Der englische Physiker und Mediziner Thomas Hodgkin (1798–1866) beschreibt Lymphdrüsenkrebs.

1838 Der deutsche Arzt Johannes Müller (1801–1858) untersucht gutartige und bösartige Tumoren unter dem Mikroskop. Er führt Krebs auf die Bildung neuer Zellen innerhalb eines erkrankten Organs zurück, die sich dann auf andere Teile des Körpers ausbreiten. Die deutschen Wissenschaftler Theodor Schwann (1801–1882) und Matthias Jakob Schleiden (1804–1881) halten Zellen für die Grundeinheit des Lebens.

1858 In seinem Werk „Die Cellularpathologie" legt der deutsche Mediziner Rudolf Virchow (1821–1902) dar, dass die Zelle die kleinste Einheit des Lebens ist und jede Zelle aus einer anderen gebildet wird.

1895 Wilhelm Röntgen (1845–1923) entdeckt die Röntgenstrahlung, mit deren Hilfe man Krebs erkennen und behandeln kann.

1898 Marie (1867–1934) und Pierre Curie (1859–1906) entdecken die Elemente Polonium und Radium. Mit Radium wird nicht sichtbarer Krebs behandelt.

[Fortsetzung auf Seite 224]

231

Auch der moderne Lebensstil sowie Umwelt- und genetische Faktoren haben ihren Teil dazu beigetragen, dass die Zahl der Fälle gestiegen ist. Zudem weiß man heute, dass bei mehreren Krebsarten Krankheitserreger eine Rolle spielen. Neben der Ursachenforschung hat auch die Diagnostik große Fortschritte gemacht. Die wissenschaftliche Erforschung des Krebses (nach griechisch *onkos*, „Tumor", auch „Onkologie" genannt) ist ohne die moderne Medizin nicht denkbar.

Eine riesige, bösartige Klaue dringt in die Brust einer nackten, schlafenden Frau ein, während eine andere Frau herabstürzt, um die Kralle mit einem Messer daran zu hindern. Dieses Aquarell aus dem frühen 20. Jahrhundert symbolisiert den Kampf der Wissenschaft gegen den Krebs.

EINE KRANKHEIT, DIE ES SCHON IN DER ANTIKE GAB

Krebs ist vermutlich so alt wie die Menschheit. Den alten Ägyptern, Griechen und Römern war er bekannt. Und bereits die Griechen gaben der Krankheit im 5. Jahrhundert v. Chr. ihren Namen. Das lateinische Wort *cancer* für Krebs leitet sich vom griechischen *karkinos* ab. Vielleicht erinnerten die Schmerzen an das Kneifen eines Krebses. Oder der Name spielt auf die Art und Weise an, wie die Tumoren das Gewebe packen, in dem sie wachsen. Vielleicht meint er aber auch, dass die geschwollenen Blutgefäße um bösartige Tumoren herum aussehen wie die Scheren von Krebsen. So stellte es der griechische Arzt Galen (129–um 210) dar:

> *«Denn genau wie sich bei dem Tier die Beine zu beiden Seiten vom Körper abspreizen, so rufen die aufgeblähten Adern bei dieser Krankheit das Bild eines Krebses in Erinnerung.»*

«Verborgener Krebs sollte nicht behandelt werden, sonst sterben die Patienten schneller. Werden sie nicht behandelt, können sie noch lange Zeit aushalten.»

„CORPUS HIPPOCRATICUM", 5. JAHRHUNDERT V. CHR.

SCHWARZE GALLE UND NEUE ENTDECKUNGEN

Die Menschen in der Antike suchten nach den Ursachen von Krebs und fragten sich, warum einige Menschentypen stärker gefährdet waren als andere. Krebs unterschied sich deutlich von den Seuchen, die urplötzlich auftraten und in Windeseile vielen Menschen entsetzliche Symptome und einen schnellen Tod bescherten. Bösartige Tumoren kamen seltener vor, waren weniger sichtbar und töteten eher schleichend. In Übereinstimmung mit Galens Säftelehre, nach der die Gesundheit von einem Gleichgewicht der vier „Körpersäfte" abhängt, hielten die griechischen

Zeitleiste

1909 Der deutsche Arzt Paul Ehrlich (1854–1915) veröffentlicht das erste Buch zur Chemotherapie.

1923 Eine deutsche Studie deutet darauf hin, dass zwischen der steigenden Lungenkrebsrate und dem Rauchen ein Zusammenhang besteht. Die Bedeutung dieser Studie wird erst Jahrzehnte später klar.

1931 Der amerikanische Pathologe James Ewing (1866–1943) veröffentlicht „The Causation, Diagnosis and Treatment of Cancer". Er betont darin, dass Krebs eine Krankheit mit vielen Formen und Ursachen ist.

1937 Der Londoner Arzt Geoffrey Keynes (1887–1982) erzielt gute Erfolge durch einfache Entfernung von Brusttumoren (Lumpektomie) und anschließende Bestrahlung anstatt radikaler Brustamputation (Mastektomie).

1938 Der amerikanische Biologe Raymond Pearl (1879–1940) sieht eine Verbindung zwischen Rauchen und einer verkürzten Lebenserwartung. Diese und andere Studien werden bis in die frühen 50er Jahre wenig beachtet.

1942 Amerikanische Wissenschaftler untersuchen Stickstofflost als möglichen chemotherapeutischen Wirkstoff.

1948 Der Hilfsfonds Marie Curie Cancer Care wird in Großbritannien eingerichtet, um die häusliche Pflege für Todkranke zu unterstützen.

Der amerikanische Kinderarzt Sidney Farber (1903–1973) behandelt Leukämie mit Folsäure-Antagonisten. Das beweist, dass Chemikalien das Wachstum bösartiger Zellen behindern können.

1950 In Großbritannien und den USA erscheinen Abhandlungen über den Zusammenhang zwischen Rauchen und Lungenkrebs.

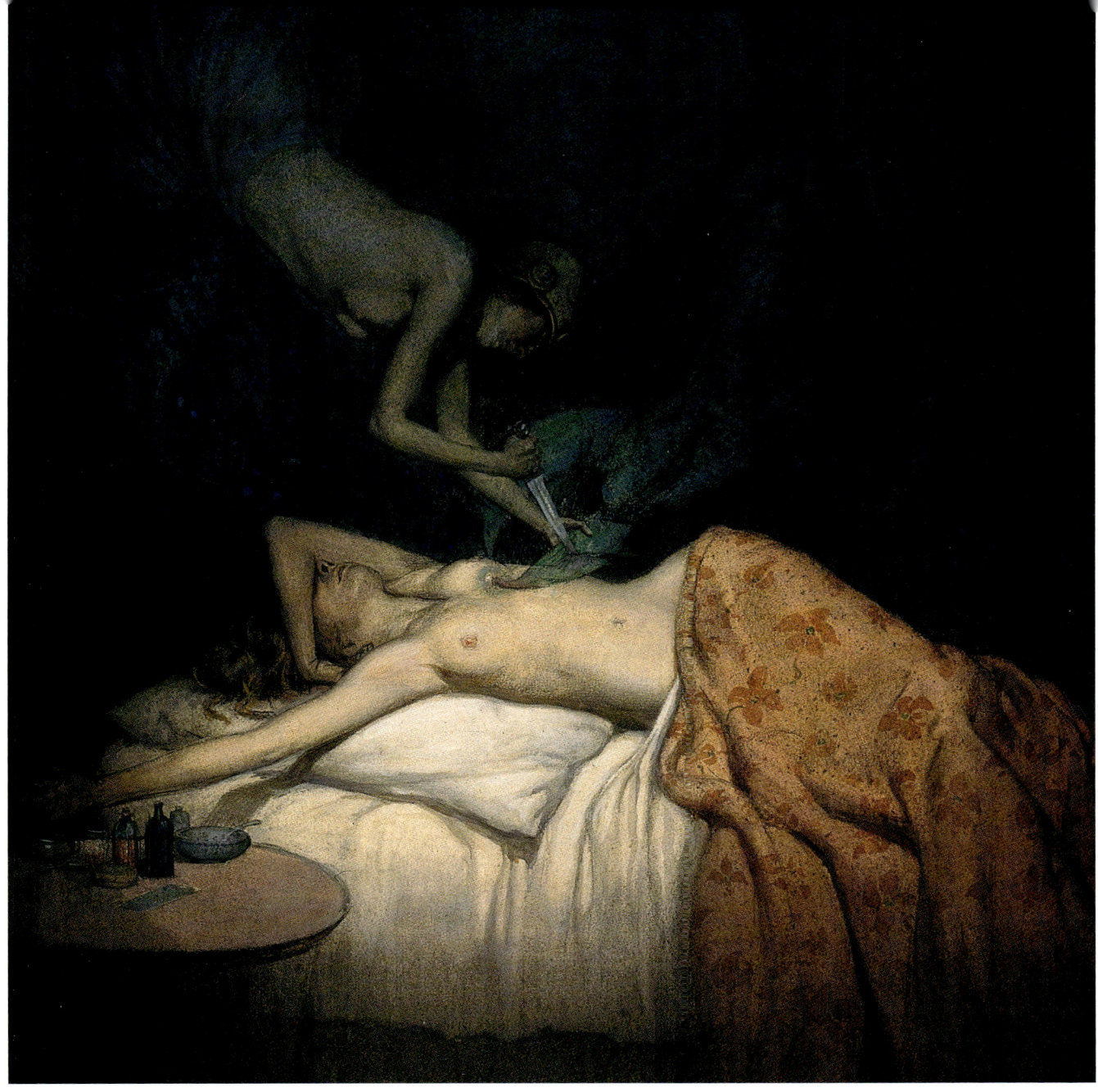

1953 Francis Crick (1916–2004) und James Watson (geboren 1928) beschreiben den strukturellen Aufbau der DNA und ebnen den Weg für die Untersuchung der Rolle der Gene bei der Krebsentstehung.

1955 In den USA beginnt man damit, Tausende von chemischen Verbindungen auf ihre Wirkung gegen Krebs zu testen.

1971 Das „Nationale Krebsgesetz" in den USA bringt 500 Millionen US-Dollar für einen „Kreuzzug gegen Krebs" auf.

1972 Die Computertomographie wird entwickelt, gefolgt von der Magnetresonanztomographie in den 80er Jahren, zwei Methoden zur Krebsdiagnose.

1974 Die Frau des deutschen Bundespräsidenten Walter Scheel, Mildred Scheel

(1932–1985), gründet die Deutsche Krebshilfe.

1982 Der Amerikaner Robert Weinberg (geboren 1942) und andere entdecken das erste menschliche Onkogen: ein Gen, das Zellen veranlasst, Tumoren zu bilden. Außerdem identifizieren sie

zum ersten Mal ein Gen, das Tumoren unterdrückt.

1990 Mit dem Humangenomprojekt soll der genetische Aufbau der Gattung Mensch erfasst werden.

1992 Eine europäische Studie soll das Zusammenspie verschiede-

ner Faktoren beim Krebs klären. Ähnlich große Studien starten in Estland, China, Mexiko und den USA.

2005 Die Weltgesundheitsversammlung will die Entwicklung einer Strategie zur Krebsbekämpfung vorantreiben.

2020 Krebs ist in Deutschland nach den Herz-Kreislauf-Erkrankungen die zweithäufigste Todesursache. Etwa die Hälfte der Bevölkerung erkrankt im Laufe des Lebens an einer Tumorart.

und römischen Ärzte Krebs für die Folge eines Überschusses schwarzer Galle (griechisch *melan cholos*). Menschen mit „melancholischem" Gemüt galten als besonders anfällig. Bei sichtbaren Krebsarten wurden viele Behandlungen ausprobiert, etwa das Auftragen von Kohlsaft, von Honig-Salz-Eiweiß-Gemischen oder Cremes und Pasten, die oft Arsen enthielten. Man versuchte es auch mit Entschlackung und Aderlass, doch Menschen mit tief liegenden oder „okkulten" bösartigen Geschwülsten galten meist als unheilbar.

Die Tumoren, die die Menschen des Altertums sehen konnten, waren jene an der Oberfläche des Körpers, insbesondere Brustkrebs. Der menschliche Körper war in den meisten

FANNY BURNEYS MASTEKTOMIE

Die englische Autorin Fanny Burney (1752–1840) wurde 1811 ohne Betäubung an Brustkrebs „operiert".

Sie überlebte und erinnerte sich später an ihre Qualen:

« ... als der grässliche Stahl sich in die Brust grub – Venen – Arterien – Fleisch – Nerven durchtrennte – brauchte ich keine Ermahnung, meine Schreie nicht zu unterdrücken. Ich fing an zu schreien und konnte über die gesamte Dauer des Einschnitts nicht aufhören – und ich wundere mich fast, dass es nicht immer noch in meinen Ohren klingt! So unerträglich war die Qual. Als die Wunde gemacht und das Instrument herausgezogen war, schien der Schmerz unvermindert, denn die Luft, die plötzlich an diese empfindliche Stelle drang, fühlte sich an wie eine Menge winziger, aber scharfer und gegabelter Dolche, die an den Wundrändern zerrten, – doch als ich das Instrument erneut spürte – wie es eine Kurve beschrieb ..., während sich das Fleisch auf so gewaltsame Art wehrte, als wollte es sich der Hand des Operateurs widersetzen, der gezwungen

war, von rechts nach links zu wechseln – da dachte ich, das wäre das Ende ... ich versuchte, die Augen nicht mehr zu öffnen ... Als das Instrument dieses zweite Mal herausgenommen wurde, glaubte ich, die Operation wäre vorbei – Aber weit gefehlt! Sogleich ging das Schneiden erneut los – schlimmer als zuvor, um den Kern, die Basis dieser grässlichen Drüse, von den Stellen zu trennen, an denen sie festhielt ... und noch immer war es nicht vorbei ...»

Am Ende dauerte die Operation volle 20 Minuten, aber immerhin rettete sie ihr das Leben.

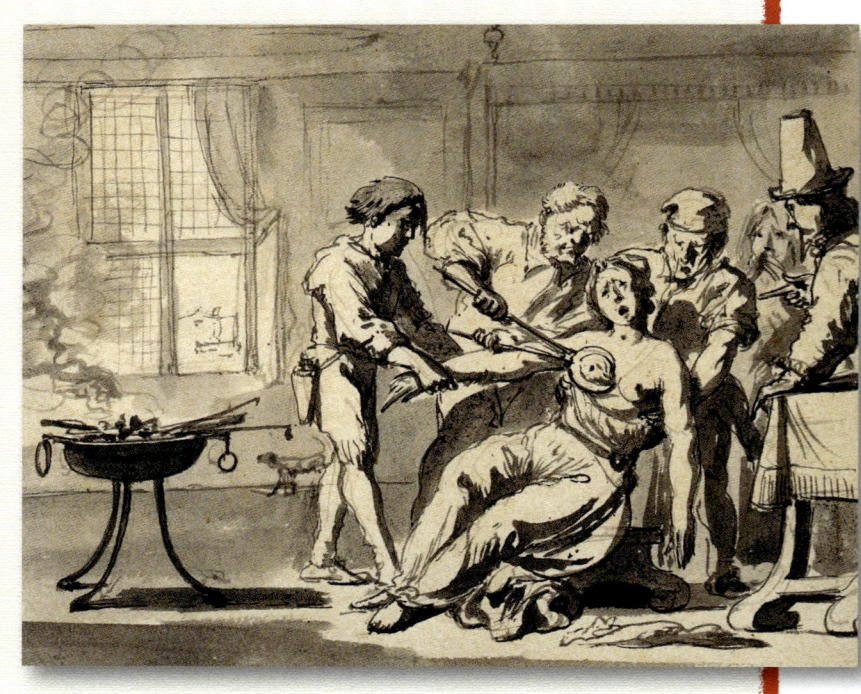

Schauerliche und sehr plastische Darstellung einer Mastektomie im 17. Jahrhundert, wie sie wohl auch Fanny Burney erlitt.

alten Kulturen des Westens heilig und kaum ein Arzt untersuchte innere Organe, weder bei Lebenden noch bei Toten. Erst vom 14. Jahrhundert an waren in Europa anatomische Untersuchungen an Leichen erlaubt. Meist verwendete man die Körper von Hingerichteten Verbrechern oder Armen, die keiner vermisste. Ab dem 17. Jahrhundert sezierte man auch immer mehr Menschen, die in Krankenhäusern gestorben waren. Was man bei lebenden und toten Krebspatienten sah, stellte das Krebsmodell Galens allmählich in Frage und machte den Weg frei für ein neues Verständnis der Krankheit.

„OMNIS CELLULA E CELLULA"

Der echte Durchbruch im Verständnis von Krebs kam mit der Fähigkeit, menschliche Zellen unter dem Mikroskop zu untersuchen. Dadurch wurden nicht nur Veränderungen in Organen und im Gewebe sichtbar, sondern auch solche auf Zellebene. Die deutschen Wissenschaftler Theodor Schwann (1801–1882), Matthias Jakob Schleiden (1804–1881) und Johannes Müller (1801–1858) ebneten den Weg für die Entwicklung der Zelltheorie Rudolf Virchows (1821–1902). Dieser legte Gewebe- und Blutproben unter das Mikroskop und entdeckte, dass ein Stück Gewebe, das für das Auge wie eine Einheit wirkt, in Wirklichkeit aus Millionen winziger Zellen besteht. Er erkannte die Zelle als Grundlage des Lebens und wurde berühmt für seine Theorie: *Omnis cellula e cellula* („Jede Zelle entsteht aus einer Zelle"). Zudem stellte Virchow fest, dass die Krankheit, die er Leukämie nannte (abgeleitet von griechisch *leukos*, „weiß", und *haima*, „Blut"), durch die Vermehrung abnormaler weißer Blutkörperchen charakterisiert ist. Wir kennen Leukämie heute als Blutkrebs. Virchow nahm an, dass die Krankheit durch Veränderungen in den Zellen entsteht, die sich durch Teilung unkontrolliert vermehren und sich über den Rest des Körpers ausbreiten können. Das war der Beginn der Wissenschaft der Onkologie.

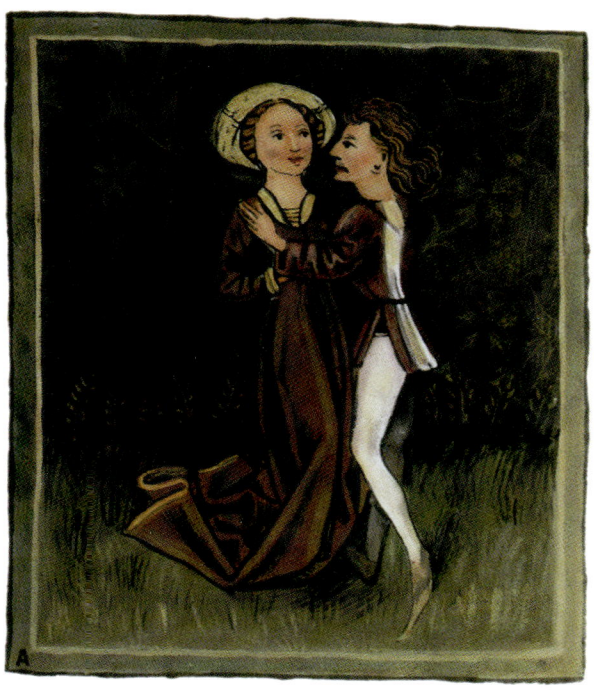

TUMOREN, CHIRURGIE UND GLÜHENDES EISEN

Virchow veröffentlichte zahlreiche Studien über die Rolle der Zellen bei der Entstehung von Krebs und forderte seine Studenten auf, *«mikroskopisch zu denken»*. Doch wenn ein Krebskranker vor ihm stand, stellte sich jedes Mal die Frage, ob der Tumor herausgeschnitten werden sollte. Chirurgischer Eingriff oder nicht? Ein Dilemma, das bis in die Antike zurückreicht.

Hippokrates (um 460–um 370 v. Chr.) und Galen, gefolgt von dem persischen Arzt Rhazes (ar-Razi, um 865–925/32) und dem französischen Militärarzt Ambroise Paré (1510–1590), waren strikt gegen die Entfernung tief liegender Tumoren. Ihrer Ansicht nach überstieg das Risiko die Heilungschancen, da die Einschnitte mit großer Wahrscheinlichkeit brandig wurden und verwesten. In manchen aussichtslosen Fällen versuchte man aber offensichtlich doch, Tumoren zu entfernen. Dabei wurden die Schnitte mit einem glühenden Eisen ausgebrannt. Die Schmerzen müssen entsetzlich gewesen sein. Denn von Narkose war keine Rede, abgesehen von der ermüdenden Wirkung von Opium oder

Die Melancholie, eine der vier klassischen „Körperflüssigkeiten" oder Gemütsarten, von denen man einst glaubte, sie würden die Gesundheit des Körpers im Gleichgewicht halten (Darstellung in einer mittelalterlichen Handschrift). Jahrhundertelang galten Menschen mit sehr melancholischem Gemüt als besonders anfällig für Krebs.

Alkohol. Der glückliche Ausgang einer Operation war die große Ausnahme. Zwar nahm die Einführung von Narkotika und Desinfektionsmitteln in der zweiten Hälfte des 19. Jahrhunderts (siehe Seiten 76–79) manchem chirurgischen Eingriff das Grauen. Dennoch wollten sich die wenigsten Patienten dem Skalpell aussetzen.

RÖNTGENBILDER UND STRAHLENTHERAPIE – EIN HOFFNUNGSSCHIMMER

Der Erfolg chirurgischer Eingriffe war vor allem auch dadurch begrenzt, dass die Ärzte fast nur Krebspatienten im fortgeschrittenen Stadium zu Gesicht bekamen und operierten. Krebs im Frühstadium blieb ausnahmslos unentdeckt.

Nach der zufälligen Entdeckung der Röntgenstrahlen 1895 durch den deutschen Physiker Wilhelm Röntgen (1845–1923) verbesserten sich die Möglichkeiten der Erkennung und Behandlung von Krebs schlagartig. Röntgenstrahlen wurden sofort zur nicht invasiven Diagnose eingesetzt. So konnten Tumoren, lange bevor die ersten Symptome auftraten, entdeckt werden. Die Strahlen zeigten aber zudem auch eine therapeutische Wirkung. Man stellte fest, dass sie Verbrennungen verursachen und zur Behandlung kleinerer Hautprobleme wie Muttermale, Akne, Ringelflechte oder übermäßiger Behaarung verwendet werden konnten. Und sie konnten Krebszellen zerstören. Auf die Entdeckung der Röntgenstrahlen folgte 1898 in Frankreich die Entdeckung der radioaktiven Elemente Polonium und Radium durch das Ehepaar Marie (1867–1934) und Pierre Curie (1859–1906). Mit diesen technischen Neuerungen gab es endlich eine Möglichkeit, Krebs zu behandeln, wenn auch eine sehr kostspielige. In der Anfangsphase kostete sie sogar Menschenleben, denn einige Patienten und Röntgentechniker starben an den Folgen übermäßiger Strahlung.

Der deutsche Physiker Wilhelm Conrad Röntgen. Seine Zufallsentdeckung der Röntgenstrahlen bildete einen Meilenstein in der Erkennung und Behandlung von Tumoren.

Leuchtende Zifferblätter

In den ersten Jahrzehnten des 20. Jahrhunderts kamen Uhren, die im Dunkeln leuchteten, groß in Mode. Die Ziffernblätter waren mit einer leuchtenden Farbe bemalt, die das radioaktive Element Uran enthielt. Einige der jungen Damen , die diese Uhren bemalten, gewöhnten sich an, auch ihre Fingernägel und Augenlider mit der Leuchtfarbe zu verschönern. Eine junge Frau ging sogar so weit, sich die Zähne anzumalen, um ihren Verehrer zu beeindrucken. Bis 1927 waren 13 der Arbeiterinnen an einer rätselhaften Krankheit gestorben, die sich später als Knochenkrebs herausstellte, verursacht durch chronische Strahlenvergiftung.

Die Strahlentherapie konnte die Chirurgie nicht ersetzen, wurde aber anfangs oft eingesetzt, um Tumoren zu verkleinern, die zu groß waren, um sie operativ zu entfernen. Außerdem linderte sie die Schmerzen und verhinderte das Wiederauftauchen von Tumoren nach der Operation. Über längerfristige Folgen der Strahlung dachte bis zum Atombombenabwurf auf Hiroshima und Nagasaki im Jahre 1945 niemand nach. Die Diskussion über die Auswirkungen selbst geringer Strahlendosen zum Beispiel auf Kinder und Schwangere dauert bis heute an.

SENFGAS UND CHEMOTHERAPIE

Durch die Jahrhunderte wurden zahllose „Heilmittel" für Krebs ausprobiert, darunter auch etliche Chemikalien. Oft wandte man Quecksilber an, sowohl innerlich als auch äußerlich, und von Arsen wurde angenommen, dass es den Krebs daran hinderte, Geschwüre zu bilden. Umherziehende Quacksalber verhökerten vermeintlich „sichere" Heilmittel für alle erdenklichen Krankheiten. So versprach gegen Ende des 19. Jahrhunderts beispielsweise „Hamlin's Wizard Oil" (das Kampfer, Ammoniak, Chloroform, Terpentin und verschiedene Kräuter enthielt), von Verstopfung bis Krebs alles zu heilen. Daneben probierten Krebspatienten auch alternative Heilmethoden aus wie homöopathische Mittel, Wassertherapie, Mesmerismus oder Elektrotherapie. Allerdings machte sich Anfang des 20. Jahrhunderts unter Schulmedizinern und Chirurgen die Sorge breit, dass solche „Behandlungen" die Menschen von Früherkennung, Strahlentherapie und Operationen abhielten. Die Chemotherapie wurde allerdings erst nach dem Zweiten Weltkrieg zum ergänzenden und unerlässlichen Bestandteil der Krebsbehandlung.

Der deutsche Bakteriologe Paul Ehrlich (1854–1915) war der Erste, der den Begriff Chemotherapie verwendete. Er bezeichnete damit die Behandlung von Infektionskrankheiten mit Medikamenten, die den Erreger töteten, aber dem Menschen nichts anhaben konnten. Ehrlich vermutete weiterhin, dass Krebszellen durch Chemikalien zerstört werden könnten, ohne dass das gesunde Gewebe Schaden nehmen würde. Der erste Durchbruch in der Chemotherapie bei Krebs war die Erkenntnis, dass Senfgas (das als

Chemiewaffe im Ersten Weltkrieg eingesetzt wurde) die Anzahl der weißen Blutkörperchen reduzierte. Daraus folgerten manche Forscher, dass man es auch zur Zerstörung von Krebszellen einsetzen konnte. In den 1940er Jahren testeten die Amerikaner Louis Goodman (1907–2001) und Alfred Gilman (1908–1984) eine Reihe von Stickstofflost-Verbindungen. Eine davon wandten sie bei einer Maus mit einem Lymphom, einem Tumor des Lymphgewebes, an. Als der Tumor erstaunlicherweise schrumpfte, wurde diese chemische Verbindung mehreren Patienten mit Lymphomen im fortgeschrittenen Stadium gespritzt. Kurzfristig zeigte das Erfolg, aber die Wirkung erwies sich als zeitlich

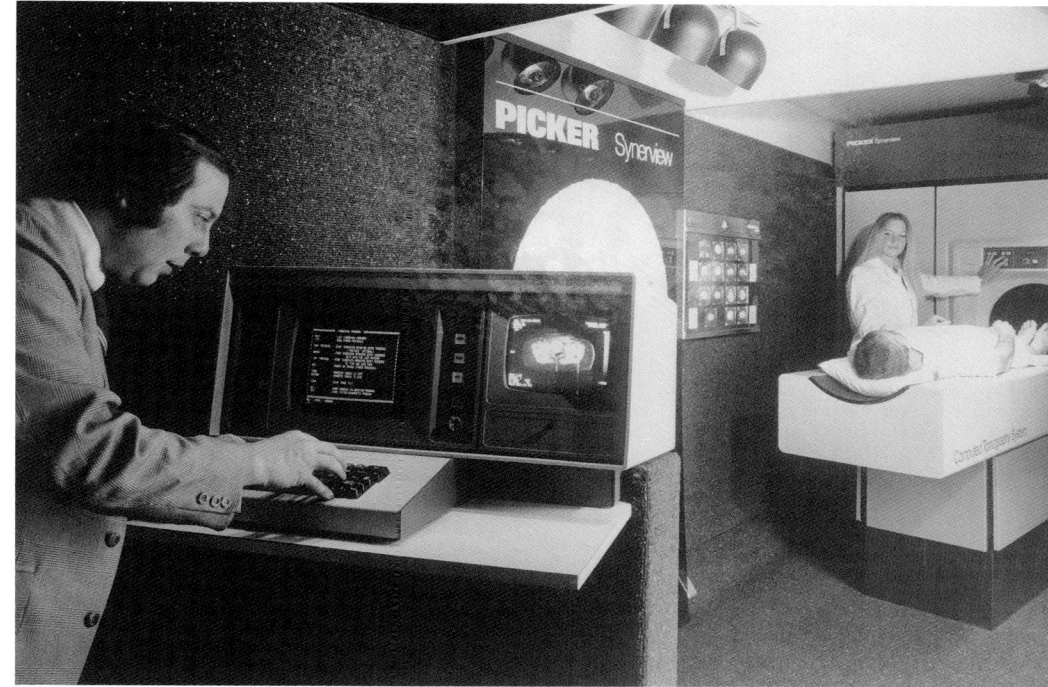

begrenzt. Die Versuche regten jedoch zu weiteren Forschungen auf dem Gebiet zytotoxischer Medikamente an – Medikamente, die schnell wuchernde Tumorzellen vernichten können.

Ein Patient unterzieht sich einer CT (Computertomographie). Ein rotierender Röntgenapparat liefert Bilder von den inneren Organen des Patienten. Solche modernen Techniken haben die Krebsdiagnose erleichtert. Zusätzlich beginnen Medikamente, die infolge der neuesten Erkenntnisse über die molekulare Basis der Krankheit entwickelt wurden, bei einigen Krebsarten unglaubliche Erfolge zu erzielen.

In den 50er und 60er Jahren gab es einige Erfolge und die Einführung einer Therapie, die Mitte der 60er Jahre verschiedene Medikamente kombinierte, stimmte optimistisch. In den USA wurden Hunderte, ja Tausende von chemischen Stoffen auf ihre Antikrebswirkung getestet. 1971 verabschiedete der US-Kongress ein Nationales Krebsgesetz, durch das der Krebsforschung mehr Geld zur Verfügung gestellt wurde. Auch in anderen Ländern erhielten Universitäten und Forschungsinstitute mehr Unterstützung. Und um den Kampf gegen Krebs entstand eine gigantische Industrie aus Pharma- und Biotechnologieunternehmen.

Früher unheilbare Krebsarten sprechen gut auf in den letzten Jahren entdeckte Medikamente an. Mit dem zunehmenden Einsatz computergestützter Diagnoseverfahren wie CT (Computertomographie), PET (Positronenemissions-Tomographie) und MRT (Magnetresonanz-Tomographie) sowie Reihenuntersuchungen auf verbreitete Krebsarten wie Brust- und Gebärmutterhalskrebs lässt sich Krebs früher erkennen.

Damit steigen auch die Überlebenschancen. Bei Brustkrebs beschränken sich die Ärzte heute meist darauf, den Tumor zu entfernen (Lumpektomie) und eine Bestrahlung und Chemotherapie anzuschließen, anstatt die Brust samt dem umgebenden Lymphsystem zu amputieren (Mastektomie). Für viele Krebsarten jedoch, vor allem im fortgeschrittenen Stadium, ist es noch ein langer Weg zu wirksamen Behandlungsmöglichkeiten.

UMWELT- UND LEBENSSTILBEDINGTER KREBS

Seit Jahrhunderten fragen sich Wissenschaftler und Ärzte, warum Krebs überhaupt entsteht. Die frühere Theorie nach Galen, dass Menschen mit „melancholischer" Veranlagung anfälliger für Krebs sind als andere, hielt sich jahrhundertelang. Manche Ärzte hielten Krebs auch für erblich oder ansteckend. Medizinische Fachliteratur und Handbücher für Laien rieten dazu, alles zu vermeiden, was den Ausbruch von Krebs „anregte": falsche Ernährung, das Tragen von Korsetts bei Frauen, falsch angepasste Zahnprothesen oder zu wenig Bewegung.

Auch Umwelteinflüsse wurden zur Erklärung herangezogen. Als einer der Ersten stellte der britische Chirurg Percivall Pott (1714–1788) eine Verbindung zwischen Krebs und

Die Zerstörung durch die Kernreaktorexplosion von 1986 in Tschernobyl in der Ukraine. Die Strahlung tötete unmittelbar nach dem Unfall Arbeiter, zerstörte die Umgebung und verursachte über vielen Teilen Europas eine radioaktive Wolke. In den folgenden Jahren verzeichnete man noch mehr Tote und viele behinderte Neugeborene.

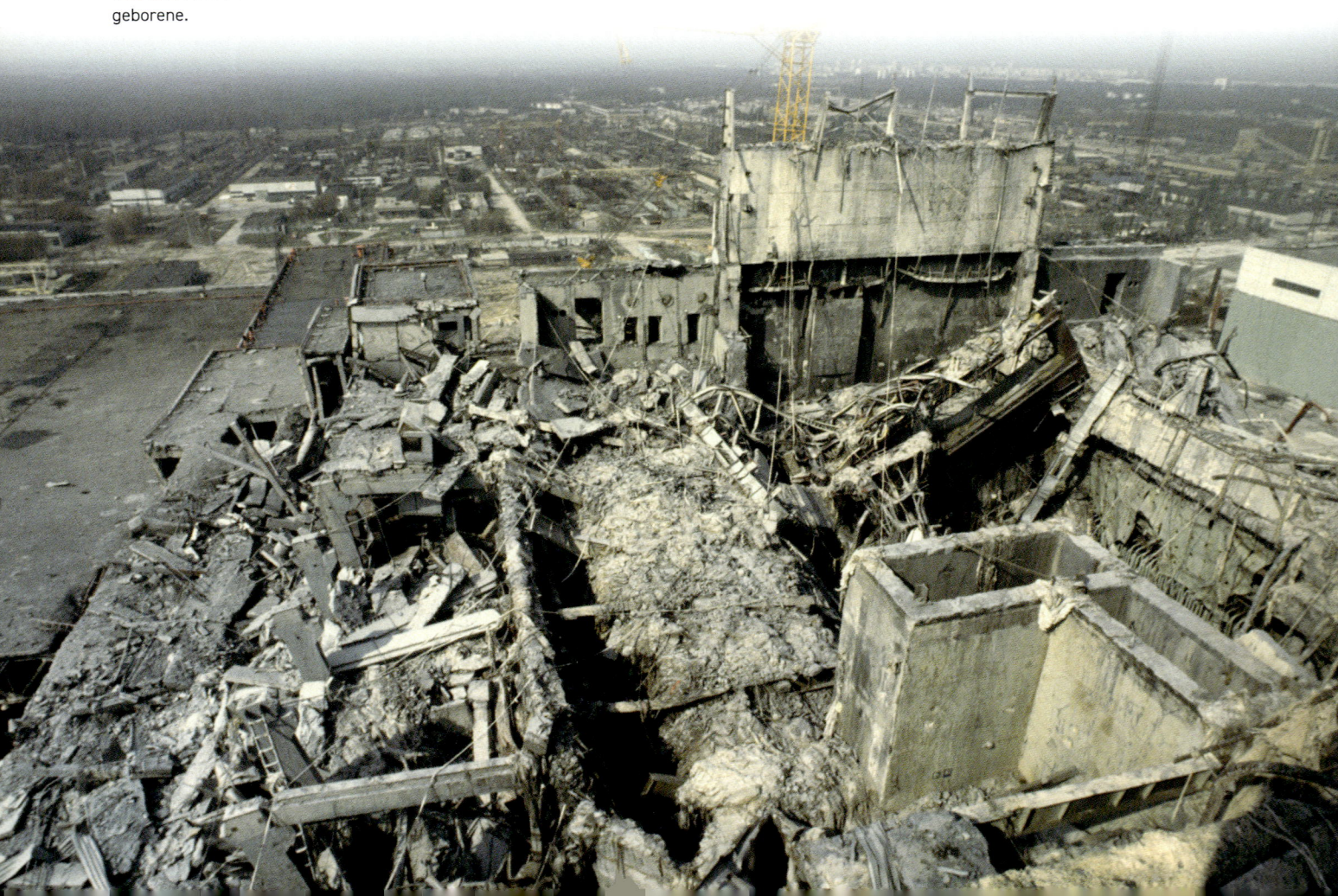

einem äußeren Umweltfaktor her. Er beobachtete, dass an Hodenkrebs erkrankte Männer in ihrer Jugend als Schornsteinfeger gearbeitet hatten, wo sie

«in enge und mitunter heiße Schornsteine gesteckt werden, sich verletzen, verbrennen oder fast ersticken; und wenn sie in die Pubertät kommen, neigen sie besonders dazu, von einer höchst unangenehmen, schmerzhaften und tödlichen Krankheit betroffen zu werden». Pott stellte die These auf, dass Hodenkrebs mit den durch Ruß verursachten Reizungen in Zusammenhang stand.

Im 20. Jahrhundert begannen die Wissenschaftler, einige dieser Ideen erneut zu prüfen. Sie stellten Vermutungen an, dass äußere und „Lebensstil-Faktoren", etwa ein bestimmter Stoff in der Luft, Ernährung, Alkohol- und Tabakkonsum oder Arbeitsbedingungen, eine Rolle spielen könnten. Die Liste möglicher krebserregender Stoffe, die getestet wurden, war endlos. Bei manchen war es reine Vermutung, bei anderen, wie beim Teer auf den Straßen, Abgasen, Industrieschadstoffen, Smog, chemischen Farbstoffen, Viren, Strahlung und Pestiziden, war der Verdacht gar nicht so abwegig.

Bessere Statistiken zu Häufigkeit und Todesfällen im 20. Jahrhundert ermöglichten es, langfristige Entwicklungen der Krebssterberate zu untersuchen und das Vorkommen verschiedener Krebsarten auf Karten darzustellen. So konnte man Umweltzusammenhänge und verhaltensbedingte Risikofaktoren erkennen. Eines der erschreckendsten Ergebnisse lieferten Ende der 40er Jahre Epidemiologen, die einen starken Anstieg der Lungenkrebsrate in den vorausgegangenen Jahrzehnten registriert hatten. Was war die Ursache?

Anfang der 50er Jahre erkannte man das Rauchen als entscheidenden Faktor. Eine der gründlichsten Untersuchungen zu dem Thema war die der britischen Epidemiologen Austin Bradford Hill (1897–1991) und Richard Doll (1912–2005) zu Beginn der 50er Jahre. Sie schrieben sämtliche Ärzte Großbritanniens an und befragten sie zu verschiedenen Aspekten ihres Lebens, einschließlich ihrer Rauchgewohnheiten. Damals rauchten viele Ärzte, ohne ein besonderes Risiko dabei zu sehen. 40 000 männliche Ärzte wurden über mehrere Jahre hinweg befragt. Schnell stellte sich heraus, dass bei starken Rauchern ein vielfach höheres Risiko bestand, an Lungenkrebs zu erkranken, als bei Nichtrauchern. Bei Menschen, die das Rauchen irgendwann aufgegeben hatten, war die Sterblichkeitsrate niedriger, blieb aber höher als bei lebenslangen Nichtrauchern.
Weitere Studien untermauerten diese Erkenntnisse, und von den 70er Jahren an, als die Angst vor dem Passiv- wie vor dem Aktivrauchen stärker wurde, begannen sich Anti-Rauch-Initiativen, unterstützt von Regierungen, des Themas anzunehmen. „Rauchen tötet" wurde zu einer der wichtigsten gesundheitserzieherischen Botschaften des späten 20. und frühen 21. Jahrhunderts. Viele Länder haben inzwischen Werbeverbote verhängt,

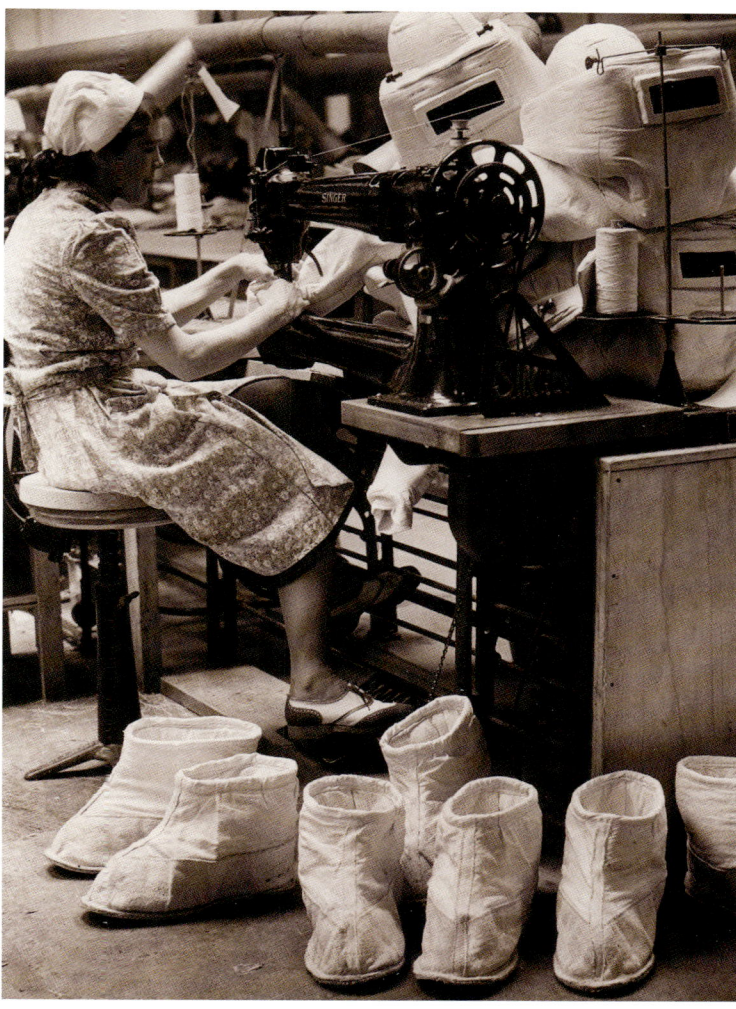

Herstellung einer asbesthaltigen Feuerwehrausrüstung im Jahr 1940. Bevor man erkannte, dass Asbest Krebs erregt, wurde es weithin verwendet. Die Sicherheitsvorkehrungen für Herstellung und Verwendung waren viel lockerer als heute.

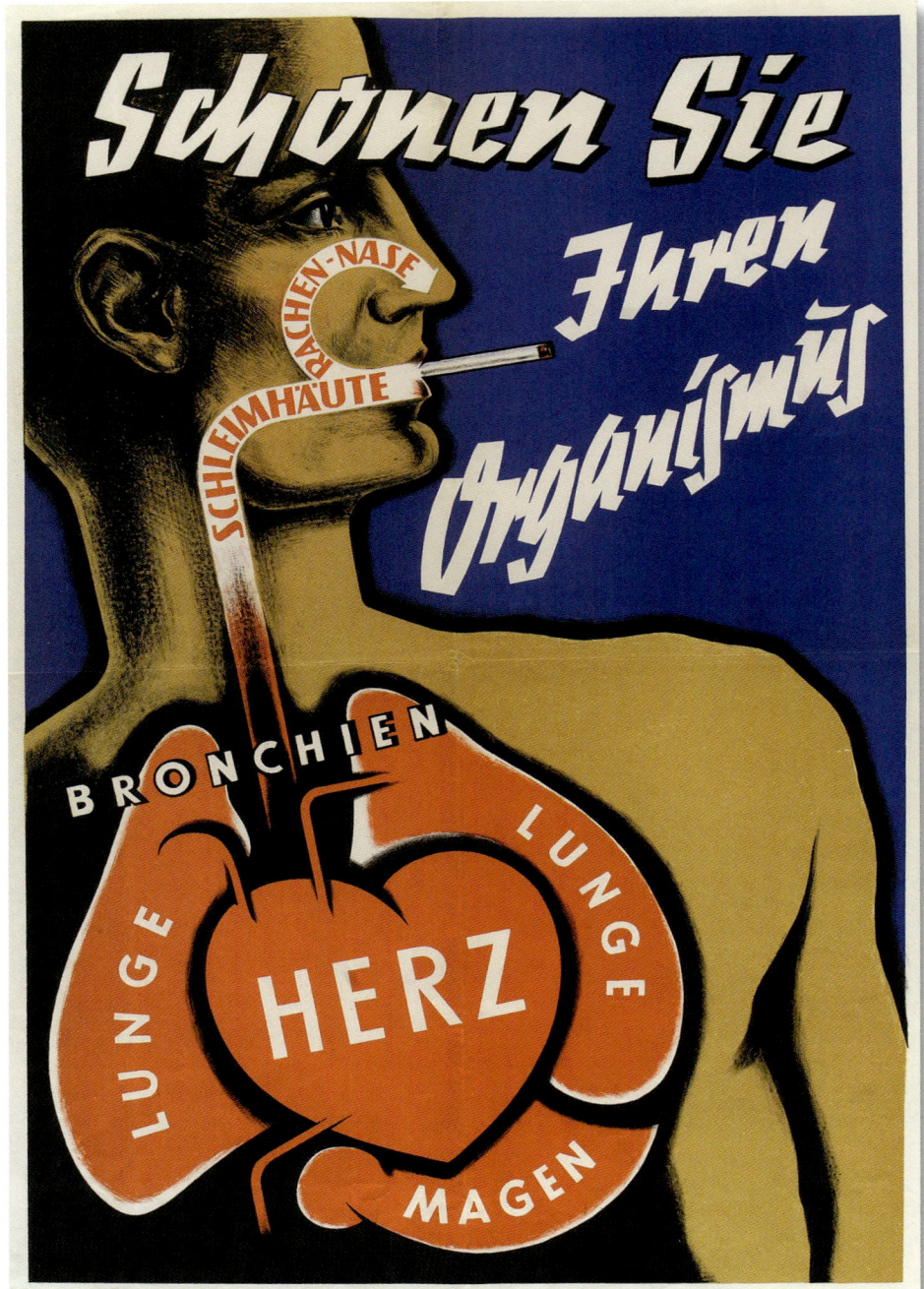

das Rauchen in geschlossenen öffentlichen Räumen verboten, hohe Tabaksteuern eingeführt und Warnhinweise auf Zigarettenschachteln vorgeschrieben. Im Laufe des 20. Jahrhunderts starben weltweit geschätzte 100 Millionen Menschen an den Folgen des Rauchens. Inzwischen sind sowohl die Häufigkeit von Lungenkrebs als auch die Sterberate bei Männern in den USA und Europa zurückgegangen. Die Zahlen bei Frauen stiegen in den 90er Jahren dagegen weiter an. Dies liegt daran, dass Frauen später anfangen zu rauchen und daher auch die Erkrankung später eintritt. In anderen Teilen der Welt zeigt die Botschaft nur langsam Wirkung. In China stieg der jährliche Zigarettenkonsum von 100 Milliarden zu Beginn der 50er Jahre auf über 1800 Milliarden in den 90er Jahren. Prognosen zufolge soll in den kommenden Jahren die durch das Rauchen bedingte Sterblichkeit in vielen Teilen der Welt weiter steigen. Zu den Ursachen gehören neben Lungenkrebs 15 weitere Krebsarten sowie Herz- und Atemwegserkrankungen.

Ein deutsches Anti-Rauch-Plakat vom Beginn des 20. Jahrhunderts zeigt den Weg, den der Rauch zu Herz und Lungen nimmt.

KREBS – GIBT ES EINEN WEG NACH VORN?

Rauchen gehört zu den offensichtlichsten Risikofaktoren, die mit Lebensgewohnheiten zu tun haben. Doch Krebs ist eine vielschichtige Krankheit mit verschiedensten Ursachen. Täglich berichten Medien über neue Schauergeschichten oder den jüngsten wissenschaftlichen Durchbruch. Heute macht man die Ernährung für ein Drittel aller Krebsarten verantwortlich. Obwohl einige Botschaften klar sind – Obst und Gemüse sind gut, viel Salz und viel Alkohol schlecht –, ist das Problem alles andere als einfach. Zu viel ultraviolettes Sonnenlicht ist ein Schlüsselfaktor bei der Zunahme von Hautkrebs und leicht vermeidbar. Auch Viren, Bakterien und chronische Infektionen wurden mit einigen Krebsarten in Verbindung gebracht, vor allem mit Gebärmutterhals-, Leber- und Magenkrebs und

Burkitt-Lymphom. In Entwicklungsländern hängen 25 Prozent der bösartigen Krebsarten mit Infektionskrankheiten zusammen, in den Industrienationen weniger als fünf Prozent. Irgendwann können sie möglicherweise mit Impfstoffen und Antibiotika verhindert werden.

Die Entdeckung der DNA-Struktur im Jahr 1953 hat unserem Verständnis der menschlichen Biologie auf molekularer Ebene explosionsartig auf die Sprünge geholfen – erst recht in Verbindung mit dem Erfolg des Humangenomprojekts, einem internationalen Gemeinschaftsprojekt zur Identifizierung aller geschätzten 20 000 bis 25 000 menschlichen Gene. Heute wissen wir, dass bestimmte Gene (sogenannte Onkogene) Menschen anfälliger für Krebs machen und dass Umweltfaktoren wie Strahlung oder Feinstaub zu genetischen Veränderungen und schließlich zu Krebs führen können. Diese Erkenntnis lässt auf neue Möglichkeiten hoffen, die molekularen Veränderungen bei Krebszellen ins Visier zu nehmen.

Durch bessere Früherkennung, mehr Operationen durch Fachärzte, Vorsorgeprogramme, Fortschritte in der Chemo- und Strahlentherapie sowie durch eine neuartige Krebsimmuntherapie zum Beispiel mit monoklonalen Antikörpern hat sich die Sterblichkeitsrate bei Krebs in vielen Ländern der westlichen Welt stark reduziert. Vor 1980 starben mehr als zwei Drittel aller Krebspatienten an ihrer Krebserkrankung. Heute kann mehr als die Hälfte auf dauerhafte Heilung hoffen. Auch die Häufigkeit von Krebs ist in letzter Zeit in manchen westlichen Staaten zurückgegangen, womöglich aufgrund reduzierter Risikofaktoren.

Viele Aspekte von Krebs geben bis heute Rätsel auf. „Warum ich?" ist eine typische Reaktion auf die Diagnose. Sie ist oft schwierig zu beantworten. Krebs kostet heute mehr als je zuvor: mehr Menschenleben und mehr Geld für Forschung, Kampagnen zur Gesundheitsförderung, Vorsorge, High-Tech-Diagnosegeräte, Medikamente und Schmerztherapien. Einst wurde Krebs für eine Krankheit des „Westens" gehalten. Doch nun ist er auch in Entwicklungsländern ein Riesenproblem. Dort sind Mittel zu Vorbeugung, Diagnose und Behandlung knapp oder sie fehlen völlig. Man schätzt, dass über 70 Prozent aller Krebstoten gegenwärtig in Ländern mit geringem oder mittlerem Einkommen gezählt werden, wo Mittel zur Vorbeugung, Diagnose und Behandlung knapp sind oder nicht existieren. Wie die WHO mahnt, *ist Krebs ein globales Problem, und zwar ein wachsendes*. Doch es gibt Hoffnungen, dass Vorbeugung, Früherkennung und bessere Therapien einen Weg nach vorne weisen.

Scheußlicher Höllenqualm
1604 veröffentlichte König James I. (1566–1625) eine Schrift gegen den Tabak, in der er das Rauchen beschrieb als «Gewohnheit, abscheulich fürs Auge, verabscheuenswert für die Nase, schädlich fürs Gehirn, gefährlich für die Lungen; und der schwarze, stinkende Dunst erinnert am ehesten an den scheußlichen Qualm der Hölle». König James organisierte in Oxford die erste öffentliche Diskussion über die Folgen des Rauchens. Zur Unterstützung stellte er schwarze Gehirne und innere Organe aus, die angeblich von Rauchern stammten.

«Wir sind ganz nah an einer Heilmethode für Krebs. Uns fehlen nur der Wille, die Mittel und Planung, wie sie für den ersten Flug zum Mond vorhanden waren.»

SIDNEY FARBER (1903–1973), AMERIKANISCHER PATHOLOGE, 1970

HERZKRANKHEITEN

Der Begriff steht für eine Gruppe von Problemen, die das Herz und die dazugehörigen Blutgefäße betreffen. Am häufigsten sind die Koronare Herzkrankheit, angeborene Herzfehler, rheumatische Herzerkrankungen, Aneurysmen der Aorta, Angina pectoris und Herzrhythmusstörungen. Mediziner fassen sie unter dem Begriff kardiovaskulären Erkrankung zusammen. Jede Erkrankung kann verschiedene Ursachen, Symptome, Vorzeichen und Folgen haben. Im letzten Jahrhundert nahmen Herzerkrankungen immer weiter zu. Heute sind sie die häufigste einzelne Todesursache in der westlichen Welt. In den vergangenen 50 Jahren wurden große Fortschritte in der Vorbeugung und Heilung gemacht. Herzen können heute sogar ersetzt werden. Trotzdem fordern Herzkrankheiten zusammen mit Schlaganfällen weltweit 17 Millionen Tote pro Jahr und sind auch in den Entwicklungsländern ein ernstes Problem. In Deutschland starben 2018 insgesamt 345.274 Personen an Herzkreislauf-Erkrankungen.

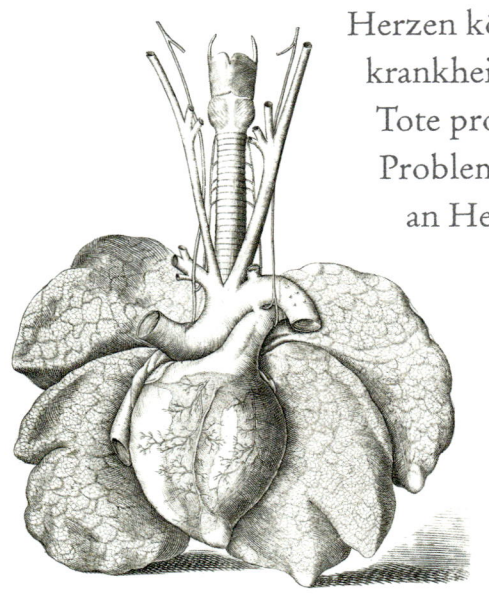

Das Herz (Mitte), die Lungen und einige damit verbundene Blutgefäße und Nerven in einer Darstellung von 1695.

Der Herzschlag ist ein Zeichen des Lebens. Das Herz eines Säuglings beginnt für gewöhnlich schon einen Monat nach der Empfängnis in der Gebärmutter zu schlagen. Das ganze Leben lang schlägt unser Herz etwa einmal pro Sekunde, ohne eine Pause einzulegen. In 70 Jahren sind das über zwei Milliarden Schläge. Wenn das Herz aufhört zu schlagen und nicht innerhalb weniger Minuten wieder in Gang gebracht wird, ist das Leben zu Ende.

Das Herz spielte nicht nur eine Schlüsselrolle beim allmählichen Verstehen der vitalen Funktionen des menschlichen Körpers. Es diente immer auch dazu, Gefühle zu umschreiben. Bis zum 20. Jahrhundert wurde mehr Wert auf die kulturellen, philosophischen und wissenschaftlichen Vorstellungen, die mit dem Herzen verbunden sind, gelegt als auf die Herzkrankheiten. Mit Tod oder Krankheit durch ein nicht richtig funktionierendes Herz setzt man sich erst seit dem ver-

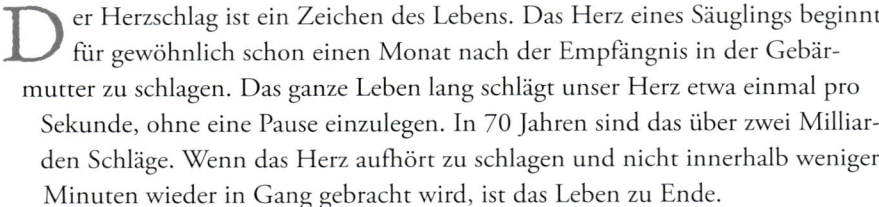

Zeitleiste

2. Jahrhundert *Der griechische Arzt Galen (129– ca. 210) stellt auf der Basis von Untersuchungen an Tieren seine Theorien über die Anatomie des Menschen und die Funktion von Herz, Gehirn und Blut auf.*

Ca. 1000 *Ein altenglisches Manuskript beschreibt Heilmittel gegen „Herzleiden", Lungenkrankheiten, Tumoren und Lebererkrankungen. Bei Herzschmerzen soll man 17 verschiedene Kräuter «zusammen zerstoßen, ein Ale be-*

reiten und es bei Bedarf trinken».

Ende des 15. Jahrhunderts *Leonardo da Vinci (1452–1519) beobachtet, dass die «Gefäße älterer Menschen durch die Verdickung der Wände den Durchfluss des Blutes behindern» – eine frühe Beschrei-*

bung dessen, was wir als Arteriosklerose kennen. Er fertigt schöne und bemerkenswert genaue Zeichnungen vom Herzen an, basierend auf der Untersuchung toter Tiere und Menschen.

1628 *Der englische Arzt William*

Harvey (1578– 1657) stellt die These auf, dass das Herz eine Pumpe sei, die das Blut durch den Körper zirkulieren lasse. Seine Ansichten zum Blutkreislauf finden nach seinem Tod allgemeine Anerkennung. Seine Idee vom Herzen als „lebender Pum-

pe" bleibt bis zum 19. Jahrhundert umstritten.

1761 *Der österreichische Arzt Joseph Auenbrugger (1722–1809) beschreibt die Methode des Abklopfens, bei der durch Klopfen auf den Brustkorb Veränderungen am Herzen erkannt*

werden können.

1768 *Der englische Arzt William Heberden (1710– 1801) beschreibt „Angina pectoris" und unterscheidet sie von anderen Brustschmerzen.*

1785 *Der englische Arzt William Withering (1741– 1799) empfiehlt*

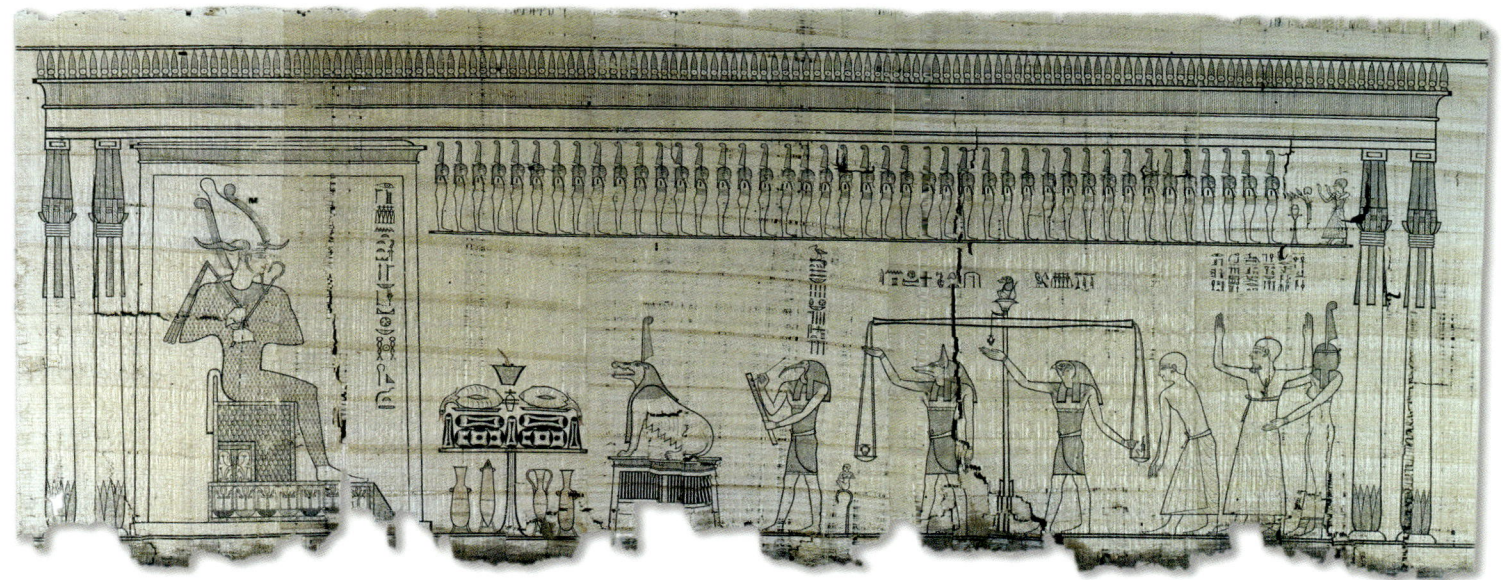

Die Abbildung aus einem alten
ägyptischen Papyrus
des „Totenbuchs" zeigt das
Wiegen der Herzen der Verstorbenen im Jenseits.

gangenen Jahrhundert auseinander. Und erst in der jüngsten Vergangenheit kam es zu
größeren Fortschritten, was den Schutz oder die Reparatur dieses Organs betrifft.

DAS HERZ DER DINGE

Im Altertum maß man Herz, Gehirn und Leber je nach Kultur eine unterschiedlich
hohe Bedeutung bei. Die Babylonier hielten die Leber für den Sitz und den Spiegel der
Seele, für die alten Ägypter galt das Herz als Quelle von Weisheit, Gefühlen, Erinnerung
und Persönlichkeit. Wenn die Ägypter ihre Toten einbalsamierten, entnahmen sie Leber,
Därme, Lungen und Magen, trockneten sie, wickelten sie in Leinentücher, legten sie in
spezielle Behälter (Kanopen) und begruben sie neben der Leiche. Das Gehirn hielt man für
unwichtig. Man glaubte, seine einzige Funktion bestünde darin, Schleim zur Nase zu lei-
ten. Es wurde mit langen, hakenförmigen Instrumenten durch die Nase aus dem Schädel
gezogen und vermutlich weggeworfen. Dem Herzen dagegen kam eine besondere Bedeutung zu. Normalerweise ließ man es im Körper. Denn es würde im Jenseits beim Toten-
gericht gegen die Feder der Maat aufgewogen werden. Ein unbelastetes Herz hält sich mit
der Feder die Waage und erhält ewiges Leben. Um dem Herzen auf seiner Reise ins Jenseits
zu helfen, wurde ein herzförmiges Schmuckstück mit einer Inschrift aus dem „Totenbuch"

den Einsatz von Fingerhut bei „Wassersucht am Herzen", die heute Stauungsinsuffizienz heißt.

1816 Der Franzose René Laënnec (1781–1826) erfindet das Stethoskop. Damit lassen sich Herztöne und -geräusche hören.

1902 Willem Einthoven (1860–1927) aus den Niederlanden entwickelt den Elektrokardiographen zur Diagnose von unregelmäßigem Herzschlag.
1908 Der schottische Arzt James Mackenzie (1853–1925) leistet neben anderen, wie dem französischen Physiologen und

Gründungsvater der kinematographischen Verfahren Étienne-Jules Marey (1830–1904), Pionierarbeit bei der Nutzung des Polygraphen zur Aufzeichnung des Pulses und dessen Verbindung mit Herz-Kreislauf-Erkrankungen.

1911–1912 Der Brite Thomas Lewis (1881–1945) verwendet als Erster den Elektrokardiographen als Diagnosegerät. Er misst damit krankhafte Veränderungen am Herzen.

1912 Der amerikanische Kardiologe James Herrick (1861–1954) beschreibt Herzerkrankungen als Folge von Arterienverkalkung und beweist später den Wert des Elektrokardiographen bei der Diagnose von Herzinfarkten.

1914 Der französische Chirurg Alexis Carrel (1873–1944) erhält den Nobelpreis für sein Werk über experimentelle Herzchirurgie und Nahttechniken in der Gefäßchirurgie. Er hat sich von einer Klöpplerin inspirieren lassen, wie man Blutgefäße zusammennäht.

1944 Erster chirurgischer Eingriff bei „Blauen Babys" mit angeborenem Herzfehler in Baltimore durch Alfred Blalock (1899–1964) und Helen Taussig (1898–1986) – ein Meilenstein in der Herzchirurgie.

[Fortsetzung auf Seite 236]

BLUTTRANSFUSIONEN

Jahrhundertelang hatten Ärzte ihren Patienten mittels Aderlass Blut entnommen, um sie zu heilen. Mitte des 17. Jahrhunderts suchten Wissenschaftler der Londoner Royal Society nach Möglichkeiten, den Menschen durch Transfusionen Blut zurückzugeben.

1669 verfasste Richard Lower (1631–1691) seinen „Tractatus de Corde" („Abhandlung über das Herz"). Er hatte seit 1666 Bluttransfusionen von Hund zu Hund durchgeführt. Während eines Treffens der Royal Society im Jahre 1667 übertrug er das Blut eines Schafes einem *«armen, verkommenen Mann … etwas verrückt in seinem Kopf»*, damit es *«eine positive Wirkung auf ihn als Irren hätte, wenn man sein Blut abkühlte»*. Der Mann überlebte, doch andere Versuche mit Bluttransfusionen von Tier zu Mensch führten zum Tod jeweils eines Beteiligten, sodass man von weiteren Bluttransfusionen für die nächsten 150 Jahre absah.

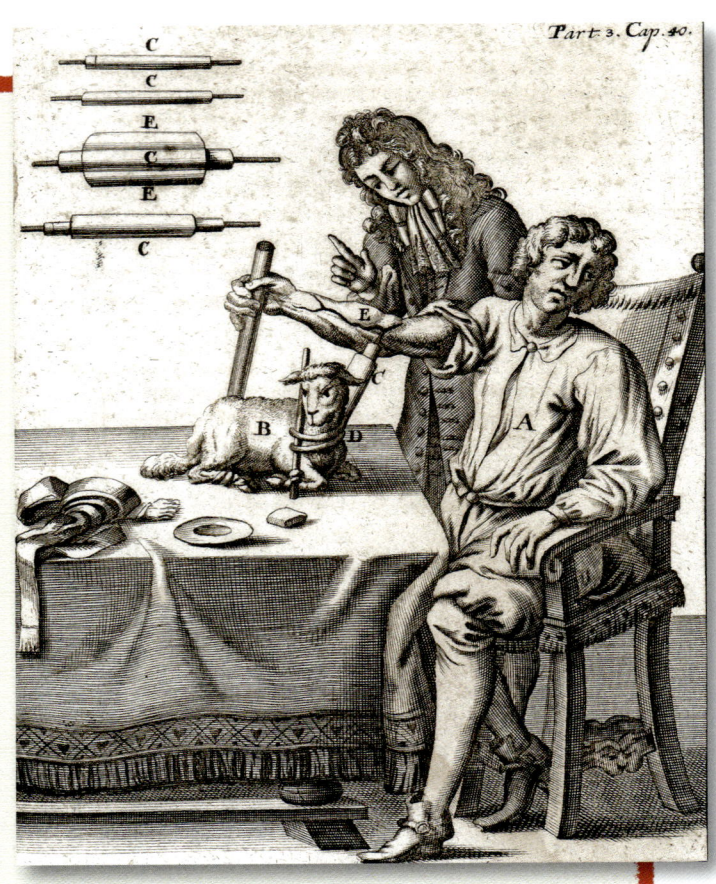

Eine sehr alte Darstellung einer Bluttransfusion, bei der einem Menschen das Blut eines Lamms übertragen wird.

auf die Brust der Mumie gelegt. Bei den alten Griechen und Römern war es grundsätzlich verboten, einen menschlichen Körper zu öffnen. Daher beruhten ihre Vorstellungen von der menschlichen Anatomie und Physiologie weitestgehend auf Vermutungen oder auf der Untersuchung von Tieren. Wie die alten Ägypter maßen die meisten – unter anderen auch der Philosoph Aristoteles (384–322 v. Chr.) – dem Gehirn keinerlei Bedeutung für die Lebensfunktionen bei. Dagegen hielten sie das Herz für den Ursprung von Verstand, Gefühlen und Sinneseindrücken. Ausdrücke wie „gebrochenes Herz", „sich ein Herz fassen",

„von Herz zu Herz", „herzlich", „hartherzig" und „aus tiefstem Herzen" spiegeln bis heute die enge Verbindung wider, die man zwischen der Gefühlswelt und dem Herzen herstellte.

Der griechische Philosoph Platon (427–um 348/7 v. Chr.) bestritt die zentrale Rolle des Herzens. Seiner Vorstellung nach waren Seele und Körper dreigeteilt. Die drei Teile der Seele – Vernunft, Mut und Begierde – hatten ihren Sitz im Gehirn, im Herzen und in der Leber. Der griechisch-römische Arzt Galen (129–ca. 210) stimmte Platon darin zu, dass das Herz bei der Erkenntnis keine Rolle spielte. Er hielt das Gehirn für das Zentrum von Empfindung, Sprache, Verstand und Bewusstsein. Galen erklärte auch, wie man den Puls fühlt, wie man seinen Rhythmus deutet und unterscheiden kann, ob er träge, rasend, normal oder unregelmäßig ist. In anderen Teilen der antiken Welt fühlten die Ärzte den Puls mit dem Finger und überprüften bei Patienten seine Regelmäßigkeit. Das war allerdings viele Jahrhunderte bevor man erkannte, dass der arterielle Puls vom Herzschlag abhängt.

BLUT UND EINGEWEIDE

Während die antiken Autoren darüber uneinig waren, ob das Gehirn oder das Herz der Kern des Individuums ist, herrschte weitgehend Einigkeit über das Blut. Dieses galt als „Grundstoff" des Lebens, das den Körper nährt und krank macht, wenn er gestört, im Überschuss vorhanden oder „verdorben" ist. Galen hatte auch eine Theorie, wie das Blut durch den Körper floss. Er glaubte, dass die Venen, die das „venöse Blut" transportierten, in der Leber entsprangen. Dunkles Blut wurde in der Leber „zubereitet" oder „zusammengebraut" und mit Nährstoffen aus den Eingeweiden versorgt. Dann floss es durch die Venen, um in den Teilen des Körpers „aufgezehrt" zu werden. Das venöse Blut erreichte auch die Lungen und die rechte Herzkammer, wo es mit „Lebensgeistern" durchdrungen wurde. Das „arterielle" oder rote Blut hingegen stammte aus der linken Herzkammer und floss durch die Arterien, um für „Leben und Bewegung" zu sorgen, kehrte jedoch nicht zum Herzen zurück. Galen zufolge waren es die Arterien, nicht das Herz, die das Blut durch den Körper trieben.

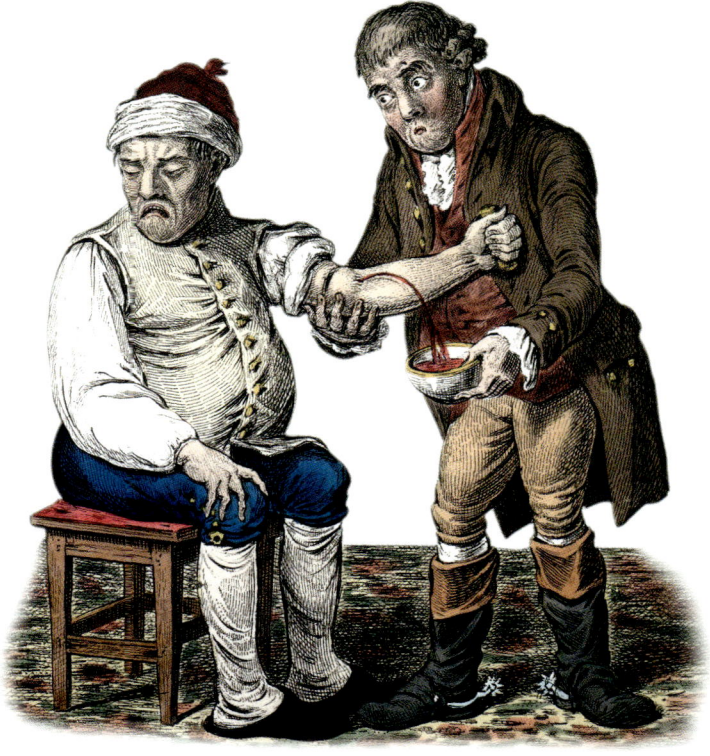

Ein Aderlass in einer Darstellung von 1804. Die Entdeckung des Blutkreislaufs machte den Aderlass noch beliebter. Man wendete ihn bei Kranken an, um das „schlechte" Blut loszuwerden, und bei Gesunden als jährliche „Frühjahrsreinigung". Oft wurde er von Barbieren durchgeführt. Die rotweißgestreiften Stangen, die in England heute noch vor vielen Friseursalons zu sehen sind, erinnern an den Service, der hier einst angeboten wurde.

Herzstillstand, sondern durch den Ausfall der Hirnfunktionen definiert, damit Chirurgen Spenderherzen entnehmen können, solange sie schlagen.

1979 Gründung der Deutschen Herzstiftung.

80er Jahre Einführung von Ciclosporin, einem Medikament, das das körpereigene Abwehrsystem unterdrückt und so das Abstoßen von Transplantaten verhindert.

1988 Der Herzchirurg und Großneffe Albert Schweit-

zers Alain Deloche (geboren 1949) gründet die Organisation „La Chaîne de l'Espoir", die Ärzte in Entwicklungsländer schickt, um Kinder mit Herzkrankheiten kostenlos zu behandeln.

1995 Der in Ägypten geborene Pio-

nier der Herzchirurgie Magdi Yacoub (geboren 1935) gründet in England „Chain of Hope", einen Zweig von „La Chaîne de l'Espoir".

2000 Erster Weltherztag. Bald ist der Tag ein globales Ereignis.

2004 Die Weltgesundheitsorganisation (WHO) bringt einen Atlas für Herzkrankheiten und Schlaganfälle heraus. Es handelt sich um die «genaue graphische Darstellung einer Epidemie, die weltweit die häufigste einzelne Todesursache darstellt».

2017 Berechnungen zeigen, dass die Verschmutzung der Luft durch Abgase und das Kochen an offenem Feuer weltweit für circa 12 % Prozent aller Herz-Kreislauf-Erkrankungen verantwortlich sein könnte.

2020 Herz-Kreislauf-Erkrankungen sind die führende Todesursache in Deutschland und verursachen insgesamt etwa 40 % aller Sterbefälle.

Doch eine Frage blieb offen: Wie gelangte das Blut von der rechten zur linken Herzkammer, von den Venen in die Arterien? Nach Galens Theorie waren „unsichtbare" Poren für das Durchsickern des Blutes durch die Herzscheidewand verantwortlich. Seine Ideen von Herz und Blutkreislauf hielten sich fast eineinhalb Jahrtausende.

DAS HERZ – EINE LEBENDE PUMPE

Erst als man ab dem 14. Jahrhundert die Anatomie des Menschen zu erforschen begann, wurden die Theorien Galens in Frage gestellt. 1628 bewies der englische Arzt William Harvey (1578–1657) durch Beobachtungen und Versuche, dass sich das Blut in einem Kreislauf durch den Körper bewegt. Er zeigte, dass das Blut nicht einfach aus Herz und Leber in die Gliedmaßen fließt, verbraucht wird und sich dann irgendwie „erneuert", sondern immer in derselben Menge vorhanden ist. Es zirkuliert durch Venen und Arterien und fließt immer wieder zum Herzen zurück – das dunkle, venöse Blut zur rechten Herzkammer hin und das hellrote, arterielle Blut von der linken Herzkammer weg. Auf dem Weg von der rechten zur linken Herzkammer fließt es durch die Lungen und nicht durch „unsichtbare Poren" in der Herzscheidewand, wie Galen vermutet hatte. Harvey erkannte, dass das Herz wie eine Pumpe arbeitet, die das Blut in Bewegung hält. Ihm zufolge war es *«Grundlage des Lebens und Urheber von allem»*.

Andere Wissenschaftler fügten Harveys Theorie vom Blutkreislauf weitere Erkenntnisse hinzu. Doch so aufregend diese auch waren, so wirkten sie sich doch kaum auf die Diagnose oder die Behandlung menschlicher Herzkrankheiten aus.

«Alle Dinge sind von der pulsierenden Bewegung des Herzens abhängig. So ist das Herz der Ursprung des Lebens … durch dessen Kraft und Schlag das Blut in Bewegung gesetzt, zur Perfektion gebracht und ernährt wird und vor Verderben und Zerfall bewahrt. Dieser Hausgott leistet dem ganzen Körper seine Dienste. Er ernährt, wärmt und belebt ihn und ist damit die Grundlage des Lebens.»

WILLIAM HARVEY, „EXERCITATIO ANATOMICA DE MOTU CORDIS ET SANGUINIS IN ANIMALIBUS" (1628)

AM GEBROCHENEN HERZEN STERBEN

Am 18. Januar 1796 fiel in England ein junges Dienstmädchen beim Lesen eines Briefes tot um. Anscheinend hatte sie erfahren, dass die Liebe ihres Lebens eine andere Frau geheiratet hatte. Ihre Geschichte erschien im *Gentleman's Magazine*. Die arme junge Frau war „an gebrochenem Herzen gestorben".

Beschreibungen von Krankheiten und Todesursachen im 17., 18. und 19. Jahrhundert – ob in Zeitschriften, Todesstatistiken, Patientenbüchern von Ärzten oder in Tagebüchern und Briefen – enthalten viele „Diagnosen", die auf Herzprobleme hindeuten. Manche, so hieß es, wären wie das Dienstmädchen an „gebrochenem Herzen" gestorben, andere weil sie „traurig", „schwach" oder „kränklich" gewesen wären oder an einer „Unterdrückung der Lebensgeister","Auszehrung" oder einem „Darmverschluss" gelitten hätten. Andere starben „plötzlich", „vor-

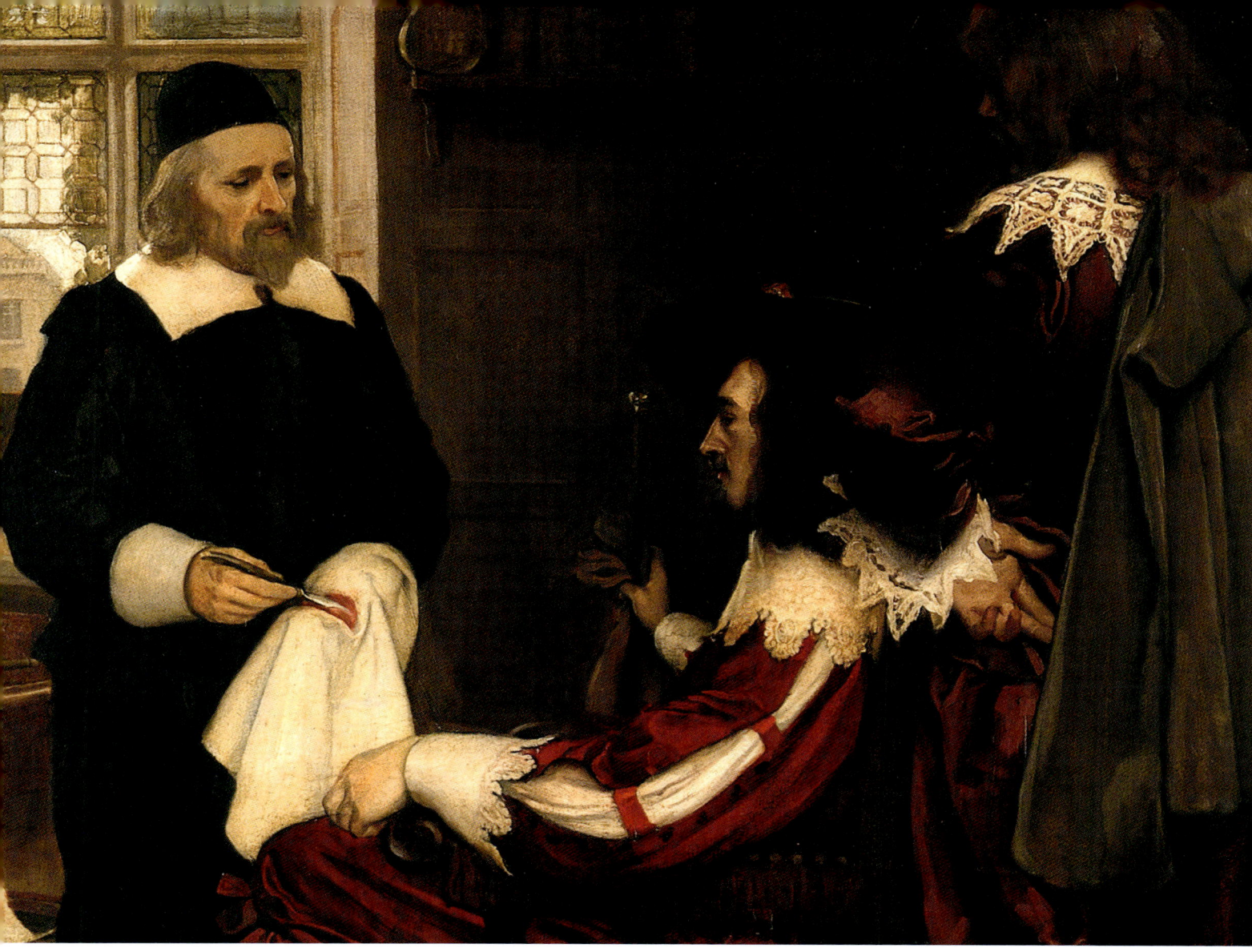

zeitig", durch die „Macht der Planeten", eine „Heimsuchung Gottes" oder eine „Tat des Teufels". Menschen verschieden, weil sie einfach „erschöpft", „überreizt", „verwirrt" oder „kurzatmig" waren, aufgrund von „Ermüdung", „Kummer" oder „hohem Alter". Bei Älteren mussten oft „Verfall" oder „Bettlägerigkeit" als Todesursachen herhalten. Wie viele dieser plötzlichen oder schleichenden Todesfälle mit Herzkrankheiten zu tun hatten, kann niemand sagen. Heute weiß man, dass es das Krankheitsbild des Dienstmädchens wirklich gibt: Man nennt es „Broken Heart Syndrom" (Tako-Tsubo-Kardiomyopathie). Es ist eine plötzlich auftretende Herzmuskelerkrankung, die durch großen emotionalen Stress ausgelöst wird. Betroffene haben ähnliche Symptome wie bei einem Herzinfarkt mit begleitender Herzschwäche. Im Gegensatz zu vielen anderen Herzmuskelerkrankungen heilt diese Form bei den meisten Patienten nach einigen Wochen wieder vollständig aus – meist sterben sie nicht daran wie die arme Dienstmagd.

ERKENNUNG UND BEHANDLUNG VON HERZSYMPTOMEN

Eine der ersten Schilderungen, die wir heute als Herzerkrankung deuten können, stammt von dem englischen Arzt William Heberden (1710–1801). Er prägte 1786 den Begriff „Angina pectoris" und unterschied diese von anderen Brustschmerzen:

Der englische Arzt William Harvey bezeichnete 1628 das Herz als „lebende Pumpe", die für den Kreislauf des Blutes im Körper sorgt. Hier erklärt er König Charles I. seine Theorie vom Blutkreislauf.

247

«Jene, die davon betroffen sind, werden beim Gehen, besonders wenn es bergan geht, und kurz nach dem Speisen von einem höchst unangenehmen Gefühl in der Brust ergriffen, das ihnen vorkommt, als würde es das Leben auslöschen, wenn es stärker würde oder anhielte. Doch sobald sie innehalten, verschwindet das Unwohlsein … In jeder anderen Hinsicht geht es den Patienten, zu Beginn der Erkrankung, bestens … Männer neigen ganz besonders zu dieser Krankheit, besonders jene, die das fünfzigste Lebensjahr überschritten haben.»

Eine andere Krankheit war die Wassersucht. Darin eingeschlossen war wohl auch Herzinsuffizienz. Als man im 18. Jahrhundert Fingerhut als Heilmittel für die „Wassersucht des Herzens" entdeckte, hatte man eines der ersten wirkungsvollen Medikamente zur Behandlung von Herzleiden gefunden (siehe Hilfe fürs Herz: Fingerhut & Weidenrinde, rechts).

VORBEUGEN IST BESSER ALS HEILEN

Obwohl es vor dem 20. Jahrhundert schon einige nachvollziehbare klinische Beschreibungen von Herzkrankheiten gab, kursierten jede Menge Vermutungen über Veranlagungen für bestimmte Krankheiten. Heute nennt man so etwas Risikofaktoren. Man bemerkte, dass *«dicke, wohlgenährte Menschen mit rötlicher Gesichtsfarbe, starkem Alkoholkonsum, die übermäßigem Genuss frönten»* ein hohes Krankheitsrisiko eingingen, ebenso wie solche mit *«mangelhaftem Verzehr von frischem Obst und Gemüse und den Nachteilen einer mageren Kost».* George Cheyne (1671–1743), damals der bekannteste britische Arzt, verbrachte einen Großteil seiner Zeit damit, mit seinen Patienten zu speisen. Irgendwann wog er 204 Kilogramm und fühlte sich *«übermäßig dick, kurzatmig, träge und antriebsarm».* Er brauchte einen Diener, der einen Stuhl hinter ihm hertrug, auf dem er sich alle paar Schritte ausruhen musste. Schließlich wurde er Vegetarier, gewöhnte sich an, Leibesübungen zu machen, viel an der frischen Luft zu sein, und ritt auf seinem Schaukelpferd, wenn das Wetter keine Übungen im Freien zuließ.

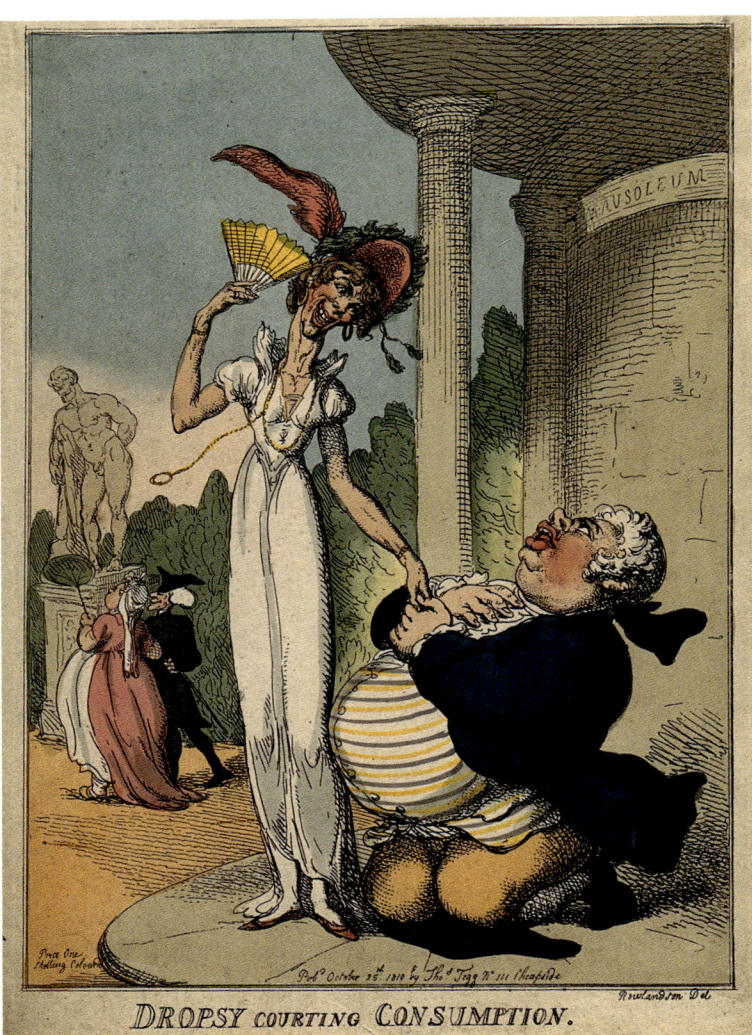

Ein fettleibiger Mann wirbt in dieser Farbradierung von 1810 vor einem Mausoleum um eine große, schlanke Frau. Die Illustration stellt die beiden Leiden Wassersucht und Schwindsucht dar.

Ratgeber zur Vorbeugung von Krankheiten und zu gesundem Leben gab es seit der Antike. Zu Beginn der Neuzeit erfreuten sie sich immer größerer Beliebtheit. Zu den Empfehlungen gehörten gesunde Ernährung, viel Bewegung, zurückhaltender Alkoholkonsum und eine ausgewogene Lebensführung. 1763 erhielt der schottische Schriftsteller James Boswell (1740–1795) von seinem Arzt den Rat, nach dem Aufstehen zwei oder drei flotte Sprünge durch sein Zimmer zu machen. Boswell zufolge hatte das *«höchst angenehme Auswirkungen»* und *«vertrieb die Trägheit aus seinem Herzen».*

HILFE FÜRS HERZ: FINGERHUT & WEIDENRINDE

Ein medizinischer Begriff, der früher häufig gebraucht wurde, ist „Wassersucht". Er meinte allgemein einen Flüssigkeitsüberschuss und wurde auf Krankheiten angewandt, bei denen die Ansammlung von Flüssigkeit in Leber oder Herz zum Tod führen konnte. Eine bemerkenswerte Heilmethode wurde im 18. Jahrhundert entdeckt. William Withering (1741–1799), ein englischer Arzt, erhielt von einer alten Dame ein Rezept zur Behandlung der Wassersucht. Es war ein Gebräu aus verschiedenen Pflanzen, doch Withering erkannte, dass die entscheidende Zutat der Rote Finger-hut *(Digitalis purpurea)* war, der bei sorgfältiger Anwendung und niedriger Dosierung das Herz anregte, den Harnfluss erhöhte und die Zahl von Ödemen, Flüssigkeitsansammlungen im Gewebe, verringerte.

Als Withering 1799 starb, ließen seine Freunde einen Fingerhutstrauß in seinen Gedenkstein meißeln. Digitoxin und Digoxin, die Wirkstoffe des Roten Fingerhuts, werden bis heute verwendet, um die Reizleitungsgeschwindigkeit und die Kontraktionskraft des Herzens zu erhöhen.

Ein noch älteres Heilmittel, das aus Rinde und Blättern des Weidenbaumes gewonnen wurde, wird auch heute noch eingesetzt, allerdings in synthetischer Form. Schon der römische Autor Aulus Cornelius Celsus (25 v. Chr.–50 n. Chr.) beschrieb den Nutzen von *«gekochten Essig-extrakten aus Weidenblättern zur Schmerzbehandlung».* 1763 berichtete der englische Pfarrer Edmund Stone (1700–1758) vom Wert der Weidenrinde, die *«auf feuchtem Boden gedeiht»* und Sumpffieber heilte, das damals in feuchten Gebieten verbreitet war. 1899 ließ das Pharmaunternehmen Bayer „Aspirin" (Acetylsalicylsäure) patentieren, ein synthetisches Medikament, das auf den Wirkstoffen der Weidenrinde basiert. Bayer warb für die Sicherheit von Aspirin mit der Garantie, das Medikament würde *«sich nicht auf das Herz auswirken».* Später wurde der Nutzen geringer Dosen von Aspirin zur Verkleinerung von Blutgerinnseln und zur Verminderung der Risiken von Schlaganfall, Herzkrankheiten und Tod durch Herzinfarkt erkannt.

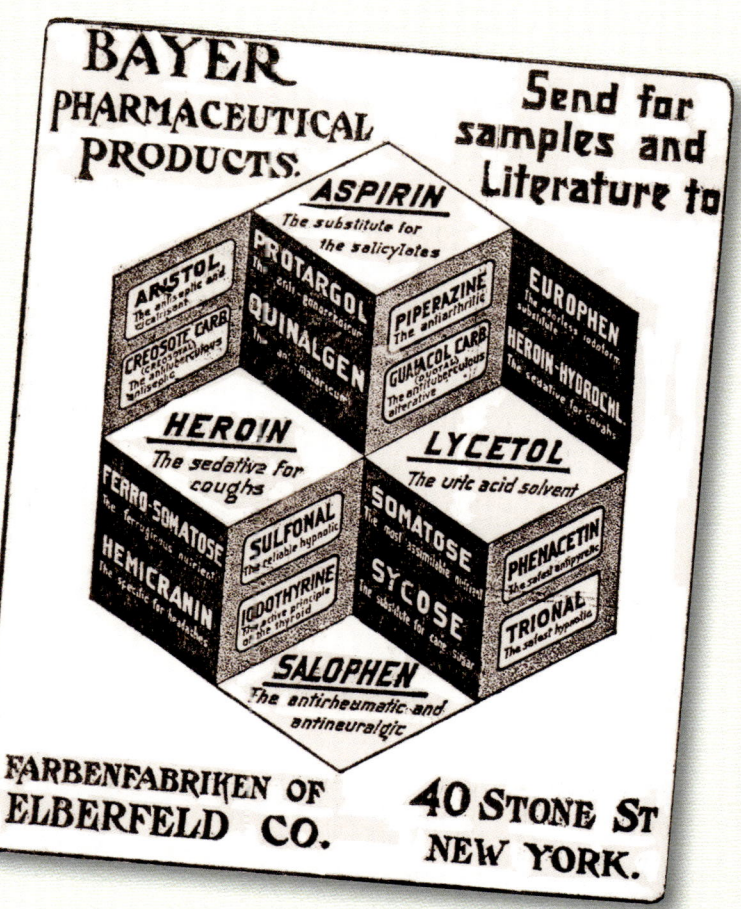

Eine alte Werbezeichnung von Bayer bietet Produkte wie Aspirin und Heroin an.

DIE ERKENNUNG VON MISSBILDUNGEN AM HERZEN

Die Praxis, den Patienten den Puls zu messen und sie abzuhören, geht wie das Schütteln des Patienten, um plätschernde Geräusche im Brustkorb zu hören, bis ins Altertum zurück. Die „Perkussion", das Abklopfen der Brustwand mit einem Finger und gleichzeitiges Horchen auf den Hall, wurde erstmals in der Mitte des 18. Jahrhunderts beschrieben. Die Erfindung des Stethoskops im Jahre 1816 (siehe Seite 67) durch René Laënnec (1781–1826) eröffnete den Ärzten eine neue Möglichkeit, abzuhören und Missbildungen und Herzklappenfehler zu entdecken.

In der zweiten Hälfte des 19. Jahrhunderts bemühte man sich, den Herzschlag graphisch darzustellen. Das Resultat war 1908 die Entwicklung des „Polygraphen", für den der schottische Arzt James Mackenzie (1853–1925) die Pionierarbeit geleistet hatte. Damit konnte man gleichzeitig den venösen und arteriellen Puls aufzeichnen und die Leistung

Ein Herzchirurg auf einem Foto von 1956 nimmt Einstellungen an einer verbesserten Version seiner Herz-Lungen-Maschine vor. Dieses bahnbrechende Gerät konnte die Funktionen von Herz und Lunge aufrechterhalten, während das Herz des Patienten bei chirurgischen Eingriffen stillgelegt wurde.

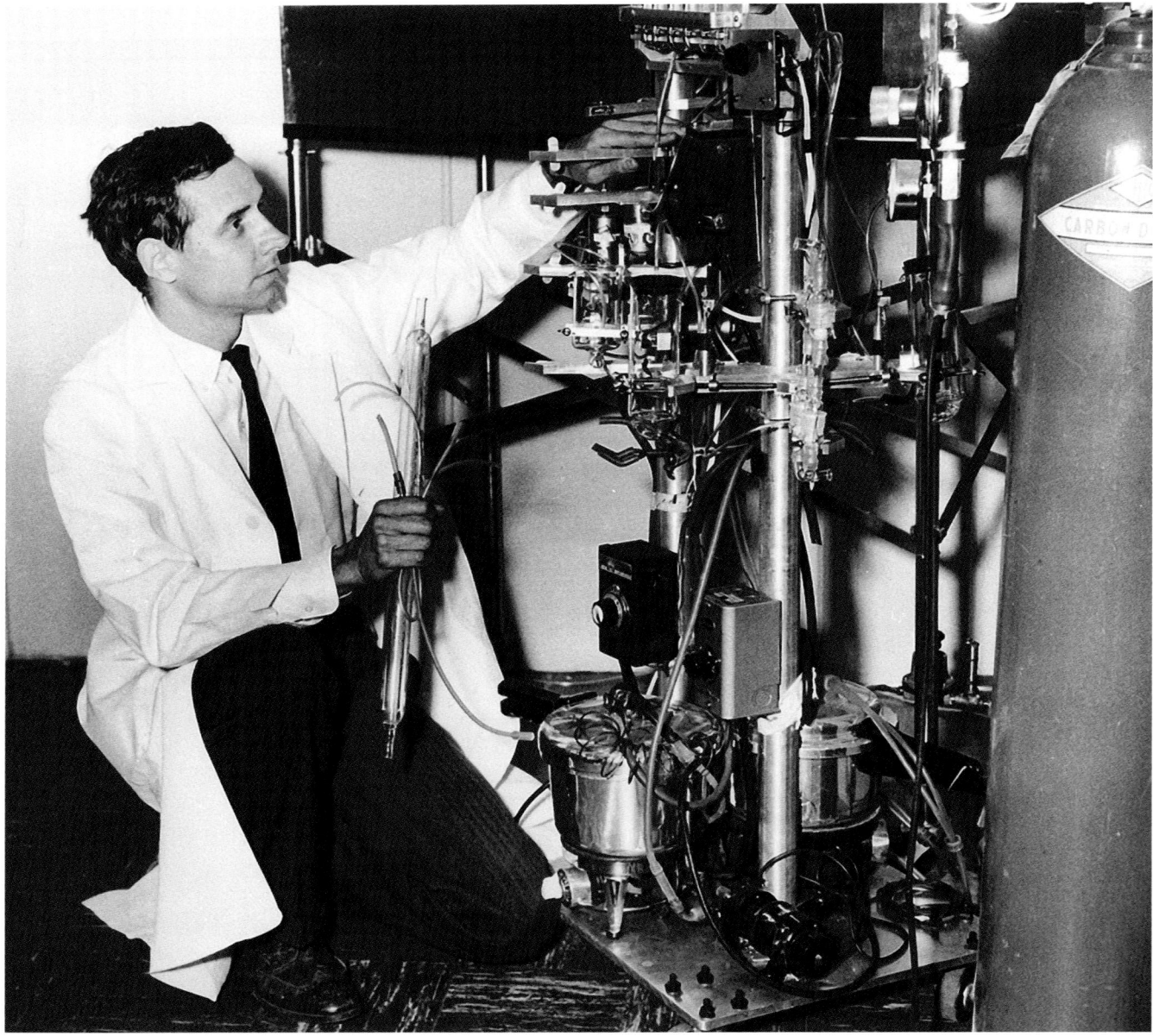

des Herzens ablesen. Zu Beginn des 20. Jahrhunderts wurde eine weitere Technik zur Messung und Aufzeichnung der vom Herzschlag ausgelösten elektrischen Signale entwickelt: das Elektrokardiogramm (EKG). Diese Technik veränderte die Diagnostik grundlegend. Der Wissenschaftszweig der „Kardiologie" hatte seinen Anfang genommen.

EIN SINNESWANDEL

Zu Beginn des 20. Jahrhunderts wurde der Begriff „Herzinfarkt" erstmals offiziell gebraucht. Herzinfarkte sind für einen hohen Anteil der Todesfälle durch die Koronare Herzkrankheit verantwortlich. Zu einem Herzinfarkt kommt es, wenn ein Herzkranzgefäß durch ein Blutgerinnsel vollständig blockiert wird. Arteriosklerose dagegen ist eine Folge der Verengung der Arterien durch Ablagerung von Fett und anderen Stoffen. Das Sterberisiko durch Herzinfarkt wurde in der ersten Hälfte des 20. Jahrhunderts immer offenkundiger. Noch 1892 hatte der kanadische Arzt William Osler (1849–1919) die Koronare Herzkrankheit als *relativ selten* beschrieben. Doch schon 30 Jahre später führte man in der westlichen Welt einen von acht Todesfällen auf Herzkrankheiten zurück.

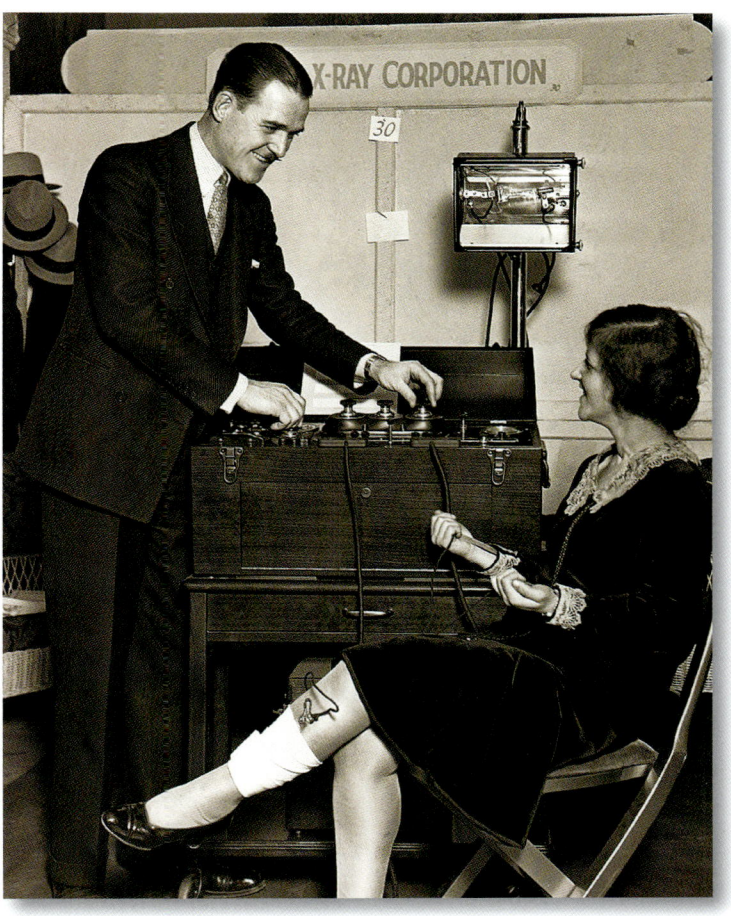

Ein Elektrokardiograph der späten 20er Jahre. Dieses Gerät misst die elektrischen Signale, die durch den Herzschlag ausgelöst werden, und macht sie in Form eines Elektrokardiogramms sichtbar. Der Elektrokardiograph war anfangs ein unhandlicher Apparat, der von fünf Männern bedient werden musste. Der Patient musste Hände und Beine in Eimer mit Wasser halten.

In der zweiten Hälfte des 19. Jahrhunderts hatte es durch die Einführung von Narkose- und Desinfektionsmitteln (siehe Seiten 76–79) gewaltige Verbesserungen in der Chirurgie gegeben. Doch das Herz blieb ein Bereich, der nicht angetastet wurde. Man hielt es einfach für zu gefährlich, am Herzen zu operieren. Nur ein oder zwei mutige Chirurgen trauten sich daran.

In den 1940er Jahren begannen Herzchirurgen, gewagtere Operationen am Herzen vorzunehmen, und 1944 fand der erste Eingriff bei einem Säugling mit angeborenem Herzfehler statt. Die Chirurgen zeigten, dass kurze Eingriffe am schlagenden Herzen möglich waren. Doch bei schwierigeren Operationen musste man das Herz zum Stillstand bringen. Die entscheidende Erfindung war die Herz-Lungen-Maschine Ende der 50er Jahre. Dieses Gerät und die gezielte Unterkühlung (Hypothermie) ermöglichten es den Chirurgen, das Herz zu „umgehen". Der Blutkreislauf und die Atmung wurden künstlich aufrechterhalten, während man das Herz im Ruhezustand operieren konnte.

Enormes Aufsehen erregte 1967 der südafrikanische Arzt Christiaan Barnard (1922–2001), als er in Kapstadt die erste Herztransplantation am Menschen vornahm. Barnard pflanzte dem Empfänger Louis Washkanski das Herz einer jungen Frau ein, die bei einem Autounfall ums Leben gekommen war. Washkanski starb 18 Tage später an einer Lungenentzündung. Der Eingriff zog große Aufmerksamkeit auf sich, war aber auch außerordentlich umstritten.

DIAGNOSTIK IN FRÜHEREN ZEITEN

In früheren Zeiten mussten sich die Ärzte vor allem auf ihre fünf Sinne verlassen, um Krankheitssymptome beim lebenden Patienten zu erkennen.

TASTEN: Schon im Altertum wurde der Puls mit dem Finger gefühlt. Die Ärzte äußerten sich häufig zum Pulsschlag eines kranken Patienten. (Bis heute gehört das Fühlen des Pulses zu den Tätigkeiten eines Arztes.) Auch legte man immer schon die Hand auf die Stirn, um Fieber festzustellen. Das Ertasten von Schmerzquellen, Schwellungen und Knoten waren und sind klassische Möglichkeiten, krankhafte Veränderungen zu entdecken. Zu viele Berührungen galten früher jedoch als unanständig, und das Abtasten unter der Kleidung war der Würde eines vornehmen Arztes nicht angemessen.

SEHEN: Ärzte brauchten immer schon ein waches Auge, um Auffälligkeiten zu erkennen. Diese reichten von Ausschlägen, Flecken, Pusteln, nässenden Wunden, Geschwüren, fleischigen Auswüchsen und Veränderungen von Hautfarbe, Urin und Stuhl bis hin zu Anzeichen von Infektionen auf der Zunge, in Rachen, Augen, Ohren und Nase oder Körperflüssigkeiten.

RIECHEN: Früher gehörte das Riechen an Urin, Stuhl, Eiter, Ausdünstungen und Atem der Patienten zu den gängigen Untersuchungsmethoden. Schlechter Geruch, übel riechender Atem, eitrige brandige Wunden, stinkender Stuhl und andere widerliche Entleerungen waren wichtige Anzeichen dafür, dass etwas nicht stimmt. Die Aufzeichnungen der Ärzte enthielten oft sehr genaue Beschreibungen, wie ihre Patienten rochen. Der Geruch der Haut oder des Atems nach frisch gebackenem Brot galt als Anzeichen von Typhus, der Geruch nach Schafsschweiß deutete auf Pocken hin. Den Geruch von gezupften Federn verband man mit Masern, und Gelbfieberpatienten rochen angeblich nach Schlachthof.

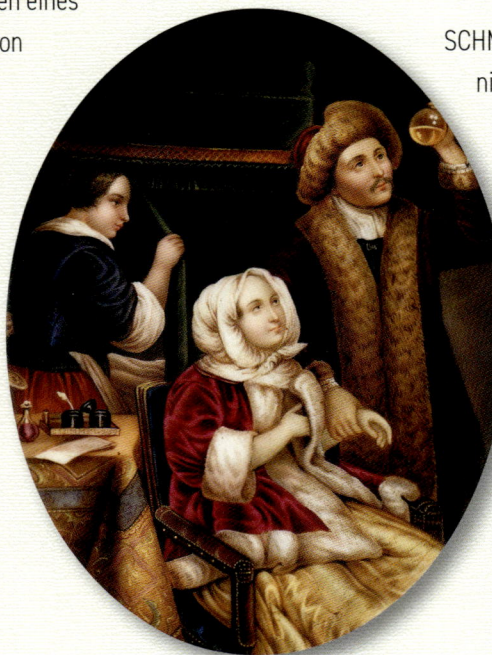

Die Untersuchung von Urin diente Ärzten lange Zeit zur Diagnose von Krankheiten.

SCHMECKEN: Das Kosten von Urin war nicht so verbreitet wie das Betrachten oder das Riechen daran, aber 1776 demonstrierte Matthew Dobson (1735–1784), dass der süße Geschmack des Urins bei Diabetes-Patienten von Zucker herrührte.

HÖREN: Das Hören auf Geräusche im Körper war schon im Altertum gängige Praxis. Aufzeichnungen des Hippokrates beschreiben das Schütteln des Patienten, um im Brustkorb plätschernde Geräusche zu vernehmen. Perkussion, das Abklopfen der Brustwand mit einem Finger und das Horchen auf den Hall, wurde Mitte des 18. Jahrhunderts beschrieben. Die Erfindung des Stethoskops im Jahre 1816 krempelte die Untersuchungsmethoden der Hausärzte zur Erkennung von Herzfehlern oder Lungenproblemen vollständig um. Nun konnten die Ärzte „hören", was im Innern des Patienten vor sich ging, und das in gebührendem Abstand. Doch auch das Zuhören war damals wie heute ein wesentlicher Teil der Diagnose.

Sobald jedoch wirkungsvolle immunsuppressive Medikamente entwickelt worden waren, um das Abstoßen von Transplantaten zu vermeiden, wurden Herztransplantationen Routine. Schon Mitte der 80er Jahre wurden Hunderte von Herztransplantationen durchgeführt, die viele Empfänger länger als fünf Jahre überlebten. Doch wie bei anderen Organen ist auch hier das Problem, genügend passende Spender zu finden. Heute werden jedes Jahr in Deutschland 300 Herzen transplantiert. 700 Menschen warten derzeit auf ein Spenderherz.

GEBROCHENE HERZEN REPARIEREN

Im Laufe der vergangenen 50 Jahre wurden zahlreiche weitere Techniken entwickelt, mit denen Chirurgen Herzfehler beheben können, bevor Transplantationen nötig werden. Dazu gehört das Einsetzen künstlicher Schrittmacher oder Defibrillatoren, elektrischer Geräte, die den regelmäßigen Herzschlag aufrechterhalten beziehungsweise wiederherstellen. Andere Verfahren sind die Ballonangioplastie, bei der ein ballonartiges Element in eine Arterie gefädelt wird, um eine Blockade zu öffnen; koronare Bypässe sowie Reparatur und Ersatz von Herzklappen bei angeborenen Löchern im Herzen. Auch neue Bildgebungsverfahren

> **«Louis Washkanskys Herz kam vollständig in Sicht,** wogend … wie ein aufgewühltes Meer, gelb von den Stürmen eines halben Jahrhunderts, durchzogen von blauen Strömen … Blaue Venen liefen quer durch den sich hebenden, zerstörten Überrest eines schwer gezeichneten Herzens.»

CHRISTIAAN BARNARD ÜBER DAS KRANKE HERZ DES ERSTEN EMPFÄNGERS EINES HERZTRANSPLANTATS IM JAHRE 1967.

Mitglieder des Chirurgenteams von Christiaan Barnard führen Eingriffe am offenen Herzen durch, hier im Operationssaal des Groote-Schuur-Hospitals, das durch die erste Herztransplantation 1967 berühmt wurde.

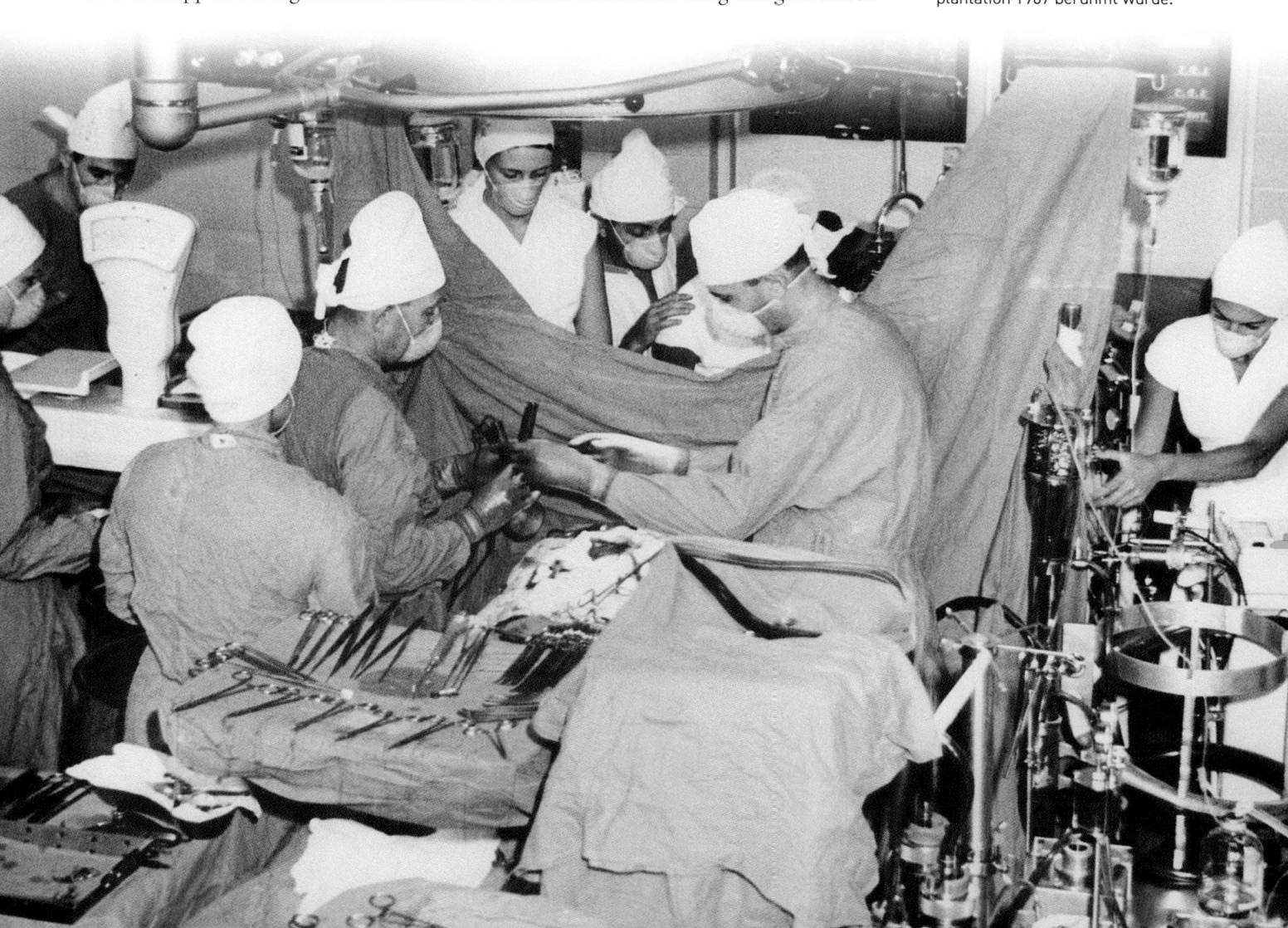

vom Ultraschall bis zur CT und MRT haben die Früherkennung von Herzkrankheiten entscheidend vorangebracht. Derzeit versucht man sogar Herzen zu klonen und nachzuzüchten.

1896 hatte der britische Chirurg Sir Stephen Paget (1855–1926) geschrieben:

> *«Die Herzchirurgie ist wohl an die Grenzen gestoßen, die die Natur jeder Art von Chirurgie setzt. Keine neue Methode und keine neue Entdeckung kann die natürlichen Schwierigkeiten überwinden, die mit einer Verletzung am Herzen einhergehen.»*

Paget und seine Zeitgenossen würden staunen, könnten sie die hoch entwickelten, extrem teuren und topmodernen Geräte sehen, mit denen man heute die *«naturgegebenen Grenzen»* überwindet.

RATSCHLÄGE BEHERZIGEN

Im Zuge der Weiterentwicklung der chirurgischen Technik in den letzten Jahrzehnten wurde auch der Wunsch größer, die Ursachen von Herzkrankheiten zu verstehen und

HERZZEREISSENDE FAKTEN

Einige besorgniserregende Statistiken zeigen die Macht der Herz-Kreislauf-Erkrankungen.

Herzkrankheiten und Schlaganfälle sind weltweit die häufigsten Todesursachen.

17,8 Millionen Menschen sterben jährlich an Herz-Kreislauf-Erkrankungen. Das ist fast ein Drittel aller Todesfälle auf der ganzen Welt. Schätzungen prognostizieren einen Anstieg auf bis zu 23,6 Millionen im Jahr 2030.

In den westlichen Ländern sind sie mit rund 45 Prozent und in den Entwicklungsländern mit rund 25 Prozent aller Todesfälle die häufigste Todesursache.

80 Prozent der Herzkranken leben in ärmeren Ländern. In den Entwicklungsländern ist neben chronischen Leiden wie Herzerkrankungen, Krebs und Diabetes die zusätzliche Belastung durch Infektionen ein großes Problem. In Deutschland starben 2006 rund 224 000 Menschen an Herzkrankheiten, in Indien 2002 mehr als 1,5 Millionen. Jährlich erleiden zirka 270.000 Menschen in Deutschland einen Schlaganfall.

Jedes Jahr sterben in Deutschland 28.000 Männer und 21000 Frauen an einem Herzinfarkt.

Litten noch vor zwanzig Jahren 12 Millionen Menschen weltweit an Rheumatischem Fieber, das zu Herzkrankheiten führen kann, sind die Zahlen vor allem in den Industrienationen durch die Behandlung mit Penicillin stark zurück gegangen.

Im Jahr 1900 lebte ein Prozent der Weltbevölkerung länger als 65 Jahre. Prognosen zufolge werden 2050 etwa 20 Prozent 65 Jahre und älter sein. Herzkrankheiten und Krebs sind vorwiegend Krankheiten älterer Menschen.

Wenn der Trend nicht aufgehalten wird, werden in der ersten Hälfte des 21. Jahrhunderts schätzungsweise mehr als eine Milliarde Menschen an Herzkrankheiten und Schlaganfällen sterben.

Möglichkeiten ihrer Vorbeugung zu finden. Bereits in den 40er Jahren waren Herzkrankheiten in den USA die häufigste Todesursache. Man fragte sich, warum sie solch epidemische Ausmaße angenommen hatten. Gegen Ende der 40er Jahre wurde eine bedeutende Studie begonnen, bei der 5209 gesunde Erwachsene begleitet und alle zwei Jahre untersucht wurden. Diese und ähnliche Studien brachten Risikofaktoren für Herzerkrankungen ans Licht: Rauchen, Bewegungsmangel, sehr salz- oder/ und fetthaltige Ernährung, hoher Alkoholkonsum, Stress, Fettleibigkeit, Typ-2-Diabetes, Bluthochdruck und ein hoher Cholesterinspiegel.

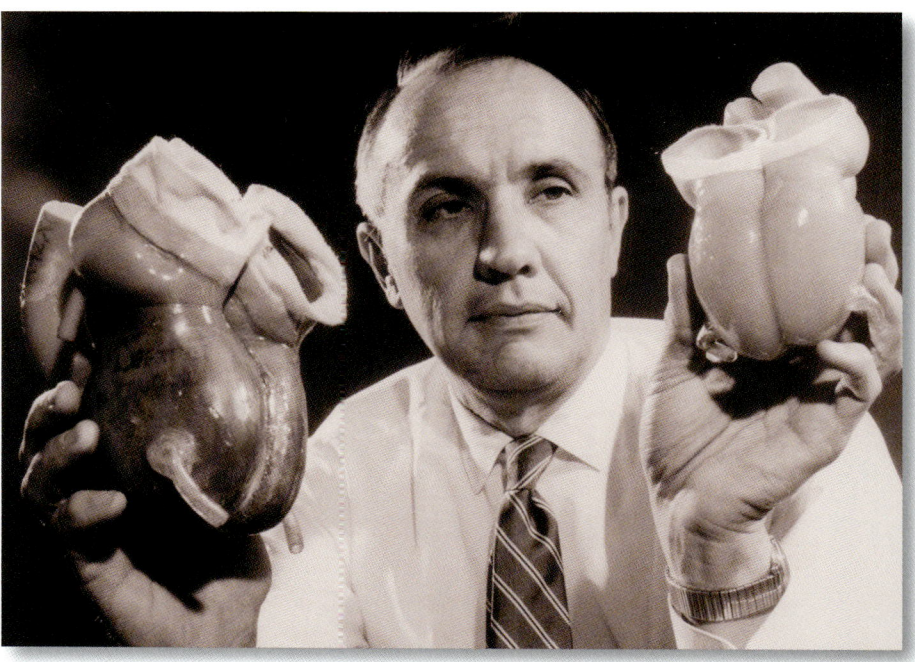

1968 war ein künstliches mechanisches Herz (rechts) endlich klein genug, um komplett in den Körper eingebaut zu werden. Eine frühere, größere Version ist links zu sehen. Das menschliche Herz besteht vor allem aus dem Herzmuskel, dem stärksten Muskel des Körpers. Unter Aufsicht des vegetativen Nervensystems zieht es sich rhythmisch zusammen und pumpt das Blut durch den Körper. Anders als „Liebesherzen" hat ein echtes Herz eine ungleichmäßige Form.

Die Medien und Gesundheitskampagnen erinnern die Menschen heute ständig daran, wie wichtig es ist, gesund zu leben und dadurch das Risiko von Herzerkrankungen oder Schlaganfällen zu verringern. Gleichzeitig gibt es eine Reihe von Medikamenten für gefährdete Personen und zur Vermeidung von tödlichen Herzinfarkten (siehe Hilfe fürs Herz: Fingerhut & Weidenrinde, Seite 241). Auch ererbte Veranlagungen spielen bei Herzerkrankungen eine Rolle. Die Wissenschaftler sind auf der Jagd nach den Genen, die für dieses erhöhte Risiko verantwortlich sind.

In den vergangenen Jahren ist die Sterberate infolge von Herzkrankheiten in einer Reihe von Industrieländern stark gesunken. Der Grund dafür liegt zum Teil in den medizinischen Fortschritten bei lebensrettenden Maßnahmen. Zum Teil liegt es aber auch daran, dass viele Menschen die Hauptrisikofaktoren vermeiden und die Ratschläge zur Vorbeugung beherzigen. Dennoch stehen Herz-Kreislauf-Erkrankungen nach wie vor weltweit an der Spitze der Todesursachen – zwar ist die Sterberate insgesamt gesunken, sind die absoluten Zahlen gestiegen. Das ist vor allem durch drei Faktoren zu erklären: Die Bevölkerung wächst, die Menschen werden immer älter, und auch die Risikofaktoren zum Beispiel für einen Herzinfarkt oder Schlaganfall sind immer stärker ausgeprägt. Auch in Entwicklungsländern werden Herzerkrankungen zunehmend zum Problem. Hier fehlt es oft an lebensrettender High-Tech-Ausrüstung und es gibt kaum Strategien zur Vorbeugung oder Vorsorgeuntersuchungen. Zudem können Infektionskrankheiten wie Rheumatisches Fieber, das durch Streptokokken ausgelöst wird, oder die Chagas-Krankheit in Südamerika (siehe Seiten 102–107) bei Kindern wie bei Erwachsenen zu Herzerkrankungen führen. *Vorbeugen ist besser als heilen»,* lautet ein altes Sprichwort. Was Herzkrankheiten betrifft, bleibt dies eine Botschaft mit weltweiter Bedeutung.

«Alle Gefühlsbewegungen, erfreuliche wie schmerzhafte, beginnen und enden im Herzen.»

ARISTOTELES, „ÜBER DIE TEILE DER TIERE"
(4. JAHRHUNDERT V. CHR.)

DIABETES

Die Erkrankung wird auch die unterschätzte „Pandemie" genannt.

Denn inzwischen sind fast alle Kulturen rund um den Erdball betroffen. Weltweit sind mehr als 400 Millionen an einer der vier Diabetes-Formen erkrankt, 4 Millionen sterben jedes Jahr daran. Die Krankheit, bei der die Bauchspeicheldrüse weniger oder gar kein Insulin mehr produziert, wirkt sich auf alle Bereiche des Körpers mit oft schweren Folgen aus. Doch die Behandlung wird immer leichter.

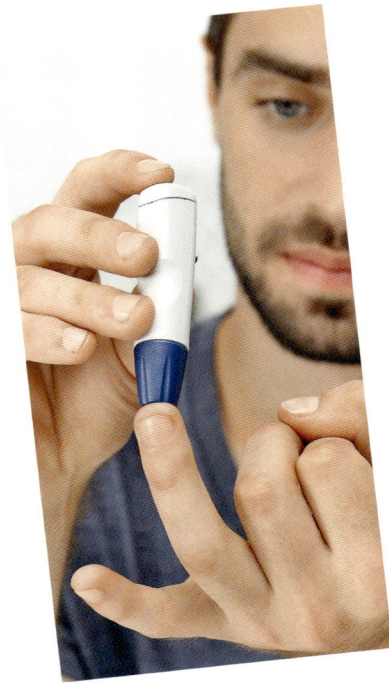

Bestimmung des Blutzuckerspiegels durch Lanzette

Diabetes ist eine schwere Erkrankung, die die Menschheit sicher schon seit ihren Anfängen begleitet. Bereits im 6. Jahrhundert vor Christus beschreibt der indische Chirurg Sushruta, dass er einen Patienten behandelte, dessen Urin klebrig-süß roch. Meist machte man damals sogar die Geschmacksprobe. Sein Landsmann Charaka schrieb im 2. Jahrhundert nach Christus:

> "Du hast einen Patienten, der Harn lässt wie ein brünstiger Elefant, dessen Harn Honigharn oder Zuckerruhrharn heißt und dessen Harn süß schmeckt und die Ameisen und Insekten anlockt."

Etwa im Jahr 100 nach Christus prägte der griechische Arzt Aretaios erstmals das Wort *Diabetes* – es bedeutet so viel wie „Saugheber", bei dem griechischen Arzt Galenos bekam er später die Bedeutung „Harndurchfall" oder „Durstkrankheit", da die getrunkene Flüssigkeit sofort wieder aus dem Körper fließt. Dies ist bei akutem, unbehandelten Diabetes der Fall. Aretaios schrieb:

> "Diabetes ist ein furchtbares Leiden, nicht sehr häufig beim Menschen, ein Schmelzen des Fleisches und der Glieder zu Harn. Das Leben ist kurz, unangenehm und schmerzvoll, der Durst unstillbar, … und der Tod unausweichlich."

Der englische Arzt Thomas Willis beschrieb 1675 den Geschmack des Urins als „honigsüß": „… taste as if it has been mixed with honey." Auf ihn geht somit die Bezeichnung „mellitus" (lateinisch für „honigsüß") zurück, mit der der Begriff Diabetes in der Medizin ergänzt wird. Der süßlich riechende und schmeckende Urin ist ein Hauptsymptom, da

Zeitleiste

6. Jhd. v. Chr. Der indische Chirurg Sushruta stellt klebrig-süßen Urin bei einem Patienten fest.

100 n. Chr. Der griechische Arzt Aretaios verwendet erstmal den Begriff Diabetes.

1683 Der Schweizer Arzt Johann Konrad Brunner entfernt bei Hunden die Bauchspeicheldrüse und bemerkt, dass sie extremen Durst

entwickeln und ständig Urin lassen müssen.

1788 Thomas Cowley stellt einen Zusammenhang zwischen Diabetes und Erkrankungen der Bauchspeicheldrüse her.

1869 Der deutsche Medizinstudent Paul Langerhans beschreibt in seiner Dissertation die Inselzellen im Gewebe der Bauchspeicheldrüse. Diese hormonbildenden Zellen werden bei

Typ-1-Diabetes zerstört und sind heute nach ihm Langerhansscher-Inselzellen benannt.

1880 Étienne Lancereaux, ein französischer Diabetologe,

unterscheidet die Begriffe Diabete maigre („magerer Diabetes") und Diabete gras („fetter Diabetes") und begründete damit die Unterscheidung verschiedener Diabetes-Formen.

1905 Eine zuverlässige und günstige Methode zur Blutzuckerbestimmung wird im schwedischen Lund entwickelt.

mit dem Urin übermäßig Zucker aus dem Körper ausgeschieden wird, wenn kein oder nur noch wenig Insulin produziert wird oder die Zellen unempfindlich gegenüber Insulin werden – wie dies bei Typ-2-Diabetes der Fall ist.

EIN STECHEN UND ZIEHEN IM GANZEN KÖRPER

Thomas Willis beschrieb bereits die Folgen des Diabetes auf den Körper – die diabetische Neuropathie: *„Stechen und andere häufige Kontraktionen oder Krämpfe, Sehnenverletzungen und andere Störungen.“* Heute weiß man, dass durch den Insulinmangel und zu hohen Zuckerspiegel im Blut im ganzen Körper kleinste Blutgefäße krankhaft verändert und durch die Unterversorgung Nerven geschädigt werden. Dadurch entstehen Schäden in den Augen, Füßen,

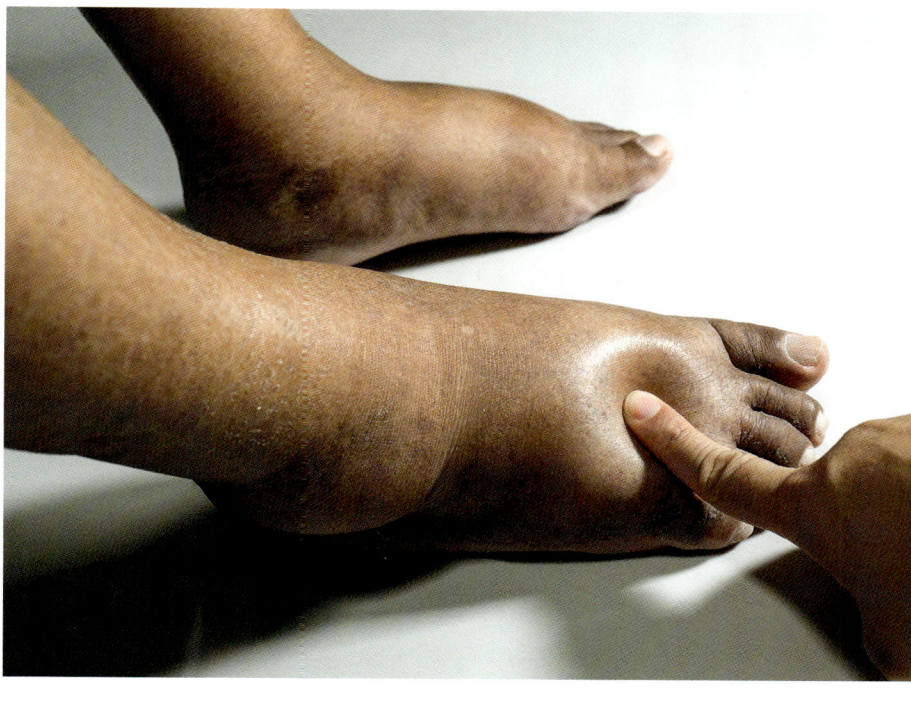

Händen, Nieren und im Herz – im Extremfall so schwer, dass Zehen oder der Fuß amputiert werden müssen oder Nieren versagen. Auch Herzinfarkt ist eine häufige Folge.

Stark geschwollene Füße können auf ein Diabetisches Fuß-Syndrom hinweisen.

Während viele Ärzte im 17. Jahrhundert als Ursache des süßen Urins noch die Nieren vermuteten, verdächtigte der englische Arzt Thomas Willis bereits das Blut. In den darauffolgenden Jahrhunderten wurde die Diabetes-Forschung stark vorangetrieben. Der französische Arzt Apollinaire Bouchardat veröffentlichte 1875 ein Werk zur Behandlung – er empfahl vor allem eine Gewichtsreduktion, körperliche Aktivität, Stoffwechselkontrolle und eine Schulung der Patienten. Fünf Jahre später unterschied sein Landsmann Etienne Lancereaux dann Diabete maigre („magerer Diabetes“) und Diabete gras („fetter Diabetes“) und begründete damit die Unterscheidung verschiedener Diabetes-Formen. Das gilt bis heute, auch wenn man inzwischen vier Haupttypen (Typ-1-Diabetes, Typ-2-Diabetes, Gestations-/Schwangerschaftdiabetes und weitere Formen) und viele Unterarten kennt.

1916 Der Rumäne Nicolae Paulescu gewinnt erstmals Insulin aus Pankreasgewebe. Er setzt es erfolgreich bei einem Hund mit Diabetes ein.

1922 Frederick G. Banting und Charles H. Best gelingt die erste Rettung eines Diabetikers. Ein Jahr später erhält ihr Team den Medizinnobelpreis.

1923 Die Eli Lilly and Company bringt in Toronto das erste Insulinpräparat „Iletin" auf den Markt. Auch in Europa beginnt die Produktion, z. B. durch die Farbwerke Hoechst.

1930 Der deutsche Internist Gerhardt Katsch eröffnet auf Rügen das erste Diabetikerheim in Europa, in dem Patienten im Umgang mit ihrer Krankheit geschult werden.

1979 Die gentechnische Herstellung von Insulin gelingt. Vorher wurde Insulin aus tierischen Bauchspeicheldrüsen gewonnen.

1984 Einer Diabetikerin wird erstmal eine Infusionshilfe im Bauchraum – ein Vorläufer der Insulinpumpe – implantiert.

1985 Der erste Insulin-Pen von Novo Nordisk kommt auf den Markt.

2021 Es gibt 8 Millionen Menschen mit Diabetes in Deutschland. Jedes Jahr kommen 600.000 dazu.

DER KAMPF GEGEN DIABETES

Der englische Arzt Thomas Willis beobachtete schon im Jahr 1675, dass seinen Patienten eine kalorienarme Diät half. Heute weiß man, dass dies bei Typ-2-Diabetes hilft: Ungesunde, fett- und kohlenhydratreiche Ernährung, zu wenig Bewegung, Übergewicht führt dazu, dass Zellen im Körper gegen Insulin resistent werden. Ändert ein Patient jedoch seinen Lebensstil – weniger Kalorien, mehr Bewegung, Gewichtreduktion –, kann er den Typ-2-Diabetes wieder vollkommen verlieren oder braucht nur noch wenig Medikamente. Bei Typ-1-Diabetikern ist dies jedoch anders: Produziert ihre Bauchspeicheldrüse kein Insulin mehr, müssen sie lebenslang Insulin spritzen. Auch bei anderen Formen von Diabetes, die entweder entstehen, da die Bauchspeicheldrüse operativ entfernt wurde oder genetische Faktoren die Insulinproduktion hemmen, hilft eine spezielle Diät natürlich nicht.

SUCHE NACH DER UNBEKANNTEN SUBSTANZ

Im Jahr 1893 entdeckte der deutsche Arzt Oskar Minkowski zusammen mit zwei Kollegen, dass der Diabetes ausbleibt, wenn man Patienten Substanz aus der Bauchspeicheldrüse unter die Haut transplantiert – eine frühe Form der künstlichen Bauchspeicheldrüse, an der bis heute experimentiert wird und die es bis heute noch nicht gibt. Viel weiter kam man jedoch bei der Therapie des Diabetes. Der deutsche Internist Georg Ludwig Zülzer versuchte es 1903 noch mit einem therapeutischen Bauchspeicheldrüsenextrakt, das den Blutzucker senken sollte. Es hatte jedoch schwere Nebenwirkungen, sodass man es nicht beim Menschen einsetzen konnte. Für die noch unbekannte, blutzuckersenkende Substanz schlug der Belgier Jean de Meyer den Namen Insulin (vom lateinischen insula) vor. 1916 gelang es dann dem rumänischen Physiologen Nicolae Paulescu, Insulin aus dem Bauchspeicheldrüsengewebe zu gewinnen. Ein großer Schritt in Richtung Diabetestherapie.

Durch die Entdeckung des Insulins konnten der kanadische Chirurg Frederick G. Banting und der US-amerikanische-kanadische Physiologe Charles H. Best im Jahr 1922 zum ersten Mal einen Diabetiker vor dem Tod retten. Der 13-jährige Leonard Thompson, der bereits seit eineinhalb Jahren an der Erkrankung litt, wurde von ihnen mit Rinderinsulin behandelt. Bereits nach drei Tagen war sein Urin frei von Zucker. Er lebte 14 Jahre lang, bis er an einer Lungenentzündung starb – die aber nichts mit dem Diabetes zu tun hatte. Einer der ersten zwölf Patienten, der damals fünfjährige Theodore Ryder, wog zum Zeitpunkt seiner Behandlung nur noch 12,5 Kilo. Nach der Insulingabe erholt er sich schnell und schrieb einen rührenden Dankesbrief an Dr. Banting, in dem er sich freut, dass er so dick geworden sei. Er überlebte 70 Jahre lang und hielt lange Briefkontakt mit seinem Retter.

Alte Verpackung von Insulin-Ampullen aus dem Jahr 1945

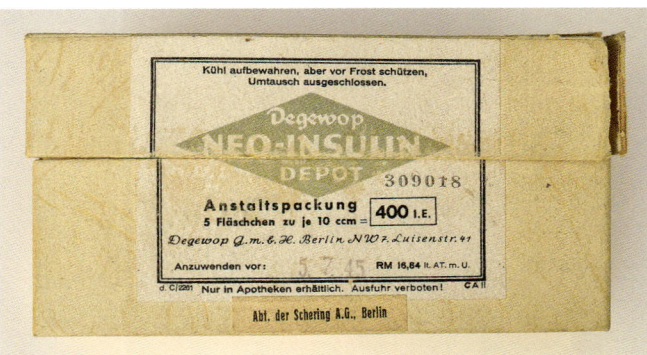

Noch im selben Jahr wurde Insulin industriell hergestellt – erst in Kanada, dann in vielen Ländern. In Deutschland brachte die Firma Farbwerke Hoechst das erste Insulin aus Kälber- und Rinder-Bauchspeicheldrüsen 1923 auf den Markt. Nun konnten Diabetiker umfassend therapiert werden und starben nicht zwangsläufig an ihrer Erkrankung. 50 Jahre später gelang dann auch die gentechnische Herstellung von Insulin.

1923 eröffnete der deutsche Arzt Gerhardt Katsch das erste Diabetikerheim auf Rügen. Patienten wurden dort betreut und im Umgang mit ihrer Krankheit geschult. Auch heute noch ist das Diabetes-Management wichtigs-

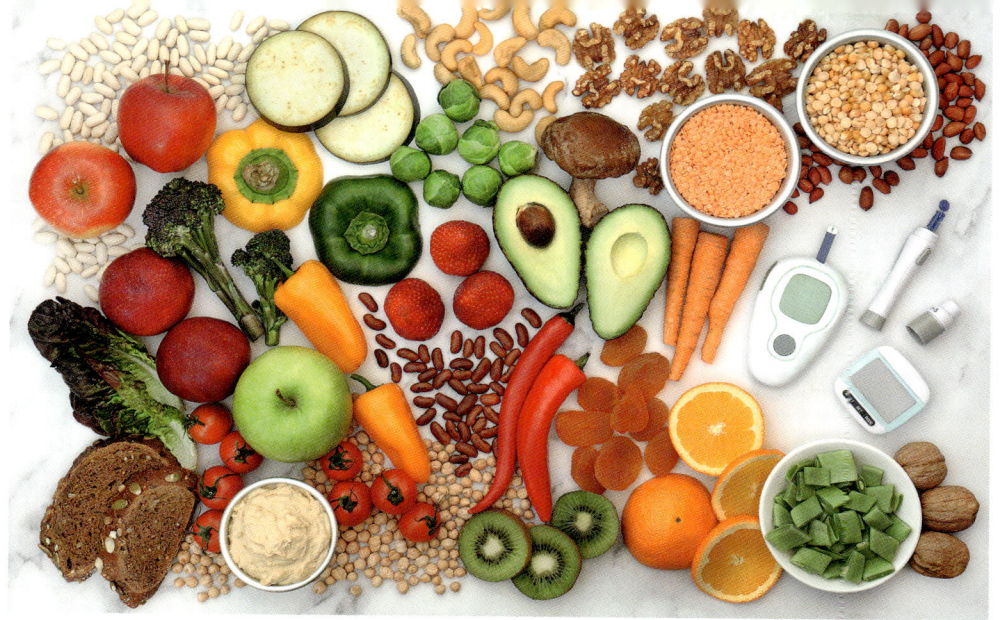

Lebensmittel mit niedrigem Glykämischem Index, daneben elektronische Messgeräte zur Feststellung des Blutzuckerspiegels

ter Bestandteil der Therapie, da der Patient exakt auf seine Blutzuckerwerte achten muss, um keine Spätfolgen zu erleiden.

EINE PANDEMIE, DIE DIE GANZE WELT ERFASST HAT

Immer mehr wurde auch über die Entstehung des Diabetes bekannt: Typ-1 ist die weitaus seltenere Form. Sie entsteht, wenn das Immunsystem aus bislang nicht geklärten Gründen (eventuell sind Infektionen im Kindesalter ein Grund) die Insulin-produzierenden Beta-Zellen der Bauchspeicheldrüse angreift. In Deutschland sind 340.000 Menschen betroffen, festgestellt wird die Erkrankung meist im Kindesalter. Der überwiegende Anteil der Diabetiker – 8 Millionen Deutsche – leidet jedoch an Typ-2-Diabetes. Verursacht wird dieser durch eine ungesunde Ernährung, zu wenig Bewegung und Übergewicht. Durch eine Änderung des Lebensstil könnte die Hälfte dieser Patienten auf blutzuckersenkende Tabletten verzichten, den Diabetes also wieder verlieren.

Inzwischen ist vor allem Typ-2-Diabetes weltweit ein riesiges Problem – eine echte Pandemie. 400 Millionen Menschen sind weltweit erkrankt, 4 Millionen sterben jedes Jahr daran. Die Kosten für die Gesundheitssysteme durch Therapien und Folgeerkrankungen sind enorm. Vor allem in Ländern mit westlichem Lebensstil steigen die Erkrankungszahlen. Die Weltgesundheitsorganisation hat Übergewicht und Adipositas bereits als Pandemie eingestuft. In Deutschland sind laut Robert-Koch-Institut 53 Prozent der Frauen und 67 Prozent der Männer übergewichtig. Sie geben diese Veranlagung auch an ihre Kinder weiter – die Neigung zu Typ-2-Diabetes wird vererbt.

Doch auch die Erforschung und medizinische Therapie des Diabetes schreitet voran. Es gibt immer wirksameres Insulin, kleinere Insulinpumpen, Sensoren am Oberarm für die Messung des Blutzuckerspiegels. Es wird an einer künstlichen Bauchspeicheldrüse und an einer Therapie mit Stammzellen gearbeitet. Menschen mit Diabetes sind heute in den meisten Ländern gut versorgt – in Entwicklungsländern ist die Verteilung von Insulin jedoch weiterhin ein großes Problem.

WAS IST INSULIN?

Insulin ist ein lebenswichtiges Hormon für den menschlichen Körper. Es schleust vor allem Traubenzucker (Glukose) aus der Nahrung in die Zellen. Dort werden die Zuckermoleküle benötigt, um Energie zu gewinnen. Bei Diabetes ist dieser Vorgang aus unterschiedlichen Gründen gestört.

Glossar

Begriffe in GROSSSCHREIBUNG werden an anderer Stelle im Glossar erklärt.

Akut Bezeichnung für Symptome oder Erkrankungen, die nur kurz dauern, aber heftig und intensiv sind.

Anämie Blutarmut, die durch eisenarme Ernährung verursacht oder durch Parasiten ausgelöst werden kann.

Ansteckend Eine ansteckende KRANKHEIT kann durch Berührung oder engen Kontakt mit einer infizierten Person übertragen werden.

Antibiotikum Allgemeiner Begriff für eine Reihe von Medikamenten (unter anderem Penicillin), die gegen BAKTERIELLE Infektionen wirksam sind.

Antikontagionist Eine im 19. Jahrhundert verbreitete Bezeichnung eines Wissenschaftlers oder Arztes, der nicht daran glaubte, dass Krankheiten durch ANSTECKENDE Partikel von Mensch zu Mensch übertragen werden.

Bakteriell siehe Bakterium.

Bakterium (Plural: Bakterien) Eine Gruppe von einzelligen Mikroorganismen, die überall in der Umwelt und im menschlichen Körper vorkommen. Bakterien können im menschlichen Körper leben, ohne Schaden anzurichten. Manche können allerdings auch schwere Infektionskrankheiten wie Pest, Cholera oder Tuberkulose verursachen.

Bejel Eine nicht durch Geschlechts-verkehr, sondern nur durch engen Kontakt übertragene Form der Syphilis, die häufig bei Kindern auftritt. Sie kommt in den trockenen Regionen Nordafrikas, des Nahen Ostens und der östlichen Mittelmeerregion vor.

Bronchitis Eine Entzündung der Bronchien (der Atemwege, die die Luftröhre mit den Lungen ver-binden). Sie führt zu starkem Husten.

Bubo Eine Schwellung in der Leistengegend, Anzeichen für die Beulenpest.

Chronisch Bezeichnung für KRANKHEITEN, die langwierig oder bleibend sind oder immer wieder auftauchen.

Diphtherie Eine schwere und hoch ansteckende bakterielle Krankheit, die vor allem Kinder befällt und Rachen- und Nasenraum angreift.

Epidemie Eine KRANKHEIT, die innerhalb einer bestimmten Zeit sehr viele Menschen befällt.

Epidemiologie Die Lehre von EPIDEMIEN oder KRANKHEITEN, die ganze Gruppen von Menschen befallen.

Hämophilie Eine erbliche Blutungsstörung, die durch den Mangel eines bestimmten Blutproteins verursacht wird. Dieses Protein heißt Faktor VIII und ist für die Blutgerinnung unerlässlich.

Hämorrhagie (Adjektiv: hämorrhagisch) Bluten oder Blutverlust. Hämorrhagische Fieber verursachen üblicherweise innere Blutungen (wobei das Blut aus den Blutgefäßen in den Körper sickert) und äußere Blutungen (aus dem Mund und anderen Körperöffnungen).

Immunologie Die Lehre vom Immunsystem, das für den Ausbruch von KRANKHEITEN bei jedem Einzelnen eine wesentliche Rolle spielt.

Impfstoff Im 19. Jahrhundert wurde der Begriff „Impfung" nur für die INOKULATION eines aus Kuhpocken gewonnenen Präparats verwendet, das Menschen vor Pocken schützte. Später wurde er erweitert, um ähnliche Maßnahmen zu beschreiben, die Menschen vor anderen KRANKHEITEN schützen sollten.

Impfung siehe Impfstoff.

In vitro Die Durchführung eines Experiments in kontrollierter Umgebung außerhalb des lebenden Organismus (z. B. im Reagenzglas oder in anderen Laborgeräten aus Glas).

Inokulation Der Begriff bezeichnete zunächst den Vorgang, getrockneten Pockenschorf in den Körper einer anderen Person einzubringen. Man hoffte, so einen langfristigen Schutz gegen die KRANKHEIT aufzubauen. Später wurde sie abgelöst von der IMPFUNG.

Keimtheorie Louis Pasteurs in der zweiten Hälfte des 19. Jahrhunderts entwickelte Theorie, dass KRANKHEITEN durch spezielle Mikroorganismen verursacht werden.

Keuchhusten Eine hoch ANSTECKENDE BAKTERIELLE KRANKHEIT, auch als Pertussis bekannt. Sie geht mit starkem Husten einher, der wie „keuchen" klingt, und kann tödlich enden.

Krankheit Das Gegenteil von Gesundheit. Im täglichen Gebrauch bezieht sich der Begriff auf alle Erkrankungen, Leiden und Abweichungen von einer guten Gesundheit.

Kropf Erkrankung, die aufgrund einer Schilddrüsenvergrößerung eine Schwellung am Hals hervorruft. Sie kann durch eine Reihe von Faktoren wie zum Beispiel Jodmangel verursacht werden.

Lassa-Fieber Ein AKUTES virales HÄMORRHAGISCHES Fieber, benannt nach der Stadt Lassa in Nigeria, wo 1969 eine Missionsschwester an der KRANKHEIT starb.

Latent (Substantiv: Latenz) Der Begriff beschreibt die Zeitspanne zwischen der eigentlichen Ansteckung und dem Zeitpunkt, an dem die Symptome einer KRANKHEIT deutlich sichtbar werden.

Legionärskrankheit Eine der PNEUMONIE ähnliche BAKTERIELLE KRANKHEIT, die erstmals 1976 unter den Delegierten eines amerikanischen Veteranentreffens in Philadelphia auftrat.

Lyme-Krankheit Eine BAKTERIELLE KRANKHEIT, die durch infizierte Zecken übertragen wird und nach den ersten beschriebenen Fällen von 1975 in Old Lyme im US-Bundesstaat Connecticut benannt ist.

Maligne (wörtlich „geboren, um böse zu sein") Der Begriff beschreibt bösartige Krebstumoren, die sich ausbreiten und wiederkehren können.

Marburg-Fieber Eine seltene, aber potenziell tödlich verlaufende VIRUS-infektion, die mit hohem HÄMORRHA-GISCHEM Fieber einhergeht. In Marburg traten 1967 durch den Umgang mit infizierten Affen in Laboratorien die ersten Fälle auf.

Miasmatiker Bezeichnung aus dem 19. Jahrhundert für einen Wissenschaftler, der glaubte, KRANKHEITEN würden durch „Miasmen" (giftige Dämpfe) verursacht.

Mumps („Ziegenpeter") Eine VIRUSer-krankung, die vor allem Kinder befällt. Sie löst Schwellungen bestimmter Drüsen aus, vor allem zwischen Ohr und Kiefer.

Paläopathologie Wissenschaft, die sich mit der Erkennung von KRANK-HEITEN in der Vergangenheit befasst, meist anhand von Knochenresten.

Pandemie KRANKHEIT, die weltweit auftritt oder eine große Anzahl von Menschen auf der ganzen Welt befällt.

Parkinson-Krankheit Degenerative Erkrankung des Zentralnervensystems, die häufig die Motorik und die Sprache beeinträchtigt. Benannt ist sie nach dem britischen Arzt James Parkinson (1755–1824), der den Zustand 1822 als „Schüttellähmung" bezeichnete.

Pasteurisierung Das Entfernen von Keimen aus Flüssigkeiten durch Erhitzung, benannt nach dem französischen Chemiker Louis Pasteur (1822–1895).

Pinta Eine nicht durch Geschlechts-verkehr, sondern durch Hautkontakt übertragene Form der Syphilis. Sie tritt häufig bei Kindern auf, die in schlechten hygienischen Verhältnissen leben.

Pneumonie (Lungenentzündung) Eine Erkrankung der Lungen, die häufig durch eine BAKTERIELLE Infektion ver-ursacht ist.

Psychose Bezeichnung für eine tief-greifende geistige Verwirrung, gekenn-zeichnet durch den kompletten Verlust des Realitätssinns.

Quarantäne (wörtlich „40 Tage") Zuerst von Italienern verwendete Bezeichnung für die Isolation von Menschen, die einer infektiösen KRANK-HEIT ausgesetzt waren. Die Quarantäne soll eine weitere Ausbreitung der Krankheit verhindern.

Rachitis Eine durch Missbildung der Wirbelsäule, verdrehte und gebogene Beine gekennzeichnete KRANKHEIT, die durch Vitamin-D-Mangel ausgelöst wird. Entweder fehlt der Nahrung Vitamin D oder die betroffene Person ist zu wenig der Sonnenstrahlung aus-gesetzt.

Rheumatisches Fieber Eine entzünd-liche KRANKHEIT, die sich nach einer Infektion mit Streptokokken en-twickeln und viele Teile des Körpers befallen kann, unter anderem das Herz, das Nervensystem, die Gelenke und die Haut. Früher war es eine ver-breitete Todesursache bei Kindern. In Entwicklungsländern ist es bis heute eine der Hauptursachen für Herz-krankheiten.

Röteln VIRUSinfektion, die zumeist bei Kindern vorkommt und am roten Ausschlag erkennbar ist. Wenn Röteln während der Schwangerschaft aus-brechen, können Komplikationen ein-treten oder Fehlbildungen beim Kind auftreten.

Rückfallfieber Eine durch Läuse (Läuserückfallfieber) oder Zecken (Zeckenrückfallfieber) übertragene KRANKHEIT.

Scharlach Vor allem bei Kindern ver-breitete BAKTERIELLE (Streptokokken-) Erkrankung, die an rotem Ausschlag und einer Halsentzündung zu erkennen ist.

Seuche Ausbreitung einer schweren, für gewöhnlich infektiösen KRANKHEIT.

Somnolent Schläfrig.

Tracheotomie Luftröhrenschnitt, um eine direkte Luftzufuhr zu gewähr-leisten.

Tuberkel Bezeichnung für verschiedene Arten kleiner Knötchen (unter anderem in den Lungen) infolge einer Infektion durch das BAKTERIUM *Mycobacterium tuberculosis*.

Virus Winzige Erreger, die verschiedene KRANKHEITEN verursachen, darunter die gewöhnliche Erkältung, Grippe und Aids.

Wassersucht Eine KRANKHEIT, bei der das Körpergewebe infolge einer Ansammlung überschüssiger Flüssigkeit anschwillt.

Weltgesundheitsorganisation Die 1948 gegründete Weltgesundheitsor-ganisation (WHO) mit Sitz in Genf ist eine Sonderorganisation der Vereinten Nationen (UNO), die als leitende Koordinationsbehörde für internatio-nale Gesundheitsfragen auftritt.

WHO *siehe* Weltgesundheitsorganisa-tion.

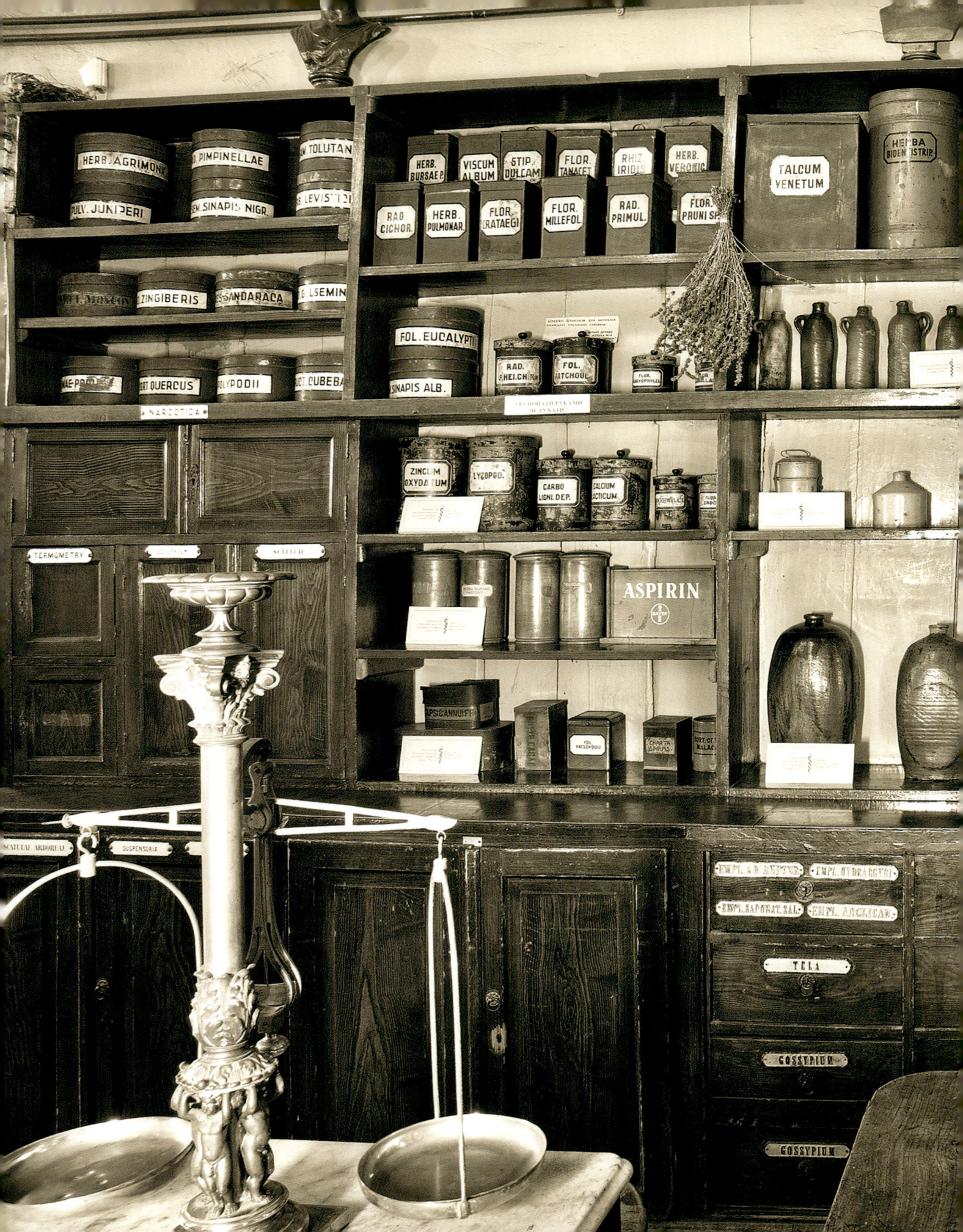

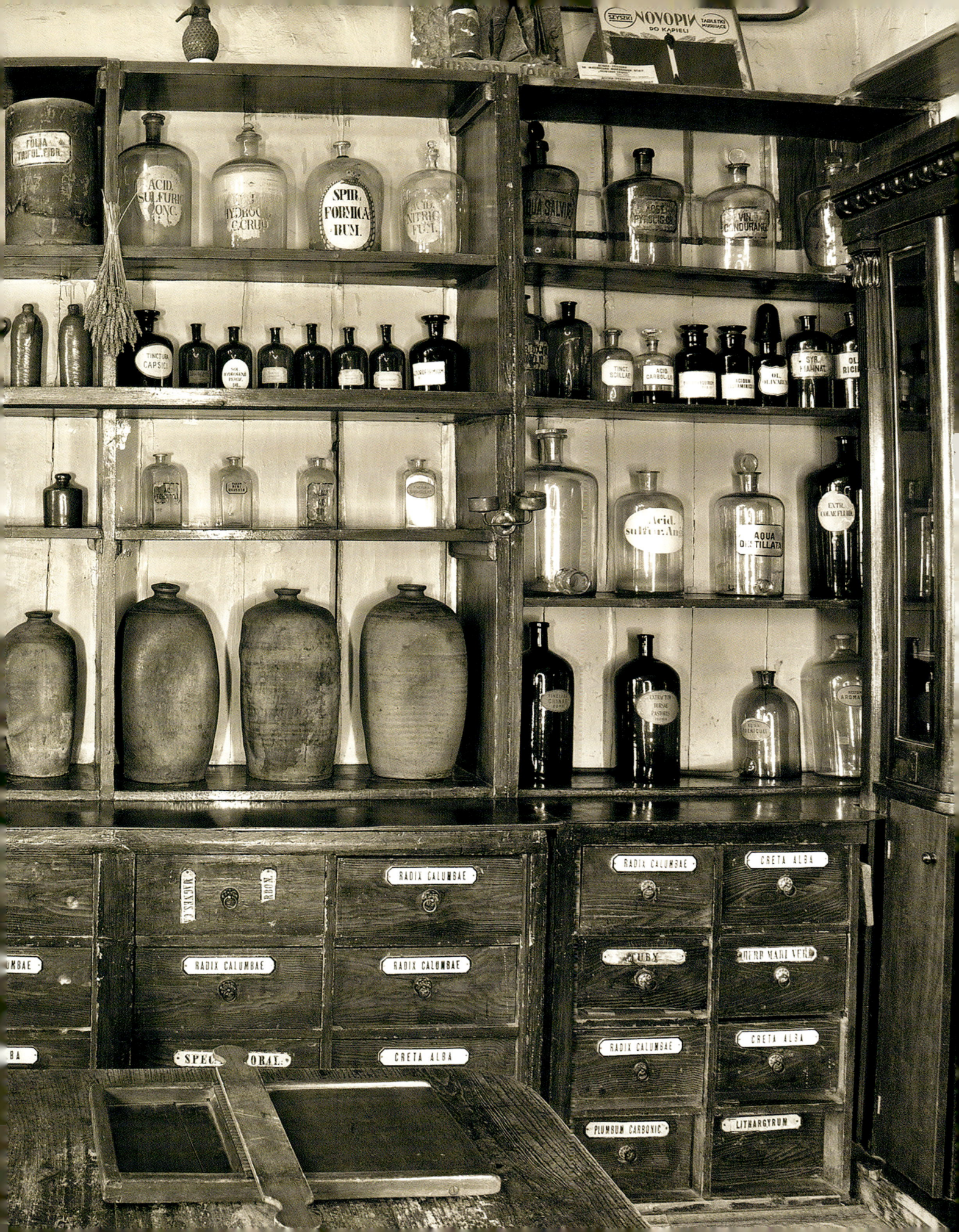

Register

Register

Weiterführende Lektüre

Um die Geschichte von 30 Krankheiten in diesem Buch zusammenfassen zu können, musste die Autorin verallgemeinern und vereinfachen und konnte einige der historischen und akademischen Debatten nur kurz beleuchten. Wer mehr über die Geschichte der Krankheiten erfahren möchte, findet in Bibliotheken und Archiven auf der ganzen Welt und im Internet zahlreiche ausgezeichnete Quellen. Für den Anfang sind folgende Fachbücher zu empfehlen:

Einen allgemeinen Überblick über die Geschichte der Medizin bieten Theodor Meyer-Steineg u. a., „Illustrierte Geschichte der Medizin" (Voltmedia, 2006) und Wolfgang Eckart, „Geschichte der Medizin" (Springer, 5. Aufl. 2004) sowie Werner Gerabek u. a. (Hrsg.), „Enzyklopädie Medizingeschichte" (Gruyter, 2007).

Einzelne Epochen der Medizingeschichte beleuchten Werner Grochol in „Krisen, Ketzereien, Krankheiten im ausgehenden Mittelalter. Eine populäre Medizingeschichte" (Frieling Verlag Berlin, 2002) und Johannes W. Grüntzig und Heinz Mehlhorn in „Expedition ins Reich der Seuchen. Medizinische Himmelfahrtskommandos der deutschen Kaiser- und Kolonialzeit" (Spektrum Akademischer Verlag, 2005).

Über den Einfluss von Krankheiten und Seuchen auf den Lauf der Geschichte informieren Hans Bankl, „Woran sie wirklich starben: Krankheiten und Tod historischer Persönlichkeiten" (Maudrich, 5. Aufl. 2005) und Detlef Suhr in „Krankheiten, die Geschichte schrieben. Über den medizinischen Faktor in der Weltgeschichte" (Verlag Neue Literatur, 2001).

Dem Thema Seuchen widmen sich die Werke von Claudia Eberhard-Metzger und Renate Ries, „Die Macht der Seuchen" (Hirzel Verlag, 2002) und Stefan Winkle, „Geißeln der Menschheit. Kulturgeschichte der Seuchen" (Artemis & Winkler, 2005). Wer sich für einzelne Ärzte interessiert, wird in Wolfgang Eckarts und Christoph Gradmanns (Hrsg.) „Ärzte Lexikon: Von der Antike bis zur Gegenwart" (Springer, 3. Aufl. 2006) fündig.

Einzelne Gesichtspunkte beleuchten Robert Gallo in seinem Buch „Die Jagd nach dem Virus" (Fischer, 1991), in dem es um das Aids-Virus geht, oder Ulrich Enzensberger in „Parasiten" (Eichborn, 2001). Eine Analyse der heutigen Situation liefert Laurie Garrett in „Die kommenden Plagen. Neue Krankheiten in einer gefährdeten Welt" (Fischer, 1996) und in „Das Ende der Gesundheit. Bericht über die medizinische Lage der Welt" (BvT Berliner Taschenbuch Verlag, 2003).

Sehr zu empfehlen sind auch zwei von Roy Porter herausgegebene Bücher: „Die Kunst des Heilens. Eine medizinische Geschichte der Menschheit von der Antike bis heute" (Hohe, 2007) sowie „Geschröpft und zur Ader gelassen: Eine kurze Kulturgeschichte der Medizin" (Fischer Verlag, 2006).

Wissenschaftliche und medizinische Informationen zum gegenwärtigen Stand der Infektionskrankheiten gibt es auf der Website des Robert-Koch-Instituts: www.rki.de.

Gut lesbar und sehr aufschlussreich sind auch etwas ältere Werke wie Daniel Defoes halb fiktionales Werk „Die Pest zu London" (1722), Paul de Kruifs Bestseller „Mikrobenjäger" (1926) und Hans Zinssers klassische Studie „Ratten, Läuse und die Weltgeschichte" (1949).

Es gibt noch zahllose weitere faszinierende Bücher und Artikel, die hier nicht einzeln angeführt werden können, die es aber unbedingt zu entdecken gilt.

Die meisten Recherchen zu diesem Buch wurden in der Wellcome Library for the History of Medicine in London in Großbritannien durchgeführt, die sich zu Recht rühmt, „eine der außergewöhnlichsten Bibliotheken der Welt" zu sein. Sie besitzt eine Sammlung von über 2,5 Millionen Bänden zu allen nur erdenklichen Aspekten der Medizingeschichte, die sich über 3000 Jahre erstreckt. Man wünschte, sie alle lesen zu können!

(Bei den oben aufgeführten Titeln handelt es sich zum allergrößten Teil um Empfehlungen der deutschen Redaktion, da die meisten von der Autorin angegebenen Titel nicht auf Deutsch erhältlich sind.)

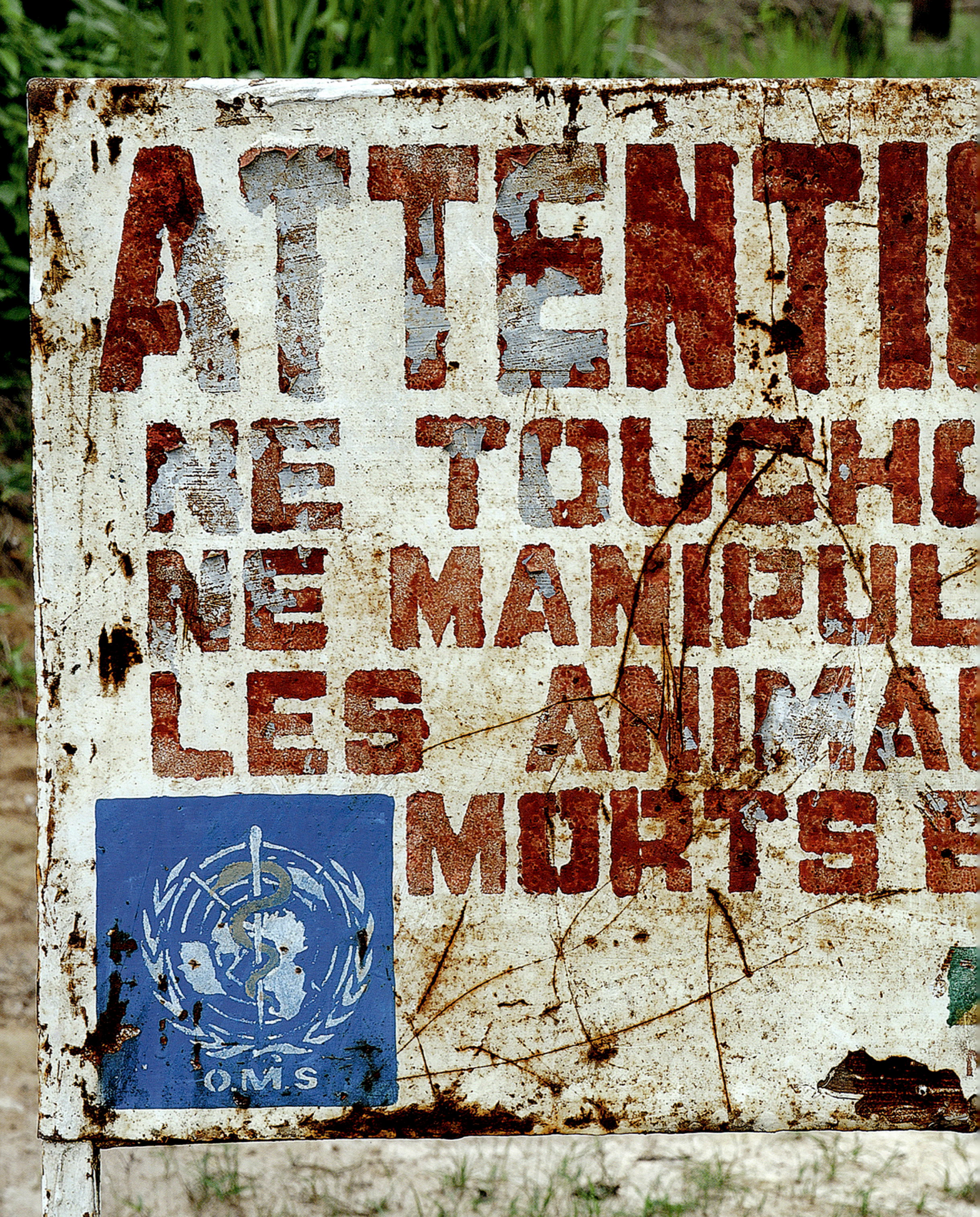

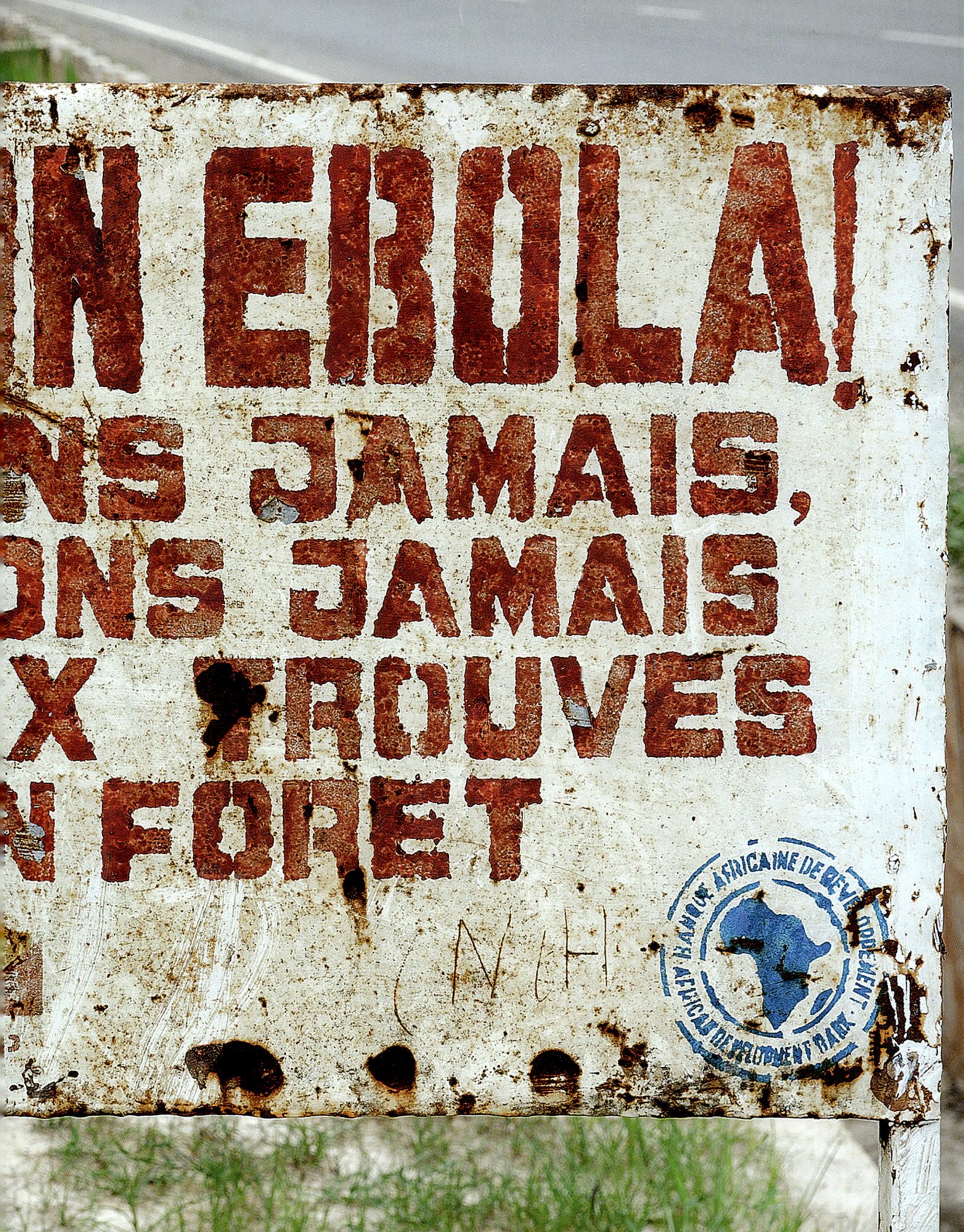

Dank der Autorin

Ich danke meiner Familie, meinen Freunden und vielen Kollegen, Studenten und Wissenschaftlern auf der ganzen Welt, die über viele Jahre hinweg ihre Gedanken, ihr Wissen und ihre Erfahrungen mit mir geteilt haben. Ich möchte mich besonders bei jenen bedanken, die einzelne Abschnitte und Kapitel dieses Buches in seinen verschiedenen Entstehungs-phasen sorgfältig gelesen, ergänzt und kommentiert haben. Dazu gehören Michael Alpers, Warwick Anderson, Virginia Berridge, Greg Bock, Linda Bryder, David Cantor, Andy Cliff, Frank Cooper, Frank Cox, Jacalyn Duffin, Peter Elwood, Myron Enchenberg, Tony Gould, Ian Glynn, Jenifer Glynn, Peter Haggett, Steven Hajdu, Anne Hardy, John Henderson, Rosemary Horrox, Margaret Humphreys, Kiheung Kim, Simone Kropf, David Lomas, Judith Lomas, Irvine Loudon, Maureen Malowany, John Manton, Malcolm Nicolson, Randall Packard, Steven Palmer, Janet Pickering, Carol Rawcliffe, Carole Reeves, Charlotte Roberts, John Skehel, Matthew Smallman-Raynor, Sue Smith, Patrick Wallis, Andrew Wear und Michael Worboys. Danke für Eure und Ihre großzügige Hilfe und die schnellen Antworten, die von unschätzbarem Wert für mich waren. Wenn es mir nicht möglich war, alle Ihre Vorschläge zu berücksichtigen, bitte ich um Entschuldigung. Natürlich sind alle verbliebenen Fehler ganz allein meine.

Mein Dank geht außerdem an alle Mitarbeiter des Department of History and Philosophy der University of Cambridge und des Wellcome Trust Centre for the History of Medicine am University College in London. Diese beiden Institute, die bei der Erfor-schung der Medizingeschichte in vorderster Reihe stehen, haben mich wohlwollend als wissenschaft-liche Mitarbeiterin eingestellt. Das St. John's College in Cambridge hat mir während meiner Arbeit an diesem Buch ebenfalls eine anregende intellektuelle Umgebung verschafft. Der Author's Foundation der Society of Authors bin ich überaus dankbar, dass sie mir großzügig ein Stipendium bewilligt hat, mit dessen Hilfe ich eine Reihe von Forschungsaspekten zu diesem Buch beleuchten konnte.

Darüber hinaus möchte ich mich bei den Menschen bedanken, die unermüdlich und geduldig mit mir gearbeitet haben, um dieses Buch zu verwirklichen: Richard Milbank, Verlagsleiter für Sachbücher bei Quercus Publishing, der durchweg eine wichtige Rolle gespielt hat; dem Team von BCS Publishing für die Produktion des Buches, darunter Ian Crofton, dem die mühsame Aufgabe zukam, mein Skript zu lektorieren, Derek Hall und Virginia Carter für ihre Schlussredaktion und die Überschriften, Steve McCurdy und Martin Anderson für ihre Hilfe bei der Gestaltung und der Bildauswahl, Graham Bateman für sein tagtägliches Projektmanagement und Anna Smith von der Wellcome Trust Medical Photographic Library, die mich mit Ideen für die Illustrationen versorgt hat. Richard, Graham, Ian und dem Rest des Teams vielen Dank! Euer Beitrag zu Planung und Produktion dieses Buches war fantastisch.

Mein aufrichtigster Dank geht außerdem an zwei meiner engsten Mitarbeiterinnen und Freundinnen – Anne Hardy und Maureen Malowany –, die mich ermutigt und mehr zu diesem Buch beigetragen haben, als ich sagen kann. Danke Euch beiden – Ihr habt bei diesem Projekt in absolut jeder Hinsicht eine ganz besondere Rolle gespielt.

Vor allem aber möchte ich meinen verstorbenen Eltern danken, Derek und Vera Schove, meinen Schwestern Anne und Hilary, meinem Freund Roz und meiner Schwiegermutter Mabel, die mich in den verschiedenen Abschnitten meiner akademischen Laufbahn unterstützt haben. Einen ganz besonderen Dank möchte ich meinem Ehemann Christopher (dessen wissenschaftliche Kenntnisse, Neugierde und Verständnis unglaublich sind und der trotz seiner vielen anderen Verpflichtungen jedes einzelne Kapitel gelesen und konstruktive Kritik geübt hat) und unseren Söhnen Richard und William aussprechen, die dieses ganze Projekt hindurch eine tolle Hilfe waren und mich bei Laune gehalten haben. Ich widme dieses Buch meiner Familie – ich schulde Euch allen unsagbar viel.

Mary Dobson

Bildnachweis

Wellcome Library, London

9; 10; 12; 15; 16; 17; 19; 20, 21; 22; 23; 25; 28; 29; 30; 33; 35; 36; 38; 39; 40; 43; 47; 48; 49; 50; 51; 52; 55; 57; 64; 65; 68; 73; 74; 77; 78; 79; 83; 84; 86; 88; 91; 96; 97 (oben); 97 (Mitte); 98; 99; 102; 104; 108; 110; 111; 112; 113; 119; 120; 126 (oben) Wellcome Images; 129; 133; 135; 136; 137; 138; 139; 146; 147; 149; 150 Audio Visual, LSHTM/Wellcome Images; 151; 153; 154; 157; 158; 159; 160; 161; 174; 175; 176; 179; 180; 193 Wellcome Library/John Wildgoose; 195; 198 Sasha Andrews/Wellcome Images; 209; 210; 211; 213; 214 (rechts) M. I. Walker/Wellcome Images; 217; 223; 225; 226; 232; 234; 236; 237; 239; 240; 244

Corbis

Einband: Standard RMI © The Gallery Collection/Corbis; Louis Pasteur in seinem Labor von Albert Edelfelt; 24 © Robert Holmes/Corbis; 26 © Bettmann/Corbis; 41 © Hulton-Deutsch Collection/Corbis; 42 © Hulton-Deutsch Collection/Corbis; 45 © Stefano Bianchetti/Corbis; 56 © Stapleton Collection/Corbis; 58 © Hulton-Deutsch Collection/Corbis; 60 © Bettmann/Corbis; 61 © Hulton-Deutsch Collection/Corbis; 63 © Corbis; 66 © Corbis; 67 © Bettmann/Corbis; 69 © Seattle Post-Intelligencer Collection, Museum of History and Industry/Corbis; 71 © Gideon Mendel/Corbis; 80 © Smithsonian Institution/Corbis; 82 © Jurgen Frank/Corbis; 92 © Corbis; 93 © Nic Bothma/epa/Corbis; 95 © Chris Hellier/Corbis; 101 © Robert Patrick/Corbis Sygma; 103 © Hulton-Deutsch Collection/Corbis; 105 © Balaguer Alejandro/Corbis Sygma; 107 © Balaguer Alejandro/Corbis Sygma; 114 © Gideon Mendel/ActionAid/Corbis; 116 © Lloyd Cluff/Corbis; 122 © Corbis; 125 © David Reed/Corbis; 126 (unten) © Bettmann/Corbis; 131© Bettmann/Corbis; 141 © Nik Wheeler/Sygma/Corbis; 142 © Corbis; 145 © Howard Davies/Corbis; 155 © Karen Kasmauski/ Corbis; 163 © Bettmann/Corbis; 165 © Bettmann/Corbis; 167 © Bettmann/Corbis; 168 © Bettmann/Corbis; 169 © Bettmann/Corbis; 170 © Bettmann/Corbis; 171 © Ramin Talaie/Corbis; 173 © Hulton-Deutsch Collection/Corbis; 177 © Bettmann/ Corbis; 181 © Bettmann/Corbis; 182 © Nikola Solic/Reuters/Corbis; 183 © Bogdan Cristel/Reuters/Corbis; 185 © Gilbert Liz/Corbis Sygma; 186 © Charles O'Rear/ Corbis; 188 © Corbis Sygma; 190 Patrick Robert/Sygma/Corbis; 191 Patrick Robert/Sygma/Corbis; 196 © Karen Kasmauski/Corbis; 200 © Gideon Mendel/Corbis; 202 © Reuters/Corbis; 203 © Reuters/Corbis; 204 © Byun Young-Wook/epa/Corbis; 206 © Wang Bingyu/EyePress/epa/Corbis; 214 (links) © Bettmann/Corbis; 219 © Bettmann/Corbis; 220 © P. Ashton/South West News Service/Corbis Sygma; 221 © McPherson Colin/Corbis Sygma; 227 © Bettmann/Corbis; 228 © Bettmann/Corbis; 229 © Bettmann/Corbis; 230 © Igor Kostin/Sigma/Corbis; 231 © Hulton-Deutsch Collection/Corbis; 235 © Sandro Vannini/Corbis; 241 © Bettmann/Corbis; 242 © Bettmann/Corbis; 243 ©Underwood & Underwood/Corbis; 245 © Bettmann/Corbis; 247 © Bettmann/Corbis

TopFoto.co.uk

37 © A World History Archive/TopFoto; 132 Corporation of London/HIP/TopFoto

Science Photo Library

121 David Scharf

Shutterstock

199, 208 Sonis Photography, 209 Mongkolchon Akesin, 210 creativenko, 211 Martin Helgemeir, 212 Peeradontax, 213 Juergen Faelchle, 214 Alexandros Michailidis, 215 Juergen Faelchle, 256 Africa Studio, 257 PattyPhoto, 258 hydebrink, 259 marylin barbone

Quercus Publishing Publishing hat jeden Versuch unternommen, die Urheber der Bilder, die in dem Buch verwendet werden, ausfindig zu machen. Jeder, der Urheberrechte geltend machen will, möge mit Quercus Publishing Kontakt aufnehmen.

Titel der englischen Originalausgabe:
Disease, erschienen bei Quercus

Copyright der Originalausgabe © Quercus, 2007.
Copyright Abbildungen: siehe Bildnachweis
Copyright Text © Mary Dobson 2007

Komplett aktualisierte und erweiterte Ausgabe des Titels Seuchen die die Welt veränderten von Cholera bis Sars
zuerst erschienen bei National Geographic Deutschland (G+J/ RBA GmbH & Co. KG), Hamburg 2009. (ISBN
978-3-86690-094-3)

Mitarbeiter der deutschen Ausgabe von 2009:
Übersetzung: Meike Grow, Ute Mareik für Delius Producing Berlin
Lektorat: Juliane von Laffert (Leitung für Delius Producing Berlin), Nikolai Löwenkamp
Satz: Oliver Kiesow für Delius Producing Berlin

Neuausgabe:
Aktualisierung + Text (Sars-CoV-2/ Diabetes): Kathrin Schwarze-Reiter
Verantwortlich: Carola Holzer
Umschlaggestaltung: Nina Andritzky
Satz: Buch & media, München
Korrektorat (Sars-CoV-2/ Diabetes): Buch & media, München
Repro: LUDWIG:media
Herstellung: Bettina Schippel
Printed in Slovenia by Flojancic

Copyright © 2021 der deutschen Ausgabe:
NG Buchverlag GmbH, Infanteriestraße 11a, 80797 München
Lizenznehmer von: National Geographic Partners, LLC
This edition is published by NG Buchverlag GmbH through licensing agreement
with National Geographic Partners, LLC.
NATIONAL GEOGRAPHIC and Yellow Border Design are trademarks of the National Geographic Society,
used under license.

Alle deutschsprachigen Rechte vorbehalten.
ISBN 978-3-86690-765-2

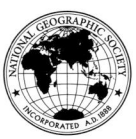

Seit ihrer Gründung 1888 hat sich die National Geographic Society weltweit an mehr als 13 000 Expeditionen,
Forschungs- und Schutzprojekten beteiligt. Die Gesellschaft erhält Fördermittel von National Geographic Partners LLC,
unterstützt unter anderem durch Ihren Kauf. Ein Teil der Einnahmen dieses Buches hilft uns bei der lebenswichtigen
Arbeit zur Bewahrung unserer Welt. Das legendäre NATIONAL GEOGRAPHIC-Magazin erscheint monatlich. Darin
veröffentlichen namhafte Fotografen ihre Bilder und renommierte Autoren berichten aus nahezu allen Wissensgebieten
der Welt. National Geographic im TV ist ein Premium-Dokumentationssender, der ein informatives und unterh-
altsames Programm rund um die Themen Wissenschaft, Technik, Geschichte und Weltkulturen bereithält. Falls Sie
mehr über National Geographic wissen wollen, besuchen Sie unsere Website unter www.nationalgeographic.de.